全国中医药行业高等教育"十四五"规划教材

全国高等中医药院校规划教材（第十一版）

# 康复评定学

（新世纪第二版）

（供康复治疗学、运动康复、中医康复学等专业用）

主　编　张　泓　陶　静

U0194212

中国中医药出版社

·北 京·

**图书在版编目（CIP）数据**

康复评定学 / 张泓，陶静主编 . -- 2 版 . -- 北京：
中国中医药出版社，2024.7
全国中医药行业高等教育"十四五"规划教材
ISBN 978-7-5132-8627-5

Ⅰ . ①康… Ⅱ . ①张… ②陶… Ⅲ . ①康复评定—中医
学院—教材 Ⅳ . ① R49

中国国家版本馆 CIP 数据核字（2023）第 246453 号


**融合出版数字化资源服务说明**

全国中医药行业高等教育"十四五"规划教材为融合教材，各教材相关数字化资源（电子教材、PPT 课件、
视频、复习思考题等）在全国中医药行业教育云平台"医开讲"发布。

**资源访问说明**

扫描右方二维码下载"医开讲 APP"或到"医开讲网站"（网址：www.e-lesson.cn）注
册登录，输入封底"序列号"进行账号绑定后即可访问相关数字化资源（注意：序列号
只可绑定一个账号，为避免不必要的损失，请您刮开序列号立即进行账号绑定激活）。

**资源下载说明**

本书有配套 PPT 课件，供教师下载使用，请到"医开讲网站"（网址：www.e-lesson.cn）认证教师身份后，
搜索书名进入具体图书页面实现下载。


**中国中医药出版社出版**

北京经济技术开发区科创十三街 31 号院二区 8 号楼
邮政编码　100176
传真　010-64405721
河北品睿印刷有限公司印刷
各地新华书店经销

开本 889×1194　1/16　印张 35.25　字数 942 千字
2024 年 7 月第 2 版　2024 年 7 月第 1 次印刷
书号　ISBN 978-7-5132-8627-5

定价　126.00 元
网址　www.cptcm.com

服 务 热 线　010-64405510　　微信服务号　zgzyycbs
购 书 热 线　010-89535836　　微商城网址　https://kdt.im/LIdUGr
维 权 打 假　010-64405753　　天猫旗舰店网址　https://zgzyycbs.tmall.com

如有印装质量问题请与本社出版部联系（010-64405510）

全国中医药行业高等教育"十四五"规划教材
全国高等中医药院校规划教材（第十一版）

《康复评定学》
# 编 委 会

**主 编**

张 泓（湖南中医药大学）　　　　　陶 静（福建中医药大学）

**副主编**（以姓氏笔画为序）

石 慧（滨州医学院）　　　　　　　白艳杰（河南中医药大学）

刘春龙（广州中医药大学）　　　　　杨慎峭（成都中医药大学）

陆 健（陕西中医药大学）　　　　　郝重耀（山西中医药大学）

谢菊英（湘南学院医学影像检验与康复学院）

**编 委**（以姓氏笔画为序）

王开龙（广西中医药大学）　　　　　王胜灵（江西中医药大学）

方 针（浙江中医药大学）　　　　　朱翔宇（北京中医药大学）

闫 雪（长春中医药大学）　　　　　李梦醒（安徽中医药大学）

易细芹（湖南中医药大学）　　　　　赵中亭（甘肃中医药大学）

傅丽媛（天津中医药大学）　　　　　廖丽贞（广东药科大学）

潘 莉（贵州中医药大学）　　　　　薛平聚（河北中医药大学）

**学术秘书（兼）**

易细芹（湖南中医药大学）

匡海学（黑龙江中医药大学教授、教育部高等学校中药学类专业教学指导委员会主任委员）

吕志平（南方医科大学教授、全国名中医）

吕晓东（辽宁中医药大学党委书记）

朱卫丰（江西中医药大学校长）

朱兆云（云南中医药大学教授、中国工程院院士）

刘　良（广州中医药大学教授、中国工程院院士）

刘松林（湖北中医药大学校长）

刘叔文（南方医科大学副校长）

刘清泉（首都医科大学附属北京中医医院院长）

李可建（山东中医药大学校长）

李灿东（福建中医药大学校长）

杨　柱（贵州中医药大学党委书记）

杨晓航（陕西中医药大学校长）

肖　伟（南京中医药大学教授、中国工程院院士）

吴以岭（河北中医药大学名誉校长、中国工程院院士）

余曙光（成都中医药大学校长）

谷晓红（北京中医药大学教授、教育部高等学校中医学类专业教学指导委员会主任委员）

冷向阳（长春中医药大学校长）

张忠德（广东省中医院院长）

陆付耳（华中科技大学同济医学院教授）

阿吉艾克拜尔·艾萨（新疆医科大学校长）

陈　忠（浙江中医药大学校长）

陈凯先（中国科学院上海药物研究所研究员、中国科学院院士）

陈香美（解放军总医院教授、中国工程院院士）

易刚强（湖南中医药大学校长）

季　光（上海中医药大学校长）

周建军（重庆中医药学院院长）

赵继荣（甘肃中医药大学校长）

郝慧琴（山西中医药大学党委书记）

胡　刚（江苏省政协副主席、南京中医药大学教授）

侯卫伟（中国中医药出版社有限公司董事长）

姚　春（广西中医药大学校长）

徐安龙（北京中医药大学校长、教育部高等学校中西医结合类专业教学指导委员会主任委员）

高秀梅（天津中医药大学校长）

高维娟（河北中医药大学校长）

郭宏伟（黑龙江中医药大学校长）

唐志书（中国中医科学院副院长、研究生院院长）

彭代银（安徽中医药大学校长）

董竞成（复旦大学中西医结合研究院院长）

韩晶岩（北京大学医学部基础医学院中西医结合教研室主任）

程海波（南京中医药大学校长）

鲁海文（内蒙古医科大学副校长）

翟理祥（广东药科大学校长）

**秘书长（兼）**

陆建伟（国家中医药管理局人事教育司司长）

侯卫伟（中国中医药出版社有限公司董事长）

**办公室主任**

周景玉（国家中医药管理局人事教育司副司长）

李秀明（中国中医药出版社有限公司总编辑）

**办公室成员**

陈令轩（国家中医药管理局人事教育司综合协调处处长）

李占永（中国中医药出版社有限公司副总编辑）

张峋宇（中国中医药出版社有限公司副总经理）

芮立新（中国中医药出版社有限公司副总编辑）

沈承玲（中国中医药出版社有限公司教材中心主任）

# 编审专家组

全国中医药行业高等教育"十四五"规划教材
全国高等中医药院校规划教材（第十一版）

**组　长**

余艳红（国家卫生健康委员会党组成员，国家中医药管理局党组书记、局长）

**副组长**

张伯礼（天津中医药大学教授、中国工程院院士、国医大师）

秦怀金（国家中医药管理局副局长、党组成员）

**组　员**

陆建伟（国家中医药管理局人事教育司司长）

严世芸（上海中医药大学教授、国医大师）

吴勉华（南京中医药大学教授）

匡海学（黑龙江中医药大学教授）

刘红宁（江西中医药大学教授）

翟双庆（北京中医药大学教授）

胡鸿毅（上海中医药大学教授）

余曙光（成都中医药大学教授）

周桂桐（天津中医药大学教授）

石　岩（辽宁中医药大学教授）

黄必胜（湖北中医药大学教授）

# 前 言

为全面贯彻《中共中央 国务院关于促进中医药传承创新发展的意见》和全国中医药大会精神，落实《国务院办公厅关于加快医学教育创新发展的指导意见》《教育部 国家卫生健康委 国家中医药管理局关于深化医教协同进一步推动中医药教育改革与高质量发展的实施意见》，紧密对接新医科建设对中医药教育改革的新要求和中医药传承创新发展对人才培养的新需求，国家中医药管理局教材办公室（以下简称"教材办"）、中国中医药出版社在国家中医药管理局领导下，在教育部高等学校中医学类、中药学类、中西医结合类专业教学指导委员会及全国中医药行业高等教育规划教材专家指导委员会指导下，对全国中医药行业高等教育"十三五"规划教材进行综合评价，研究制定《全国中医药行业高等教育"十四五"规划教材建设方案》，并全面组织实施。鉴于全国中医药行业主管部门主持编写的全国高等中医药院校规划教材目前已出版十版，为体现其系统性和传承性，本套教材称为第十一版。

本套教材建设，坚持问题导向、目标导向、需求导向，结合"十三五"规划教材综合评价中发现的问题和收集的意见建议，对教材建设知识体系、结构安排等进行系统整体优化，进一步加强顶层设计和组织管理，坚持立德树人根本任务，力求构建适应中医药教育教学改革需求的教材体系，更好地服务院校人才培养和学科专业建设，促进中医药教育创新发展。

本套教材建设过程中，教材办聘请中医学、中药学、针灸推拿学三个专业的权威专家组成编审专家组，参与主编确定，提出指导意见，审查编写质量。特别是对核心示范教材建设加强了组织管理，成立了专门评价专家组，全程指导教材建设，确保教材质量。

本套教材具有以下特点：

**1.坚持立德树人，融入课程思政内容**

将党的二十大精神进教材，把立德树人贯穿教材建设全过程、各方面，体现课程思政建设新要求，发挥中医药文化育人优势，促进中医药人文教育与专业教育有机融合，指导学生树立正确世界观、人生观、价值观，帮助学生立大志、明大德、成大才、担大任，坚定信念信心，努力成为堪当民族复兴重任的时代新人。

**2.优化知识结构，强化中医思维培养**

在"十三五"规划教材知识架构基础上，进一步整合优化学科知识结构体系，减少不同学科教材间相同知识内容交叉重复，增强教材知识结构的系统性、完整性。强化中医思维培养，突出中医思维在教材编写中的主导作用，注重中医经典内容编写，在《内经》《伤寒论》等经典课程中更加突出重点，同时更加强化经典与临床的融合，增强中医经典的临床运用，帮助学生筑牢中医经典基础，逐步形成中医思维。

### 3.突出"三基五性"，注重内容严谨准确

坚持"以本为本"，更加突出教材的"三基五性"，即基本知识、基本理论、基本技能，思想性、科学性、先进性、启发性、适用性。注重名词术语统一，概念准确，表述科学严谨，知识点结合完备，内容精炼完整。教材编写综合考虑学科的分化、交叉，既充分体现不同学科自身特点，又注意各学科之间的有机衔接；注重理论与临床实践结合，与医师规范化培训、医师资格考试接轨。

### 4.强化精品意识，建设行业示范教材

遴选行业权威专家，吸纳一线优秀教师，组建经验丰富、专业精湛、治学严谨、作风扎实的高水平编写团队，将精品意识和质量意识贯穿教材建设始终，严格编审把关，确保教材编写质量。特别是对32门核心示范教材建设，更加强调知识体系架构建设，紧密结合国家精品课程、一流学科、一流专业建设，提高编写标准和要求，着力推出一批高质量的核心示范教材。

### 5.加强数字化建设，丰富拓展教材内容

为适应新型出版业态，充分借助现代信息技术，在纸质教材基础上，强化数字化教材开发建设，对全国中医药行业教育云平台"医开讲"进行了升级改造，融入了更多更实用的数字化教学素材，如精品视频、复习思考题、AR/VR等，对纸质教材内容进行拓展和延伸，更好地服务教师线上教学和学生线下自主学习，满足中医药教育教学需要。

本套教材的建设，凝聚了全国中医药行业高等教育工作者的集体智慧，体现了中医药行业齐心协力、求真务实、精益求精的工作作风，谨此向有关单位和个人致以衷心的感谢！

尽管所有组织者与编写者竭尽心智，精益求精，本套教材仍有进一步提升空间，敬请广大师生提出宝贵意见和建议，以便不断修订完善。

国家中医药管理局教材办公室

中国中医药出版社有限公司

2023 年 6 月

# 编写说明

　　康复评定学是研究患者躯体、心理及社会等相关的功能状况的一门学科，是康复相关各专业的主干课程之一。

　　《康复评定学》为全国中医药行业高等教育"十四五"规划教材之一，是根据《"十四五"中医药发展规划》《教育部关于深化本科教育教学改革 全面提高人才培养质量的意见》《教育部等六部门关于医教协同深化临床医学人才培养改革的意见》等的精神，在国家中医药管理局宏观指导下，以全面提高中医药人才的培养质量、积极与医疗卫生实践接轨、为临床服务为目标，依据中医药行业人才培养规律和实际需求，由国家中医药管理局教材办公室和中国中医药出版社组织建设的，旨在让学生领会和运用康复评定的理论基础、基本技能和临床思维方法。本教材以培养人才和服务临床为出发点，可供康复治疗学、运动康复、中医康复学等专业本科教学使用，也适合广大从事康复教学、临床、科研人员参考之用。

　　本版教材是在全国中医药行业高等教育"十三五"规划教材《康复评定学》的基础上修订而成，修订工作主要体现在：①科学设计编写层次，加强章节知识的内在逻辑；②保留经典且注重知识的更新，既注重汲取历版教材建设经验和成果，又重视参考国内外相关专著、指南、研究等前沿进展；③理论与实践并重，强调学而行之，行能达之；④注重临床思维的培养，结合临床，优化内容，突出重点，并根据疾病谱变化，新增"孤独症谱系障碍主要功能障碍评定"。为体现"立德树人"的根本任务，教材中适当融入了课程思政内容，尤其是党的二十大精神相关内容。

　　本教材由25章内容和附录两部分组成。第一章为绪论；第二章至第二十章为各项功能评定，依次为身体结构、关节活动功能、肌力、反射、肌张力、步态、神经电生理学、感觉功能、认知功能、发育性反射与反应、协调与平衡功能、运动控制障碍、言语－语言功能、吞咽功能、心理功能、心肺功能、作业活动、环境、生存质量评定；第二十一章至第二十五章为常见疾病主要功能障碍评定，依次为脑卒中、脊髓损伤、小儿脑性瘫痪、孤独症谱系障碍、常见骨骼肌肉系统疾病主要功能障碍评定。附录包括各章节涉及的相关量表等。此外，本教材同时附有融合出版数字化资源，配套提供纸质教材电子版、课程介绍、教学大纲、教学PPT、教学视频、复习思考题等教学资源。

　　本教材编委会由全国20所高等院校的21位长期从事康复评定教学和临床工作的专家组成。编写过程采用集体讨论、副主编分工审定、主编逐章节通审的方法完成。具体分工如下：第一章由张泓、陶静编写；第二章由赵中亭编写；第三章、第二十五章由刘春龙编写；第四章由易细芹、张泓编写；第五章由潘莉编写；第六章由陆健编写；第七章由杨慎峭编写；第八章、第十三章由朱翔宇编写；第九章由闫雪编写；第十章由陶静编写；第十一章由谢菊英编写；第十二章由廖丽贞编写；第十四章、第十五章由方针编写；第十六章由石慧编写；第十七章由郝重耀编写；第十八章由李梦醒编写；第十九章由王胜灵编写；第二十章由王开龙编写；第二十一章由白艳杰编写；第二十二章由傅丽媛编写；第二十三章由薛平聚编写；第二十四章由易细芹编写。

本教材在编写过程中得到了湖南中医药大学、福建中医药大学等各参编院校及上一版教材参编院校的大力支持，部分教师虽未在编委会之列，但提供了宝贵的建议和无私的帮助，在此一并致谢。教材编写过程中，尽管全体编者团结协作，竭尽所能，希望编出高质量的《康复评定学》教材，但书中难免存在疏漏之处，恳请使用本教材的广大师生和康复同道提出宝贵意见，以便再版时进一步完善和提高。

《康复评定学》编委会

2024 年 3 月

# 目　录

扫一扫，查阅
本书数字资源

扫一扫，查阅本章数字资源，含PPT、音视频、图片等

康复评定学是研究患者躯体、心理及社会等相关功能状况的学科，主要内容包括康复评定的基本理论、基本技能和临床思维方法，是康复医学的重要组成部分。它是康复相关各专业主要的核心课程之一，其任务是通过教学使学生掌握功能障碍及康复潜能评估的原理和技能，确立恰当的康复目标，制定正确的治疗计划，为康复临床学科的学习奠定基础。

# 第一节 概 述

康复评定对于康复医学的重要性犹如临床诊断对于临床医学的重要性。康复评定是康复医学的基础，是开展临床康复治疗及评价康复结局的前提。对患者的功能状态，从不同层面进行单项或整体功能评定后再进行全面、系统的综合分析，是取得良好康复疗效的必要条件。

## 一、基本概念

**1. 康复评定的定义** 康复评定是收集评定对象的病史和相关资料，通过询问、检查、测量等多种方法确定患者是否存在功能障碍，并对功能障碍的原因、种类、性质、部位、范围、严重程度、预后做出客观准确的判断，同时形成障碍诊断，制定康复治疗计划和评定疗效的过程。康复评定不仅针对患者的身体结构与功能，还包括患者的活动和参与能力，是综合性的评定。

在评定过程中，不仅要关注患者的生理功能和障碍，还应收集、整理和分析患者心理、社会等方面的信息，如患者的家庭、社会环境、职业能力、业余爱好、愿望等。此外，对残存功能和功能潜力的评估也是康复评定的重要内容。增强或利用残存功能有助于提高患者独立能力，更好地适应环境。

在康复领域，康复评定是从业者一项基本的专业技能，除了病史和体格检查，还涉及患者躯体功能、日常生活活动能力与其他作业能力、言语功能、假肢与矫形器的适配、护理、心理功能、社会环境等方面的评定，需要康复医师、物理治疗师、作业治疗师、言语治疗师、康复工程师、康复护士、临床心理医师、社会工作者等共同参与，是多专业人员分工合作的评定。

**2. 与康复评定相关的术语**

（1）测量、评估和评定 在康复医学实践中，测量（measurement）、评估（assessment）和评定（evaluation）是三个不同的概念；测量是用公认的标准以确定被测对象某一方面的量值的过程；评估是根据一定的要求确定一种或多种测量结果价值的方法；评定是依据测量和评估的结果对被测对象做出最后判断的行为。

（2）康复评定会 是由康复医师负责组织的，针对某一患者具体的功能障碍和康复目标、治

疗计划进行讨论的康复团队会议。在评定会上，康复医师介绍患者的病情和一般功能状况，物理治疗师、作业治疗师、言语治疗师、康复工程师、康复护士、临床心理学家等从各自不同的专业角度报告评定结果，并提出相应的康复治疗计划，包括治疗目标、治疗方案及注意事项，最后由康复医师总结上述意见，形成一个完整的康复治疗计划。康复评定会模式有助于成员全面了解患者的情况，有助于各专业之间的相互协调、合作，但应避免会议时间冗长、效率不高等现象的发生。

## 二、康复评定的层次和内容

**1. 康复评定的层次** 根据 1980 年 WHO《国际残损、残疾和残障分类》第 1 版（International Classification of Impairment，Disability and Handicap，ICIDH-1）的分类方法，将障碍分为三个层面：①残损：指不论何种病因，心理上、生理上或解剖的结构或功能上的任何丧失或异常。②残疾：指由于残损的原因使人的能力受限或缺乏，以至于不能在正常范围内和以正常方式进行活动。③残障：指由于残损或残疾，限制或阻碍一个人充当正常社会角色（按照年龄、性别、社会和文化的因素）并使之处于不利的地位。残损是生物学水平的障碍，残疾是个体水平的障碍，残障是社会水平的障碍。

1996 年，WHO 对上述分类进行了修订，制定了《国际残损、活动和参与分类》（International Classification of Impairment，Activity and Participation，ICIDH-2），2001 年又进一步修订为《国际功能、残疾和健康分类》（International Classification of Functioning，Disability and Health，ICF）。ICF 模式（图 1-1）将疾病的结局分类转变为健康状况的成分分类。健康状况与身体功能和结构、活动、参与三个方面紧密相关，并受到环境和个人因素的影响。身体功能是身体各系统的生理功能（包括心理功能），身体结构是身体的解剖部位，如器官、肢体及其组成成分；活动是由个体执行一项任务或行动，它代表了功能的个体方面；参与是投入一种生活情景中，它代表了功能的社会方面。当三者均正常时为健康状态。在该模式中，"残疾"被定义为"是对损伤、活动受限和参与局限的概括性术语"，即当身体结构或生理功能丧失或异常、个体在进行活动中可能遇到困难和（或）个体投入生活情景中可能遇到问题时，即视为残疾。

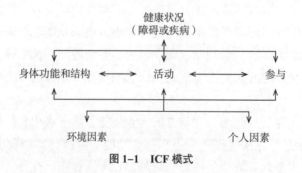

**图 1-1 ICF 模式**

与以往的模式相比，该模式具有以下特点：①许多类别和项目均使用中性词，这体现了积极的方针。②把环境因素作为背景因素之一，体现了环境与健康状况的密切关系。③各个项目的关系是双向的、有联系的、相互作用的，是立体模式。④重视个人体验的重要性，强调主观能动性。⑤ICF 为综合分析身体、心理、社会和环境因素提供了一个有效的系统工具，同时也广泛应用于统计、政策、教育、科学研究等领域。

**2. 康复评定的内容** 在 ICF 中，康复评定包括身体功能和结构评定、活动评定、参与评定三个层次。具体而言，康复评定内容包括患者的躯体、精神心理、言语和社会功能的评定四个方面。

（1）躯体功能及能力评定 包括常规康复评定如人体形态学、关节活动度、肌力、肌张力、步态、感觉、平衡、协调、疼痛、日常生活活动能力等，以及专科评定如心肺功能评定、中枢神经系统损伤后功能障碍评定、骨科康复评定等。

（2）精神心理功能评定 主要包括注意力、记忆力、执行能力评定，以及智力、行为、性格、情绪测验和心理适应能力测试等。

（3）言语功能评定 主要包括失语症、构音障碍、吞咽障碍等的评定。

（4）社会功能评定 包括社会活动能力、环境、就业能力、生存质量等方面的评定。

### 三、康复评定的目的

康复评定作为康复医学的重要组成部分贯穿于康复治疗的全过程。不同时期、不同功能康复评定的具体目的有所不同。总体而言，康复评定的基本目的包括以下方面：

**1. 明确障碍情况** 通过评定，掌握患者功能障碍的具体情况，如障碍的部位、范围，并寻找引起功能障碍的器官组织缺陷，以及功能障碍对患者个人生活活动和社会生活的参与所造成的影响。

**2. 设定康复目标** 通过对障碍情况的正确判断，有助于制定康复治疗的远期目标以及近期目标。远期目标又称长期目标，是康复治疗结束或出院时预期达到的最佳状态。近期目标又称短期目标，是实现远期目标过程中的阶段性目标，是实现远期目标的基础和具体步骤。切合实际的康复目标来源于客观准确的康复评定。

**3. 制定康复治疗计划** 寻找及分析导致患者功能障碍的原因及活动、参与受限的具体因素后，可根据需要选择适宜的治疗措施和方法。如选择适当的训练方法促进功能恢复，考虑如何进行自身功能代偿和研究，应用轮椅、支具或其他辅助器具等进行功能补偿或替代的方法。

**4. 评价治疗效果** 康复治疗方案实施一定时间后，应及时评估治疗效果，判断治疗方法正确与否，根据结果决定下一阶段是维持前期治疗方案还是修订或重新制定康复治疗方案，反复评估，直至达到既定康复目标或治疗结束。此外，还可通过评定比较不同治疗方案的疗效，从而探索更有效的康复治疗方法。

**5. 判断预后** 由于患者功能障碍部位、范围、性质与程度存在差异，不同患者的康复进程和结局有所不同。通过评定，治疗师可以判断患者的预后，嘱患者及家属以恰当的预期和必要的心理准备，充分发挥患者的主观能动性，加强医患合作，提高康复疗效。如评定患者 Barthel 指数有助于判断患者的日常生活独立能力及康复结局。

**6. 评估卫生资源的使用效率** 在最短的时间内，投入最低的成本获得最佳的疗效是患者和社会共同追求的目标，也是衡量医疗机构医疗质量和卫生资源使用效率的重要标准。如临床工作中可采用功能独立性评定（FIM）量表，根据患者得分有针对性地选择康复方式，合理分配和利用卫生资源，更好地满足患者的需要。

### 四、康复评定的特点

**1. 广泛采用量表评定** 通过运用标准化的量表评价患者的各项功能是康复评定的常用方式。如使用 Barthel 指数评定日常生活活动能力，采用 Fugl-Meyer 运动量表评定运动功能，运用 Boston 诊断性失语检查评定言语功能等。指标恰当、分级合理、使用方便、结果可靠的量表能够客观准确地评定患者的功能障碍及其变化情况。

**2. 注重综合性评定** 康复评定除了评估患者单项的、某一方面的功能，如关节活动度、肌力、肌张力、感觉等情况外，还应关注患者的整体功能。综合性评定是对与患者日常生活、学习、工作直接相关的综合性功能及能力进行的评定，如日常生活活动能力评定、就业能力评定、环境评定等。在综合性评定的基础上进行训练，可帮助患者实现独立而有意义的生活目标。

**3. 重视专项的功能评定**　专项的功能评定指针对患者伤病所致的功能障碍特征，选择检查指标、确定评定标准从而制定专用的评定量表进行评定。如针对脑卒中患者中枢性瘫痪的特点，采用 Brunnstrom 六阶段评定法揭示患者运动障碍发生发展的情况。

**4. 分期评定，反复进行**　康复评定贯穿于整个康复治疗过程中，根据实施的时间可分为初期评定、中期评定及末期评定。初期评定是患者就诊后进行的第一次评定，目的是掌握患者功能障碍情况、了解患者的康复诉求，并结合环境因素拟定康复目标和康复计划。中期评定是患者经过一段时间康复治疗后的再次评定，通过对比治疗前后患者功能变化情况以评估疗效，并依此确定下一阶段康复治疗计划。中期评定根据需要可反复进行。末期评定在患者出院前或康复治疗结束时进行，用以评价患者康复总疗效，并对后期康复提出相关建议。

# 第二节　康复评定的类型和方法

评定者应根据患者障碍的类别和特点选择恰当的康复评定类型和相应的方法，尽可能以量化的指标结合质的分析反映患者功能水平及其变化。

## 一、康复评定的类型

康复评定分为定性评定、半定量评定和定量评定，它们在方法、适用情况、结果分析等方面存在一定差异。

**1. 定性评定**　是从整体上对评定对象特性进行的描述性分析，主要解决评定对象"有没有""是不是"的问题。它运用归纳与演绎、分析与综合、抽象与概括等方法对所收集到的资料进行思维加工，从不同的角度和层面分析事物，把握事物的本质特征。

定性评定分为描述性定性评定和建立在严格定量分析基础上的定性评定。描述性定性评定通过交谈、肉眼观察及问卷调查获得患者多方面资料，通过分析得出患者功能障碍的本质特征，并与正常人群的表现特征比较，初步判断患者是否存在障碍及障碍的性质等，适用于个案研究和比较研究中的差异描述。在临床康复过程中，描述性定性评定主要用于患者功能障碍的初筛，找出问题，如通过观察患者步行评定异常步态。此法不需要昂贵的仪器设备，对场所与时间没有严格的限定，简便易行，但容易受到评定者与被评定者主观因素的影响，评定结果存在模糊性和不确定性。相对而言，建立在严格定量分析基础上的定性评定更为复杂，结果更为客观、准确。

**2. 半定量评定**　是将定性评定中所描述的内容按等级进行量化，即将障碍的水平分为若干等级、阶段或将等级赋予分值（分值并不等同于实际结果）进行评定，从而更准确地反映障碍的性质、程度等情况。

临床上常采用标准化的量表法进行半定量评定。如徒手肌力检查法采用 0 ~ 5 级的六级分法，偏瘫患者运动功能评定使用 Brunnstrom 六阶段法，采用 Barthel 指数、FIM 等评定法评价患者日常生活活动的独立水平等。半定量评定不仅能发现患者存在的障碍并基本判断障碍严重程度，而且评定标准统一、操作简便，是康复医疗中最常用的评定方法。

**3. 定量评定**　是通过测量获得资料、分析量化结果的方法。定量评定可精确反映功能障碍的性质、范围和程度等，有利于更精确地定性，准确把握事物的发展趋势。它可以最大限度量化患者功能水平，结果客观、准确，便于治疗前后疗效的比较。定量评定质量的高低取决于数据的准确性和完整性，其数据具有度量衡单位。如关节活动范围以度（°）为度量衡单位，步行参数中步长、步宽采用厘米（cm）为单位等。

定性评定、半定量评定、定量评定三者在临床评定中有机结合、互为补充。定性评定是定量评定的基本前提。没有定性的定量评定是盲目而无价值的；只有定性没有定量的评定是含糊而缺乏说服力的。只有根据患者实际情况灵活运用不同类型的评定方法才能更加科学、准确、深入地评定患者的功能水平。

## 二、常用的康复评定方法

收集患者的主观、客观资料是进行康复评定的第一步，就获取资料的方法而言，常用的康复评定方法有访谈法、观察法、问卷调查法、量表法及仪器测量法。

**1. 访谈法** 通过与患者及其家属进行直接接触和交谈，可以获得患者功能状况和功能障碍对患者日常生活、工作或学习影响等大量的一手资料，也可接触患者经常交往的人群、朋友、同事等相关人员了解患者其他信息。通过沟通，还可将治疗方案和注意事项告知患者及家属，更好地进行康复宣教。

**2. 观察法** 指评定人员依靠感觉器官或其他辅助工具，对患者进行有目的、有计划的考察以获取评定资料的方法。观察法可以在患者活动的实际环境中及特定的人为场所中实施，具有自然性、直接性、客观性的优点，缺点是只能了解表现，不能直接解释其产生的原因。在实际工作中，观察法不应仅限于外部观察（身体观察），还需进行内部观察（精神心理观察）。前者主要包括局部观察、全身观察、静态观察与动态观察，后者可观察其言语与行动实施等。

**3. 问卷调查法** 通过提问的方式收集患者相关信息从而获得多方面评定资料的方法称为调查法。调查法主要通过问卷形式（填表）进行，其优点是省时省力，不足之处是被调查者往往难以完全理解表中的项目，以及无法用文字全面表达观点而造成信息量丢失。根据问题的答案是否预先设计，调查法分为结构性调查和非结构性调查。结构性调查采用封闭式问卷，即问题的答案以预先设计好的固定模式出现，如"是"与"否"，患者只需根据自身实际情况在提供的答案中选择，便于分析结果；非结构性调查采用开放式问卷，患者在没有选择范围限制的情况下自由回答，如患者自由回答"是什么""为什么""怎么样"之类的问题，此种方法有利于了解患者的真实情况，但结果分析难度较大。调查法在精神心理功能评定及社会功能评定中广泛应用。

**4. 量表法** 指通过运用标准化的量表对患者的功能进行评定的一种方法。量表法是康复评定中普遍应用的方法。

（1）**按照量表的编排方式分为等级量表法和总结量表法** 等级量表法是按一定的标准将功能情况排列成等级顺序，以字母或数字对功能情况进行定性分级。如徒手肌力检查简易肌力分级法、痉挛评定中的改良 Ashworth 分级法均属于等级量表法。等级量表法无法确切地将等级间隔进行合理的划分，结果较粗糙，但可以在一定程度上度量功能水平。总结量表法使用的量表由一系列相关的功能项目组成，根据被检查者的表现按一定的标准对每一个项目完成情况进行评分，各项得分相加得出总分，从而评定患者功能状况。如日常生活活动能力评定的 Barthel 指数、FIM 量表均为总结量表法。总结量表法能以数字的方式反映患者总体功能水平，但不能揭示总分相同患者之间的潜在差异。

（2）按照评定方式分为自评量表和他评量表　被评定者自己对照量表项目及其评定标准，选择符合自己情况的答案所采用的量表为自评量表，如 Zung 焦虑自评量表（SAS）、抑郁自评量表（SDS）、生活满意度指数（LSI）等。他评量表是评定者根据询问知情者或对患者进行观察与测量，获得相关结果进行量表填写的方法。如汉密尔顿抑郁量表（HAMD）、日常生活活动能力 Barthel 指数评定等。

**5. 仪器测量法**　指借助一定的仪器设备对被检查者某一功能性变量进行直接测量以获得量化结果、反映功能状况的方法，如以量角器测量关节活动度、等速肌力评定、神经电生理检查等。仪器测量法的优点在于能将某种功能状况精确量化，获得客观数据，其缺点是某些仪器设备价格昂贵，难以获得。

### 三、康复评定方法的质量要求

康复评定方法必须具有临床实用性和科学性。康复评定工具、量表或方法的优劣直接影响评定结果，临床选用过程中需要考虑评定方法的信度、效度、敏感度等因素。

**1. 信度**　又称可靠性，是指测量工具或方法的稳定性、可重复性和精确性。高信度的测量方法体现在不同评定者测量结果、同一评定者多次测量结果的一致性上。它包括组内信度和组间信度。

（1）组内信度　指同一评定者不同时期反复测定的一致性。主要检验时间间隔对评定结果稳定性的影响。反复测量时，时间间隔要恰当，间隔时间通常为 1～2 周。被测者的特征随时间增加而迅速变化时，则应缩短间隔时间；被测者的特征随时间增加而相对稳定时，则可适当延长间隔时间。

（2）组间信度　指多个评定者对同一项目评定的一致性。不同评定者所得结果存在较大差异时，该测量方法的使用将受到限制。不同评定者均应完全独立地对被测者实施评估，但实际上往往难以实现，可由多个评定者在同一情景下分别评定被测者相应功能状况。

**2. 效度**　又称有效性，指评定的真实性和准确性，是评定方法对评定目的反映程度的体现。采用效度高的评定方法能显示出评定对象的真正特征，效度的高低影响评定结果的准确性与重要性。根据使用的独特目的，评定者应选择适当效度的评定工具及方法。如软尺可用于测量人体围度、长度等，但使用它测量体重显然是无效的；当软尺长度缺失而无法从"0"刻线开始计算时，所得结果亦不能体现人体形态学真实情况。临床上采用效标关联效度、内容效度和构想效度反映评定方法效度的不同方面。

（1）效标关联效度　指评分或测量结果与效标之间的接近程度。效标指确定某种评定方法有效性的参照标准，通常以一种公认的、可靠的、具有权威性的评定方法（即"金标准"）评估所得结果。效标关联效度是通过所选评定方法的测量结果与效标评定结果进行比较，分析两者之间的相关性，以相关系数来表示。如一种新的 ADL 评定方法可与 Barthel 指数进行比较以判断该方法的效度。

（2）内容效度　指所选评定项目能否反映评定的要素，即检查内容是否具有准确性、代表性和真实性的指标。康复评定要求通过评定相关项目达到评定目的，获得患者相应功能状况信息。如评定患者日常生活活动能力则应评定患者日常生活活动的各个方面。

（3）构想效度　指具体测量工具或测量方法评定结果与预期设想的一致性。构想效度反映一种评定方法依据理论的程度，即评定结果能够以某种理论框架予以解释的程度。构想效度分为会聚效度和区分效度。前者检验理论基础相同或相近的两种评定方法之间的相关程度，两者高度相关，用于评定缺乏"金标准"的内容；而后者用于检验没有理论联系的两种评定方法之间的相关程度，其相关性较低，以此验证所选用评定方法的干扰因素。

**3. 敏感度**　又称反应度，指被评定者随着内、外环境变化而变化时，评定结果对此变化做出反应的敏感程度。信度和效度反映的是在不变状况下评定方法的准确性和精确性，而敏感度反映的则是变化状态下评定方法的应变性。在康复实践中，当患者经过康复治疗功能改善时，评定结果能够及时体现这一变化，说明该评定方法具有较高的应用价值。可通过对治疗前后的评定结果进行统计学分析或采用治疗后与治疗前得分之差除以治疗前得分结果的标准差（即效应尺度，效应尺度越大，敏感度越好）来评价。

**4. 灵敏度与特异性**　应用一种方法评定某种功能障碍的人群时，可能出现真阳性（有功能障碍且评定结果亦能显示）和假阴性（有功能障碍但评定结果未能体现）两种情况，灵敏度指在存在功能障碍或异常的人群中，真阳性者的数量占真阳性与假阴性之和的百分比。它可用于评价一种评定方法针对某种功能障碍人群进行评定时的漏诊情况。应用一种评定方法评定无某种功能障碍的群体时，可能出现真阴性（不存在功能障碍且评定结果显示功能正常）和假阳性（不存在功能障碍但评定结果显示功能异常）两种情况，特异性指无功能障碍或异常的人群中，真阴性者的数量占真阴性与假阳性之和的百分比。它可用于评价一种评定方法针对不存在某种功能障碍的人群进行评定时的误诊情况。

康复评定方法除了对信度、效度、敏感度要求较高外，还应考虑统一性、简便性和可分析性等方面，以便于临床应用及推广。

# 第三节　康复评定的实施

康复评定的实施由康复相关专业人员分工合作来完成，目前普遍采用 SOAP 法。其内容包括：①主观资料（subjective data，简称"S"）：主要指患者的病史，包括患者的主诉和其他临床症状。②客观资料（objective data，简称"O"）：指体格检查发现的客观体征及功能表现。③功能评定（assessment，简称"A"）：指对主客观资料进行整理和分析。④制定康复治疗计划（plan，简称"P"）：指拟定处理计划，包括确立康复目标与制定康复治疗方案。

## 一、康复评定的工作内容

康复评定的主要工作内容包括采集病史、体格检查、功能评定与制定康复治疗计划。此外，康复协作组定期组织召开的评定会也是康复评定过程中的重要内容。

**1. 主观资料**　即采集病史。评定人员通过对患者或相关人员的系统询问获取病史资料。康复病史的内容除了一般项目、主诉、现病史、既往史、系统回顾、个人史、婚育史、家族史外，还应特别关注患者的功能史。

（1）一般项目　即患者个人基本信息，包括：姓名、性别、年龄、籍贯、出生地、民族、婚姻、通讯地址、电话号码、工作单位、职业、入院日期、记录日期、病史陈述者及可靠程度等。若病史陈述者不是患者本人，则应注明与患者的关系。

（2）主诉　是患者感受最主要的痛苦（在临床医学诊断中指最明显的症状或体征，康复评定中则指最主要的功能障碍）及其持续时间，是患者本次就诊的最主要的原因。如脑卒中后偏瘫患者的主诉"左侧肢体活动不利1月余"。

（3）现病史　是病史中的主体部分，记述患者患病后的全过程，即发生、发展、演变和诊治经过。可按以下顺序询问：①起病情况与患病时间。②主要症状的特点，包括主要症状和障碍出现的部位、性质、持续时间和程度、缓解或加剧的因素。③病因与诱因，应了解与疾病及障碍相关的病因（如外伤、中毒、感染等）和诱因（如气候变化、环境改变、情绪、起居饮食失调等）。④病情的发展与演变，包括疾病过程中主要症状和障碍的变化及新情况的产生。⑤伴随症状或障碍。⑥诊治经过，即在此之前患者已经接受过的诊断措施及其结果、临床治疗与康复治疗措施及疗效。⑦病程中的一般情况，包括患者精神、体力状态、饮食、睡眠及大小便和利手情况的记录等。

（4）功能史　在临床康复评定中十分重要，是康复病史的核心内容。通过了解患者功能史，可以明确患者能完成什么，不能完成什么，从而判断患者功能障碍的状况和类型，确定其残存功能，并结合患者的主观愿望制定康复方案。在采集功能史过程中，需重点了解患者日常生活活动情况，大致包括运动（床上活动、转移、室内外行走与上下楼、操纵轮椅）、自理（更衣、进食、如厕、洗漱、修饰）、交流（通过设备接收与传递信息、识别环境标志）、家务劳动、娱乐活动五个方面的内容。

（5）既往史　包括患者既往的健康状况、预防注射、过敏等情况，特别是与目前功能障碍密切相关的情况。某些过去的疾病或损伤可影响患者目前功能状况。了解患者既往史有助于确定患者发病前的基础功能水平，综合考虑患者功能变化及其康复过程。

（6）系统回顾　由一系列直接提问组成，用以作为最后一遍搜集病史资料、避免遗漏。主要情况应分别记录在现病史或既往史中，涉及呼吸系统、循环系统、消化系统、泌尿系统、造血系统、内分泌系统及代谢、神经系统、骨骼肌肉系统等的问诊。在针对具体患者时，可根据情况调整提问内容。

（7）个人史　主要了解患者社会经历、职业和工作条件、习惯与嗜好及生活方式等。

（8）婚育史　询问患者婚育情况及家庭构成，对患者家庭关系及氛围的把握有助于调动相关积极因素。

（9）家族史　询问双亲与兄弟姐妹、子女的健康状况，特别应注意是否有与患者同样的疾病或障碍，有无遗传相关的疾病。

**2. 客观资料**　即体格检查。康复医疗中所做的体格检查与一般的医学检查大部分是相同的，是检查者运用自己的感官借助传统或简便的检查工具客观地了解和评估患者身体状况的一系列最基本的检查方法，结合病史及辅助检查可进行诊断。但康复医疗的体格检查除了为医学诊断提供证据外，还需要完成两个任务：①明确疾病引发的功能障碍情况。②明确残存的功能或能力，以此作为功能独立性训练的基础。

康复医学体格检查的范围主要包括一般检查和头部、颈部、胸部、腹部、泌尿生殖系统、直肠、脊柱与四肢、神经系统的检查。其中一般检查的内容包括：性别、年龄、体温、呼吸、脉搏、血压、发育与营养、意识状态、面容表情、体位姿势、步态及皮肤和淋巴结检查等。通常康复医学特别重视骨骼肌肉系统与神经系统检查。

通过检查患者脊柱与四肢的骨骼肌肉及其功能可评估患者活动能力。脊柱是支持体重、维持躯体各种姿势的重要结构，也是躯体活动的枢纽。脊柱病变时表现为局部疼痛、姿势或形态异常及活动受限等。脊柱检查时，患者可处于站立位或坐位，按视、触、叩的顺序进行，并结合特殊试验检查综合评定。四肢及其关节的检查，通常采用视诊与触诊，两者互相配合，特殊情况下采用叩诊、听诊。四肢检查以形态学检查和关节检查为主，重点关注有无畸形、肿胀、疼痛及关节活动度、关节稳定性、肌力等方面的检查。

在康复评定中，神经学检查是除了骨骼肌肉系统检查外极为重要的评定内容。掌握神经系统检查基本方法，能获取对疾病的定位和定性诊断信息。其范围包括脑神经功能检查、运动功能检查（如肌力、肌张力、不自主运动、共济运动检查）、感觉功能检查、神经反射检查及自主神经功能检查等。大部分神经系统检查要求在患者意识清晰状态下完成。因此，检查前首先要确定患者的意识状态。

**3. 功能评定** 是康复评定最主要的工作内容。康复评定项目除了临床医学的检查项目外，还特别注重对不同层次障碍的检查。根据患者的具体情况选择恰当的评定内容和评定方法评定对应的躯体结构或功能损伤、活动受限或参与局限。此外，还要考虑患者所处的环境因素。对于任何一位存在功能问题的患者，均应从这三个不同层面结合患者所处环境进行评定，并根据具体情景选择定性、半定量或定量评定方法。

常用功能评定项目可划分为躯体、精神心理、言语、社会四个方面功能的评定，在本章第一节中康复评定的内容已有说明，每个方面具体评定的方法参见相关章节内容。根据 ICF 框架，功能评定从身体结构与功能、活动、参与三个方面进行。每个层次所包含的具体评定项目归类如下：①身体功能和结构的评定：包括评定人体形态、关节功能、肌肉功能、运动功能的发育、运动控制、感觉、心肺功能、认知、言语、心理、行为等。②活动的评定：即作业评定，包括日常生活活动等自理能力、生产性活动（工作/学习）、休闲活动。③参与评定：包括评定家居环境、社区环境、社会环境、生活质量等。

**4. 制定康复治疗计划** 康复治疗计划是康复医师明确地向治疗师指出的有关康复治疗目标和治疗方案的指令性医疗文件。一个完整的康复治疗计划应包括患者的一般信息、诊断、主要功能障碍、康复目标、康复方案（治疗部位、方法、时间、频度）和治疗过程中的注意事项六个部分。在临床应用中，康复治疗计划可根据实际情况调整。

确立康复目标是制定康复治疗计划的有机组成部分。适宜的康复目标建立在全面准确的评定基础上，通过在评定中发现问题，了解患者心理状况与个人期望、所处环境条件等综合考虑设立。康复目标包括近期目标和长期目标。康复目标的制定应遵循"SMART"原则，即：S, specific, 具体目标是什么；M, measurable, 评价治疗效果的指标要明确、可测量；A, applicable, 目标要有适用性，与患者的的实际情形相关；R, relevant, 围绕患者想做和需要做的事情而设定；T, time-frame, 具体达到目标所需的时间。

康复治疗方案是实现康复目标的治疗方法，包括治疗安排及注意事项。治疗安排的内容有治疗种类、治疗部位、治疗方法、治疗所需仪器设备、治疗剂量和参数、治疗持续时间及频度、治疗总次数。注意事项则包括治疗过程中需要注意的阻碍因素或禁忌情况，或出于安全考虑所需要的监测等。为了达到康复目标，需要康复各专业人员密切合作。

## 二、康复评定的场所

康复评定的场所根据不同情景下患者的需求而确定。评定场所的条件和要求由评定目的决定，并受评定种类和范围的影响。通常来说，综合性医院康复科及康复专科医院是进行康复评定的最佳场所。在医院诊疗的患者可以在康复科室由相关康复专业人员进行全面的康复评定。在综合性康复诊所可接受综合康复评定，在专病诊所则由康复医师对特定疾病功能障碍进行特定评定。在护理院、疗养中心、特殊教育机构及社区均能开展相应的康复评定工作。

### 三、康复评定的过程

康复评定应根据障碍的变化情况反复进行，实施康复评定的要素包括选择适当的评定手段、把握适当的评定时间及掌握正确的康复流程。

**1. 康复评定手段的选择**　在临床康复工作中，为准确地掌握患者的功能障碍状况，必须选择恰当的检查手段和评定量表。临床中存在多种评定方法和仪器设备用于评定患者功能水平，但不同的方法各有侧重，应根据患者需求合理选择。评定方法的优劣对评定结果有很大影响，评定时必须选择同类评定方法中信度、效度高的方法。评定人员应根据评定目的选择评定方法，对患者进行筛查时宜采用问卷、调查表、目测等方便快捷的评定方法，详细评估中则应选择量化、精确度高、灵敏度好、特异性强的方法进行评定。患者病情和功能状况差异很大，应根据功能障碍选择具有专科特点的评定方法。许多评定方法与治疗方法密切相关，应注意评定与训练方法的一致性。此外，评定方法的选择还应考虑客观条件、标准化、时间等方面的因素。

**2. 康复评定时间的选择**　把握康复评定的介入时间，即恰当安排初期评定、中期评定和末期评定的时间，是正确实施康复评定的重要环节。康复始于评定，终于评定。患者初期评定一般在患者初次就诊时由康复协作组成员共同完成，根据各成员的专业评定结果，综合分析并形成障碍学诊断。在康复实践过程中，根据患者治疗进展情况，应定期（一般每两周1次）进行再次评定（中期评定），以评估疗效并根据新的结果对康复治疗计划进行调整。在治疗结束或停止时，还需要进行总结性评定（末期评定），以判断康复疗效，为出院后的训练提出建议并为之后的随访提供参考依据。

**3. 康复评定的流程**　康复评定的实施流程分为采集病史、检测功能、记录结果、分析处理四个部分。

正确的康复评定与详细的病史资料搜集、细致准确的检查和功能测定密不可分。将病史和检查测定结果及其他相关资料进行系统的记录是康复评定实践中的一项基本要求。记录应遵循准确性、一贯性、客观性和完整性的原则。记录过程中应注意以下方面：①要有统一、标准化的记录格式。②记录简洁明了、方便。③可在同一记录表填写不同时期检查结果以便于前后比较。④检测条件应予以说明。⑤正确应用医学术语。将主、客观资料进行科学的分析、解释和处理是评定过程中的重要阶段。通过分析处理，评定者可全面掌握患者功能障碍情况，判断患者的代偿能力与潜在功能，根据分析结果设立康复目标、制定康复治疗方案或通过对比治疗前后的评定结果来判断康复疗效、修改康复治疗计划。

### 四、康复评定的注意事项

**1. 实施正确的评定方案**　实施康复评定时，应尽量采用标准化的评定方案，评定人员必须经过严格的培训才能进行评定实践。为确保准确性，应由专人对相关障碍进行评定。

**2. 选择恰当的评定项目**　针对患者某一功能障碍，康复评定应从筛查开始，如有必要，则在此基础上进行深入的详细评定，尽量避免不必要的检测。

**3. 争取患者和家属的配合**　评定者必须充分考虑患者的生理、心理状况，重视和提高交流、沟通能力，评定前应向患者及其家属说明评定目的和方法，争取信任，消除不安，取得患者和家属的积极配合。

**4. 防止意外情况的发生**　康复评定的对象大多是老年人或病伤残者，常合并其他疾病或障碍。在康复评定过程中，应密切关注患者的情况，当患者出现不适感或并发症时，应及时终止评定，积极寻找原因，予以相应处理，防止意外情况的发生，确保评定的安全性。

【复习思考题】

　1.康复评定与临床检查有何区别和联系？

　2.ICF 理念对康复评定有何影响？

　3.如何理解半定量评定？

## 第二章
# 身体结构评定

扫一扫，查阅本章数字资源，含PPT、音视频、图片等

身体结构评定是指对人身体的整体与局部的长度、围度、宽度、质量等进行测定的医学技术。身体结构评定是定量测量和观察身体外部特征的主要方法，是康复评定学的基础知识，评定内容主要包括体长、体重、肢体长度、肢体围度、头颈躯干围度的测量及对身体姿势的观察。

根据测量对象的年龄、性别、发育状况的不同，人的身体形态各有差异，并同时受到遗传、疾病、外伤、障碍的影响而不断发生变化。因此，身体结构评定既是了解人体生长发育状况及伤病所致的身体形态方面变化的重要依据，也是衡量身体健康水平、营养状况的重要组成部分。为了解因发育、伤病所致的身体形态方面的变化，客观地表现形态障碍如截肢、肢体水肿或下肢不等长等对于功能状态的影响程度，临床上有必要在了解常用体表标志的基础上，对身体结构进行准确、客观评定，以协助疾病的诊断和为制定康复治疗方案、判断康复效果提供依据。

## 第一节　身体结构评定常用体表标志

体表标志是指身体结构评定中使用的参照标志。在进行身体结构测量时，常把解剖学中相对固定和易于触及的骨性突起和凹陷等体表标志点作为测量的起止点或标记点。在解剖学中，根据骨性标志的大小、形态及明显程度可分为突、棘、隆起、粗隆、结节、角、嵴等；长骨两端可分为头、小头、髁、上髁及踝等；骨面的凹陷又分别称为窝、凹、沟、压迹、切迹等。体表标志点的使用可使测量更加规范、准确，评估更加客观，测量结果更具有可比性。

### 一、头颈部体表标志

**1. 头顶点**　为头顶的最高点，顶骨后方的最凸隆点，也称顶结节。

**2. 眉弓**　在眉毛下方，眼眶上缘上方的一条状骨性横行隆起。

**3. 眉间点**　鼻根上方两眉之间的隆起部在正中矢状面上向前最凸出的点。

**4. 眼眶上缘、眼眶下缘**　分别为眼眶口上、下的骨性边界。

**5. 颧弓**　位于外耳道开口前方水平线上的骨性弓。

**6. 下颌隆起**　位于面部中线下方的骨性隆起。

**7. 喉结**　为咽喉部的软骨突起，男性较为突出。

**8. 乳突**　为耳垂后方一圆锥形的骨性突起。

**9. 枕外隆凸**　为头后正中线处的骨性隆起。

## 二、胸腹部体表标志

**1. 胸骨柄、胸骨体、剑突**　胸骨是位于胸前壁正中，上宽下窄的扁骨，自上而下可分为胸骨柄、胸骨体、剑突三部分，三部分互相连接。

**2. 胸骨颈静脉切迹**　胸骨柄上缘正中微凹的部分，平第 2 胸椎体下缘。

**3. 胸骨角**　胸骨柄与胸骨体连接处，向前凸出。两侧连接第 2 肋骨，可作为计数肋骨的标志，相当于第 4 胸椎下缘水平。

**4. 肋弓**　剑突处向外下方的弓形条状骨。

**5. 剑胸结合**　胸骨体与剑突的连接处，相当于第 9 胸椎水平，两侧连接第 7 肋。

**6. 耻骨联合、耻骨结节**　耻骨联合为腹股沟处两侧耻骨联合面纤维软骨连接而成的骨性横嵴；耻骨结节为耻骨联合外上方的骨性隆起。

**7. 乳头点**　左右乳头的中心点，男性乳头点在第 4 肋间隙。

**8. 乳晕**　乳头周围皮肤色素沉着较深的环形区域。

**9. 胸中点**　左右第 4 胸肋关节连线与胸骨中心线相交的一点。

**10. 脐点**　肚脐的中心点，是测量腹围的基准点，但脐的位置因人而异，相当于第 3 ～ 4 腰椎之间水平。

**11. 腹股沟**　腹部前壁与大腿前侧部分之间的分界沟，在深部有腹股沟韧带。

## 三、背腰部体表标志

**1. 肩胛骨、肩胛骨下角、肩胛骨内侧缘**　肩胛骨是指位于肩背部皮下的倒置三角形扁骨；肩胛骨最下端的尖角称为肩胛骨下角，平第 7 肋；扁骨靠近脊柱侧的边缘称为肩胛骨内侧缘。

**2. 腰点**　第 5 腰椎棘突后端的中心点。

**3. 髂嵴、髂嵴结节**　髂嵴为髂骨翼上缘的最高点，左右髂嵴最高点连线平第 4 腰椎棘突；髂嵴的前、中 1/3 交界处向外侧的突出称为髂嵴结节。

**4. 髂前上棘、髂后上棘**　分别为髂嵴前、后端最突出的圆形突起。

**5. 骶骨**　脊柱下方 5 块骶椎融合而成的 1 块骨，为骨盆的后壁，上与第 5 腰椎相连，下与尾骨相连。

**6. 尾骨**　脊柱最末端的三角形骨，被认为是人类进化后的"尾巴"残留部分。

## 四、上肢部体表标志

**1. 肩峰**　肩胛骨最外侧的中心点。

**2. 腋窝、腋前裂、腋后裂**　腋窝为上肢与肩部连接处下方靠里面的凹陷部分；腋前、后裂分别为腋窝前、后面的皮肤皱襞。

**3. 肱骨内上髁、肱骨外上髁**　位于肘部稍上方，分别为肱骨远端的内、外侧突起。

**4. 肱二头肌**　在上臂前面的梭形肌肉，其最大膨隆部位约在肌腹的中点。

**5. 尺骨鹰嘴**　尺骨上端膨大突起，即屈肘时肘后形成的明显隆起。

**6. 尺骨茎突、桡骨茎突**　位于腕部，分别为尺骨和桡骨远端手腕内、外侧的最尖端点；桡骨茎突与尺骨茎突连线中点为桡尺茎突中间点。

**7. 中指指尖**　上肢下垂时，手中指尖端的点。

### 五、下肢部体表标志

**1. 股骨大转子** 髋部最外侧的骨性边界，在髂嵴下一掌宽浅凹中，活动下肢时可摸其在皮下转动。

**2. 股骨内上髁、股骨外上髁** 分别为股骨远端内、外侧的明显突起。

**3. 坐骨结节** 坐骨的最低点，取坐位时臀部与凳子接触，在皮下易摸到的骨性突出。

**4. 髌骨、髌尖、髌底** 位于膝关节前方，股骨的下端前面；髌尖、髌底分别位于髌骨的下方尖端和髌骨上缘。

**5. 髌韧带** 髌骨下方的纵行粗索。

**6. 膝关节外侧关节间隙** 股骨外上髁下缘的膝关节间隙。

**7. 腘窝** 膝后区的菱形凹陷。

**8. 腓骨头** 腓骨外侧近端向外最突出的点。

**9. 内踝、外踝** 分别为胫骨远端的内侧隆起和腓骨远端的外侧隆起。

**10. 足后跟点** 站立位时，足后跟部向后最突出的点。

**11. 趾尖** 离足后跟点最远的足趾末端。

# 第二节　身体长度测量方法

身体长度是指身体特定部位沿纵轴的直线距离。身体长度测量包括对体长、四肢长、残端长等进行测量。在本节中，还包括对体重的测量等。

## 一、体长与体重测量

### （一）体长

体长，又称身长、身高，是身体的总长度（高度），计量单位为厘米（cm）或米（m）。在人体直立时，体长应是由头部最高点到所站立水平面的垂直距离。体长是反映人体纵向发育的重要指标，是判断分析全身骨骼生长发育状况的关键依据。此外，临床中还根据体长评价肺活量、计算体表面积及拐杖的长度等。

体长的测量一般采用人体测高仪测量。测量者先抬高游标板，再令被测者脱鞋赤足站立在测高仪上，使足跟、骶骨正中和两肩胛骨间三处与测高仪立柱紧贴成一直线，保持头正、颈直、挺胸、收腹，双下肢伸直，足跟并拢，足尖分开30°～40°。被测者姿势稳定后，测量者将游标板向下滑动至紧贴被测者头部最高点处读取数据，此数值即为被测者的体长。测量误差不能超过0.5cm。另外，也可采用仰卧位，以钢尺测量人体体长，但由于身体多个关节（如椎间关节）不再受重力挤压，测量结果会略高于站立时的测量值。

人体体长与年龄、性别、种族、地域特点、饮食起居、生活条件、体育锻炼等因素有关，并且也因时间不同而发生变化。在一天中，人的体长呈现出规律性变化，一般来说，清晨较高、傍晚较矮，一天之中可有2cm的变化，这是由于在站立时，人的身体重力的作用加上一天的活动使足弓变浅，脊柱椎间隙变窄，椎间盘变薄，脊柱的弯曲度也会略微增加所致。经过一夜的休息后体长又复原。所以，体长测量应在相同的时间、相同的条件下，用规范的方法进行测量，以减少误差。随年龄增长，下肢相对变长，体长中点逐渐下移。一般来说，6～7岁时体长中点在肚脐与耻骨联合之间，成年时可下降至耻骨联合处。另外，正常成人指距（双侧上肢外展90°，肘、腕、手指关节伸展，两侧手指最末端的距离）约等于体长。

### （二）体重

体重，又称体质量，是身体的总重量，计量单位为千克（kg）。体重是反映人体横向发育的指标，是判断人体骨骼、肌肉、皮下脂肪及内脏器官等组织的综合发育状况的关键依据，其变化不仅可反映出身体发育、营养、萎缩、消耗的状态，对于儿童还可以根据体重决定服药量。此外，在进行平衡功能测试和康复训练中，体重还将有助于判断身体重心及其分布、平衡功能状况，为制定治疗方案提供依据。

体重的测量一般采用人体称重计测量。测量者先将未放置任何物体的称重计矫正为零位，再令被测者脱去较重衣物，摘去随身物品，站在称重计中央，身体不能与其他物体接触，切勿移动，保持平稳，待称重计读数稳定后读取数据，此数值即为被测者的体重。测量误差不能超过0.1kg。

人体体重与体长一样，不仅与年龄、性别、种族、地域特点、饮食起居、生活条件、体育锻炼等因素有关，还会因季节、气候、时间等不同而发生变化。一般来说，人在冬季体重会比夏季略高，这可能与冬季天冷人的运动量减少、饮食中热量摄入增多有关，也与昼短夜长睡眠时间延长等因素有关。而在一天之中，体重也会呈现出一定的规律性变化，一般在晨起及二便后较轻，在晚上及饭后较重。故体重测量也应在相同的时间、相同的条件下，用规范的方法进行测量，以减少误差。体重是人体变化最大的指标之一。例如，人在青少年时期因身体发育较快，体重会随年龄的增长而明显递增。

### （三）体重指数

体重指数即体质量指数（body mass index，BMI），是根据人体体长和体重的相对关系，通过计算所获得的结果来衡量个体营养状况、评定身体形态和肥胖程度的客观化指标，目前在国际上已被广泛使用。体重指数的计算方法为：体重（单位为kg）除以体长（单位为m）的平方，即：BMI= 体重（kg）/ 体长$^2$（m$^2$），单位是kg/m$^2$。

世界卫生组织（World Health Organization，WHO）公布的BMI判定标准为偏瘦、正常和超重三大类；2002年中国肥胖问题工作组数据汇总分析协作组根据中国人体型特点也公布了BMI的判定标准，并分为偏瘦、正常、超重和肥胖四类（表2-1）。

表 2-1　BMI 的分类界定

| 分类界定 | WHO 标准（单位：kg/m$^2$） | 中国标准（单位：kg/m$^2$） |
| --- | --- | --- |
| 偏瘦（消瘦） | < 18.5 | < 21 |
| 正常 | 18.5 ～ 24.9 | 21 ～ 24 |
| 超重 | ≥ 25（含肥胖） | > 24 |
| 肥胖 | | > 28 |

也有学者在 WHO 标准规定的超重范围中进一步规定 BMI 25 ～ 29.9kg/m$^2$ 为偏胖；BMI 30 ～ 34.9kg/m$^2$ 为肥胖；BMI 35 ～ 39.9kg/m$^2$ 为重度肥胖；BMI ≥ 40kg/m$^2$ 为极重度肥胖。

## 二、四肢长度测量

肢体长度的测量包括四肢长度、截肢残端长度的测量等，测量工具主要选用普通软尺和钢卷尺，计量单位为厘米（cm）。在测量前应将两侧肢体摆放在规定体位且相对对称的位置上，骨盆无倾斜；测量时，被检者充分暴露受检部位，四肢保持自然伸展位；检查者应将软尺拉直，保证软尺不弯曲、不变形，利用体表标志点作为测量的起止点进行测量，并将两侧肢体的长度测量结果进行比较。

### （一）上肢长度的测量

**1. 上肢长度**

测量体位：被测者取坐位或站立位，上肢在体侧自然下垂，肘关节伸展，前臂旋后，腕关节位于中立位。

测量点：取肩峰外侧端到桡骨茎突的长度，或取肩峰外侧端到中指指尖的长度（图 2-1、图 2-2）。

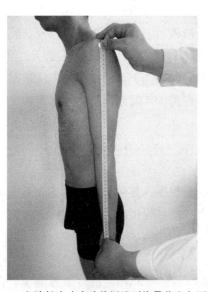 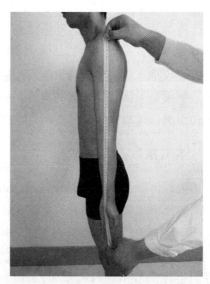

图 2-1 上肢长度（肩峰外侧端到桡骨茎突）测量　　图 2-2 上肢长度（肩峰外侧端到中指指尖）测量

**2. 上臂长度**

测量体位：被测者取坐位或站立位，上肢在体侧自然下垂，肘关节伸展，前臂旋后，腕关节位于中立位。

测量点：取肩峰外侧端到肱骨外上髁的长度（图 2-3）。

**3. 前臂长度**

测量体位：被测者取坐位或站立位，上肢在体侧自然下垂，肘关节伸展，前臂旋后，腕关节位于中立位。

测量点：取肱骨外上髁到桡骨茎突的长度（图 2-4）。

**4. 手长度**

测量体位：被测者手指位于伸展位。

测量点：取桡骨茎突与尺骨茎突连线的中点到中指指尖的长度（图 2-5）。

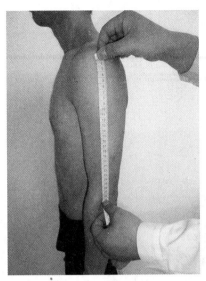 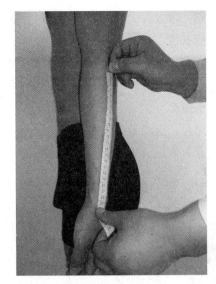

图 2-3　上臂长度测量　　　　　　　　　　　图 2-4　前臂长度测量

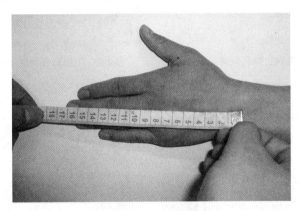

图 2-5　手长度测量

## （二）下肢长度的测量

下肢长度的测量包括真性长度测量和外观长度测量。如患者下肢不等长时，应进行下肢真性长度的测量。下肢长度的真正差异是由于胫骨或股骨短缩所致。患者仰卧，双膝屈曲，双足放在检查台上，可通过正面观察双膝关节是否同高来判断下肢不等长的原因。如肢体短的一侧膝关节低，提示腿的长度差异是由于胫骨短缩导致的；如肢体短的一侧膝关节低并且较另一侧靠后（正面观），则提示下肢缩短是由于股骨长度变短所致。下肢外观长度的差异多由于髋关节屈曲、内收畸形或骨盆倾斜所致，应仔细辨别。

**1. 下肢真性长度**

测量体位：被测者取仰卧位，骨盆水平，下肢伸展，髋关节位于中立位。

测量点：取髂前上棘到内踝的长度，或取股骨大转子到外踝的长度（图 2-6、图 2-7）。

**2. 下肢外观长度**

测量体位：被测者取仰卧位，双下肢对称伸展。

测量点：取脐点到内踝的长度（图 2-8）。

**3. 大腿长度**

测量体位：被测者取仰卧位，骨盆水平，下肢伸展，髋关节位于中立位。

测量点：取股骨大转子到膝关节外侧关节间隙的长度（图2-9）。

**4. 小腿长度**

测量体位：被测者取仰卧位，骨盆水平，下肢伸展，髋关节位于中立位。

测量点：取膝关节外侧关节间隙到外踝的长度（图2-10）。

**5. 足长度**

测量体位：被测者踝关节呈中立位。

测量点：取足后跟点到第2趾趾尖的长度（图2-11）。

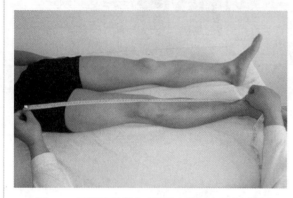

图2-6　下肢真性长度（髂前上棘到内踝）测量

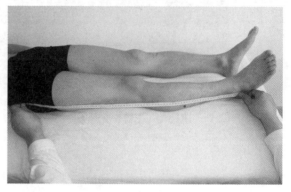

图2-7　下肢真性长度（股骨大转子到外踝）测量

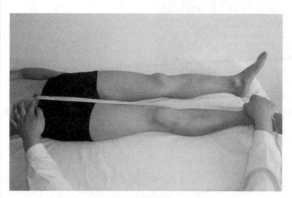

图2-8　下肢外观长度测量

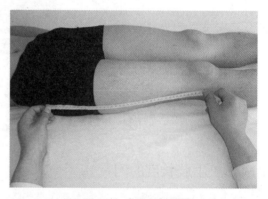

图2-9　大腿长度测量

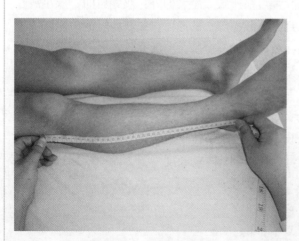

图2-10　小腿长度测量

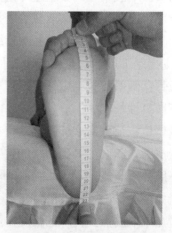

图2-11　足长度测量

### 三、截肢残端长度测量

截肢者上肢或下肢残端长度的测量是设计假肢时必不可少的数值。其测量时采用的标志点与非截肢者的测量点不同。

**1. 上臂残端长度**

测量体位：被测者取站立位或坐位，上臂残肢自然下垂。

测量点：取腋前裂至残端末端的长度（图 2-12）。

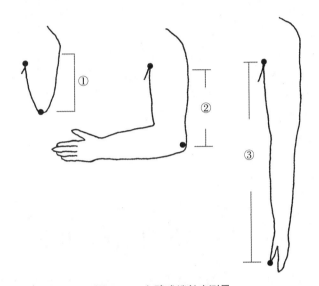

**图 2-12　上臂残端长度测量**

①上臂残端长度；②上臂长度；③上肢实用长度

**2. 前臂残端长度**

测量体位：被测者取站立位或坐位，残臂肘弯曲 90°。

测量点：取尺骨鹰嘴沿尺骨至残端末端的长度（图 2-13）。

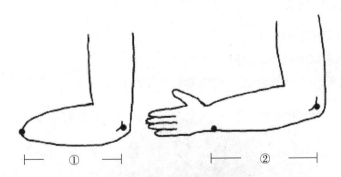

**图 2-13　前臂残端长度测量**

①前臂残端长度；②前臂长度

**3. 大腿残端长度**

测量体位：被测者取站立位或仰卧位。

测量点：取坐骨结节至残端末端的长度（图 2-14）。

**4. 小腿残端长度**

测量体位：被测者取站立位或仰卧位。

测量点：取髌韧带中央到残肢末端的长度（图2-15）。

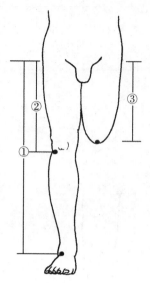

图 2-14　大腿残端长度测量

①下肢实用长度；②大腿长度；③大腿残端长度

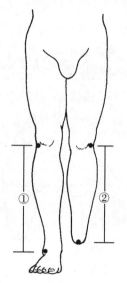

图 2-15　小腿残端长度测量

①小腿长度；②小腿残端长度

# 第三节　身体围度测量方法

身体围度是指身体特定部位环绕一周的曲线距离。身体围度的测量包括躯干围度、四肢围度和截肢残端围度等。测量工具主要选用普通软尺，计量单位均为厘米（cm）。通过身体围度的测量可帮助了解被测肢体的肌肉营养发育状况，有无萎缩、肥大或肿胀。

## 一、头颈躯干围度测量

### （一）头颈围度的测量

**1. 头围**　头围通常用于小儿测量。

测量体位：被测者取坐位或站立位。

测量点：取通过眉间点和枕外隆凸点的围度（图2-16）。

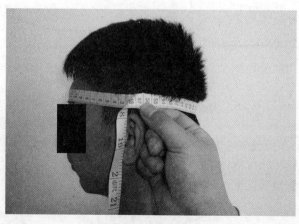

**图 2-16　头围测量**

**2. 颈围**

测量体位：被测者取坐位或站立位，躯干挺直，上肢在体侧自然下垂。

测量点：取通过喉结处的水平围度（图2-17）。

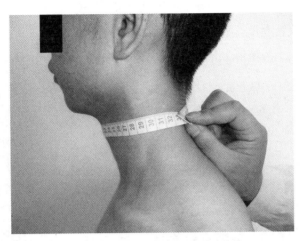

图2-17 颈围测量

## （二）躯干围度的测量

**1. 胸围** 胸围是呼吸、循环功能重要的间接评定项目。胸廓扩张差往往是因形态障碍、运动障碍（颈髓损伤）、生理功能障碍（肺部疾病）等造成的。

测量体位：被测者取坐位或站立位，躯干挺直，上肢在体侧自然下垂，女性身着普通乳罩。

测量点：取通过胸骨中点和肩胛骨下角点的围度（图2-18）。测量小儿胸围时，取平乳晕下缘与肩胛骨下角水平的围度。

测量时应分别读取被测者在平静呼气末和吸气末时的数值，两者的差值可用以反映胸廓扩张度。正常人剑突处的胸廓扩张差值一般在5cm以上。

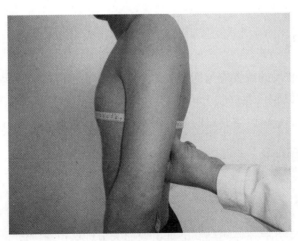

图2-18 胸围测量

**2. 腹围** 腹围是反映脂肪总量和脂肪分布的综合指标。腹围测量有助于了解营养吸收的状况或观察腹水、肠梗阻等患者腹胀的消长情况。

测量体位：被测者取坐位或站立位，躯干挺直，腹肌放松，上肢在体侧自然下垂。

测量点：取通过脐点的水平围度（图2-19），或取第12肋骨下缘与髂前上棘连线中间腰部最细部位的水平围度。

测量时将测量尺紧贴皮肤，但不能压迫，应考虑消化器官和膀胱内容物充盈程度对测量结果的影响。男性正常的腰围应小于85cm，女性应小于80cm，若超过以上数值则提示肥胖。

**3. 臀围**

测量体位：被测者取站立位，上肢在体侧自然下垂。

测量点：取股骨大转子与髂前上棘连线中间臀部最粗部位的水平围度（图2-20）。

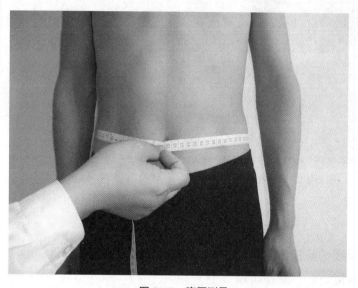

**图2-19 腹围测量**

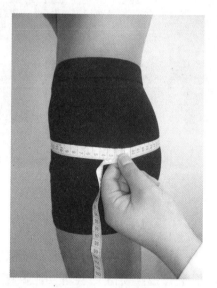

**图2-20 臀围测量**

**4. 腰臀比** 腰臀比（west-hip ratio，WHR）即测量的腰围与臀围的比值，即WHR= 腰围（cm）/ 臀围（cm）。

男性WHR的正常值为0.85～0.9，女性WHR的正常值为0.75～0.8。若实际结果超过此数值，则应及时进行健康检查，排除冠心病、糖尿病、胆结石、肾结石的可能，并注意自我保健、均衡营养、运动健身、修身养性。

## 二、四肢围度测量

测量四肢围度时，软尺的放置应与四肢长轴保持垂直，不可倾斜。另外，在测量操作中，软尺围绕肢体的松紧程度以软尺在皮肤上可稍移动为宜（上下不超过1cm），不可勒紧皮肤或与皮肤之间存在明显间隙。测量时，需要对四肢同一水平的双侧测量结果进行比较。

### （一）上肢围度的测量

**1. 上臂围度**

（1）肘伸展位

测量体位：被测者的上肢在体侧自然下垂，取肘关节伸展位。

测量点：取上臂中部、肱二头肌最粗膨隆部位（肌腹）的围度（图2-21）。

（2）肘屈曲位

测量体位：被测者的上肢在体侧自然下垂，使肘关节用力屈曲（肘屈肌呈最大收缩状态）。

测量点：取上臂中部、肱二头肌最粗膨隆部位（肌腹）的围度（图2-22）。

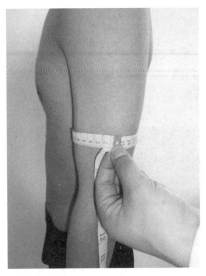

图 2-21　肘伸展位上臂围度测量

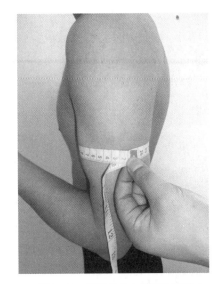

图 2-22　肘屈曲位上臂围度测量

**2. 前臂围度**

（1）前臂最大围度

测量体位：被测者的前臂在体侧自然下垂。

测量点：取前臂近端最粗膨隆部位的围度（图 2-23）。

（2）前臂最小围度

测量体位：被测者的前臂在体侧自然下垂。

测量点：取前臂远端最细部位的围度（图 2-24）。

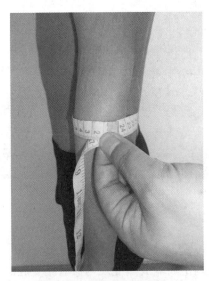

图 2-23　前臂最大围度测量

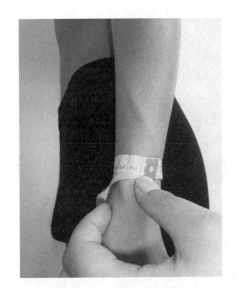

图 2-24　前臂最小围度测量

## （二）下肢围度的测量

### 1. 大腿围度

测量体位：被测者取仰卧位，下肢稍外展，膝伸展。

测量点：取从髌底起沿肢体长轴 6cm、8cm、10cm、12cm 处的围度，直至大腿中段。记录测量结果时应注明测量部位（图 2-25）。

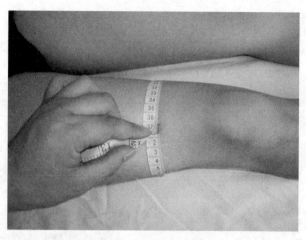

图 2-25　大腿围度测量

**2. 小腿围度**

（1）小腿最大围度

测量体位：被测者取仰卧位，下肢稍外展，膝伸展。

测量点：取小腿最粗膨隆部位的围度（图 2-26）。

（2）小腿最小围度

测量体位：被测者取仰卧位，下肢稍外展，膝伸展。

测量点：取内踝和外踝上方最细部位的围度（图 2-27）。

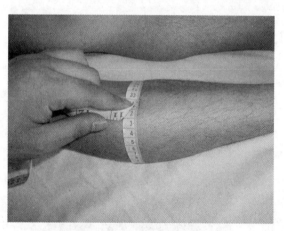

图 2-26　小腿最大围度测量

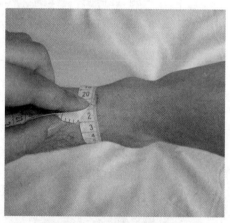

图 2-27　小腿最小围度测量

### 三、截肢残端围度测量

截肢残端围度测量的目的是判断残端的水肿状态、判定断端成熟度及与假肢接受腔的适合程度。截肢术前及术后均应在相同的标志点进行测量，分别记录不同位置的多个围度测量结果，并注明测量部位。由于接受腔的适合程度与断端围度有密切的关系，因此测量时要尽量避免误差。由于一天当中大腿围度可有 5 ~ 10mm、小腿围度可有 10 ~ 15mm 的变化，故应注意记录评定的时间（上午或下午）。临床为提高测量准确性，可每周测量一次。

**1. 上臂残端围度**

测量体位：被测者取站立位或坐位。

测量点：从腋窝开始，沿肢体长轴每隔 2.5cm 测量围度，直至残端（图 2-28）。

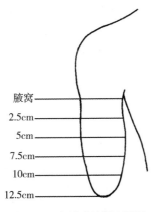
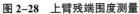
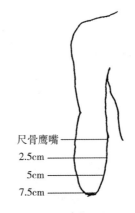

**图 2-28　上臂残端围度测量**　　　　**图 2-29　前臂残端围度测量**

**2. 前臂残端围度**

测量体位：被测者取站立位或坐位。

测量点：从尺骨鹰嘴开始，沿肢体长轴每隔 2.5cm 测量围度，直至残端（图 2-29）。

**3. 大腿残端围度**

测量体位：被测者取站立位。

测量点：从坐骨结节开始，沿肢体长轴每隔 5cm 测量围度，直至残端（图 2-30）。

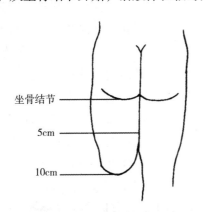
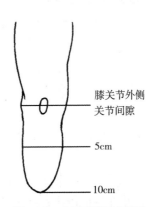

**图 2-30　大腿残端围度测量**　　　　**图 2-31　小腿残端围度测量**

**4. 小腿残端围度**

测量体位：被测者取站坐位。

测量点：从膝关节外侧关节间隙开始，沿肢体长轴每隔 5cm 测量围度，直至残端（图 2-31）。

## 四、脂肪厚度测量

人体的脂肪大约有 2/3 储存于皮下组织，为皮下脂肪。通过测量皮下脂肪的厚度，不仅可以了解皮下脂肪的多少，判断人体的胖瘦情况，而且可以用所测得的皮下脂肪厚度按比值测算出全身脂肪的总量，进而评价身体脂肪、水、无机盐、蛋白质等的组成比例。对于体重相同者，可通过脂肪厚度的测量来评定体型。此外，皮下脂肪厚度的动态观察也有助于判断运动、训练及减肥的效果。

测定皮下脂肪厚度时，测量体位以被测者自然站立为宜。测量者用拇指和示指提捏起被测者的皮肤和皮下脂肪（切勿提捏肌肉），然后使用卡尺、皮脂厚度测量计或皮脂钳进行测量，计量单位为毫米（mm）。

**1. 上臂部**

测量点：提捏右侧肱三头肌肌腹处，可通过上臂肩峰至尺骨鹰嘴（桡骨头）连线中点测量。皮肤提捏的方向与肱骨长轴平行。

正常参考值：成年男性为 10.4mm，成年女性为 17.5mm。若成年男性超过 10.4mm，或成年女性超过 17.5mm，则属于肥胖。

**2. 背部**

测量点：提捏右侧肩胛下角下方 5cm 处，提捏方向为沿肩胛骨内侧缘，并与脊柱成 45°角。

正常参考值：成年男性和女性均为 12.4 ～ 14mm，若超过 14mm 可诊断为肥胖。

**3. 腹部**

测量点：提捏右侧腹部脐旁 1cm 处。

正常参考值：成年男性为 5 ～ 15mm，成年女性为 12 ～ 20mm。若男性大于 15mm，或女性大于 20mm 为肥胖；反之，男性小于 5mm，或女性小于 12mm 为消瘦。

# 第四节　身体姿势评定方法

身体姿势是指人的身体各部分在空间上的相对位置，能反映出身体骨骼、肌肉、内脏器官、神经系统等各组织之间的力学关系。人体正常的姿势有赖于肌肉、韧带、筋膜、骨骼、关节等组织的支持，并具有良好的平衡功能。通过对姿势的观察，可以获得身体结构方面的相关信息。人体正常姿势包括静态姿势和动态姿势。正常的姿势应具有如下基本条件：①具有能够使机体处于平衡稳定状态的生物力学条件。②有维持各种正常姿势和正常活动而具有的肌张力和肌力。③关节可在正常关节活动度内运动。④内脏器官不受压迫并发挥正常功能。⑤具有进行各种日常生活活动的能力和及时逃避受伤的能力，并能表现出人体的美学特征和良好的精神面貌。

姿势检查是对被测试者的静态观察和动态观察，主要包括对头颈、肩胛骨、脊柱、骨盆、髋关节、膝关节和足的观察。在静态姿势评定中，直立姿势是人体最基本的和最具有区别于其他动物的特定姿势，评定时，要求被测者两足跟靠拢，双臂自然下垂，挺胸收颔，双目平视正前方，头颈部无倾斜，并保持眼眶下缘与耳屏点在同一水平面上，即耳眼平面（ohr–augen–ebene）姿势。在日常生活活动中，直立姿势的基本特征是双脚着地，身体直立，上肢能够自由地进行各种粗大运动和精细动作，下肢能够站立、行走和跑步。这也是人类在长期的进化过程中形成的特有的外部特征。但是，站立的高重心和足底的小支撑面也会使得人体在站立时相对不稳定。

评定身体姿势通常借助铅垂线进行观察或测量。铅垂线是将铅锤或其他重物悬挂于细线上，使它自然下垂，沿下垂方向的直线被称为铅垂线，它与水平面相垂直。姿势正常时，铅垂线与一系列或若干个标志点在同一条直线上。

## 一、正面观

### （一）正常姿势

双眼平视前方，头颈直立，咬合正常，两侧耳屏上缘和眼眶下缘中点处于同一水平面上。肋弓对称，肩峰等高，斜方肌发育对称，肩锁关节、锁骨和胸锁关节等高并对称。双足内侧弓对称；髌骨位于正前面，双侧腓骨头、髂嵴应分别在同一高度；左、右髂前上棘处于同一平面上（图 2–32）。

### （二）检查方法与内容

检查时应从足部开始，观察有无足内翻、扁平足或足大趾外翻。观察胫骨有无弯曲，腓骨头、髌骨是否等高，是否有膝反张和膝内翻、膝外翻。手放在双侧髂嵴上观察骨盆是否对称、等高。如果脊柱侧弯，则应观察肋弓旋转的角度和侧方隆起、肩锁关节和胸锁关节是否等高、头颈部有无前后或左右倾斜等。

### （三）常见的异常姿势

**1.头下颌骨不对称** 可以是发育性的，也可以由外伤引起。

**2.锁骨和其他关节不对称** 一般由骨关节的外伤引起。

**3.髋外旋、髋内旋** 髋内旋时髌骨转向腿内侧，髋外旋时髌骨转向腿外侧。

**4.膝外翻** 膝外翻时，双下肢自然伸直或站立时，膝关节的中心在大腿和小腿中线的内侧，两侧膝关节碰在一起，而两足内踝无法靠拢，两腿呈"X"形，故又称 X 型腿。膝关节外侧的肌肉及其他软组织紧张，膝关节内侧的组织被拉长。单、双侧膝外翻均可见。膝外翻与佝偻病、先天畸形、软骨发育障碍、外伤、骨折等有关。

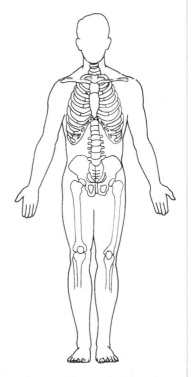

图 2-32 正常姿势正面观

**5.膝内翻** 膝内翻时，双下肢自然伸直或站立时，膝关节的中心在大腿和小腿中线的外侧，两足内踝能相碰而两膝不能靠拢，两腿呈"O"形，故又称 O 型腿。在肌肉方面，髋内旋紧张，膝关节过伸，髋外侧旋转肌、胫后肌腘绳肌被拉长。单、双侧膝内翻均可见。膝内翻与佝偻病、先天畸形、缺钙及长期异常的运动姿势有关。

**6.胫骨外旋** 髌骨向前，足趾向外，髂胫束紧张。胫骨外旋常与股骨后倾、后交叉韧带撕裂及骨折或发育导致的胫骨结构畸形等有关。

**7.胫骨内旋** 髌骨向前，足趾向内，内侧腘绳肌和股薄肌紧张。胫骨外旋常与股骨前倾、前交叉韧带撕裂、骨折或发育导致的胫骨结构畸形及足内翻和足外翻等有关。

**8.足内翻、足外翻** 正常人足底可向内、外翻35°。当足部活动受限，呈固定性内翻、内收位时，称足内翻；当足掌呈固定性外翻、外展位时，称足外翻。足内翻、足外翻常与先天畸形、脊髓灰质炎后遗症有关。

**9.踇外翻** 第1足趾的跖趾关节向外侧倾斜，这种情况一般与跖骨头内侧的过度生长、跖趾关节脱位和踇指滑膜囊肿等有关。

**10.爪形趾** 跖趾关节过伸，这种情况与趾长伸肌紧张或缩短、近侧趾间关节屈曲有关。

## 二、背面观

### （一）正常姿势

头颈无侧倾或旋转，头后枕部的枕外隆凸、脊柱的各个棘突和两足跟夹缝线位于同一条垂直线上；双侧内踝处于同一高度，胫骨无弯曲，双侧腘窝在同一水平线上，大粗隆和臀纹处于同一高度，双侧骨盆处于同一高度，脊柱无侧弯；双侧肩峰、肩胛下角分别平行，处于垂直于脊柱的水平线上（图2-33）。

### （二）检查方法与内容

**1. 铅垂悬垂法**　在正常直立姿势的背面，从枕骨粗隆中点处放置一条铅垂线，或置于第7颈椎棘突中心点上，铅垂线应通过枕骨粗隆、脊柱棘突、臀裂、双膝关节内侧中心和双踝关节内侧中心等标志点。

**2. 观察内容**　从足部观察开始，观察足有无内外翻畸形、扁平足，双侧胫骨是否同高，胫骨是否弯曲，膝关节有无内翻、外翻，双侧腓骨头高度是否一致；观察双侧股骨大转子是否处于同一高度，并观察骨盆和双侧髂嵴是否处于同一个高度、脊柱有无侧弯、双侧肩胛骨是否与脊柱距离相等并且同高、是否一侧呈翼状，观察头颈部有否侧偏、旋转或前倾。

**3. X线检查**　对怀疑有脊柱侧弯者，可先拍摄直立姿势下的脊柱正侧位X线片，在原发侧凸段中找出上顶椎和下尾椎（即侧凸段上下两个倾斜度最大的椎体），沿上顶椎的椎体上缘画一直线，并沿下尾椎的椎体下缘画一直线，再以这两条直线为标准各做一条垂直线，两条垂直线交叉处的上角被称为Cobb角。实际上，上述两条平行于倾斜度最大的椎体的直线交叉处的内角亦等同于Cobb角。该角随脊柱侧凸的增大而增加；若Cobb角 < 25°时，无须治疗，但应每隔4～6个月随访一

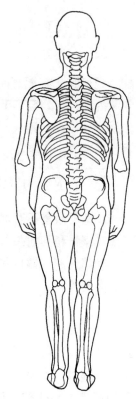

图2-33　正常姿势背面观

次，进行动态观察；若Cobb角为25°～45°时，一般需支具或矫形器治疗；若Cobb角 > 45°时，建议手术治疗。

### （三）常见的异常姿势

**1. 头部侧方倾斜**　与同侧椎体受压有关，当一侧颈部屈肌紧张而对侧颈部屈肌被牵拉，头部就在冠状面上向一侧倾斜。也可见于长期从事优势上肢运动的人群，如专业乒乓球运动员仅用优势上肢运动，可能出现功能性头部倾斜现象。

**2. 肩下垂**　两侧肩关节在冠状面上不在同一水平，一侧的肩关节下垂，而另一侧的肩关节可能抬高和内收，菱形肌和背阔肌紧张。

**3. 肩内旋、肩外旋**　肩内旋与肩关节屈曲、外旋的受限有关，常见于长期使用腋杖的截瘫和小儿麻痹患者；肩外旋临床少见。

**4. 脊柱侧弯**　脊椎的棘突在冠状面上向外偏离中心线，为了保持身体的平衡常出现肩部和骨盆的倾斜。功能性胸腰段侧弯与长期坐立姿势不良、优势手、下肢不等长等因素有关，在肌肉方面可见凹侧组织紧张、凸侧组织薄弱、被牵拉等肌力不平衡现象。器质性颈段侧弯常见于先天性斜颈、颈椎病或颈肌麻痹等，器质性胸段侧弯常见于特发性脊柱侧弯、佝偻病、脊柱损伤等。脊柱侧弯检查可用重锤悬垂法，待垂线稳定后测量脊柱每一个呈侧凸的区域偏离铅垂线的最远处到垂线的水平距离。另外，通过X线片检查得出Cobb角，可判定脊柱侧弯的严重程度，为康复治疗提供依据。

**5. 骨盆倾斜**　骨盆在冠状面偏向一侧即出现骨盆向侧方倾斜。例如：骨盆右侧方倾斜时，伴有左侧髋关节内收和右侧髋关节外展。在肌肉方面，右侧腰方肌紧张，髋关节外展时，对侧髋内收肌紧，对侧髋外展肌力减弱。

**6. 骨盆旋转**　可见内旋肌和屈髋肌软弱，重锤悬垂法的铅垂线落在臀裂的一侧。偏瘫患者容易出现。

**7. 扁平足**　又称平足、平底足，可见足内侧纵弓异常变低，距骨向前、内和下方移位，跟骨向下和旋前，舟骨粗隆凹陷，腓骨长、短肌和伸趾肌短缩，胫后肌和趾长屈肌拉长。

平足可分为僵硬性平足和可屈性平足两类。僵硬性平足在结构上是畸形的，内侧纵弓在非负重体位、足趾站立和正常负重情况下均不存在；可屈性平足是内侧纵弓在负重时缺如，扁平足在行走时蹬地动作和弹性差，行走动作比较僵硬，不适宜长走和跑步运动。

**8. 高弓足**　又称空凹足、爪形足，可见足内侧纵弓异常增高，跟骨后旋，胫前肌、胫后肌短缩，腓长短肌和外侧韧带拉长。高弓足也可分为僵硬性或可屈性两类。

### 三、侧面观

#### （一）正常姿势

正常人体左右两侧的耳屏、肩峰、股骨大转子、膝关节前面（髌骨后方）和外踝前约2cm处应分别处于同一条垂直线上（即"五点一线"）。脊柱可见四个生理性弯曲：即颈椎向前凸、胸椎向后凸、腰椎向前凸和骶椎向后凸，其中，颈曲和腰曲最大，胸曲次之，骶曲最小。足纵弓正常，膝关节有0°～5°屈曲，髋关节0°屈曲，骨盆无旋转（图2-34）。

#### （二）检查方法与内容

**1. 铅垂悬垂法**　在正常直立姿势的侧面，从耳屏处放置一条铅垂线，铅垂线应通过上述"五点一线"的各标志点。

**2. 观察内容**　观察足纵弓是否减少，踝关节有无跖屈挛缩，膝关节是否过伸展。注意观察髂前上棘和髂后上棘的位置关系：若髂前上棘高，提示骨盆后倾或髋骨向后旋转；若髂后上棘高，则提示骨盆前倾或髋骨旋前。观察腰椎前凸是否增大，腹部是否凸出；胸椎是否增大，躯干是否向前或向后弯曲，背部变圆、变平或驼背；观察头是否向前伸。

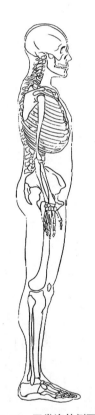

图2-34　正常姿势侧面观

#### （三）常见的异常姿势

**1. 头部向前倾斜**　下颈段和上胸屈曲增加，上颈段伸展增加，颈椎体位于中心线的前面，颈部的屈肌放松，伸肌紧张。常见于长期从事伏案工作，需要颈部长期保持前屈姿势的人群，如文案工作人员、电脑操作人员等。

**2. 驼背**　即胸脊柱后凸，是胸段椎体生理性后凸异常增加的表现，重心位于椎体的前方，颈曲深度超过5cm以上。这种情况主要是由于背部肌肉薄弱、松弛无力所致，常见于坐立姿势不正、长期前倾疲劳、脊柱结核、脊柱的退行性病变、佝偻病、强直性脊柱炎及长期过度的屈肌训练等。

**3. 平背**　又称直背，这种情况主要是由于脊柱胸段和腰段的生理弯曲弧度变小而造成。其特征是脊柱胸曲和腰曲小于2～3cm，导致背部相应呈扁平状，常伴有骨盆后倾的表现。

**4. 鞍背**　以腰段向前凸程度明显增加为主要特征，前凸常大于5cm，使腹部向前凸出。鞍背与驼背相反，为维持身体的直立平衡使头颈或上部躯干重心落于标准姿势的后方。一般与腰骶角增大、骨盆前倾、髋屈曲、椎体后部受压等因素有关；也可见于妊娠妇女和肥胖患者，与不良的站立习惯有关。

**5.胸廓畸形**　正常人胸廓前后径与横径之比约为1∶1.5，小儿和老年人的前后径略小于或等于横径，当这个比值有明显改变或有其他异常表现时，称为胸廓畸形。

（1）扁平胸　胸廓呈扁平状，前后径较小，横径明显大于前后径，甚至前后径不及横径的一半。扁平胸常见于瘦长体形者，也可见于慢性消耗性疾病，如肺结核等。

（2）鸡胸　又称鸽胸、佝偻病胸，胸骨处明显隆凸，状如鸡、鸽子之胸脯，胸廓前后径大于横径。鸡胸病因尚未明确，常见于佝偻病患者，也可能与遗传有关，一般认为是肋骨和肋软骨过度生长造成的，也可继发于胸腔内的疾病。

（3）漏斗胸　以胸骨下端剑突处呈凹陷状，肩膀前伸，略带驼背，上腹部凸起为特征。漏斗胸可能由肋骨生长不协调，下部较上部小，胸骨下端向后长期挤压而成。也有人认为是因膈肌纤维前面附着于胸骨体下端和剑突，在膈中心腱过短时将胸骨和剑突向后牵拉所致。

（4）圆柱胸　又称桶状胸，胸廓的前后径与横径的比例近似1∶1，呈圆柱形。圆柱胸常见于慢性阻塞性肺气肿患者，亦可见于部分老年人或矮胖体型者。

（5）不对称胸　左右胸廓歪斜，大小高低不一，明显呈不对称状。不对称胸常在脊柱侧凸重度患者、单侧大量胸腔积液、气胸、胸内巨大肿块患者中见到。

**6.骨盆前倾**　骨盆前倾者骨盆较正常位置向前倾斜一定角度，耻骨联合位于髂前上棘之后，髂前上棘位于重心线的前方，小腹前凸，臀部后凸。

**7.骨盆后倾**　骨盆较正常位置向后倾斜一定角度，耻骨联合位于髂前上棘之前，髂前上棘位于重心线的后方，臀部下垂。

**8.膝过伸**　膝关节过度伸展，甚至后凸，踝关节常呈跖屈位，膝关节位于重心线的后方，股四头肌、腓肠肌紧张，常见于异常运动模式。

**9.膝屈曲**　膝关节过度屈曲，伴踝关节背伸位、髋关节屈曲，膝关节位于重心线的前方，股四头肌被拉长，可见于髌韧带或半月板损伤等。

# 第五节　体型评定、身体成分测定与评定注意事项

## 一、体型评定

体型是指人体在某个阶段由于受遗传、营养、环境及疾病因素影响而形成的身体外形特征，包括骨骼、肌肉的生长与脂肪分布状态等。

**1.美国分类法**　美国学者谢尔顿将人体体型分为内胚型、中胚型和外胚型三种。

（1）内胚型　又称肥胖型，表现为身体圆胖，头大，颈短而粗，胸廓宽厚，腹部隆起，腰部粗壮，四肢短而粗。

（2）中胚型　又称健壮型，表现为身体魁梧高大，肌肉结实粗壮，肩部宽厚，腰腹较小，身体有一定线条。

（3）外胚型　又称瘦小型，表现为身体瘦小，软弱无力，肌肉不够发达，四肢细小。

**2.国内分类法**　国内临床上常用的体型分类方法与谢尔顿的分类方法比较相似，但名称不一样，一般正常成年人的体型包括无力型、正力型和超力型三种。

（1）无力型　又称瘦长型，表现为体高肌瘦、肌肉少，颈部、躯干、四肢细长，肩窄下垂，胸廓扁平，上腹角（两侧肋骨之间形成的夹角）＜90°，瘦长型的人容易患内脏下垂等疾病。

（2）正力型　又称匀称型，表现为身体各个部分结构匀称适中，上腹角90°左右。一般正常成人多为这种体型。

（3）超力型　又称矮胖型，表现为体格粗壮，颈部、四肢粗短，肌肉发达，肩部宽平，胸廓宽阔，胸围大，上腹角＞90°。矮胖型的人容易患高血压、高脂血症等疾病。

## 二、身体成分测定

身体成分是指身体皮肤、脂肪、肌肉、骨骼及内脏器官等组成部分的水分、脂肪、无机盐、蛋白质等成分。传统的身体成分测定主要是对身体脂肪含量进行测定，现代可借助人体成分分析仪等设备对各种身体成分进行定量测定。

**1. 水中称重法**　又称密度测量法，即应用阿基米德原理计算。阿基米德认为，浸入静止液体中的物体所受到的浮力，其大小等于该物体所排开的液体的重量。测量时先测量身体体重，然后将身体完全浸入水中，测量所排出的水量并计算身体体积，将身体重量与体积相除，即得出比重，再以该比重计算出相对体脂肪的百分比。例如：身体比重为1.048，则体脂肪含量为25%；而身体比重为1.002，则体脂肪含量为49.3%。

水中称重法误差小、精度高，但需要专门的测试空间和工具，且操作步骤较多，只适用于实验室测试，不适合自我测试和临床常规使用。

**2. 皮脂厚度测量法**　皮下脂肪厚度测量参见本章第三节。可使用测定身体的多处皮下脂肪厚度的方法来估算体内脂肪含量百分比。皮脂厚度测量法与计算过程所使用的人体模型有关，欧美人体模型的数据不能在亚洲使用，日本人的模型也不能很好地计算中国人的数据。由于这一方法操作简便，对空间场所没有严格要求，所以近几十年很多国家曾普遍采用。

**3. 生物电阻抗法（bioelectrical impedance，BIA）**　身体含水量较多的肌肉组织等是良导体，而含水量较少的脂肪组织等是近乎绝缘的，利用这种特性，通过多点不同的电极向身体发放电流，进而测量身体不同部位的电阻抗，再将测试结果代入含有身高、体重、性别、年龄的公式，即计算出人体中水分、无机盐、蛋白质、身体脂肪量、去脂体重、肌肉量等身体组成成分。

BIA是目前可以测量多种身体组成成分的主要方法，特别适用于老年人、儿童及行动不便患者。但是，由于有电流通过身体，对于体内装有心脏起搏器等电子设备者不宜使用，而孕妇也不宜使用。

**4. 双能X线吸收测量（dual energy X-ray absorptiometry，DEXA）**　是一种利用身体中水分、无机盐、蛋白质、脂肪等不同成分对X光吸收率不同的原理来测量身体组成成分的方法。测试中采用小步距对两个低辐射源同步检测。

DEXA技术先进，精度较高，但费用昂贵，测试时间较长（10～20分钟），辐射较大，只供在专门实验室内使用。

**5. 计算机断层扫描（computed tomography，CT）和磁共振成像（magnetic resonance imaging，MRI）**　CT是利用X线管产生的一束环绕身体的X线被探头接收，产生身体断面信息，计算机运用复杂的算法构建出人体内的组织影像的方法。MRI是一种利用人体组织在磁场作用下被"激发"程度不同的特性来测量身体组成成分的方法。CT和MRI对骨骼肌和脂肪组织进行定量测量和分布测量精度较高，局部的肌肉和脂肪组织可通过CT和MRI分别成像，从而获得这些成分的分布和含量。

CT 和 MRI 由于设备昂贵，X 线等电离辐射对人体有一定的损害，因此仅限于实验室应用。

**6. 近红外线测量（near infrared interactance，NIR）** 为利用近红外线对身体不同组织穿透反射程度不同的原理来测量身体组成成分的方法。测试时多选择人体肱二头肌作为主要测试部位，将测得数据代入含有身高、体重、体型、活动量水平的公式，即计算出体内脂肪等成分的含量。

NIR 所需仪器便宜，测度步骤简单，已经较为普遍地在医疗机构得到应用。但由于每次探头对身体组织的压迫力不同，对同一受试者所测量出的数据差异较大，因此这种方法测试精度较差。

**7. 三维光子扫描（3-dimensional photonic scanner，3DPS）** 即应用数字化的光学方法生成一个三维光子图像，对身体的形状和尺寸进行测量以获得身体脂肪等成分的含量。

### 三、身体结构评定注意事项

**1. 选择的检查项目要有针对性** 身体结构评定的观察、测量内容较多，检查时应根据被测者疾病、障碍的诊断对相关评定内容和结果予以详细记录。如与小儿发育有关的疾病应对小儿体长、体长中点、小儿坐高、头围、胸围、体重等进行测量；肢体水肿的患者则应重点测量肢体的周径等。

**2. 按规定方法操作，双侧比较** 测量方法不正确、测量标志点的选取不恰当会直接影响结果的准确性。为了使评定准确、客观，治疗师必须熟练掌握人体体表标志，严格按照测量方法进行操作，以有效减少测量误差。在测量肢体长度或围度时，应在相同的体位下同时测量双侧肢体的相同部位并进行对比，以保证测量结果准确、可靠。

**3. 评定表格设计科学，规范化记录** 为防止身体结构评定内容的遗漏，应根据被测者不同障碍诊断设计相应的评定表格。例如：截肢的患者应专门填写截肢残端评定表；运动功能障碍的患者应注意对身体重心线的测量与记录。此外，评定表格中的每一项信息都应仔细填写，以便动态观察患者各项指标变化，为康复治疗效果的评估及康复治疗方案调整提供科学依据。

**4. 积极加强医患沟通，争取双方配合** 为了最大限度消除被测者的顾虑和不安，评定开始前应向被测量者说明测量的目的和操作方法，并告知被测量者评定过程中着装应宽松、勿厚重，以便被测量部位充分暴露。测量时应注意保护，防止意外的发生。

**5. 合理选择测量工具，校准评定仪器** 使用仪器测量时，每次测量前应对仪器进行校正；选用普通软尺和钢卷尺进行身体长度或围度进行测量时，应选择刻度标记准确、宽窄适宜且无伸缩性的软皮尺或钢卷尺，并尽量选择同一人自始至终进行操作。

**6. 环境整洁、不同时间多次测量** 应在被测者精神状态良好的情况下进行测量、评价，不宜在被测者疲劳、过饥、过饱或精神异常的状态下评定。测量环境应干净整洁，用具齐全。由于部分测量指标因时间不同而存在差异，故应在多个时间段进行多次测量。重复测量时，测量点应固定不变。

【复习思考题】

1. 简述身体长度的测量方法。

2. 简述上、下肢截肢残端长度和围度的测量方法。

3. 简述什么是 O 型腿与 X 型腿。

关节指两块或两块以上骨之间功能性的连接。骨提供肌肉附着的稳定结构，肌肉收缩时通过关节使人体能够运动。骨与骨之间的连接方式决定了关节的运动方式和运动范围，即关节活动度。

## 第一节 概 述

关节活动度又称关节活动范围（range of motion，ROM），是关节活动时所通过的运动弧，常以度数表示。具体而言，关节活动度是关节的移动骨靠近或远离固定骨的运动过程，移动骨所达到的新位置与起始位置之间的夹角，即远端骨所移动的度数。这是一个动态指标，侧重于远端骨的运动，其大小与远端骨移动的距离（角度）直接相关，远端骨移动的距离越大，角度越大，关节活动范围也越大；反之亦然。

### 一、关节的类型及结构

#### （一）关节的类型

根据关节的功能将关节分为不动关节、少动关节和活动关节。

**1. 不动关节** 相邻骨之间由结缔组织或透明软骨相连，相连方式为缝和软骨联合两种，关节运动极小甚至不动，如颅骨之间的连接、胸肋关节等。

**2. 少动关节** 关节活动范围较小，连接方式分为两种：一种是两骨的关节面覆盖一层透明软骨，靠纤维连接，如椎间关节、耻骨联合；另一种是两骨之间仅有一定间隙，借韧带和骨间膜相连，如骶髂关节、下胫腓关节。人体中最主要的少动关节是椎间关节。

**3. 活动关节** 能够产生随意运动的关节。人体大部分关节属于此类关节，如肩关节、髋关节等。活动关节因两骨之间的关节面被位于关节腔内的滑液和滑膜分开，因此，此类关节也称为滑膜关节。

#### （二）关节的结构

活动关节的最基本结构包括关节面、关节腔和关节囊三部分。典型的活动关节除具备上述基本结构外，某些关节为适应其特殊功能还分化出一些特殊结构，如关节内软骨、脂肪垫、韧带、腱、滑膜囊等，它们可增加关节的稳固性。如关节内软骨除了保证关节面彼此相适应，还有减轻局部冲撞和震荡的作用；脂肪垫在运动时保护关节并填充关节腔的空隙；韧带主要作用是稳定关节，限制关节的运动范围，减少运动性伤害；腱是将肌肉连于骨的致密结缔组织，不能收缩，但有很强的韧性和张力，不易疲劳，主要起帮助稳定和支撑关节的作用，限制其跨过关节的运动范围。滑膜囊主要有减震的作用，并减少关节周围可移动结构之间的摩擦。

## 二、关节活动的类型

关节的基本运动有屈伸、内收与外展、内旋与外旋、水平内收与外展和环转。

**1. 屈伸**　指关节绕冠状轴在矢状面内做的运动。运动时肢体向前的运动为屈曲，向后的运动为伸展（膝关节以下相反）。关节过伸，指关节在标准解剖位以外的运动，如肘关节和膝关节均有一定度数的过伸。

**2. 内收和外展**　指关节绕矢状轴在冠状面做的运动。运动时骨向身体正中矢状面靠近为内收，反之称为外展。

**3. 内旋与外旋**　指关节绕垂直轴在水平面内做的运动。运动时骨由前向内旋转为内旋（或旋前），由前向外旋转为外旋（或旋后）。

**4. 水平内收与外展**　指关节在水平面内绕垂直轴做的前后运动，是体育运动中的一种运动形式，生活中少见。上肢（或下肢）在肩关节（或髋关节）处外展90°后再向前运动称为水平内收，反之，向后运动则称为水平外展。

**5. 环转**　指关节运动时，以近侧端为支点，绕冠状轴、矢状轴及它们之间的中间轴做连续的圆周运动。此运动可描绘成一个圆锥形的运动，故又称圆锥运动。如上肢在肩关节处做向前或向后的绕环运动即为环转运动。

## 三、关节活动度的类型

关节的活动包括主动活动和被动活动，因此，关节活动度也分为主动关节活动度和被动关节活动度两大类。

**1. 主动关节活动度（active range of motion，AROM）**　指通过患者主动随意运动达到的关节活动范围。

**2. 被动关节活动度（passive range of motion，PROM）**　指肢体被动运动达到的关节活动范围。

正常情况下，被动关节活动度略大于主动关节活动度。各种关节本身的疾病及关节周围的软组织粘连、瘢痕挛缩、骨折等常导致主动关节活动度和被动关节活动度减小；而周围神经及肌肉损伤所导致的肌力下降常引起主动关节活动度下降而被动关节活动度正常。因此，评定中发现主动关节活动度异常时必须进一步进行被动关节活动度的检查，以明确功能障碍的原因。

## 四、影响关节活动度的因素

关节活动度大小受生理因素和病理因素的影响。在病理因素的作用下，关节活动的异常表现为活动减少和活动过度两类。

**1. 生理因素**

（1）关节的解剖结构　关节活动度的大小取决于构成关节的两个关节面的弧度差，弧度差越大关节活动度越大；反之，弧度差越小关节活动度越小。

（2）关节囊的厚薄及松紧度　关节囊薄而松弛，则关节活动度大，反之则小。

（3）关节韧带的多少与强弱　关节韧带强而多则关节活动度小；关节韧带弱而少则关节的活动度大。

（4）原动肌的肌力和拮抗肌的伸展性　原动肌的收缩力量和拮抗肌的伸展力量越大，关节活动度越大；反之，关节活动度小。

此外，年龄、性别、职业对关节活动度也有影响，如儿童和少年的关节活动度比成人大；女性比男性的关节活动度大；运动员比一般人的关节活动度大。

**2.病理因素**　任何引起关节内及关节周围肌肉、软组织损伤的疾病均可导致关节活动受限，引起关节活动受限的病理因素概括起来可以分为关节内异常和关节外异常两种情况。

（1）关节内异常　关节内骨折、软骨损伤、关节内游离体、关节内渗出（积血或积液）可导致主动活动或（和）被动活动减少。类风湿关节炎、骨关节炎、关节先天性畸形等关节本身的疾病可引起疼痛、肌肉痉挛或软组织粘连，主动活动和被动活动均减少。关节僵硬会导致主动和被动活动均丧失，如关节骨性强直、关节融合术后。

（2）关节外异常　关节及周围软组织损伤、粘连及疼痛常导致主动和被动活动均减少，如骨折、关节炎症、手术后。中枢神经系统病变引起的痉挛常引起主动活动的减少，被动活动在短期内基本正常或略大于主动活动。关节周围的肌肉、韧带、关节囊等软组织产生挛缩时，主动、被动活动度均减少，如烧伤、肌腱移植术后、长期制动等。各种原因如周围神经损伤或中枢神经损伤的早期导致肌无力或严重的肢体循环障碍常表现为主动活动减少、被动活动正常或略大于主动活动。

### 五、关节活动度评定的目的

关节是运动的枢纽，关节活动功能障碍严重影响人体的运动功能，进而影响患者的日常生活、工作和社会活动。因此，关节活动度评定是康复评定的基本评定内容。其主要目的包括：①确定关节活动受限部位、程度，从而明确关节功能情况。②确定引起关节活动受限的原因或因素。③根据关节活动度评定结果，可针对关节功能情况及关节活动异常的原因指导制定适当的康复目标。④根据关节功能的受限或恢复程度，制定适当的治疗和训练方案。⑤记录功能的恢复情况，从客观上判断预后并评估疗效。

### 六、关节活动度评定的适应证与禁忌证

**1.适应证**　关节水肿、疼痛，肌肉痉挛、短缩，关节囊及周围组织发生炎症及粘连，皮肤出现瘢痕时，关节的运动功能受到影响，即需要进行关节活动度的评定。关节活动度的测量是关节炎症、痛风、骨折、截肢、关节周围软组织损伤及关节继发性损伤的必要项目。

**2.禁忌证**　关节脱位或骨折未愈合，刚刚经历肌腱、韧带、肌肉手术后，骨化性肌炎等不可进行关节活动度的评定。

## 第二节　关节活动度测量与注意事项

### 一、测量工具

**1.关节角度尺**　测量关节活动度的常用工具是关节角度尺，亦称为通用量角器（图3-1）。由一个圆形或半圆形的刻度盘和两条臂构成，其中一臂为移动臂，标有指针；另一臂为固定臂，与带有圆形或半圆形刻度盘相连；两臂于一端由铆钉连接，这使角度尺的中心具有一定的摩擦力，以便在测量和读取度数时角度尺能够保持稳定。使用角度尺时，将其轴心与关节运动轴心相对应，

固定臂与构成关节的固定骨长轴平行，移动臂与构成关节的移动骨长轴平行，角度尺摆放的平面与被测关节的运动平面一致，移动臂移动的弧度就是该关节活动的范围。关节角度尺主要用来测量四肢关节。关节角度尺的长度从 7.5cm 至 40cm 不等，测量时应根据关节大小选择恰当的角度尺。测量膝、髋等大关节时使用 40cm 的大角度尺；而腕、指关节则使用 7.5cm 的小角度尺。

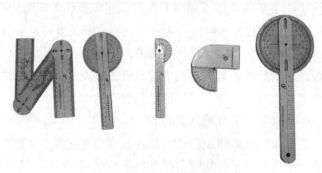

图 3-1　关节角度尺

**2. 直尺**　测量手指屈曲时，可将直尺放在测量手指和手掌之间，测量屈曲手指指尖到手掌的垂直距离，以厘米（cm）表示。测量手指外展时，将直尺横放在相邻手指的远端，以测量手指外展的最大距离，以厘米（cm）表示。

**3. 软尺**　脊柱活动范围可以使用软尺测量指尖与地面的距离。被测试者双足分开与肩同宽，测量直立位向前弯腰、向后伸腰及向两侧屈曲时中指指尖与地面的垂直距离来评定脊柱的活动范围，以厘米（cm）表示。

**4. 其他**　除了使用关节角度尺测量关节活动度外，有时也可使用直尺、软尺测量相关解剖标志之间的距离以判断关节的活动情况，如通过测量第 1 掌骨头中点至第 2 掌骨头中点的距离判断拇指外展范围，此外，临床还可选用方盘量角器、电子量角器等测量关节活动度，必要时也可使用 X 线片、摄像机等设备辅助测量。

## 二、测量的步骤

1. 患者处于舒适的位置，并使患者了解接下去的测量过程、测量原因，从而取得患者的配合。

2. 充分暴露将要测量的关节，确定测量关节的骨性标志。固定测量关节的近端，被动活动该关节远端，以了解可能的活动范围和有无抵触感。

3. 使关节处于起始位，角度尺的轴心对准关节轴心，固定臂与近端骨平行，活动臂与远端骨平行，角度尺和运动方向平面一致。记录关节起始位置的角度后，先做主动运动，后做被动运动的测量。在关节运动的最大范围测量主被动终末位的角度，移走量角器并读取度数，在测量时勿于关节运动过程中固定量角器。最后，令患者的肢体还原休息位，并记录结果。

## 三、测量的注意事项

**1. 采取正确的体位和固定**　熟悉关节的解剖位、中立位和关节的运动方向。测量的起始位记为 0°，起始位一般是解剖位或中立位。测量旋转度时，选取正常旋转范围的中点作为零起始点。为防止出现错误的运动姿势，避免运动时相关肢体固定不充分，测量时患者必须保持正确的体位和运动方向，评定人员协助患者固定相关部位。若患者因关节活动受限或残疾不能摆放正常的关节活动范围体位时，评定人员可凭视觉观察患者关节的主被动活动范围。

**2. 正确摆放角度尺**　熟练掌握各关节测量时轴心、固定臂、移动臂的具体规定。

**3. 暴露检测部位**　测量时充分暴露被测量关节，先标记骨性标志，再放置量角器，注意避免着装影响关节活动度检查的准确性。应为女性患者准备专用房间及更衣室；评定人员为异性时必须有第三者在场。

**4. 专人测量**　同一对象每次测量应取相同位置，由专人测量，用同一种量角器，两侧对比，以便于比较。

**5. 同时测量主动和被动关节活动度**　由于关节的活动范围受到关节本身及关节外因素的影响，因此必须测量主动关节活动度和被动关节活动度。一般先测量关节的主动关节活动度，后测量被动关节活动度。对测量结果分别记录并比较，注意分析导致关节活动异常的原因。关节的主动关节活动度与被动关节活动度不一致时，提示存在关节外的肌肉瘫痪、肌腱挛缩或粘连等问题，应以关节被动活动的范围为准。进行被动关节活动度测量时评定人员应用力柔和、速度和缓，对伴有疼痛、痉挛的患者不可做快速被动运动。

**6. 避免代偿**　注意排除相邻关节的互相影响或互相补偿作用。如髋关节运动受限时，可由腰部各关节代偿；膝关节屈曲痉挛时，可继发髋关节的屈曲挛缩。此外，也应注意排除疼痛、瘢痕、衣服过紧等其他影响因素。

# 第三节　人体主要关节活动度测量方法

## 一、上肢主要关节活动度的测量

**1. 肩关节屈曲、伸展**　患者取坐位、立位或卧位（屈曲测量时仰卧位最好，防止肩胛骨后倾代偿；伸展测量时取俯卧位最好，防止肩胛骨前倾代偿），肩关节无外展、内收、旋转，前臂取中立位，手掌面向躯干。评定人员将角度尺中心置于肩峰，固定臂与腋中线平行（图3-2），移动臂与肱骨长轴平行，屈曲（图3-3）或伸展（图3-4）肩关节至最大范围，记录读数。参考值：屈曲 0°～180°；伸展 0°～60°。

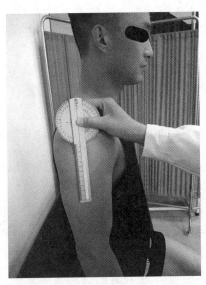

图 3-2　肩关节屈伸关节活动度测量起始位

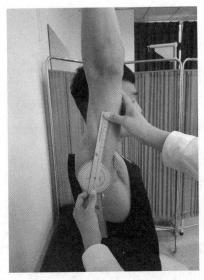

图 3-3　肩关节屈曲关节活动度测量终末位

**2. 肩关节外展、内收**　患者取坐位、立位或仰卧位，测量外展关节活动度时肩关节无屈曲、伸展，前臂旋后，掌心向前。评定人员将角度尺中心置于肩峰，固定臂与躯干纵轴平行，移动臂与肱骨纵轴平行（图 3-5），外展肩关节至最大范围，记录读数（图 3-6）；测量内收关节活动度时，肩关节屈曲 20°～ 45°，前臂旋前，掌心向后，内收肩关节至最大范围，记录读数（图 3-7）。参考值：外展 0°～ 180°；内收 0°～ 45°。

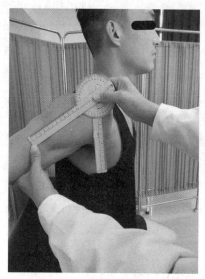

图 3-4　肩关节伸展关节活动度测量终末位

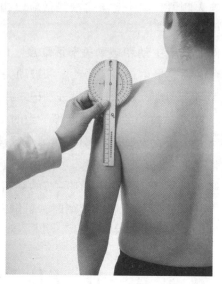

图 3-5　肩关节外展关节活动度测量起始位

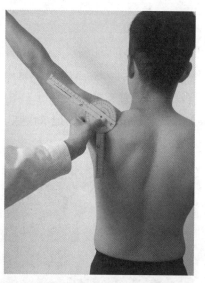

图 3-6　肩关节外展关节活动度测量终末位

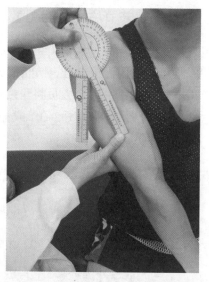

图 3-7　肩关节内收关节活动度测量终末位

**3. 肩关节水平外展、水平内收**　患者取坐位，肩关节外展 90°。评定人员将角度尺中心置于肩峰顶部，固定臂位于通过肩峰外展 90°的肱骨长轴线，移动臂与肱骨长轴平行（图 3-8），肱骨在水平面上向后（图 3-9）或向前运动（图 3-10）至最大范围，记录读数。参考值：水平外展 0°～ 30°；水平内收 0°～ 135°。

**4. 肩关节内旋、外旋**　患者取坐位、仰卧位或俯卧位，肩关节外展 90°，肘关节屈曲 90°，前臂旋前。评定人员将角度尺中心置于尺骨鹰嘴，固定臂与躯干面垂直，移动臂位于尺骨长轴（图 3-11），内旋（图 3-12）或外旋肩关节（图 3-13）至最大范围，记录读数。测量时，宜在肘关节处将肱骨垫高，以使肘关节与肩胛骨在同一平面上。参考值：内旋 0°～ 70°；外旋 0°～ 90°。

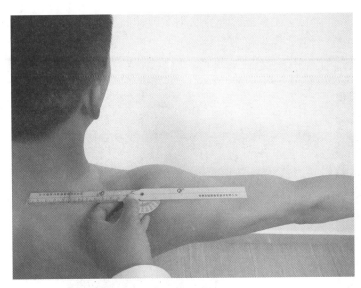

图3-8　肩关节水平外展关节活动度测量起始位

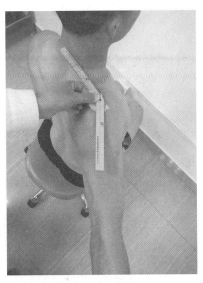

图3-9　肩关节水平外展关节活动度测量终末位

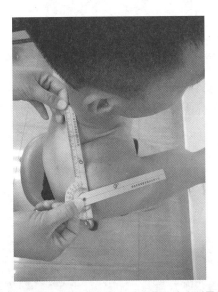

图3-10　肩关节水平内收关节活动度测量终末位

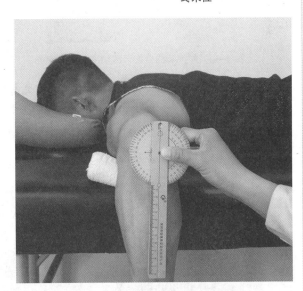

图3-11　肩关节内旋关节活动度测量起始位

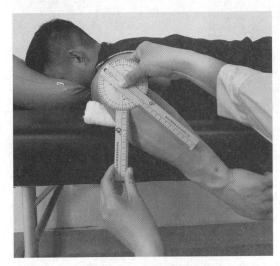

图3-12　肩关节内旋关节活动度测量终末位

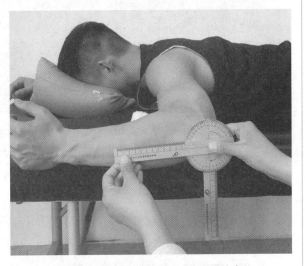

图3-13　肩关节外旋关节活动度测量终末位

**5.肘关节屈曲、伸展**　患者取坐位或仰卧位，上臂紧靠躯干，肘关节伸展，前臂旋后。评定人员将角度尺中心置于肱骨外上髁，固定臂与肱骨纵轴平行，移动臂与桡骨纵轴平行，屈曲（图3-14）或伸展肘关节（图3-15）至最大范围，记录读数。参考值：屈曲0°～150°；伸展0°。

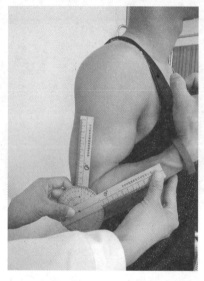 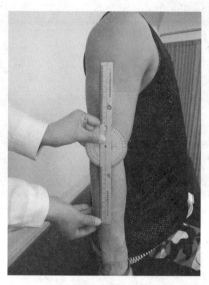

图3-14　肘关节屈曲关节活动度测量终末位　　图3-15　肘关节伸展关节活动度测量终末位

**6.前臂旋前、旋后**　患者取坐位，上臂紧靠躯干，肘关节屈曲90°，前臂取中立位，手握铅笔与地面垂直。评定人员将角度尺中心置于第3掌骨头，固定臂垂直于地面，移动臂位于桡骨茎突与尺骨茎突的连线（与铅笔平行）上（图3-16），前臂旋前（图3-17）或旋后（图3-18）至最大范围，记录读数。参考值：旋前0°～80°；旋后0°～80°。

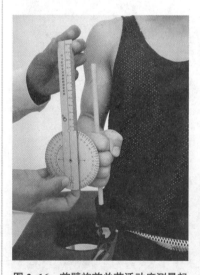 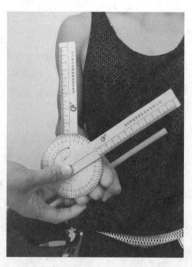 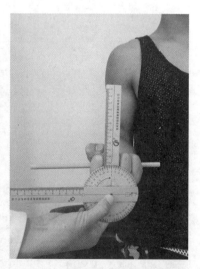

图3-16　前臂旋前关节活动度测量起　　图3-17　前臂旋前关节活动度测量终　　图3-18　前臂旋后关节活动度测量终
　　　　　始位　　　　　　　　　　　　　　末位　　　　　　　　　　　　　　末位

**7.腕关节掌屈、背伸**　患者取坐位，肩关节适度外展，肘关节屈曲90°，前臂取中立位。评定人员将角度尺中心置于桡骨茎突，固定臂与桡骨纵轴平行，移动臂与第2掌骨纵轴平行（图3-19），掌屈（图3-20）或背伸腕关节（图3-21）至最大范围，记录读数。参考值：掌屈0°～80°；背伸0°～70°。

**8.腕关节桡偏、尺偏**　患者取坐位，肘关节屈曲90°，前臂旋前。评定人员将角度尺中心置于腕关节背侧中点，固定臂与前臂纵轴平行，移动臂与第3掌骨纵轴平行（图3-22），腕关节桡偏（图3-23）或尺偏（图3-24）至最大范围，记录读数。参考值：桡偏0°～20°；尺偏0°～30°。

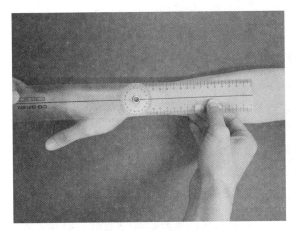

**图3-19 腕关节掌屈关节活动度测量起始位**

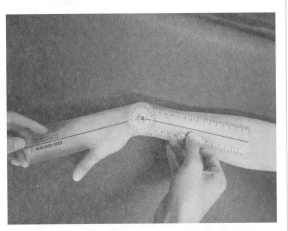

**图3-20 腕关节掌屈关节活动度测量终末位**

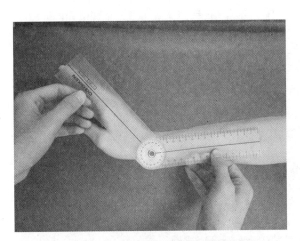

**图3-21 腕关节背伸关节活动度测量终末位**

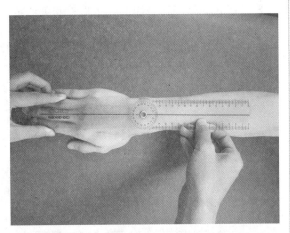

**图3-22 腕关节桡偏关节活动度测量起始位**

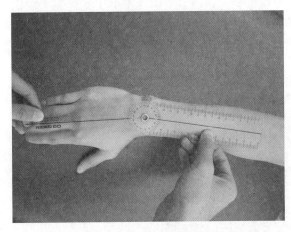

**图3-23 腕关节桡偏关节活动度测量终末位**

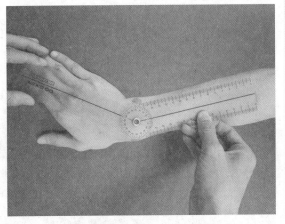

**图3-24 腕关节尺偏关节活动度测量终末位**

**9. 拇指掌指关节屈曲** 患者取坐位，前臂、手放于桌面，腕关节取中立位，手伸展位。评定人员将角度尺中心置于拇指掌指关节背侧，固定臂与第1掌骨纵轴平行，移动臂与拇指近节指骨纵轴平行，屈曲拇指掌指关节至最大范围，记录读数（图 3-25）。参考值：0°～50°。

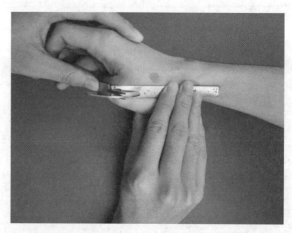

图 3-25 拇指掌指屈曲关节活动度测量终末位

**10. 拇指指骨间关节屈曲** 患者取坐位，前臂、手放于桌面，腕关节取中立位，手伸展位。评定人员将角度尺中心置于拇指指骨间关节背侧，固定臂与拇指近节指骨纵轴平行，移动臂与拇指远节指骨纵轴平行，屈曲拇指指骨间关节至最大范围，记录读数（图 3-26）。参考值：0°～80°。

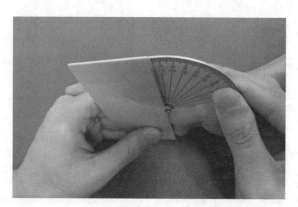

图 3-26 拇指指骨间关节屈曲关节活动度测量终末位

**11. 手指掌指关节屈曲** 患者取坐位，前臂、手放于桌面，前臂、腕关节取中立位，手位于伸展位。评定人员将角度尺中心置于相应掌指关节背侧，固定臂与相应掌骨纵轴平行，移动臂与近节指骨纵轴平行，分别屈曲 2、3、4、5 指掌指关节至最大范围，记录读数（图 3-27）。参考值：0°～90°。

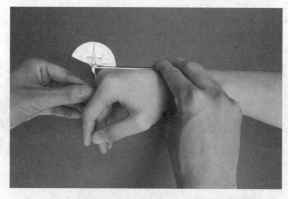

图 3-27 中指掌指关节屈曲关节活动度测量终末位

**12. 手指近端指骨间关节屈曲** 患者取坐位，前臂、手放于桌面，前臂、腕关节取中立位，手位于伸展位。评定人员将角度尺中心置于相应近端指骨间关节背侧，固定臂与近节指骨纵轴平行，移动臂与中节指骨纵轴平行，分别屈曲2、3、4、5指近端指骨间关节至最大范围，记录读数（图3-28）。参考值：0°～100°。

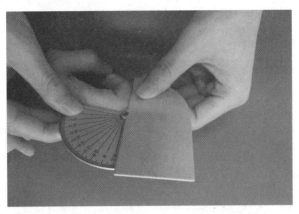

图3-28 食指近端指骨间关节屈曲关节活动度测量终末位

**13. 手指远端指骨间关节屈曲** 患者取坐位，前臂、手放于桌面，前臂、腕关节取中立位，手位于伸展位。评定人员将角度尺中心置于相应远端指骨间关节背侧，固定臂与中节指骨纵轴平行，移动臂与远节指骨纵轴平行，分别屈曲2、3、4、5指远端指骨间关节至最大范围，记录读数（图3-29）。参考值：0°～90°。

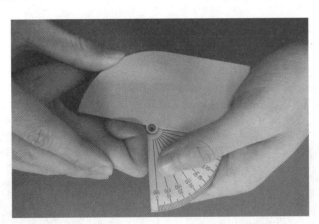

图3-29 示指远端指骨间关节屈曲关节活动度测量终末位

## 二、下肢主要关节活动度的测量

**1. 髋关节屈曲** 患者取仰卧位，骨盆紧贴于床面，对侧下肢平放床面，以防止骨盆后倾。评定人员将角度尺中心置于股骨大转子，固定臂与躯干腋中线平行，移动臂与股骨纵轴平行（图3-30），屈曲髋关节至最大范围，记录读数（图3-31）。参考值：0°～120°。

**2. 髋关节伸展** 患者取俯卧位，胸下垫一软枕，骨盆紧贴床面，双足位于床缘外。评定人员将角度尺中心置于股骨大转子，固定臂与躯干腋中线平行，移动臂与股骨纵轴平行（图3-32），伸展髋关节至最大范围，记录读数（图3-33）。参考值：0°～30°。

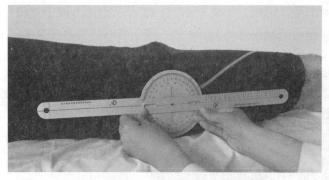

图 3-30 髋关节屈曲关节活动度测量起始位

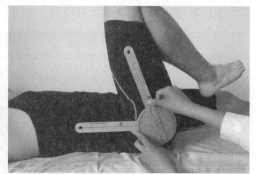

图 3-31 髋关节屈曲关节活动度测量终末位

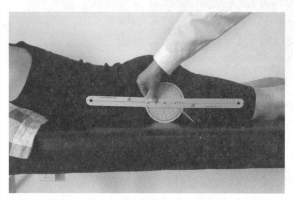

图 3-32 髋关节伸展关节活动度测量起始位

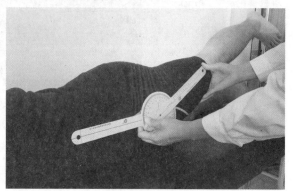

图 3-33 髋关节伸展关节活动度测量终末位

**3. 髋关节外展**　患者仰卧，大腿避免旋转。评定人员将角度尺中心置于髂前上棘，固定臂位于左右髂前上棘连线，移动臂与股骨纵轴平行（图 3-34），外展髋关节至最大范围，记录读数（图 3-35）。参考值：0°～45°。

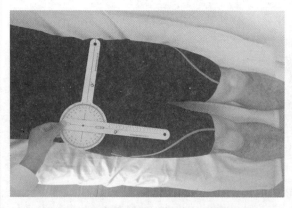

图 3-34 髋关节外展关节活动度测量起始位

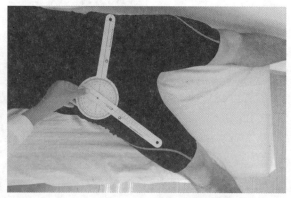

图 3-35 髋关节外展关节活动度测量终末位

**4. 髋关节内收**　患者仰卧，大腿避免旋转，对侧下肢外展，评定人员将角度尺中心置于髂前上棘，固定臂与左右髂前上棘连线平行，移动臂与股骨纵轴平行，内收髋关节至最大范围，记录读数（图 3-36）。参考值：0°～30°。

**5. 髋关节内旋、外旋**　患者取坐位，髋关节屈曲 90°，膝关节屈曲 90°，两小腿垂于床缘外。评定人员将角度尺中心置于髌骨中心，固定臂与通过髌骨中心的垂线平行，移动臂与胫骨纵轴平行（图 3-37），内旋（图 3-38）或外旋髋关节（图 3-39）至最大范围，记录读数。参考值：内旋 0°～45°；外旋 0°～45°。

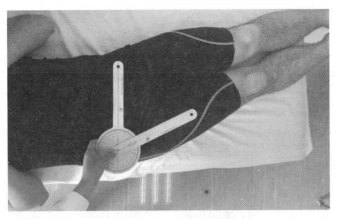

**图 3-36　髋关节内收关节活动度测量终末位**

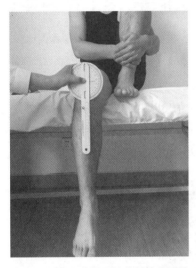 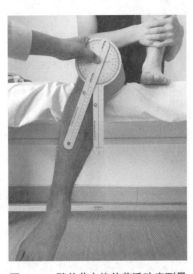 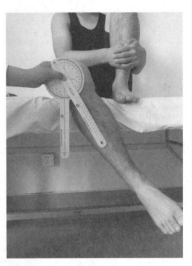

**图 3-37　髋关节内旋关节活动度测量<br>起始位**　　**图 3-38　髋关节内旋关节活动度测量<br>终末位**　　**图 3-39　髋关节外旋关节活动度测量<br>终末位**

**6. 膝关节屈曲、伸展**　患者俯卧，髋、膝关节伸展。评定人员将角度尺中心置于股骨外侧髁，固定臂与股骨纵轴平行，移动臂位于腓骨小头与外踝连线，膝关节屈曲（图 3-40）或伸展至最大（图 3-41）范围，记录读数。参考值：屈曲 0°～135°；伸展 0°。

**7. 踝关节背伸、跖屈**　患者取坐位或仰卧位，踝关节勿内、外翻。评定人员将角度尺中心置于腓骨纵轴线与第 5 跖骨的交点（外踝下约 1.5cm 处），固定臂位于腓骨小头与外踝连线，移动

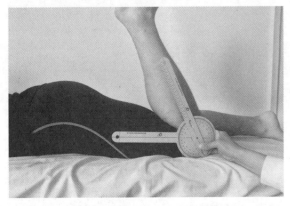 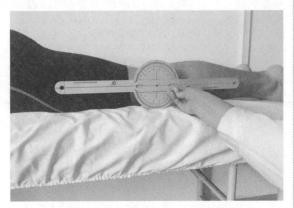

**图 3-40　膝关节屈曲关节活动度测量终末位**　　　　**图 3-41　膝关节伸展关节活动度测量终末位**

臂与第 5 跖骨长轴平行（图 3-42），背伸（图 3-43）或跖屈踝关节（图 3-44）至最大范围，记录读数。参考值：背伸 0°～ 20°；跖屈 0°～ 50°。

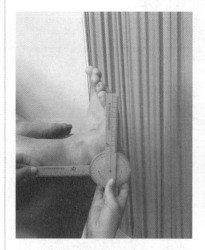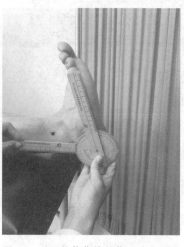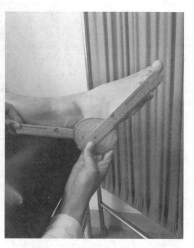

图 3-42　踝关节背伸关节活动度测量　　图 3-43　踝关节背伸关节活动度测量　　图 3-44　踝关节跖屈关节活动度测量
　　　　　　起始位　　　　　　　　　　　　　　　终末位　　　　　　　　　　　　　　　终末位

**8. 踝关节内翻、外翻**　患者俯卧，足位于床缘外。评定人员将角度尺中心置于踝后方内外踝中点，固定臂与胫骨长轴平行，移动臂与轴心与足跟中点连线平行（图 3-45），内翻（图 3-46）或外翻踝关节（图 3-47）至最大范围，记录读数。参考值：内翻 0°～ 35°；外翻 0°～ 25°。

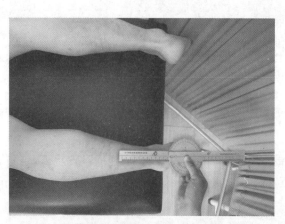

图 3-45　踝关节内翻关节活动度测量起始位

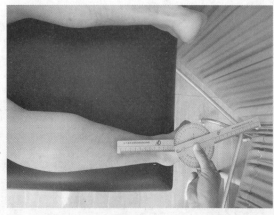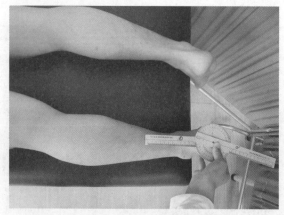

图 3-46　踝关节内翻关节活动度测量终末位　　　　　图 3-47　踝关节外翻关节活动度测量终末位

### 三、脊柱关节活动度的测量

**1. 颈屈曲、伸展**　患者取坐位，胸腰椎正直。评定人员将角度尺中心置于外耳道中点，固定臂与地面垂直，移动臂为外耳道与鼻尖连线（图 3-48），颈屈曲（图 3-49）或伸展（图 3-50）至最大范围，记录读数。参考值：屈曲 0°～ 45°；伸展 0°～ 45°。

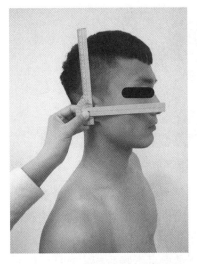 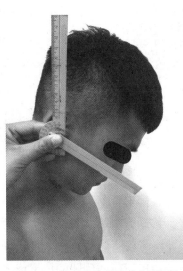 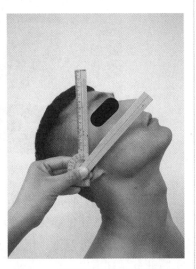

图 3-48　颈屈曲关节活动度测量起　　图 3-49　颈屈曲关节活动度测量终　　图 3-50　颈伸展关节活动度测量终
　　　　　　　始位　　　　　　　　　　　　　　末位　　　　　　　　　　　　　末位

**2. 颈侧屈**　患者取坐位，胸腰椎正直，固定肩胛骨。评定人员将角度尺中心置于第 7 颈椎棘突，固定臂沿胸椎棘突与地面垂直，移动臂与头顶中点与第 7 颈椎棘突连线平行（图 3-51），颈侧屈至最大范围，记录读数（图 3-52）。参考值：0°～ 45°。

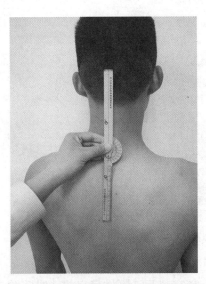 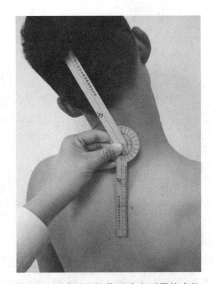

图 3-51　颈侧屈关节活动度测量起始位　　　　图 3-52　颈侧屈关节活动度测量终末位

**3. 颈旋转**　患者取坐位，胸腰椎正直，固定肩胛骨。评定人员将角度尺中心置于头顶中央，固定臂与两肩峰连线平行，移动臂与头顶中点与鼻尖连线平行（图 3-53），颈左右旋转至最大范围，记录读数（图 3-54）。参考值：0°～ 60°。

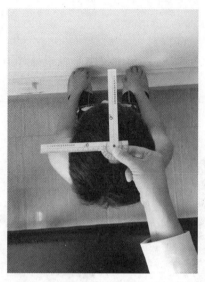 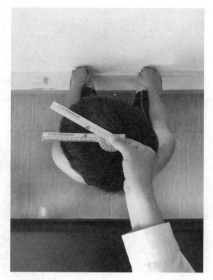

图 3-53　颈旋转关节活动度测量起始位　　　　图 3-54　颈旋转关节活动度测量终末位

**4. 躯干屈曲、伸展**　患者取坐位，固定骨盆。评定人员将角度尺中心置于第 5 腰椎棘突，固定臂为通过第 5 腰椎棘突的垂直线，移动臂与第 7 颈椎棘突与第 5 腰椎棘突的连线平行，胸腰椎屈曲或伸展至最大范围，记录读数。参考值：屈曲 0°～ 80°；伸展 0°～ 30°。

此外，还可以评估患者向前弯腰指尖所能碰到腿的位置或者测量患者弯腰后指尖与地面的垂直距离；也可以用软尺测量第 7 颈椎至第 1 骶椎直立和弯腰时的脊柱长度（图 3-55、图 3-56）。正常成年人脊柱前屈后所增加的平均长度为 1.6cm，但是患者若直背弯腰，则长度没有变化。

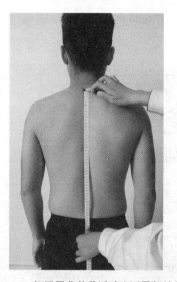 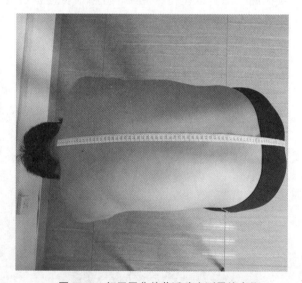

图 3-55　躯干屈曲关节活动度测量起始位　　　　图 3-56　躯干屈曲关节活动度测量终末位

**5. 躯干侧屈**　患者取立位，固定骨盆。评定人员将角度尺中心置于第 5 腰椎棘突，固定臂位于通过第 5 腰椎棘突的垂直线，移动臂位于第 7 颈椎棘突与第 5 腰椎棘突的连线（图 3-57）上，躯干侧屈至最大范围（图 3-58），记录读数。参考值：0°～ 35°。

**6. 躯干旋转**　患者取坐位，固定骨盆。评定人员将角度尺中心置于头顶中央，固定臂与两髂嵴上缘的连线平行，移动臂与两肩峰连线平行（图 3-59），躯干左右旋转至最大范围，记录读数（图 3-60）。参考值：0°～ 45°。

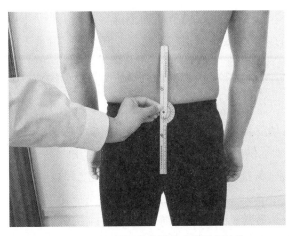 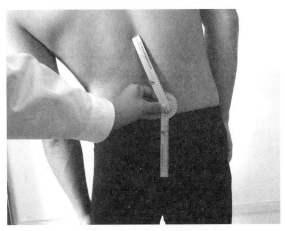

图 3-57　躯干侧屈关节活动度测量起始位　　　　图 3-58　躯干侧屈关节活动度测量终末位

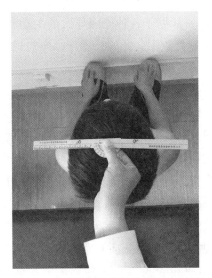 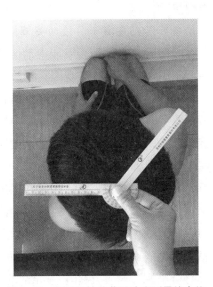

图 3-59　躯干旋转关节活动度测量起始位　　　　图 3-60　躯干旋转关节活动度测量终末位

# 第四节　结果记录与分析

## 一、结果记录

　　人体关节活动度结果记录主要包括以下 5 个项目：①关节的名称、运动类型与左右位置。②关节有无强硬、强直或挛缩等特殊情况。③双侧的主动关节活动度和被动关节活动度。④记录运动的始末角度及过伸情况。⑤记录运动的终末感。

　　准确记录运动角度时，不可只记录运动结束时的角度，应将运动前的起始角度一同测量。以便对关节活动范围做出正确判断。记录运动始末的角度时对于不能从零位开始运动的关节，起始角度的记录尤为重要，如髋关节屈曲 15°～ 120° 与屈曲 0°～ 120° 的含义是不同的，前者提示髋关节伸展受限，存在 15° 屈曲挛缩，髋关节无法达到解剖位（零位）。因此，不但要准确记录屈曲的起始和终末角度，并且应在髋关节伸展栏中记录"无"。如肘关节异常过伸"-10°～ 150°"，表示肘关节过伸 10°，关节出现异常过度伸展时，应标以负号表示。若关节部位出现肿胀、疼痛、肌萎缩、皮肤挛缩、外伤等特殊情况，也应准确记录。

由于种族、性别、年龄及检查方法的不同，不同文献提供的关节活动范围参考值有所不同，本教材介绍的是美国骨科学会关节运动委员会推荐的人体主要关节活动度的参考值范围（附录2）。

## 二、结果分析

关节活动度测量的结果应健、患侧双侧对比，以未受累肢体的关节活动度作为患者的正常关节活动度，并以此为标准判断患侧是否存在关节活动度异常及其具体情况。若肢体双侧受累或无健侧肢体对比的患者进行评定时，评定人员可与文献提供的参考值进行对比，然后做出以下分析。

**1. 分析关节活动度** 关节本身和关节周围组织的病变常使关节的主动关节活动度和被动关节活动度发生改变。

（1）主动关节活动度、被动关节活动度均减小 最常见于关节周围软组织（皮肤、韧带、肌腱等）器质性病变，如烧伤后瘢痕形成、韧带和肌腱挛缩；也可由于关节本身的病变如关节的损伤及关节炎引发。

（2）主动关节活动度减小、被动关节活动度正常 常见于各种原因导致的主动肌肌力下降、损伤所致肌腱断裂等，以致患者不能主动活动关节到最大范围。此外，治疗师应与患者因活动意愿、协调性、意识水平降低等主观因素导致的主动关节活动度减小加以区分。

（3）关节活动度增大 周围神经病损所致的肌肉弛缓性瘫痪、关节支持韧带松弛、关节骨质破坏等均可导致关节活动度增大。另外，中枢神经损伤的早期也可见关节活动度增大。

**2. 分析运动终末感** 运动终末感是在被动运动的关节达到最末端时治疗师所获得的手感，即抵抗感。在生理情况下，关节运动至终末时，由于受到周围肌肉、筋膜、皮肤、韧带或关节囊的牵伸，软组织附着或骨与骨直接碰触等产生抵抗而终止。当关节活动正常时，治疗师在被动运动关节至终末端时会感觉到正常的软组织、结缔组织及骨抵抗（表3-1）；当关节活动异常时，受病理因素的影响，治疗师在关节末端可感受到异常的软组织、结缔组织以及骨抵抗，或感受到虚性抵抗（患者因疼痛而中止，故未产生运动终末抵触感）、弹性抵抗（反跳感）及痉挛抵抗（突然终止，具有坚硬感，常伴疼痛）等异常的运动终末感（表3-2）。治疗师应注意总结经验，根据异常的运动终末感分析导致关节活动异常的原因。

表3-1 生理性运动终末感

| 性质 | 手感 | 原因 | 举例 |
| --- | --- | --- | --- |
| 软组织抵抗 | 运动终止时软组织被挤压感 | 运动终止时身体表面相接触（即软组织间的接触） | 被动屈膝关节时大腿与小腿后部肌群的接触 |
| 结缔组织抵抗 | 运动终止时硬而富有弹性 | 肌肉被牵伸 | 膝关节伸展下被动背屈踝关节时，腓肠肌紧张 |
| | 运动终止时坚硬但有少许弹性，感觉似拽一块皮子 | 关节囊被牵伸 | 被动伸展手指掌指关节时，关节囊前部紧张 |
| | 同上 | 韧带被牵伸 | 被动前臂旋后时掌侧桡尺韧带、骨间膜、斜索紧张 |
| 骨抵抗 | 运动终止突然发生，具有坚硬感 | 骨与骨的接触 | 被动伸展肘关节时，尺骨鹰嘴与肱骨鹰嘴窝的接触 |

表 3-2 病理性运动终末感

| 性质 | 手感 | 原因 |
|---|---|---|
| 软组织抵抗 | 软，踩踏沼泽地感 | 软组织肿胀、滑膜炎 |
| 结缔组织抵抗 | 硬，运动终末有弹性，或坚硬但有少许弹性 | 肌紧张增加，肌肉、关节囊、韧带短缩 |
| 骨抵抗 | 坚硬，骨与骨接触而运动终止时突然的坚硬感，或粗糙关节面接触并移动时的骨摩擦感 | 骨软化症、退行性关节疾病、骨性关节炎、关节内游离体、骨化性肌炎、骨折 |
| 虚性抵抗 | 患者因疼痛而在被动关节活动度终末之前中止，故未产生运动终末抵抗感 | 急性滑囊炎、关节炎症、关节外脓肿，新生物（肿瘤）、骨折、心理反应 |
| 弹性抵抗 | 反跳感 | 关节内紊乱，如半月板撕裂 |
| 痉挛抵抗 | 被动关节活动突然终止且有坚硬感，常伴有疼痛 | 急性或亚急性关节炎、严重的活动性损伤或骨折；无疼痛的痉挛抵抗提示中枢神经系统损伤引起的肌张力增高 |

【复习思考题】

1. 简述影响关节活动度的因素。
2. 简述关节活动范围异常的常见原因。
3. 简述髋关节内旋关节活动度评定。
4. 简述关节活动度结果记录的项目。
5. 简述关节活动度评定的一般步骤。

# 第四章
# 肌力评定

## 第一节 概 述

肌力评定是运动功能与作业评定的重要内容，徒手肌力评定（manual muscle testing，MMT）是评定由于疾病、损伤、废用等所导致的肌力低下的范围与程度的主要方法，在临床工作中应用最为广泛。

### 一、肌力的概念

肌力（muscle strength）是指肌肉或肌群自主随意收缩时产生的力量，即静态或动态收缩的能力。肌肉力量的临床评定是指在肌力明显减弱或功能活动受到影响时检查相关肌肉或肌群的最大收缩力量。

肌力低下是指一块肌肉或一组肌群主动收缩的能力下降，甚至丧失，有学者统称为肌无力。肌力低下常见于下运动神经元损伤、原发性肌病、神经疾病，引起肌肉废用或长期制动的情况如烧伤、关节炎、截肢等也可以引起肌力下降。

### 二、肌拉力作用线与关节运动

肌拉力作用线（简称肌拉力线）是指连接肌肉起、止点中心且与肌肉的长轴一致的连线，代表该肌的合力作用线。肌拉力线的确定方法：一般从肌肉的动点中心到定点中心作一直线来表示。主要有以下情形：①对于起止点明确且单一的肌肉，肌拉力线沿着肌纤维方向。②对于起点或止点范围较广泛的肌肉，肌肉内部的纤维走行方向不一致，依肌纤维走向，分为不同部分，找到各部分的起止点之间连线。③若某些肌肉在跨过关节或绕过骨走行时方向改变，如缝匠肌，则走行方向改变前的肌拉力线为动点中心到拐点中心的连线，肌肉在拐点后部分的肌拉力作用线为拐点到定点中线的连线，此处视拐点为另一动点。

肌拉力线与关节运动轴的关系影响关节的运动方向：①肌拉力线是从一个关节额状轴的前方通过的，就使这个关节屈；反之，则伸。例如：肱二头肌、肱三头肌肌拉力线与肘关节额状轴的关系所引起的肘关节屈曲和伸展效应。②肌拉力线从一个关节矢状轴外侧或上方通过的，就使这个关节外展；反之，则内收。例如，三角肌中部纤维、胸大肌肌拉力线与肩关节矢状轴的关系所引起的肩关节外展和内收效应。③肌拉力线对一个关节右（左）侧上、下肢垂直轴的关系是顺（逆）时针方向的就使这个关节旋外；反之，则旋内。例如，三角肌后部纤维、胸大肌与肩关节垂直轴的关系所引起的肩关节外旋和内旋效应。

### 三、肌肉的功能分类

肌肉是人体运动的动力结构，当肌肉收缩时，带动骨的运动，从而产生动作。每一个动作的完成都离不开相关肌肉或肌群的共同作用，根据肌肉或肌群在同一动作中的功能不同，将其分为原动肌、拮抗肌和协同肌。

#### （一）原动肌

当一块或一组肌肉收缩产生的力是引起关节运动的主要动力来源时，这块或这组肌肉称为原动肌，又称主动肌。如股四头肌是伸膝的原动肌。

#### （二）拮抗肌

拮抗肌是与主动肌作用相反的肌。例如，在髋关节屈曲动作中，髂腰肌为原动肌，位于它对侧的伸肌（臀大肌、股后肌群等）就是拮抗肌。在主动肌收缩时，拮抗肌必须同时等量放松。主动肌和拮抗肌的关系对人体保持平衡姿势及减速和控制运动至关重要。

#### （三）协同肌

在完成某一动作的肌群中，配合原动肌并随原动肌一同收缩的肌肉或肌群为协同肌。根据功能不同，协同肌又分为副动肌、中和肌和固定肌。

**1. 副动肌** 又称联合肌，是起次要作用的肌肉，辅助原动肌一起收缩产生特定运动。如屈髋动作中，髂腰肌为原动肌，而缝匠肌、股直肌等则为副动肌。

**2. 中和肌** 抵消原动肌收缩时产生的不必要运动。原动肌通常对多个关节产生作用或对一个关节产生多种作用。如髂腰肌近固定收缩时可以使髋关节屈曲和外旋，但实际运动中，我们仅需要髋关节屈曲，这时就需要具有使髋关节内旋作用的肌肉收缩发挥中和髋关节外旋的作用，如臀小肌、臀中肌的前部，此时二者就起到中和肌的作用。

**3. 固定肌** 是在原动肌收缩时固定近端关节，为远端关节运动提供稳定基础的肌肉。例如，上肢提起物体时，肘关节屈肌收缩，此时肩胛骨和肩关节周围肌收缩以稳定肩胛骨和肩关节，从而为肘关节屈肌收缩，有力地提起物体提供一个稳定的基础。

一般来说，当负荷非常小的关节运动时，仅原动肌产生收缩。如果负荷稍增加，固定肌收缩，固定近端关节，随着负荷增加协同肌参与援助，当负荷过大时，拮抗肌也被调动起来固定关节。

### 四、肌肉的收缩形式

#### （一）等长收缩

当肌肉收缩时产生张力，但其长度基本无变化，不产生关节运动，从而有助于固定体位，即为等长收缩。等长收缩是由于使肌肉拉长的外力与肌肉本身所产生的最大张力即内力相等所致。如军训时的"端腿"动作，髂腰肌、股直肌等屈髋肌群即为等长收缩。

#### （二）等张收缩

肌肉收缩时张力基本不变，肌长度改变，并产生关节运动的收缩形式，即为等张收缩。根据肌肉起止部位的活动方向，等张收缩又分为向心性收缩和离心性收缩。

**1. 向心性收缩** 指肌肉收缩时，肌肉起止点彼此靠近，肌肉长度缩短的收缩形式。向心性收缩是作用于关节并使关节产生运动的主动肌的收缩。如前臂旋后位下的屈肘动作，肱二头肌是在近固定条件下做向心性收缩。

**2. 离心性收缩** 指肌肉收缩时，肌肉起止点彼此远离，肌肉长度增加的收缩形式。离心性收缩是参与关节运动的拮抗肌所产生的收缩，其作用与关节运动方向相反。离心性收缩用于稳定关节、控制肢体动作或肢体坠落的速度。如两手侧平举后慢慢放下，三角肌是在近固定的条件下做离心性收缩。

### （三）等速收缩

肌肉收缩时的运动速度（角速度）保持不变的肌肉收缩形式，即为等速收缩。等速收缩是人为借助等速装置来完成的，它不是肌肉的自然收缩形式。

### 五、影响肌力的因素

#### （一）肌肉的横截面积

肌肉的力量是全体肌纤维收缩力量的总和，所以肌力大小与肌肉的生理横截面积成正比，肌纤维的数量越多，肌纤维越粗，肌肉的横截面积就越大，肌肉收缩所产生的力量也越大。生理横截面积的大小，反映了该肌肉肌纤维的数量和粗细。

由于肌纤维在不同类型的肌肉内排列方向不同，所以相同体积的扇形肌、梭形肌、半羽状肌和羽状肌，其生理横截面积亦不相同。羽状肌的生理横截面积大于扇形肌，而扇形肌大于梭形肌。

#### （二）肌纤维类型

肌肉力量的大小取决于不同类型肌纤维在肌肉中所占的比例。按照形态或功能分类，骨骼肌纤维可分为白肌纤维（快肌纤维）、红肌纤维（慢肌纤维）和中间肌纤维。人体骨骼肌中，无论男、女、老、少均含有白肌纤维和红肌纤维，只是两者的比例不同而已。

肌力的大小主要由肌肉中白肌纤维的数量决定。白肌纤维所占的比例高，则肌肉收缩力大。因此，白肌纤维比例高者最适于做短距离、高强度的运动项目，而红肌纤维比例高者适于强度小、工作时间长的耐力型运动项目。两者之间的区别源于氧的供应与能量代谢方式的不同，前者以无氧代谢为主，后者则以有氧代谢作为主要的供能方式。

#### （三）肌肉的初长度

肌肉初长度是指肌肉收缩前的长度。肌肉在收缩前被牵拉至适宜的长度，肌肉收缩时会产生较大的力量。从生理学来讲，肌肉收缩力量的大小取决于活化的横桥数目多少，当肌肉处于某一初长度时，肌小节中粗、细肌丝的重叠状态最佳，收缩可活化的横桥数目最多，因而产生的力量也最大，这一长度称为最适初长度。超过或少于这个长度都将导致肌力的下降。

#### （四）肌纤维走向与肌腱长轴的关系

一般肌纤维走向与肌腱长轴相一致，但也有不一致的。部分肌肉肌纤维与肌腱形成一定的角度，角度不一样，产生的力量也不同。

## （五）运动单位募集率和神经冲动发放频率

一条运动神经纤维与它所支配的肌纤维构成一个运动单位，是肌肉的最小功能单位。当神经冲动沿一个运动神经元的神经纤维传至该运动单位的所有肌纤维时，全部肌纤维同时收缩。因此，运动单位募集得越多，肌力越大。事实上，运动单位的募集程度反映的是中枢的激活水平，也就是说，中枢激活的水平高，才能募集大量的运动单位，肌肉收缩力量才会大。

激活的中枢兴奋性提高时，会导致肾上腺素、乙酰胆碱等其他一些生理活性物质大量释放，这是影响肌肉力量的重要因素，同时更重要的是中枢会发出强而集中的神经冲动，迅速动员"储备力量"，这就能解释为什么人在极度激动或危险紧急情况下能发挥超大力量。

研究表明，在 20% ～ 80% 最大收缩时，肌力的改变是靠神经系统募集不同数量的运动单位而实现的。当肌力达到 80% 以上最大收缩时，肌力的增加则通过增加神经中枢发放神经冲动的频率而实现。神经冲动发放频率越高，肌肉力量越大。

## （六）中枢神经对肌肉活动的协调和控制能力

人体完成的即使是最简单的动作，也需要多块肌肉协调工作来实现。而不同肌群接受不同神经中枢的支配，中枢之间良好的协调配合将减少肌群间工作不协调所致的力量抵消和能量浪费，有利于发挥出更大的力量。

对于某一个特定动作来说，动作越熟练，与其相关的神经中枢之间协调配合也越好，肌肉力量就越大。

## （七）其他因素

**1. 肌收缩类型**　不同的肌肉收缩形式产生不同的力量，其中离心性等张收缩过程中产生的肌力最大，其次为等长收缩，最小的为向心性等张收缩。

**2. 年龄和性别**　肌力约在 20 岁时达到峰值，之后随着年龄的增长而逐渐衰退，肌容积、肌肉的横截面积因肌纤维变细而减小，55 岁以后衰退速度加快。此外，结缔组织和脂肪组织增多也可以影响肌肉的力量。就性别而言，男性肌肉的力量较女性强。

## 六、适应证与禁忌证

### （一）适应证

1. 下运动神经元损伤，如周围神经损伤、多发性神经炎、脊髓损伤、脊髓灰质炎后遗症等。
2. 原发性肌病，如肌萎缩、重症肌无力等。
3. 骨折、关节炎等骨关节疾病，以及截肢、手外伤、烧伤等。

### （二）禁忌证

1. 局部炎症、关节腔积液、关节不稳、急性扭伤。
2. 局部严重的疼痛。
3. 严重的心脏病或高血压。

# 第二节 徒手肌力评定

徒手肌力评定是在特定体位下让患者做标准动作，通过触摸肌腹、观察肌肉克服自身重力或对抗阻力完成动作的能力，从而对患者肌肉或肌群主动收缩的力量和功能进行评定。

## 一、评定方法

### （一）检查方法

**1. 被检查者的体位** 检查每一块肌肉都有其规定体位。被检查者的体位摆放原则为肢体运动方向与重力方向相反或采用去除重力的体位，体位要舒适、稳定、运动无阻碍。

**2. 固定** 动作标准取决于被检肌肉的定点固定，目的在于将被检肌肉的功能独立分出。固定被检肌肉的定点对防止出现代偿运动和假象运动十分重要。固定的方法包括利用：①被检查者自身体重，如自身体重帮助固定肩胛带或骨盆带。②正常肌群，如检查屈髋动作时被检查者双手扶住诊查床。③体位，如检查髋关节外展肌时侧卧位，被检查者抱住非检查侧下肢使髋、膝关节屈曲，从而使骨盆后倾，骨盆和腰椎固定。④外力，如检查者或沙袋等器具提供的外力等。

**3. 评级依据** 徒手肌力评定的评级以下列 3 项因素为依据。

（1）外加阻力的大小 根据不同的运动模式和解剖部位，检查者施加不同阻力，以"充分"阻力和"一定"阻力分别定为 5 级与 4 级。施加阻力的原则包括：①阻力方向与肢体运动方向（被检肌收缩方向）相反；②阻力施加部位为运动肢体的远端；③阻力大小逐渐增加，以不阻止关节运动为度。如肩关节屈曲主要动作肌 5 级与 4 级肌力评定即依据外加阻力的大小确定。

（2）重力作用 肢体重力是一种自然阻力形式。能克服肢体重力的影响完成全关节活动范围的运动者定为 3 级。解除肢体重力的影响，能完成全关节活动范围的运动，或克服肢体重力的影响，仅能完成部分活动范围的运动者定为 2 级。如肩关节屈曲主要动作肌 3 级与 2 级肌力评定即依据是否能够对抗重力作用确定。

（3）有无肌肉的收缩 可触及收缩但无关节活动者定为 1 级，无收缩者为 0 级。如肩关节屈曲主要动作肌 1 级与 0 级肌力评定即依据是否可触及肌肉的收缩确定。

**4. 评定顺序** 肌力评定时一般应先进行 3 级的检查，能够完成 3 级的动作再继续进行 4 级及 5 级的检查；不能达到 3 级则进行 2 级检查，不能达到再逐级下降检查。不必所有级别均进行检查评定，以减少患者的体力消耗（图 4–1）。

### （二）评级标准

目前常用的徒手肌力评定标准有 Lovett 分级、Medical Research Council（MRC）分级法及其改良版、Kendall 和 McCreary 法及 Daniels 和 Worthingham 法等。Lovett 分级采用正常（normal，N）、良好（good，G）、尚可（fair，F）、差（poor，P）、微弱（trace，T）、零（zero，N）6 个等级的记录方式，着重在功能取向的评估。而临床中最常用的肌力分级标准是基于 Lovett 分级逐步发展而来的简易的 0 ~ 5 级的六级肌力分级法（表 4–1）。

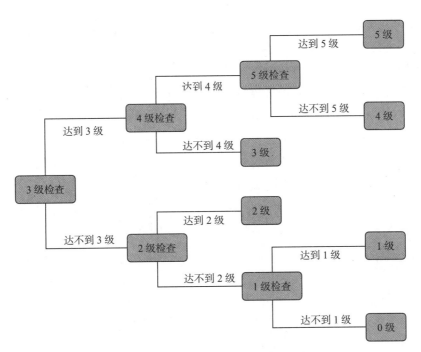

图 4-1　徒手肌力评定顺序

表 4-1　徒手肌力检查简易肌力分级

| 级别 | 评定标准 |
| --- | --- |
| 5 | 能抗重力及充分对抗外加阻力，完成关节全范围内活动 |
| 4 | 能在抗重力及部分外加阻力下，完成关节全范围内活动 |
| 3 | 能在抗重力条件下，完成关节全范围内活动，但不能抗外加阻力 |
| 2 | 去除重力条件下可完成关节全范围内活动 |
| 1 | 可看到或触及肌肉收缩，但不能引起关节活动 |
| 0 | 无任何肌肉收缩 |

英国医学研究理事会基于 Lovett 的分级方式在 1943 年制定 MRC 量表，并于 1976 年更新了 MRC 量表（表 4-2），使用数字分级 0～5 级，但量表指南认为 4 级使用"正（+）/负（-）"进行再分类是有用的。其后一些研究者根据 MRC 量表及其指南进行了改良。

表 4-2　MRC 量表分级

| 分级 | 描述 |
| --- | --- |
| 5 | 正常力量 |
| 4 | 对抗重力和阻力主动运动 |
| 3 | 对抗重力主动运动 |
| 2 | 去除重力，主动运动 |
| 1 | 小而快或微弱的肌肉收缩 |
| 0 | 无肌肉收缩 |

Kendall 和 McCreary 按照 MRC 分级标准，使用了百分比。Daniels 和 Worthingham 使用单词（normal、good、fair、poor、trace、zero）或字母（N、G、F、P、T、0）或数字（0～5）代表基本的分级类别。

根据第 9 版《Daniels 和 Worthingham 肌力测试：徒手检查与表现测试之技巧》，通常并不鼓励在徒手肌力测试分数上加上正（+）或负（–）分，但有两种情况例外：一是当测试跖屈肌肌力时发生：①患者承重时，以正确的方式完成部分脚跟抬起之动作；②在平躺没有承重的情况下测试，患者能抵抗最大阻力并完成完整活动范围之动作，均给予 2+ 分。二是肌肉可在水平面上、最小重力的姿势下完成部分活动范围之动作给予 2– 分。因 2 分与 1 分有很大的功能性差异，在评估微小的功能进步时，加上负分很重要。如格林 – 巴利症候群（Guillain–Barre syndrome）患者的肌力从 1 分进步到 2– 分代表在康复和预后上有很大的进步。

## 二、评定步骤

1. 向患者简单扼要地解释评定目的和要求。
2. 确定与被检肌相关的被动关节活动范围。
3. 确定被检查者检查体位，固定被检肢体近端。
4. 讲解检查动作，在正式检查前让患者至少实际操练、体会一次。
5. 肌力检查与评级。
6. 记录检查结果。

## 三、人体主要肌肉的徒手肌力评定方法

人体主要肌肉的徒手肌力评定针对的是身体主要关节及其有关的肌肉在运动或动作中的作用，所描述的内容是主要动作肌和辅助肌共同完成的运动或动作情况。下面介绍颈与躯干、上肢、手指、下肢、足趾肌及脑神经支配肌的徒手肌力评定。

### （一）颈与躯干肌

**1. 颈前屈**

［主要动作肌］胸锁乳突肌（神经支配：副神经）。

［辅助肌］头长肌、颈长肌、前斜角肌、舌骨下肌群、中斜角肌、后斜角肌、头前直肌。

［运动范围］0°～ 35°至 45°。

［评定方法］

5 级与 4 级：被检查者仰卧位，检查者固定其胸廓下部，肩部放松，用两个手指在前额部施加向下的阻力，当两侧胸锁乳突肌不对称时，使被检查者头部向侧方旋转，阻力施于耳部，令被检查者尽力做颈椎屈曲动作，能对抗充分阻力完成颈椎屈曲全关节活动范围运动者为 5 级，仅能对抗一定阻力完成以上运动者为 4 级（图 4-2）。

3 级：检查者不施加阻力，余同前，能对抗重力的影响，完成颈椎全关节活动范围运动者为 3 级。

2 级：被检查者体位同前，头置于检查台上，检查者固定方法同前，令其完成向左再向右的转头动作，能完成颈前屈部分运动者为 2 级（图 4-3）。

1 级与 0 级：被检查者体位同前，令其完成屈颈时，仅能触及胸锁乳突肌的收缩为 1 级，触不到收缩者为 0 级。

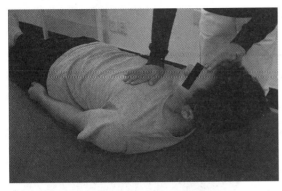
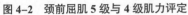

图4-2　颈前屈肌5级与4级肌力评定

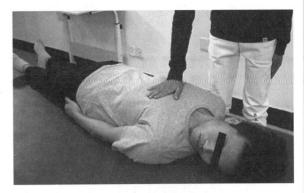

图4-3　颈前屈肌2级肌力评定

**2. 颈后伸**

［主要动作肌］颈最长肌、颈半棘肌、颈髂肋肌、颈夹肌、斜方肌上部纤维（神经支配：颈最长肌、颈半棘肌、颈髂肋肌、颈夹肌受 $C_2 \sim T_5$ 脊神经后支支配，斜方肌上部纤维受副神经支配）。

［辅助肌］颈棘间肌、颈部横突间肌、多裂肌、肩胛提肌。

［运动范围］ $0° \sim 30°$ 。

［评定方法］

5级与4级：被检查者俯卧位，头伸出检查台前端，双上肢置于体侧，检查者一手置于下颌予以保护，另一手置于被检查者头后部向下施加阻力，令其尽力做颈后伸动作，能对抗充分阻力完成颈椎后伸全关节活动范围运动者为5级，仅能对抗一定阻力完成以上运动者为4级（图4-4）。

3级：检查者不施加阻力，余同前，能对抗重力的影响，完成颈椎后伸全关节活动范围运动为3级。

2级：被检查者仰卧位，检查者双手置于被检查者头的下方，令其头向下压检查者的手，能出现轻微运动者为2级（图4-5）。

1级与0级：被检查者体位同前，检查者用手支撑被检查者头部，令其完成颈后伸时，另一手触摸第7颈椎与枕骨间的肌群，有收缩者为1级，无收缩者为0级。

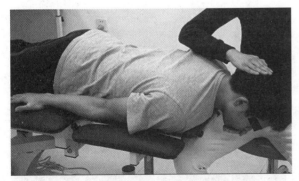

图4-4　颈后伸肌群5级与4级肌力评定

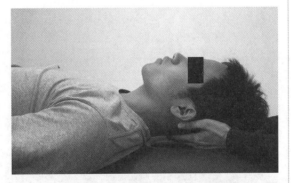

图4-5　颈后伸肌群2级肌力评定

**3. 颈旋转**

［主要动作肌］胸锁乳突肌（神经支配：副神经）。

［辅助肌］头长肌、颈长肌、斜角肌。

［运动范围］ $0° \sim 45°$ 至 $55°$ 。

［评定方法］

5级与4级：被检查者仰卧位，头转向一侧，检查者一手固定胸廓，另一手于被检查者耳部上方的颞骨处施加相反方向的阻力，能对抗充分阻力完成颈旋转全关节活动范围运动者为 5 级，仅能对抗一定阻力完成以上动作者为 4 级。

3 级：检查者不施加阻力，余同前，能对抗重力的影响，完成颈旋转全关节活动范围运动者为 3 级。

2 级：被检查者坐位，颈椎中立位，在解除重力影响下可完成颈旋转全关节活动范围运动者为 2 级。

1 级与 0 级：被检查者体位同前，令其完成颈旋转时，仅能触及胸锁乳突肌的收缩为 1 级，触不到收缩者为 0 级（图 4-6）。

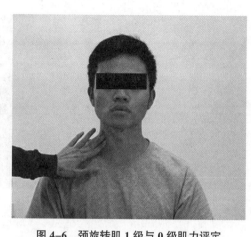

图 4-6　颈旋转肌 1 级与 0 级肌力评定

**4. 躯干前屈**

［主要动作肌］腹直肌（神经支配：肋间神经 $T_{5\sim12}$）。

［辅助肌］腹内斜肌、腹外斜肌。

［运动范围］0°～80°。

［评定方法］

5 级：被检查者仰卧位，双手交叉置于颈后，检查者固定被检查者双下肢，令其尽力前屈抬起胸廓，双肩胛骨下角均可完全离开台面者为 5 级（图 4-7）。

4 级：被检查者仰卧位，双上肢于胸前交叉抱肩，检查者固定其双下肢，令其尽力抬起上身，双侧肩胛骨均可完全离开台面者为 4 级。

3 级：被检查者仰卧位，双上肢置于躯干两侧，检查者固定其双下肢，令其尽力抬起上身，双侧肩胛骨下角可以离开台面者为 3 级。

2 级：被检查者仰卧位，双上肢置于躯干两侧，双膝关节屈曲，令其颈椎前屈，检查者按压其胸廓下部使腰椎前屈消失、骨盆前倾，如头部能抬起者为 2 级（图 4-8）。

1 级与 0 级：被检查者仰卧位，令其咳嗽，同时触诊腹壁，有轻微的收缩者为 1 级，无收缩者为 0 级。

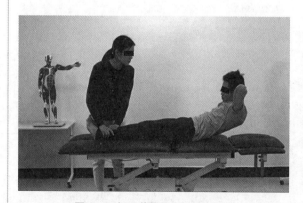

图 4-7　躯干前屈肌 5 级肌力评定

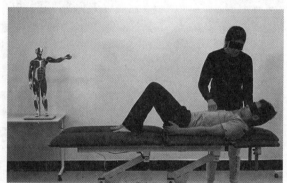

图 4-8　躯干前屈肌 2 级肌力评定

**5. 躯干旋转**

［主要动作肌］腹外斜肌、腹内斜肌（神经支配：胸神经前支 $T_{7\sim12}$、髂腹下神经、髂腹股沟神经）。

［辅助肌］背阔肌、半棘肌、多裂肌。

［运动范围］0°～45°。

［评定方法］

5级：被检查者仰卧位，双手交叉置于后头部，检查者固定被检查者双下肢，令其将胸廓向一侧旋转、屈曲（右手肘靠近左膝的动作可测试右腹外斜肌和左腹内斜肌，左手肘靠近右膝的动作则是测试左腹外斜肌和右腹内斜肌），腹外斜肌收缩侧的肩胛骨可离开台面，完成躯干旋转者为5级。

4级：被检查者仰卧位，双侧上肢在胸前交叉抱肩，检查者固定其双下肢，令其将胸廓向一侧旋转、屈曲，腹外斜肌收缩侧的肩胛骨可离开台面，完成躯干旋转者为4级（图4-9）。

3级：被检查者仰卧位，双手在身体平面上方往前伸直，检查者固定其双下肢，令其将胸廓向一侧旋转、屈曲，腹外斜肌收缩侧的肩胛骨可离开台面，完成躯干旋转者为3级。

2级：被检查者仰卧位，双手在身体平面上方往前伸直，检查者固定其双下肢，其完成躯干旋转动作时肩胛骨下角不能离开台面，但可以观察到胸廓的凹陷者为2级。

1级与0级：被检查者仰卧位，双手置于身体两侧，双髋关节屈曲，足底踩在床面上。令其躯干旋转（一侧胸廓尽力靠近骨盆对侧）时，触诊肋骨下缘躯干转向侧的腹内斜肌和另一侧的腹外斜肌，有收缩者为1级，无收缩者为0级。

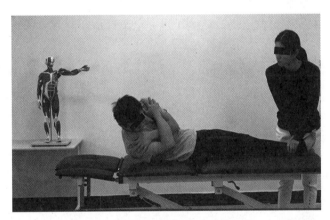

图4-9 躯干旋转肌群4级肌力评定

**6. 躯干后伸**

［主要动作肌］骶棘肌、背髂肋肌、胸最长肌、背棘肌、腰髂肋肌、腰方肌（神经支配：骶棘肌、背髂肋肌、胸最长肌、背棘肌、腰髂肋肌受胸椎、腰椎甚至颈椎两侧脊神经后支支配，腰方肌受腰神经后支 $T_{12} \sim L_3$ 支配）。

［辅助肌］半棘肌、回旋肌、多裂肌。

［运动范围］胸椎0°，腰椎0°～25°。

［评定方法］

5级与4级：被检查者俯卧位，双手在后头部交叉，检查者固定其双踝关节（若被检查者髋关节伸肌无力，则固定骨盆），令被检查者尽力完成胸椎与腰椎的后伸，若可充分伸展躯干，在终点位置可以稳定维持姿势不动，并且看不到勉强用力的表现为5级；若能抬起躯干，但到终点位置出现摇晃并表现出勉强维持的状态，则为4级（图4-10）。

3级与2级：被检查者俯卧位，双上肢置于体侧，检查者固定其双踝，令其完成胸椎与腰椎的后伸，能完成抗重力的充分后伸运动，脐部离开台面者为3级（图4-11），被检查者仅能部分完成后伸运动（不能达到正常范围）为2级。

1级或0级：被检查者体位同前，令其完成胸椎与腰椎的后伸时，触诊其脊柱两侧肌肉，可触及收缩者为1级，无收缩者为0级。

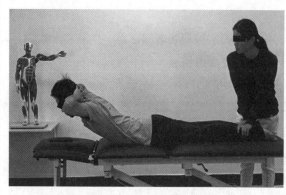
图 4-10 躯干后伸肌群 5 级与 4 级肌力评定

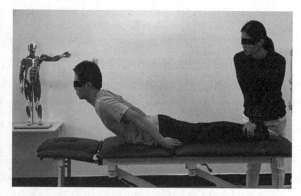
图 4-11 躯干后伸肌群 3 级肌力评定

### 7. 骨盆上提

［主要动作肌］腰方肌、腰髂肋肌（神经支配：腰方肌受腰神经后支 $T_{12} \sim L_3$ 支配，腰髂肋肌受腰椎两侧脊神经后支支配）。

［辅助肌］腹外斜肌、腹内斜肌。

［运动范围］立位时一侧骨盆上提，该侧足可完全离开地面。

［评定方法］

5 级与 4 级：被检查者仰卧位或俯卧位，双手可抓住检查床边，以稳定胸廓区域（若上肢肌无力，则需要辅助者帮助固定胸廓），检查者双手握住被检查者的一侧踝关节，将下肢向下方牵拉施加阻力，令其骨盆向胸廓方向上提，被检查者能对抗充分阻力完成骨盆上提动作为 5 级，对抗一定阻力完成骨盆上提动作者为 4 级（图 4-12）。

3 级与 2 级：被检查者体位同前，检查者握住一侧踝关节支持下肢，另一手置于膝关节下方使下肢离开检查台，以减少下肢与床面的摩擦力，令其完成骨盆上提动作，能完成全范围骨盆上提运动者为 3 级，仅能完成部分范围骨盆上提运动者为 2 级。

1 级与 0 级：由于骨盆上提肌群部位较深，触诊较困难，一般临床不做 1 级或 0 级的检查。

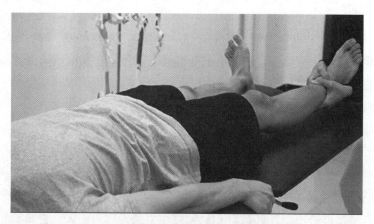
图 4-12 骨盆上提肌群 5 级与 4 级肌力评定

## （二）上肢肌

### 1. 肩胛骨外展及向上旋转

［主要动作肌］前锯肌（神经支配：胸长神经 $T_{5 \sim 7}$）。

［辅助肌］胸大肌、斜方肌上部纤维。

［运动范围］0°～30°。

［评定方法］

5级与4级：被检查者坐位，手放在膝关节上方，令其上肢向前并向上举起（肩关节屈曲约130°），检查者一手拇指与示指分开，用"虎口"抵于肩胛骨下角，对肩胛骨的内侧缘与外侧缘进行触诊，另一手在肘关节上方施加阻力，如能对抗充分阻力保持上肢前伸，肩胛骨不出现翼状突起者为5级，能对抗一定阻力达到上述标准者为4级（图4-13）。

3级：检查者不施加阻力，余同前，被检查者肘关节伸展、肩关节屈曲约130°，肩胛骨可以充分外展并向上旋转，不出现翼状肩胛者为3级。

2级：被检查者呈坐位，肩关节屈曲90°以上，检查者一手支撑其肘关节高于水平位，另一手"虎口"置于肩胛骨下角，令其手臂放松后维持在抬起的姿势时，如果肩胛骨出现外展及向上旋转，提示前锯肌肌力为2级（图4-14）；解除上肢重力时肩胛骨无法顺畅地外展及向上旋转，或者肩胛骨朝向脊柱移动，则前锯肌肌力为2-级。

1级与0级：检查者一手扶持被检上肢呈肩关节屈曲90°以上，令被检查者努力保持该上肢位置，另一手拇指和其余各指触诊前锯肌，有收缩者为1级，无收缩者为0级。

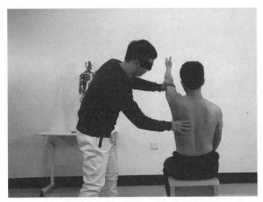
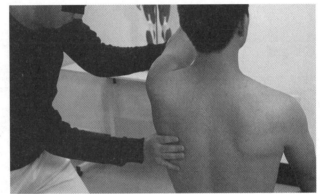

图4-13　肩胛骨外展及向上旋转肌5级与4级肌力评定　　图4-14　肩胛骨外展及向上旋转肌2级肌力评定

**2. 肩胛骨上提**

［主要动作肌］斜方肌上部纤维、肩胛提肌（神经支配：分别受副神经、肩胛背神经$C_{4\sim6}$支配）。

［辅助肌］大、小菱形肌。

［运动范围］10～12cm。

［评定方法］

5级与4级：被检查者坐位，双上肢放松置于膝上，检查者站在患者后方，双手置于其肩上，向下施加阻力，令被检查者尽力上提肩胛骨（双肩向耳朵方向运动即耸肩），能对抗充分阻力完成肩胛骨全范围上提动作者为5级，能对抗一定阻力完成以上动作者为4级。

3级：检查者不施加阻力，余同前，能对抗肢体重力影响，完成肩胛骨充分上提者为3级。

2级：被检查者俯卧位，前额部着台面，检查者用手支撑肩关节以解除肢体重力的影响，令其完成上提肩胛骨的运动，能完成肩胛骨全范围上提动作者为2级（图4-15）。

1级与0级：被检查者俯卧位，令其上提肩胛骨时，触诊锁骨上方的斜方肌上部纤维（沿颈椎斜方肌上部至锁骨附着部），有收缩者为1级，无收缩者为0级。

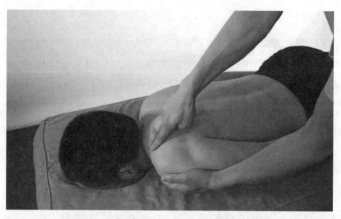

图 4-15 肩胛骨上提肌群 2 级肌力评定

### 3. 肩胛骨内收

［主要动作肌］斜方肌中部纤维、大菱形肌（神经支配：分别受副神经、肩胛背神经 $C_{4\sim6}$ 支配）。

［辅助肌］小菱形肌、背阔肌。

［运动范围］15cm（内收、外展总活动范围）。

［评定方法］

5 级与 4 级：被检查者俯卧位，肩关节外展 90°，肘关节屈曲 90°，检查者固定其胸廓，并令其完成肩胛骨的内收（上肢离开台面上举），同时对肱骨远端或肩关节处施加阻力，能对抗充分阻力完成肩胛骨内收的全关节活动范围的运动者为 5 级，能对抗一定阻力完成以上动作者为 4 级。

3 级：检查者不施加阻力，余同前，能对抗肢体重力影响完成以上动作者为 3 级。

2 级：被检查者坐位，肩关节外展 90°，置于桌面上，固定胸廓，在解除肢体重力影响下，能完成肩胛骨全关节活动范围的内收运动者为 2 级；不能维持坐位，俯卧位只能完成一部分内收动作者为 2 级。

1 级与 0 级：被检查者坐位或俯卧位，令其肩胛骨内收时，触诊肩峰与脊柱之间肩胛冈上之斜方肌中部纤维，有收缩者为 1 级，无收缩者为 0 级（图 4-16）。

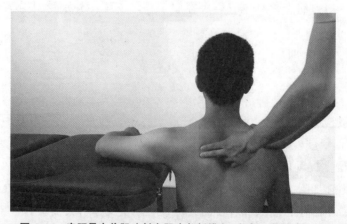

图 4-16 肩胛骨内收肌（斜方肌中部纤维）1 级与 0 级肌力评定

### 4. 肩胛骨下掣与内收

［主要动作肌］斜方肌下部纤维（神经支配：副神经）。

［辅助肌］背阔肌、胸大肌、胸小肌。

［运动范围］10～12cm（肩胛下角）。

［评定方法］

5级与4级：被检查者俯卧位，面朝被检侧，肩关节外展约145°，前臂中立位，拇指向上，检查者一手置于肩胛冈下、斜方肌的下部纤维处，另一手置于被检查者肘关节上方施加阻力，令其上肢抬离床面，能对抗充分阻力完成肩胛骨下掣与内收的全关节活动范围的运动者为5级，能对抗一定的阻力完成以上动作者为4级（图4-17）。

3级：检查者不施加阻力，余同前，能对抗肢体重力影响，完成肩胛骨下掣与内收，上肢抬过额以上水平者为3级。

2级：被检查者体位与动作同前，检查者一手托起被检查者被检侧上肢，另一手置于肩胛冈下、斜方肌的下部纤维处，令其尽力抬高上肢，在解除肢体重力影响下能充分完成肩胛骨下掣和内收动作者为2级（图4-18）。

1级与0级：被检查者体位与动作同前，检查者托起被检侧上肢，令其尽力抬高上肢时，一手置于肩胛冈下、斜方肌的下部纤维处触诊，能触及收缩为1级，无收缩为0级。

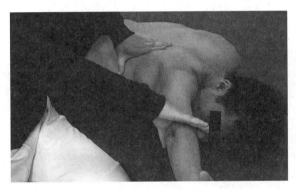
　图4-17　肩胛骨下掣与内收肌5级与4级肌力评定

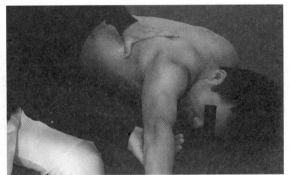
　图4-18　肩胛骨下掣与内收肌2级肌力评定

**5. 肩胛骨内收及向下旋转**

［主要动作肌］大菱形肌、小菱形肌（神经支配：肩胛背神经 $C_{4～6}$）。

［辅助肌］背阔肌、肩胛提肌、胸大肌、胸小肌。

［运动范围］0°～60°。

［评定方法］

5级与4级：被检查者俯卧位，面朝被检侧，固定胸廓后，完成上肢内收、内旋，肘关节轻度屈曲，放松置于背后，检查者一手置于肩胛骨内侧缘进行触诊，另一手置于肘关节上方施加阻力，令其上肢抬离背部，能对抗充分阻力完成肩胛骨内收及向下旋转的全关节活动范围运动者为5级，对抗一定阻力完成以上动作者为4级（图4-19）。

3级：检查者不施加阻力，余同前，能充分完成肩胛骨内收及向下旋转者为3级。

2级：被检查者坐位，上肢内收、内旋置于背后，检查者一手置于肩胛骨内侧缘进行触诊，一手置于被检查者腕关节处以托起上肢，令被检查者尽力将被检上肢向后运动，离开背部，若能完成上述动作者为2级（图4-20）。

1级与0级：被检查者体位与动作同3级，检查者用手置于肩胛骨内侧缘进行触诊，令其尽力将被检上肢向后运动时，有收缩者为1级，无收缩者为0级。

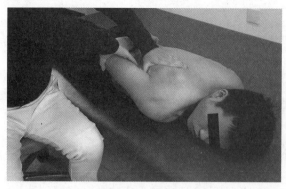 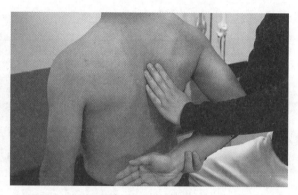

图 4-19　肩胛骨内收及向下旋转肌群 5 级与 4 级肌力评定　　图 4-20　肩胛骨内收及向下旋转肌群 2 级肌力评定

### 6. 肩关节屈曲

［主要动作肌］三角肌前部纤维、喙肱肌（神经支配：分别受腋神经 $C_{5\sim7}$、肌皮神经 $C_{5\sim7}$ 支配）。

［辅助肌］三角肌中部纤维、胸大肌锁骨部纤维、肱二头肌。

［运动范围］$0°\sim90°$。

［评定方法］

5 级与 4 级：被检查者坐位，上肢自然下垂，肘关节轻度屈曲，前臂旋前，检查者一手固定其肩胛骨，另一手在肘关节处施加阻力，令其完成肩关节屈曲动作，能对抗充分阻力完成全关节活动范围运动者为 5 级，能对抗一定阻力完成以上动作者为 4 级（图 4-21）。

3 级：检查者不施加阻力，余同前，能对抗肢体重力影响完成全关节活动范围运动者为 3 级。

2 级：被检查者侧卧位，检查者一手固定肩胛骨，另一手托住被检查者肘关节，令被检查者完成肩关节屈曲动作，在解除重力下完成全关节活动范围运动者为 2 级。

1 级与 0 级：被检查者仰卧位，令其肩关节屈曲时，检查者触诊上肢近端 1/3 处三角肌前部纤维及喙肱肌，有收缩者为 1 级，无收缩者为 0 级。

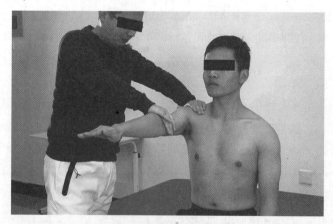

图 4-21　肩关节屈曲肌群 5 级与 4 级肌力评定

### 7. 肩关节伸展

［主要动作肌］背阔肌、大圆肌、三角肌后部纤维（神经支配：背阔肌受胸背神经 $C_{6\sim8}$ 支配，大圆肌受肩胛下神经 $C_{5\sim6}$ 支配，三角肌后部纤维受腋神经 $C_{5\sim7}$ 支配）。

［辅助肌］小圆肌、肱三头肌。

［运动范围］$0°\sim60°$。

［评定方法］

5 级与 4 级：被检查者俯卧位，上肢内收、内旋，检查者一手固定其肩胛骨，另一手在肘关节处施加阻力，令其完成肩关节伸展动作，能对抗充分阻力完成全关节活动范围伸展运动者为 5 级，能对抗一定阻力完成以上动作者为 4 级（图 4-22）。

3 级：检查者不施加阻力，余同前，能对抗肢体重力影响，完成全关节活动范围运动者为 3 级。

2 级：被检查者侧卧位，检查者一手固定肩胛骨，另一手托住被检查者肘关节，令被检查者完成肩关节伸展动作，在解除肢体重力影响下，可完成全关节活动范围运动者为 2 级（图 4-23）。

1 级与 0 级：被检查者俯卧位，令其肩关节伸展时，检查者触诊肩胛骨下缘的大圆肌，稍下方的背阔肌及上臂后方的三角肌后部纤维，有收缩者为 1 级，无收缩者为 0 级。

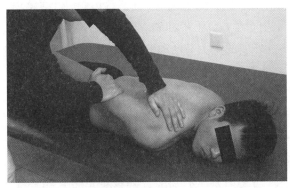 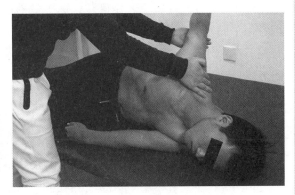

图 4-22 肩关节伸展肌群 5 级与 4 级肌力评定　　　　　图 4-23 肩关节伸展肌群 2 级肌力评定

**8. 肩关节外展**

［主要动作肌］三角肌中部纤维、冈上肌（神经支配：分别受腋神经 $C_{5\sim7}$、肩胛上神经 $C_{5\sim6}$ 支配）。

［辅助肌］三角肌前、后部纤维，前锯肌。

［运动范围］$0°\sim90°$。

［评定方法］

5 级与 4 级：被检查者坐位，上肢置于体侧，检查者一手固定其肩胛骨，另一手于肘关节处施加阻力，令其完成肩关节外展动作，如能对抗充分阻力完成肩关节外展 90° 者为 5 级，能对抗一定阻力完成以上运动者为 4 级（图 4-24）。

3 级：检查者不施加阻力，余同前，能对抗肢体重力影响完成肩关节外展 90° 者为 3 级。要防止躯干倾斜及耸肩的代偿动作。

2 级：被检查者仰卧位，检查者一手固定其肩胛骨，另一手托住肘关节，令被检查者完成肩关节外展动作，在解除重力下完成全关节活动范围运动者为 2 级（图 4-25）。

1 级与 0 级：被检查者仰卧位，令其肩关节外展时，检查者触诊肩三角肌中部（肱骨上 1/3 外侧面）、肩胛冈上窝处的冈上肌，有收缩者为 1 级，无收缩者为 0 级。

**9. 肩关节水平外展**

［主要动作肌］三角肌（神经支配：腋神经 $C_{5\sim7}$）。

［辅助肌］冈下肌、小圆肌。

［运动范围］从肩关节屈曲 90° 开始，外展范围为 $0°\sim120°$；从肩关节外展 90° 开始，外展范围为 $0°\sim30°$。

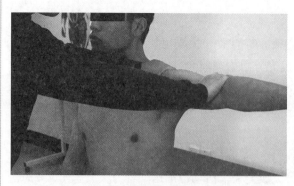

图 4-24 肩关节外展肌群 5 级与 4 级肌力评定

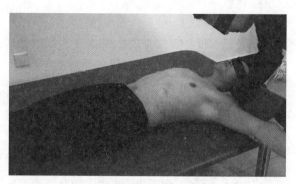

图 4-25 肩关节外展肌群 2 级肌力评定

[评定方法]

5 级与 4 级：被检查者俯卧位，肩关节外展 90°，上臂置于台面，前臂于台边缘处下垂，检查者一手固定肩胛骨，另一手于肘关节近端施以阻力（肘关节不得伸展），令其上臂尽力上抬做肩关节水平外展，能对抗充分阻力完成肩关节水平位外展的全关节活动范围的运动者为 5 级，仅能对抗一定阻力完成以上动作者为 4 级。

3 级：检查者不施加阻力，余同前，能对抗肢体重力影响，完成以上动作的全关节活动范围运动者为 3 级。

2 级：被检查者坐位，肩关节外展 90°，置于台面，肘关节轻度屈曲，检查者固定其肩胛骨，令其完成沿台面滑动的水平外展运动，可达到全范围活动者为 2 级（图 4-26）。

1 级与 0 级：被检查者体位与动作同 2 级，令其肩关节水平外展时，触诊三角肌后部纤维，有收缩者为 1 级，无收缩者为 0 级。

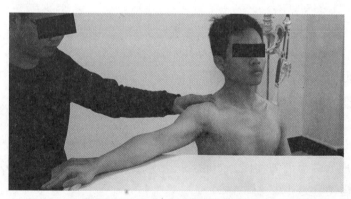

图 4-26 肩关节水平外展肌 2 级肌力评定

**10. 肩关节水平内收**

[主要动作肌] 胸大肌（神经支配：锁骨部受胸外侧神经 $C_5 \sim T_1$ 支配，胸骨部受胸内侧神经 $C_7 \sim T_1$ 支配）。

[辅助肌] 三角肌。

[运动范围] 从肩关节屈曲 90° 开始，运动范围为 0° ~ 45°；从肩关节外展 90° 开始，则为 0° ~ 135°。

[评定方法]

5 级与 4 级：被检查者仰卧位，肩关节外展 90°，肘关节屈曲 90°，检查者一手固定其肩胛骨，另一手于其肘关节内侧施以阻力，同时令被检侧肩关节尽力水平内收，能对抗充分阻力完成肩关节水平内收的全关节活动范围的运动者为 5 级，仅能对抗一定阻力完成以上运动者为 4 级。

3 级：检查者不施加阻力，余同前，能对抗肢体重力的影响，完成以上动作的全关节活动范围运动者为 3 级。

2 级：被检查者取坐位，肩关节外展 90° 置于台面上（台面与腋窝同高），肘关节略微屈曲，检查者固定其肩胛骨并令其上肢在台面上滑动，能完成水平位内收全关节活动范围内运动者为 2 级（图 4-27）。

1 级与 0 级：被检查者取坐位，令其肩关节水平内收时，检查者触诊胸大肌起止点附着部，有收缩者为 1 级，无收缩者为 0 级。

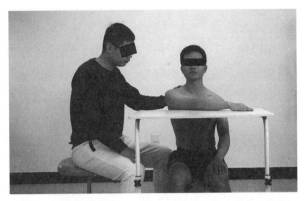

图 4-27　肩关节水平内收肌 2 级肌力评定

**11. 肩关节外旋**

［主要动作肌］冈下肌、小圆肌（神经支配：分别受肩胛上神经 $C_{5 \sim 6}$、腋神经 $C_{5 \sim 7}$ 支配）。

［辅助肌］三角肌后部纤维。

［运动范围］0°～ 90°。

［评定方法］

5 级与 4 级：被检查者俯卧位，肩关节外展 90°，上臂置于台面，前臂于床边自然下垂，检查者一手固定其肩胛骨，另一手握住其腕关节近端并施加阻力，令被检侧前臂用力向前、上方抬起以完成肩关节外旋，能对抗充分阻力完成肩关节外旋的全关节活动范围的运动者为 5 级，仅能对抗一定阻力完成以上运动者为 4 级（图 4-28）。

3 级：检查者不施加阻力，余同前，能对抗肢体重力的影响，完成全关节活动范围的运动者为 3 级。

2 级：被检查者俯卧位，被检侧上肢在台边自然下垂，取内旋位，检查者固定其肩胛骨，能完成外旋的全关节活动范围者为 2 级（图 4-29）。

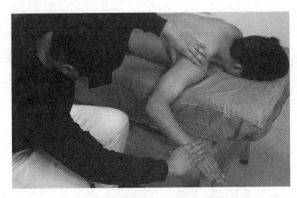

图 4-28　肩关节外旋肌群 5 级与 4 级肌力评定

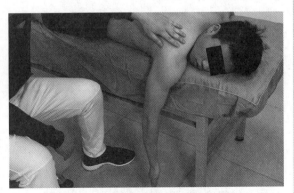

图 4-29　肩关节外旋肌群 2 级肌力评定

1级与0级：被检查者俯卧位，令其肩关节外旋时，检查者触诊肩胛骨外侧缘的小圆肌及冈下窝中的冈下肌，有收缩者为1级，无收缩者为0级。

**12. 肩关节内旋**

［主要动作肌］肩胛下肌、胸大肌、背阔肌、大圆肌（神经支配：肩胛下肌受肩胛下神经$C_{5\sim6}$支配，胸大肌锁骨部和胸骨部分别受胸外侧神经$C_5\sim T_1$、胸内侧神经$C_7\sim T_1$支配，背阔肌受胸背神经$C_{6\sim8}$支配，大圆肌受肩胛下神经$C_{5\sim6}$支配）。

［辅助肌］三角肌前部纤维。

［运动范围］$0°\sim80°$。

［评定方法］

5级与4级：被检查者俯卧位，上臂90°外展置于台面，前臂在台边自然下垂，检查者一手固定其肩胛骨，另一手握其腕关节近端并施加阻力。令被检侧前臂向后、上方摆动（抬起）以完成肩关节的内旋，能对抗充分阻力完成肩关节内旋的充分活动范围运动者为5级，仅能对抗一定阻力完成以上运动者为4级。

3级：检查者不施加阻力，余同前，能对抗肢体重力影响，完成肩关节内旋的全关节活动范围的运动者为3级（图4-30）。

2级：被检查者俯卧位，被检侧上肢在台边自然下垂，置于外旋位，检查者固定其肩胛骨，能完成肩关节内旋全关节活动范围内运动者为2级，注意防止前臂旋前的代偿动作。

1级与0级：被检查者俯卧位，令其肩关节内旋时，触诊腋窝深部的肩胛下肌，可触及收缩者为1级，无收缩者为0级（如肩胛下肌触诊有困难也可触摸胸大肌）。

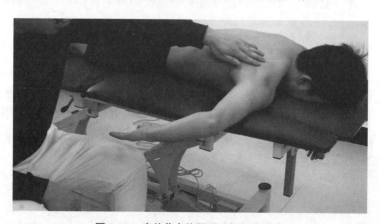

图4-30 肩关节内旋肌群3级肌力评定

**13. 肘关节屈曲**

［主要动作肌］肱二头肌、肱肌、肱桡肌（神经支配：肱二头肌、肱肌受肌皮神经$C_{5\sim7}$支配，肱桡肌受桡神经$C_5\sim T_1$支配）。

［辅助肌］其他前臂的屈肌群。

［运动范围］$0°\sim150°$。

［评定方法］

5级与4级：被检查者坐位，两上肢自然下垂于体侧，检查肱二头肌时前臂旋后，检查肱肌时前臂旋前，检查肱桡肌时前臂于中间位，检查者一手固定其上臂，另一手于腕关节近端施以阻力，令其尽力完成屈肘动作，能对抗充分阻力完成肘关节屈曲全关节活动范围运动者为5级，能对抗一定阻力完成以上运动者为4级（图4-31）。

3级：检查者不施加阻力，余同前，能对抗肢体重力影响完成肘关节屈曲全关节活动范围运动者为3级。

2级：被检查者仰卧位，肩关节外展90°并外旋，检查者固定其上臂，令其前臂在评定台面上滑动，能完成肘关节屈曲全关节活动范围运动者为2级（图4-32）。

1级与0级：被检查者仰卧位，令其肘关节屈曲时，于肘关节前方触诊肱二头肌腱，于肱二头肌下方内侧触诊肱肌，于肘下方前臂前外侧触诊肱桡肌，有收缩者为1级，无收缩者为0级。

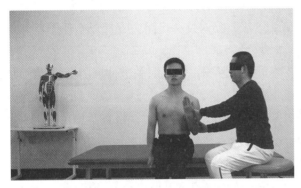

图4-31 肘关节屈曲肌（肱二头肌）5级与4级肌力评定

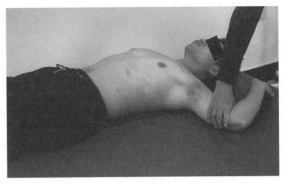

图4-32 肘关节屈曲肌2级肌力评定

**14. 肘关节伸展**

[主要动作肌] 肱三头肌（神经支配：桡神经 $C_5 \sim T_1$）。

[辅助肌] 肘肌，前臂伸肌群。

[运动范围] 150°～0°。

[评定方法]

5级与4级：被检查者俯卧位，肩关节外展90°，肘关节屈曲，检查者固定其上臂，于腕关节近端施加阻力，令其尽力伸肘，能对抗充分阻力完成肘关节伸展的全关节活动范围的运动者为5级，仅能对抗一定阻力完成以上运动者为4级（图4-33）。

3级：检查者不施加阻力，余同前，能对抗肢体重力的影响，完成肘关节伸展的全关节活动范围的运动者为3级。

2级：被检查者坐位，肩关节外展90°（台面与腋窝同高），肘关节屈曲约45°置于台面上，检查者固定其上臂，令其前臂在台面上滑动，或检查者在肘关节处支撑令被检查者伸展肘关节，能完成肘关节伸展的全关节活动范围的运动者为2级（图4-34）。

1级与0级：被检查者坐位，令其肘关节伸展时，检查者一手置于前臂下方支撑上肢，另一手在鹰嘴近端触诊肱三头肌腱，有收缩者为1级，无收缩者为0级。

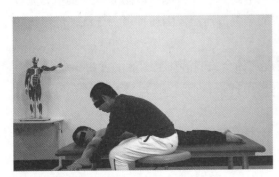

图4-33 肘关节伸展肌5级与4级肌力评定

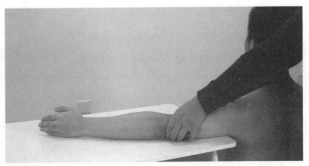

图4-34 肘关节伸展肌2级肌力评定

**15. 前臂旋后**

[主要动作肌] 肱二头肌、旋后肌（神经支配：分别受肌皮神经 $C_{5\sim7}$、桡神经 $C_5\sim T_1$ 支配）。

[辅助肌] 肱桡肌。

[运动范围] 0°～80°。

[评定方法]

5级与4级：被检查者坐位，上肢于体侧自然下垂，肘关节屈曲90°，前臂置于旋前位，手指自然放松，检查者一手托住其肘关节，另一手施阻力于其前臂远端桡骨背侧及尺骨掌侧，能对抗充分阻力完成前臂旋后的全关节活动范围运动者为5级，能对抗一定阻力完成以上动作者为4级（图4-35）。

3级：检查者不施加阻力，余同前，能对抗肢体重力的影响，完成肘关节伸展的全关节活动范围的运动者为3级。

2级：被检查者坐位，上肢于体侧自然下垂，肘关节伸直，前臂旋前，检查者固定其上臂，能完成前臂全关节活动范围的旋后运动者为2级。

1级与0级：被检查者坐位，令其前臂旋后时，检查者在前臂背侧的桡骨头下方触诊旋后肌，在肘关节前下方触诊肱二头肌腱，有收缩者为1级，无收缩者为0级（图4-36）。

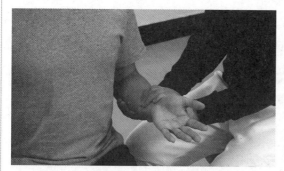 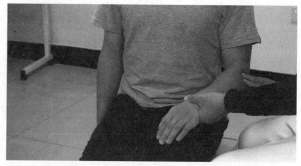

图4-35　前臂旋后肌群5级与4级肌力评定　　　　图4-36　前臂旋后肌群1级与0级肌力评定

**16. 前臂旋前**

[主要动作肌] 旋前圆肌、旋前方肌（神经支配：均受正中神经 $C_5\sim T_1$ 支配）。

[辅助肌] 桡侧腕屈肌。

[运动范围] 0°～80°。

[评定方法]

5级与4级：被检查者坐位，上肢于体侧自然下垂，肘关节屈曲90°，前臂置于旋后位，手指放松，检查者一手固定其上臂，另一手对其桡骨远端掌侧及尺骨背侧施以阻力，令其尽力完成掌心向下的旋转运动，能对抗充分阻力完成前臂旋前的全关节活动范围运动者为5级，能对抗一定阻力完成以上运动者为4级（图4-37）。

3级：检查者不施加阻力，余同前，能完成前臂旋前的全关节活动范围运动者为3级。

2级：被检查者坐位，上肢于体侧自然下垂，肘关节伸直，前臂旋后，检查者固定其上臂，能完成前臂旋前的全关节活动范围运动者为2级。

1级与0级：被检查者坐位，令其前臂旋前时，于前臂掌侧远端1/3处触诊旋前方肌，于肱骨内髁至桡骨外缘可触诊旋前圆肌，有收缩者为1级，无收缩者为0级（图4-38）。

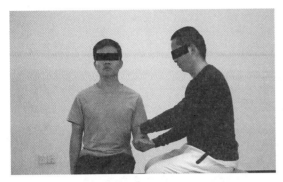

图 4-37 前臂旋前肌群 5 级与 4 级肌力评定

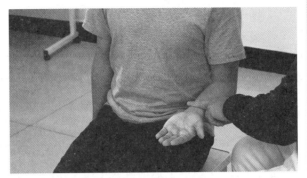

图 4-38 前臂旋前肌（旋前方肌）1 级与 0 级肌力评定

**17. 腕关节屈曲**

［主要动作肌］桡侧腕屈肌、尺侧腕屈肌（神经支配：分别受正中神经 $C_5 \sim T_1$，尺神经 $C_8 \sim T_1$ 支配）。

［辅助肌］掌长肌、指浅屈肌、指深屈肌、拇长屈肌。

［运动范围］$0° \sim 80°$。

［评定方法］

5 级与 4 级：被检查者坐位或卧位，前臂旋后位，手指放松（不得握拳）。检查者一手固定前臂，同时检查桡侧腕屈肌与尺侧腕屈肌时，另一手于被检查者手掌处向手背侧施加阻力（检查桡侧腕屈肌，阻力施于第 2 掌骨底部，向背侧、尺侧用力；检查尺侧腕屈肌，阻力施于第 5 掌骨底部，向背侧、桡侧用力），令被检查者屈曲腕关节，能对抗充分阻力完成腕关节的全关节活动范围运动者为 5 级，仅能对抗一定阻力完成以上运动者为 4 级（图 4-39）。

3 级：检查者不施加阻力，余同前，能对抗肢体重力影响，完成腕关节屈曲的全关节活动范围运动者为 3 级。

2 级：被检查者坐位，前臂中立位，手尺侧缘置于评定台上，检查者固定其前臂，令其在台面上滑动完成腕关节屈曲运动（单独测试桡侧腕屈肌 / 尺侧腕屈肌时，检查者握住前臂使手腕离开评定台面，要求被检查者在腕关节尺偏 / 桡偏下完成腕关节屈曲动作），能完成全关节活动范围运动者为 2 级（图 4-40）。

1 级与 0 级：被检查者坐位或卧位，令其腕关节屈曲时，触诊腕关节掌面桡侧的桡侧腕屈肌肌腱或腕关节掌面尺侧的尺侧腕屈肌肌腱，有收缩者为 1 级，无收缩者为 0 级。

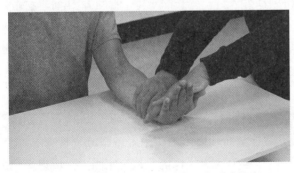

图 4-39 腕关节屈曲肌群 5 级与 4 级肌力评定

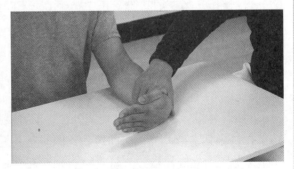

图 4-40 腕关节屈曲肌群 2 级肌力评定

**18. 腕关节伸展**

［主要动作肌］桡侧腕长伸肌、桡侧腕短伸肌、尺侧腕伸肌（神经支配：均受桡神经 $C_5 \sim T_1$ 支配）。

［辅助肌］掌长肌。

［运动范围］0°～70°。

［评定方法］

5级与4级：被检查者坐位或卧位，前臂旋前，手指放松，检查者一手固定其前臂，另一手于掌骨背侧向掌侧施以阻力（同时检查三块肌肉），检查桡侧腕长伸、桡侧腕短伸肌时阻力施加于第2、3掌骨背部（向掌侧、尺侧用力），检查尺侧腕伸肌时阻力施加于第5掌骨背部（向掌侧、桡侧用力），令腕关节伸展，能对抗充分阻力完成腕关节伸展全关节活动范围运动者为5级，能对抗一定阻力完成以上运动者为4级（图4-41）。

3级：检查者不施加阻力，余同前，能对抗肢体重力影响，完成腕关节伸展全关节活动范围运动者为3级。

2级：被检查者坐位，前臂中立位，手尺侧缘置于评定台上，检查者固定其前臂，令其在台面上滑动完成腕关节伸展运动，能完成全关节活动范围运动者为2级（图4-42）。

1级与0级：被检查者坐位或卧位，令其腕关节伸展时，于第2、3掌骨腕关节桡侧背面触诊桡侧腕长、短伸肌腱，于第5掌骨近端尺侧背面触及尺侧腕伸肌腱，有收缩者为1级，无收缩者为0级。

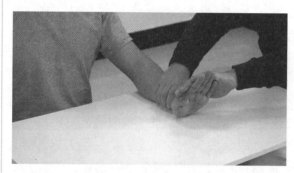

图4-41 腕关节伸展肌群5级与4级肌力评定

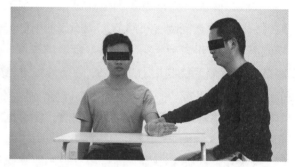

图4-42 腕关节伸展肌群2级肌力评定

### （三）手指肌

**1. 手指掌指关节屈曲**

［主要动作肌］蚓状肌、骨间背侧肌、骨间掌侧肌（神经支配：第1、2蚓状肌受正中神经 $C_5 \sim T_1$ 支配，第3蚓状肌受正中神经 $C_5 \sim T_1$ 和尺神经 $C_8 \sim T_1$ 共同支配，第4蚓状肌、骨间背侧肌、骨间掌侧肌受尺神经 $C_8 \sim T_1$ 支配）。

［辅助肌］小指短屈肌、指浅屈肌、指深屈肌。

［运动范围］0°～90°。

［评定方法］

5级与4级：被检查者坐位或卧位，前臂旋后，掌心朝上，指间关节呈伸展位，检查者固定其掌骨，令其掌指关节做屈曲运动，同时对其近节指骨掌面施以阻力（最好各指分别检查），能对抗充分阻力完成掌指关节屈曲的全关节活动范围运动者为5级，仅能对抗一定阻力完成以上运动者为4级（图4-43）。

3级与2级：检查者不施加阻力，余同前，能完成全关节活动范围的掌指关节屈曲者为3级，仅能完成部分关节活动范围运动者为2级。

1级与0级：被检查者体位与动作同前，令其掌指关节屈曲时，检查者在近节指骨掌侧触诊，有收缩者为 1 级，无收缩者为 0 级。

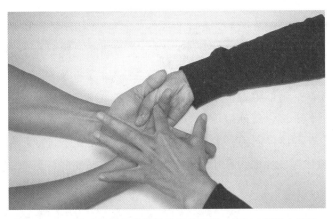

**图 4-43　手指（示指）掌指关节屈曲肌群 5 级与 4 级肌力评定**

**2. 手指掌指关节伸展**

［主要动作肌］指伸肌、示指伸肌、小指伸肌（神经支配：均受桡神经 $C_5 \sim T_1$ 支配）。

［运动范围］$0° \sim 45°$。

［评定方法］

5 级与 4 级：被检查者坐位或卧位，前臂旋前，掌心朝下，指间关节呈伸展位，检查者固定被检查者掌骨，令其完成掌指关节伸展动作，能对抗充分阻力完成全关节活动范围伸展者为 5 级，仅能对抗一定阻力完成以上运动者为 4 级（图 4-44）。

3 级与 2 级：检查者不施加阻力，余同前，能完成全关节活动范围的伸展者为 3 级，仅能完成部分关节活动范围的伸展者为 2 级。

1 级与 0 级：被检查者体位与动作同前，令其掌指关节伸展时，于手背该肌腱所通过的掌骨处触诊，有收缩者为 1 级，无收缩者为 0 级。

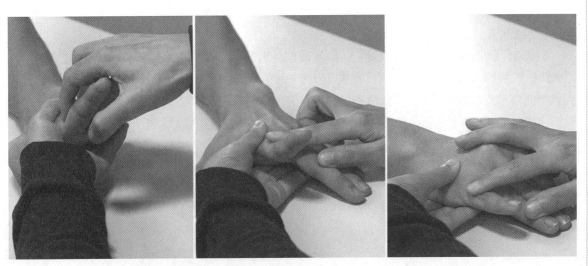

**图 4-44　手指掌指关节伸展肌群 5 级与 4 级肌力评定**

**3. 手指近端和远端指间关节屈曲**

［主要动作肌］指浅屈肌（近端指间关节屈曲）、指深屈肌（远端指间关节屈曲）（神经支配：指浅屈肌受正中神经 $C_5 \sim T_1$ 支配，指深屈肌受正中神经 $C_5 \sim T_1$ 和尺神经 $C_8 \sim T_1$ 支配）。

［运动范围］近端指间关节 $0° \sim 100°$；远端指间关节 $0° \sim 90°$。

[评定方法]

5级与4级：被检查者坐位或卧位，前臂旋后，掌心朝上，指间关节呈伸展位，检查者固定被检查者近节（指浅屈肌）/中节（指深屈肌）指骨，并分别于中节（指浅屈肌）/远节（指深屈肌）指骨施加向背侧的阻力，嘱其完成近/远端指间关节屈曲，能对抗充分阻力完成全关节活动范围的屈曲运动者为5级，能对抗一定阻力完成以上运动者为4级（图4-45）。

3级与2级：检查者不施加阻力，余同前，令其屈曲近端指间关节/远端指间关节，能完成全关节活动范围运动者为3级，仅能完成部分关节活动范围运动者为2级。

1级与0级：被检查者体位同前，令其近端/远端指间关节屈曲时，在腕关节掌面介于掌长肌与尺侧腕屈肌之间触诊指浅屈肌，在中节指骨掌面触诊指深屈肌，有收缩者为1级，无收缩者为0级。

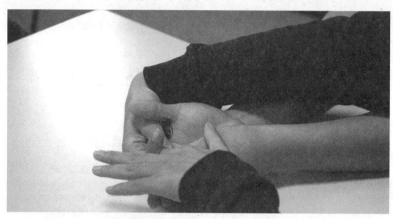

图4-45　手指（示指）近端指间关节屈曲肌5级与4级肌力评定

**4. 手指外展**

[主要动作肌]骨间背侧肌、小指展肌（神经支配：均受尺神经 $C_8 \sim T_1$ 支配）。

[运动范围]$0° \sim 20°$。

[评定方法]

5级与4级：被检查者坐位或卧位，前臂旋前，手置于台面，手指伸展、内收，检查者固定其掌骨，于其手指桡侧及其相邻手指尺侧施以阻力（做单指检查时阻力施于各指末节），令手指外展。因本组肌肉不能对抗强外力，因此检查者利用与健侧对比或正常人参考值来判定5级与4级，与健侧对比或与正常人参考值比较无明显差异者为5级，低于健侧或正常人参考值者为4级（图4-46）。

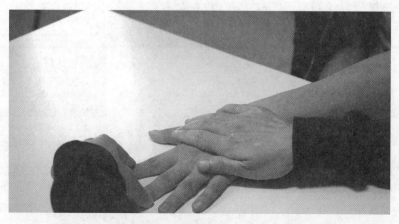

图4-46　手指外展肌（骨间背侧肌）5级与4级肌力评定

3 级与 2 级：检查者不施加阻力，余同前，完成手指外展，能充分外展者为 3 级，仅完成部分外展者为 2 级。

1 级与 0 级：被检查者体位与动作同前，令其手指外展时，触诊手背面掌骨间的骨间背侧肌（如手背面第 1 近端指骨基底处触诊第 1 骨间背侧肌）或第 5 掌骨外缘的小指展肌，有收缩者为 1 级，无收缩者为 0 级。

**5. 手指内收**

［主要动作肌］骨间掌侧肌（神经支配：尺神经 $C_8 \sim T_1$）。

［运动范围］$20° \sim 0°$。

［评定方法］

5 级与 4 级：被检查者坐位或卧位，前臂旋前，手指伸展、外展，检查者固定掌骨并抓住被检查者两相邻手指的中节指骨，于每一测试手指外展方向施加阻力，因骨间掌侧肌为弱力肌群，难以对抗强大外力，检查时利用与健侧对比或正常人参考值的方法判定 5 级与 4 级，与健侧对比或与正常人参考值比较无明显差异者为 5 级，低于健侧或正常人参考值者为 4 级。

3 级与 2 级：检查者不施加阻力，余同前，能完成充分内收者为 3 级（图 4-47），仅能完成部分内收者为 2 级。

1 级与 0 级：被检查者体位与动作同前，骨间掌侧肌很难被触摸到，检查者借着将手指摆在被检手指侧面位置来测试，令其手指内收时，检查者可以侦测些微向外动作者为 1 级，无则为 0 级。

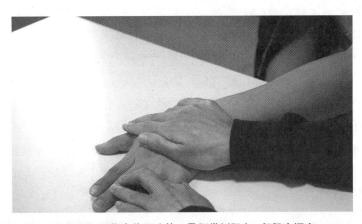

**图 4-47 手指内收肌（第一骨间掌侧肌）3 级肌力评定**

**6. 拇指掌指关节和指间关节屈曲**

［主要动作肌］拇短屈肌（掌指关节）、拇长屈肌（指间关节）（神经支配：拇短屈肌受正中神经 $C_{6 \sim 7}$ 和尺神经 $C_8 \sim T_1$ 支配，拇长屈肌受尺神经 $C_8 \sim T_1$ 支配）。

［运动范围］掌指关节屈曲 $0° \sim 50°$，指间关节 $0° \sim 80°$。

［评定方法］

5 级与 4 级：被检查者坐位或卧位，前臂旋后，掌指关节中间位，拇指末节放松，检查者一手固定其第 1 掌骨，另一手对其近节指骨掌侧（检查拇长屈肌时，固定拇指近节指骨，在拇指远节指骨掌侧施加阻力）施以阻力，拇指掌指关节（指间关节）抗阻力屈曲，能对抗充分阻力完成全关节活动范围内运动者为 5 级，仅能对抗一定阻力完成以上运动者为 4 级（图 4-48）。

3 级与 2 级：检查者不施加阻力，余同前，能完成全关节活动范围运动者为 3 级，仅能完成部分活动范围的运动者为 2 级。

1 级与 0 级：被检查者体位与动作同前，令其拇指掌指关节屈曲时，于第 1 掌骨掌侧触诊拇短屈肌（于拇指近节掌侧触诊拇长屈肌腱），有收缩者为1级，无收缩者为0级。

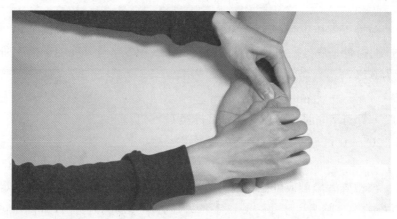

**图4-48　拇指掌指关节屈曲肌5级与4级肌力评定**

### 7.拇指掌指关节和指间关节伸展

［主要动作肌］拇长伸肌（指间关节）、拇短伸肌（掌指关节）（神经支配：均受桡神经 $C_5 \sim T_1$ 支配）。

［运动范围］$50° \sim 0°$（掌指关节），$80° \sim 0°$（指间关节）。

［评定方法］

5级与4级：被检查者坐位或卧位，前臂、腕关节中间位，拇指掌指关节/指间关节处于屈曲位，检查者一手固定第一掌骨/近节指骨，另一手于其拇指近节指骨背侧/远节指骨背侧施加阻力，嘱其完成掌指关节、指间关节伸展运动，能对抗充分阻力完成拇指掌指关节及指间关节伸展的全关节活动范围运动者为5级，仅能对抗一定阻力完成以上运动者为4级（图4-49）。

3级与2级：检查者不施加阻力，余同前，能完成全关节活动范围运动者为3级，仅能完成部分关节活动范围运动者为2级。

1级与0级：被检查者体位同前，令其拇指掌指关节伸展时，于第1掌骨基底处触诊拇短伸肌腱，做拇指指间关节伸展时，于解剖鼻烟窝的尺侧或近节指骨背侧触诊拇长伸肌腱，有收缩者为1级，无收缩者为0级。

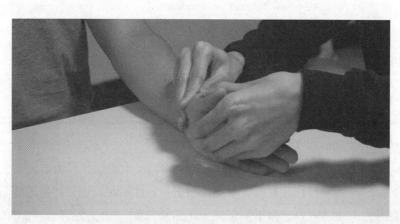

**图4-49　拇指掌指关节伸展肌5级与4级肌力评定**

### 8.拇指外展

［主要动作肌］拇长展肌、拇短展肌（神经支配：分别受桡神经 $C_5 \sim T_1$、正中神经 $C_{6 \sim 7}$ 支配）。

［辅助肌］掌长肌、拇指短伸肌、拇对掌肌。

［运动范围］0°～70°。

［评定方法］

5级与4级：被检查者坐位或卧位，前臂旋后，腕掌关节中立位，检查者固定其腕关节及第2～5掌骨，另一手对其拇指近节指骨外缘（检查拇短展肌）或掌骨末端（检查拇长展肌）外施加阻力，令拇指外展（检查拇短展肌时拇指与掌面垂直做外展运动，检查拇长展肌时外展则为拇指远离平行手指掌骨的平面），能对抗充分阻力完成拇指外展全关节活动范围运动者为5级，仅能对抗一定阻力完成以上运动者为4级。

3级与2级：检查者不施加阻力，余同前，拇指能完成全关节活动范围的外展运动者为3级（图4-50），仅能完成部分活动范围的运动者为2级。

1级与0级：被检查者体位同前，令其拇指外展时，触诊大鱼际肌、拇短屈肌外侧拇短展肌腱及第1掌骨基底拇短伸肌桡侧拇长展肌肌腱，有收缩者为1级，无收缩者为0级。

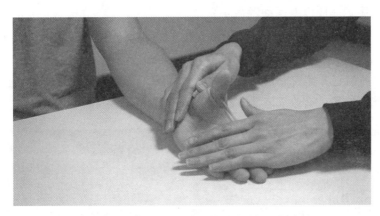

图4-50 拇指外展肌（拇短展肌）3级肌力评定

#### 9. 拇指内收

［主要动作肌］拇收肌（神经支配：尺神经 $C_8 \sim T_1$）。

［运动范围］70°～0°。

［评定方法］

5级与4级：被检查者坐位或卧位，前臂旋前，腕掌关节中间位，检查者固定其第2～5掌骨，于拇指近节指骨内缘施加阻力，令其拇指完成内收动作，能对抗充分阻力完成拇指全关节活动范围的内收运动者为5级，仅能对抗一定阻力完成以上运动者为4级（图4-51）。

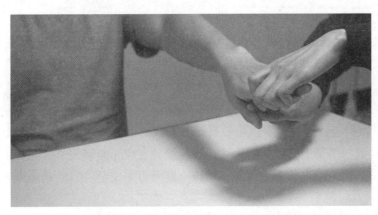

图4-51 拇指内收肌5级与4级肌力评定

3级与2级：检查者不施加阻力，余同前，拇指能完成全关节活动范围的内收运动者为3级，仅能完成部分范围的运动者为2级。

1级与0级：被检查者体位同前，令其拇指内收时，触诊第1骨间背侧肌与第1掌骨间的拇内收肌，有收缩者为1级，无收缩者为0级。

**10. 拇指和小指对掌**

［主要动作肌］拇对掌肌、小指对掌肌（神经支配：拇对掌肌受正中神经 $C_{6\sim7}$ 支配，小指对掌肌受尺神经 $C_8\sim T_1$ 支配）。

［辅助肌］拇短展肌、拇短屈肌。

［运动范围］拇指末端指腹与小指末端指腹接触。

［评定方法］

5级与4级：被检查者坐位或卧位，前臂旋后，腕关节中立位，检查者于第1及第5掌骨掌面末端施加阻力，令被检查者拇指末端与小指末端接触，能对抗充分阻力完成对掌运动者为5级，仅能对抗一定阻力完成以上运动者为4级。

3级与2级：检查者不施加阻力，余同前，能完成对掌运动者为3级（图4-52），仅能完成部分运动而不能接触者为2级。

1级与0级：被检查者体位同前，令其对掌运动时，于拇短展肌外侧触诊拇对掌肌，于第5掌骨桡侧触诊小指对掌肌，有收缩者为1级，无收缩者为0级。

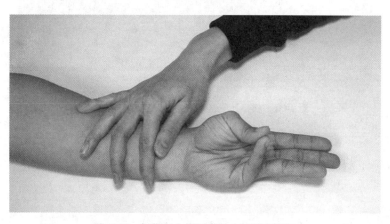

图 4-52　拇指和小指对掌肌 3 级肌力评定

## （四）下肢肌

**l. 髋关节屈曲**

［主要动作肌］髂腰肌：腰大肌、髂肌（神经支配：腰丛神经分支 $L_{1\sim4}$）。

［辅助肌］股直肌、缝匠肌、阔筋膜张肌、耻骨肌、短收肌、长收肌。

［运动范围］0°～120°。

［评定方法］

5级与4级：被检查者坐位，双侧小腿自然下垂，两手把持诊台台面以固定躯干，检查者一手固定其骨盆，对其膝关节上方施加阻力，令被检查者完成屈曲髋关节，能对抗充分阻力完成髋关节屈曲的全关节活动范围运动者为5级，对抗一定阻力完成全关节活动范围运动者为4级（图4-53）。

3级：检查者不施加阻力，余同前，能对抗肢体重力的影响，完成髋关节屈曲全关节活动范围的运动者为3级。

2级：被检查者侧卧位，被检下肢位于上方并伸直，位于下方的下肢呈屈曲位，检查者站在被检查者背后托起被检下肢，令被检下肢完成屈髋运动（允许膝关节屈曲），在解除肢体重力影响下能完成髋关节屈曲全关节活动范围运动者为2级。

1级与0级：被检查者仰卧位，令其髋关节屈曲时，触诊缝匠肌内侧、腹股沟下方之腰大肌，能触及收缩者为1级，无收缩者为0级。

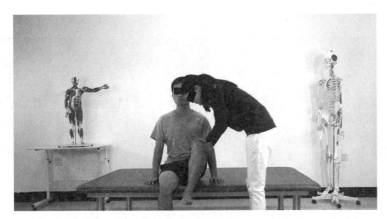

**图4-53 髋关节屈曲肌群5级与4级肌力评定**

**2. 髋关节屈曲、外展及外旋合并膝关节屈曲**

［主要动作肌］缝匠肌（神经支配：股神经$L_{2\sim4}$）。

［辅助肌］髋关节和膝关节的屈肌群，髋关节外旋肌群、外展肌群。

［运动范围］因系关节复合运动，故各分离运动均不充分。

［评定方法］

5级与4级：被检查者坐位，双小腿自然下垂，双手扶持评定台面，保持身体正直。检查者一手置于其膝关节外侧面，对髋关节屈曲、外展施以阻力，另一手置于其踝关节，对髋关节外旋及膝关节屈曲施以阻力，令被检查者屈曲髋关节、膝关节，同时髋关节外展、外旋，能对抗充分阻力完成屈曲、外展及外旋，并合并膝关节屈曲的充分范围者为5级，能对抗一定阻力完成以上运动者为4级。

3级：检查者不施加阻力，余同前，能对抗肢体重力的影响完成以上全范围运动者为3级。

2级：被检查者仰卧位，令被检侧足跟置于另一侧胫骨上方，完成髋关节屈曲、外展、外旋，同时膝关节屈曲，足跟能沿胫骨前缘滑动至膝关节者为2级。

1级与0级：被检查者仰卧位，不能完成以上运动，仅在髂前下棘下方触到缝匠肌收缩者为1级，无收缩者为0级。

**3. 髋关节伸展**

［主要动作肌］臀大肌、半腱肌、半膜肌、股二头肌长头（神经支配：臀大肌受臀下神经$L_5 \sim S_2$支配，半腱肌、半膜肌、股二头肌长头受胫神经$L_4 \sim S_3$支配）。

［运动范围］0°～20°。

［评定方法］

5级与4级：被检查者俯卧位，检查者一手固定骨盆，一手在被检查者膝关节后方施加阻力，令其尽力伸展髋关节（单独检查臀大肌肌力时应保持膝关节屈曲位），能对抗充分阻力完成全关节活动范围运动者为5级，能对抗一定阻力完成以上运动者为4级（图4-54）。

　　3级：检查者不施加阻力，余同前，能对抗肢体重力的影响，完成全关节活动范围运动者为3级。

　　2级：被检查者侧卧位，被检下肢在上方，位于下方的下肢呈屈髋屈膝位。检查者一手托住被检下肢，一手固定骨盆，令其下肢完成髋关节伸展并膝关节伸展，在解除重力影响的条件下完成全关节活动范围的伸展运动者为2级（图4-55）。

　　1级与0级：被检查者俯卧位，令其髋关节伸展时，触诊臀大肌有无收缩，有收缩者为1级，无收缩者为0级。

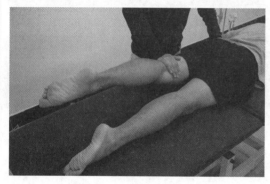

图4-54　髋关节伸展肌群5级与4级肌力评定

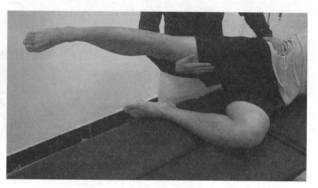

图4-55　髋关节伸展肌群2级肌力评定

**4. 髋关节外展**

　　[主要动作肌] 臀中肌、臀小肌（神经支配：均受臀上神经 $L_4 \sim S_1$ 支配）。

　　[辅助肌] 臀大肌、阔筋膜张肌、缝匠肌。

　　[运动范围] 0°～45°。

　　[评定方法]

　　5级与4级：被检查者侧卧位，被检侧下肢在上方，髋关节轻度伸展，下方下肢膝关节呈屈曲位，检查者一手固定骨盆，另一手在膝关节处正直向下施以阻力，令被检侧下肢外展，能对抗充分阻力完成髋关节外展的全关节活动范围运动者为5级，能对抗一定阻力完成以上运动者为4级（图4-56）。

　　3级：检查者不施加阻力，余同前，能对抗肢体重力的影响，完成全关节活动范围运动者为3级。

　　2级：被检查者仰卧位，检查者握住被检踝关节轻轻抬起使其离开台面，减少与台面的摩擦

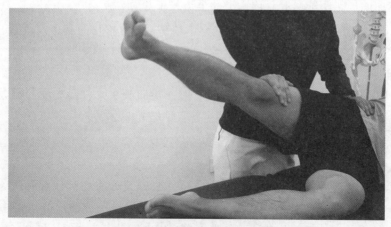

图4-56　髋关节外展肌群5级与4级肌力评定

力，在解除肢体重力的影响下，能完成全关节活动范围的外展运动者为 2 级。

1 级与 0 级：被检查者仰卧位，令其髋关节外展时，触诊大转子上方及髂骨外侧臀中肌，有收缩者为 1 级，无收缩者为 0 级。

**5. 髋关节屈曲位外展**

[主要动作肌] 阔筋膜张肌（神经支配：臀上神经 $L_4 \sim S_1$）。

[辅助肌] 臀中肌、臀小肌。

[运动范围] 因系关节复合运动，故各分离运动均不充分。

[评定方法]

5 级与 4 级：被检查者侧卧位，被检侧下肢位于上方，髋关节屈曲 45°，另一侧下肢膝关节稍屈曲，检查者一手固定骨盆，另一手在其膝关节处施加阻力，令被检侧下肢完成髋关节外展运动，能对抗充分阻力完成髋关节外展的全关节活动范围运动者为 5 级，能对抗一定阻力完成以上运动者 4 级（图 4-57）。

3 级：检查者不施加阻力，余同前，能对抗肢体重力的影响但不能对抗阻力，完成髋关节外展的全关节活动范围运动者为 3 级。

2 级：被检查者长坐位，躯干与台面成 45°，双手于体后支撑，检查者在踝关节下方将被检下肢支撑起以减少肢体与台面的摩擦力，在解除肢体重力的影响下，被检侧下肢可完成外展运动者为 2 级（图 4-58）。

1 级与 0 级：被检查者体位同前，令其髋关节外展时，触诊阔筋膜张肌起止部（大腿前外侧），有收缩者为 1 级，无收缩者为 0 级。

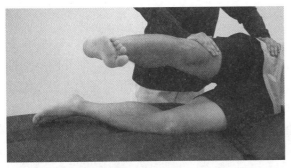

图 4-57 髋关节屈曲位外展肌 5 级与 4 级肌力评定

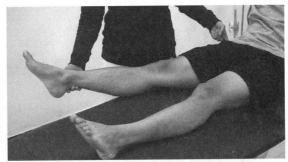

图 4-58 髋关节屈曲位外展肌 2 级肌力评定

**6. 髋关节内收**

[主要动作肌] 大收肌、短收肌、长收肌、耻骨肌、股薄肌（神经支配：大收肌、短收肌、长收肌、股薄肌受闭孔神经 $L_{2\sim4}$ 支配，耻骨肌受股神经 $L_{2\sim4}$ 支配）。

[运动范围] 0°～ 15° 至 20°。

[评定方法]

5 级与 4 级：被检查者侧卧位，被检侧下肢位于下方，检查者一手抬起非检侧下肢约呈 25° 外展，另一手在被检查下肢膝关节上方施加阻力，令被检下肢内收与对侧下肢靠拢，能对抗充分阻力完成髋关节内收的全关节活动范围运动者为 5 级，能对抗一定阻力完成以上运动者为 4 级（图 4-59）。

3 级：检查者不施加阻力，余同前，能对抗肢体重力影响，完成髋关节内收的全关节活动范围运动者为 3 级。

2 级：被检查者仰卧位，被检下肢外展约 45°，检查者轻托被检侧踝关节以减少与台面的摩擦，在解除肢体重力的影响下，髋关节能完成全活动范围的内收运动，髋关节不出现旋转者为2级（图4-60）。

1级与0级：被检查者体位与动作同前，令其髋关节内收时，检查者于大腿内侧及耻骨附近触诊，有收缩者为1级，无收缩者为0级。

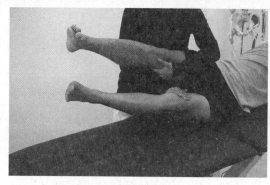
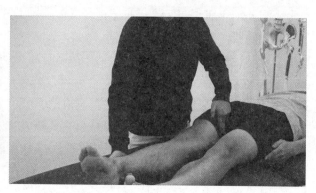

图4-59 髋关节内收肌群5级与4级肌力评定　　　图4-60 髋关节内收肌群2级肌力评定

### 7. 髋关节外旋

［主要动作肌］闭孔外肌、闭孔内肌、股方肌、梨状肌、上孖肌、下孖肌、臀大肌（神经支配：闭孔外肌受闭孔神经后支 $L_2 \sim S_4$ 支配，闭孔内肌、股方肌、梨状肌、上孖肌、下孖肌受骶丛分支支配，臀大肌受臀下神经 $L_5 \sim S_2$ 支配）。

［辅助肌］缝匠肌、股二头肌长头。

［运动范围］ $0° \sim 45°$ 。

［评定方法］

5级与4级：被检查者坐位，双小腿自然下垂，双手握住评定台面边缘以固定骨盆，检查者一手置于膝关节上方外侧，并向内侧施加抵抗，另一手握住踝关节上方内侧面，向外侧施加抵抗，令被检侧大腿外旋，能对抗充分阻力完成髋关节外旋的全关节活动范围运动者为5级，能对抗一定阻力完成以上运动者为4级（图4-61）。

3级：检查者不施加阻力，余同前，能完成全关节活动范围的髋关节外旋运动者为3级。

2级：被检查者仰卧位，髋、膝关节伸展，髋关节置于内旋位，解除肢体重力的影响，能完成髋关节外旋全关节活动范围运动者为2级（当髋关节外旋超过中线，可以提供较小的阻力来抵消重力的协助）（图4-62）。

1级与0级：被检查者体位同前，令其髋关节外旋时，触诊大转子后方皮下深部，肌肉有收缩者为1级，无收缩者为0级。

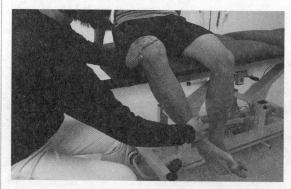
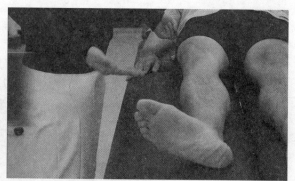

图4-61 髋关节外旋肌群5级与4级肌力评定　　　图4-62 髋关节外旋肌群2级肌力评定

**8. 髋关节内旋**

［主要动作肌］臀小肌、阔筋膜张肌（神经支配：均受臀上神经 $L_4 \sim S_1$ 支配）。

［辅助肌］臀中肌、半腱肌、半膜肌。

［运动范围］$0° \sim 45°$。

［评定方法］

5级与4级：被检查者坐位，双侧小腿自然下垂，双手握住台面边缘以固定骨盆，被检侧下肢大腿下方垫一棉垫，检查者一手置于膝关节上方（大腿远端内侧面），并向外侧施加抵抗，另一手握在踝关节上方外侧面向内侧施加抵抗，令被检侧髋关节内旋，能对抗充分阻力完成髋关节全关节活动范围的内旋运动者为5级，能对抗一定阻力完成以上运动者为4级（图4-63）。

3级：检查者不施加阻力，余同前，完成全关节活动范围运动者为3级。

2级：被检查者仰卧位，髋、膝关节伸展，髋关节置于外旋位，能完成髋关节内旋全关节活动范围运动者为2级（当髋关节内旋超过中线，可以提供较小的阻力来抵消重力的协助）（图4-64）。

1级与0级：被检查者体位同前，令其髋关节内旋时，如在髂前上棘的后方及下方、阔筋膜张肌起始部附近、臀小肌（臀中肌及阔筋膜张肌下方深层）处触及收缩者为1级，无收缩者为0级。

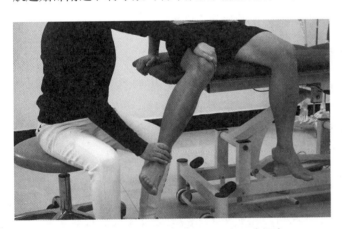

图4-63 髋关节内旋肌群5级与4级肌力评定

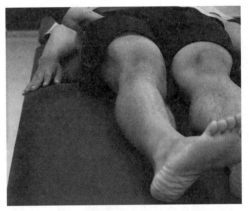

图4-64 髋关节内旋肌群2级肌力评定

**9. 膝关节屈曲**

［主要动作肌］股二头肌、半腱肌、半膜肌（神经支配：股二头肌长头、半腱肌、半膜肌受胫神经 $L_4 \sim S_3$ 支配，股二头肌短头受腓总神经 $L_4 \sim S_2$ 支配）。

［辅助肌］缝匠肌、股薄肌、腘肌、腓肠肌。

［运动范围］$0° \sim 135°$。

［评定方法］

5级与4级：被检查者俯卧位，双下肢伸展，足伸出评定台外，测试动作开始于膝关节屈曲约45°，检查者固定于大腿后方屈膝肌腱的上方，另一手置于踝关节处施加阻力，令被检查者完成膝关节屈曲运动，检查股二头肌时应使小腿外旋，检查半腱肌、半膜肌时应内旋小腿，能对抗充分阻力完成膝关节屈曲全关节活动范围运动者为5级；能对抗一定阻力完成以上运动者为4级（图4-65）。

3级：检查者不施加阻力，余同前，能对抗肢体重力影响，完成膝关节屈曲的全关节活动范围运动者为3级。

2级：被检查者侧卧位，非检下肢位于下方呈屈曲位，检查者站在被检查者后面，双手托起位于上方的被检侧下肢，令其完成膝关节屈曲，在解除肢体重力的影响下，可完成全关节活动范围的运动者为2级（图4-66）。

1 级与 0 级：被检查者俯卧位，检查者支撑被检侧小腿，使膝关节稍屈曲，令其膝关节屈曲时，在大腿后侧膝关节附近触及肌腱收缩者为 1 级，无收缩者为 0 级。

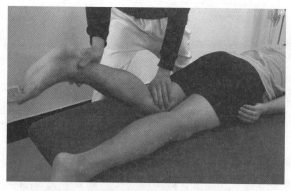
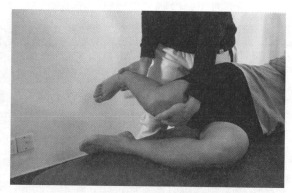

图 4-65　膝关节屈曲肌群 5 级与 4 级肌力评定　　图 4-66　膝关节屈曲肌群 2 级肌力评定

### 10. 膝关节伸展

［主要动作肌］股四头肌：股直肌、股中间肌、股内侧肌、股外侧肌（神经支配：股神经 $L_{2\sim4}$）。

［运动范围］135°～ 0°（亦有过伸展达 –10°者）。

［评定方法］

5 级与 4 级：被检查者坐位，双小腿自然下垂，双手握住检查台面边缘以固定躯干，身体稍后倾，检查者一手固定被检查者大腿，另一手在踝关节上方向下施加阻力，令其完成伸展膝关节的运动（膝关节伸展不超过 0°），能对抗充分阻力完成全关节活动范围运动者为 5 级，能对抗一定阻力完成以上运动者为 4 级（图 4-67）。

3 级：检查者不施加阻力，余同前，能对抗肢体重力的影响，完成膝关节伸展的全关节活动范围运动者为 3 级。

2 级：被检查者侧卧位，另一侧下肢呈屈髋屈膝位位于下方，检查者双手托起被检下肢并固定大腿，膝关节屈曲 90°，令被检下肢完成膝关节伸展动作，在解除肢体重力影响下可以完成全关节范围的伸膝动作者为 2 级（图 4-68）。

1 级与 0 级：被检查者仰卧位，令其膝关节伸展时，在髌韧带上方触诊股四头肌，有收缩者为 1 级，无收缩者为 0 级。

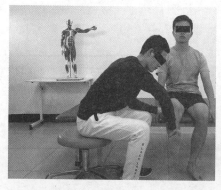
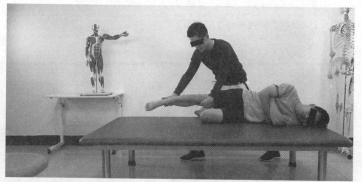

图 4-67　膝关节伸展肌 5 级与 4 级肌力评定　　图 4-68　膝关节伸展肌 2 级肌力评定

### 11. 踝关节跖屈

［主要动作肌］腓肠肌、比目鱼肌（神经支配：均受胫神经 $L_5 \sim S_2$ 支配）。

［辅助肌］胫骨后肌、腓骨长肌、腓骨短肌、姆长屈肌、趾长屈肌、跖肌。

［运动范围］0°～45°。

［评定方法］

5级与4级：被检查者立位，被检下肢单腿站立（如需要辅助以维持平衡，可以用一或两个手指按在检查台上），膝关节伸展，令其足尖着地（五趾着地，足跟离开地面），然后全脚掌着地，能够连续完成至少25次足跟抬起达到完整活动范围的动作且无疲劳者为5级，持续地以每2秒钟一次的速度完成2～24次足跟抬起动作达到完整活动范围者为4级（图4-69）。

3级：被检查者体位与动作同前，完成1次足跟抬起动作达到完整活动范围者为3级（图4-69）。

2级：被检查者俯卧位，足伸出检查台外，检查者一手环握在被测小腿下方、略高于脚踝处，另一手的掌跟和掌心放在跖面、跖骨头高度的位置给予阻力，令其跖屈踝关节，被检查者能抵抗充分阻力完成跖屈全范围运动者为2级（图4-70）。

1级与0级：被检查者体位同前，令其踝关节跖屈时，检查者于腓肠肌、比目鱼肌及跟腱处触诊，有收缩者为1级，无收缩者为0级。

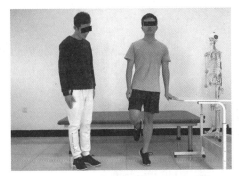 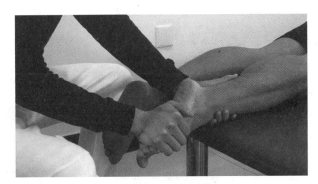

图4-69 踝关节跖屈肌群5级、4级与3级肌力评定　　图4-70 踝关节跖屈肌群2级肌力评定

**12. 踝关节背屈与内翻**

［主要动作肌］胫骨前肌（神经支配：腓深神经 $L_4$～$S_2$）。

［辅助肌］第3腓骨肌、姆长伸肌、趾长伸肌。

［运动范围］0°～20°。

［评定方法］

5级与4级：被检查者坐位，小腿自然下垂。检查者坐在小凳上，将被检足跟置于腿上，一手握小腿后侧，另一手在足内侧及背部施加阻力，足趾不得用力，令其完成背屈及内翻，能对抗充分阻力完成踝关节背屈内翻的全关节活动范围运动者为5级，能对抗一定阻力完成以上动作者为4级（图4-71）。

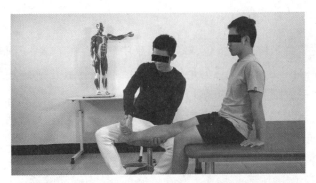

图4-71 踝关节背屈与内翻肌5级与4级肌力评定

3 级与 2 级：检查者不施加阻力，余同前，能完成踝关节背屈及内翻的全关节活动范围运动者为 3 级，仅能完成部分活动范围的运动者为 2 级。

1 级与 0 级：被检查者体位同前，令其踝关节背屈与内翻时，触诊踝关节内侧、背侧的胫骨前肌肌腱及胫骨外侧的肌肉，有收缩者为 1 级，无收缩者为 0 级。

### 13. 足内翻

［主要动作肌］胫骨后肌（神经支配：胫后神经 $L_5 \sim S_1$）。

［辅助肌］胫前肌、趾长屈肌、踇长屈肌、踇长伸肌、比目鱼肌。

［运动范围］$0° \sim 35°$。

［评定方法］

5 级与 4 级：被检查者坐位，双小腿悬空下垂，足轻度跖屈位，检查者坐在被检查者前方，手握被检小腿固定（对胫骨后肌肌腹不得施加压力），另一手在足背内侧距骨头位置施以外翻且轻度背屈方向的阻力，足跖屈肌不得用力，令其足内翻，能对抗充分阻力完成踝关节内翻的全关节活动范围者为 5 级，能对抗一定阻力完成以上运动者为 4 级。

3 级与 2 级：检查者不施加阻力，余同前，被检查者能完成足内翻全关节活动范围的运动者为 3 级，仅能完成内翻的部分活动范围运动者为 2 级。

1 级与 0 级：被检查者坐位或仰卧位，令其足内翻时，在内踝与舟骨之间胫骨后肌腱处可触及收缩者为 1 级，无收缩者为 0 级（图 4–72）。

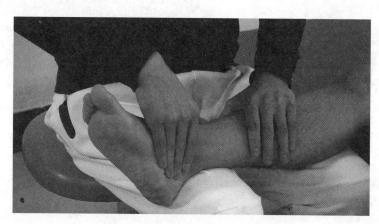

图 4–72  足内翻肌 1 级与 0 级肌力评定

### 14. 足外翻

［主要动作肌］腓骨长肌、腓骨短肌（神经支配：均受腓浅神经 $L_4 \sim S_1$ 支配）。

［辅助肌］趾长伸肌、第 3 腓骨肌。

［运动范围］$0° \sim 25°$。

［评定方法］

5 级与 4 级：被检查者坐位或仰卧位，踝关节于中立位，检查者一手固定小腿，另一手环握在前足背面和外侧缘施加阻力，令其尽力足外翻，能对抗充分阻力完成全关节活动范围运动者为 5 级，能对抗一定阻力完成以上运动者为 4 级。

3 级与 2 级：检查者不施加阻力，余同前，能够完成足外翻全关节活动范围运动者为 3 级，仅能完成部分活动范围运动者为 2 级。

1 级与 0 级：被检查者体位与动作同前，令其足外翻时，于第 5 跖骨近端底外侧缘（腓骨短肌肌腱）、小腿外侧右下部、腓骨头远端、小腿外侧面的上半部（腓骨长肌）触及收缩者为 1 级，无收缩者为 0 级（图 4-73）。

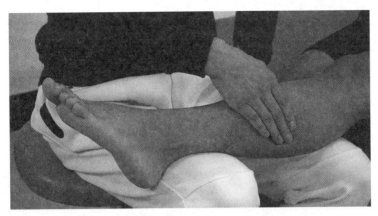

图 4-73　足外翻肌（腓骨长肌）1 级与 0 级肌力评定

### （五）足趾肌

**1. 跛趾和足趾跖趾关节屈曲**

［主要动作肌］跛短屈肌（跛趾）、蚓状肌（第 2 到第 5 足趾）（神经支配：第 2～4 蚓状肌受外侧足底神经 $S_{2～3}$ 支配，跛短屈肌、第 1 蚓状肌分别受内侧足底神经 $S_{1～2}$ 及 $L_5～S_1$ 支配）。

［辅助肌］骨间背侧肌、骨间足底肌、小趾短屈肌、趾长屈肌、趾短屈肌、跛长屈肌、跛外展肌、跛内收肌。

［运动范围］跛趾：0°～45°，第 2 到第 5 足趾：0°～40°。

［评定方法］

5 级与 4 级：被检查者坐位，小腿于检查台边缘下垂，踝关节呈中立位，检查者在被检查者前方坐于低凳上，一手固定跖骨，另一手置于各近节趾骨下方施加阻力。实际上，多数被检查者跛趾与其余四趾分开运动很困难，临床上常将跛趾与其余四趾的运动同时进行检查。能对抗充分阻力完成跛趾与其余四趾的跖趾关节全关节活动范围运动者为 5 级，能对抗一定阻力完成以上运动者为 4 级。

3 级与 2 级：检查者不施加阻力，余同前，能完成各趾全关节活动范围运动者为 3 级，只能完成足趾的部分运动者为 2 级。

1 级与 0 级：被检查者体位同前，令其跛趾和足趾的跖趾关节屈曲时，能触及肌肉收缩为 1 级，不能触及任何肌肉收缩者为 0 级。

**2. 跛趾和足趾的趾间关节屈曲**

［主要动作肌］趾长屈肌、跛长屈肌、趾短屈肌（神经支配：趾长屈肌、跛长屈肌受胫神经 $L_5～S_2$ 支配，趾短屈肌受内侧足底神经 $S_{1～2}$ 支配）。

［运动范围］跛趾趾间关节屈曲 0°～90°，第 2 到第 5 足趾近端趾间关节屈曲 0°～35°，远端趾间关节屈曲 0°～60°。

［评定方法］

5 级与 4 级：被检查者坐位或仰卧位，检查者双手在其跛趾近节趾骨下方和其余四趾近节趾骨（当检查远端趾间关节屈曲时于其中节趾骨）予以固定，用拇指在跛趾远节和其余四趾中节（检查其余四趾远端趾间关节时为远节）趾骨跖面施加阻力，令被检查者屈曲足趾，能对抗充分阻力完成全关节活动范围运动者为 5 级，能对抗一定阻力完成以上动作者为 4 级。

3 级与 2 级：被检查者体位与动作同前，检查者不施加阻力，可以完成全关节活动范围运动者为 3 级，只能完成部分运动者为 2 级。

1 级与 0 级：被检查者体位同前，令其蹈趾和足趾的趾间关节屈曲时，能触及肌肉收缩者为 1 级（蹈长屈肌的肌腱在蹈趾近端跖面可触及），不能触及肌肉收缩者为 0 级。

**3. 蹈趾和足趾的跖趾关节、趾间关节伸展**

［主要动作肌］趾长伸肌、趾短伸肌、蹈长伸肌（神经支配：均受腓深神经 $L_5 \sim S_1$ 支配）。

［运动范围］蹈趾：$0° \sim 75°$ 至 $85°$，第 2 到第 5 足趾：$0° \sim 40°$。

［评定方法］

5 级与 4 级：被检查者坐位或仰卧位，踝关节呈中立位，检查蹈趾和足趾的跖趾关节伸展时，检查者固定其跖骨，拇指抵于蹈趾和足趾近节趾骨背面施加阻力；检查蹈趾趾间关节和足趾的近端趾间关节伸展时，检查者固定其第 1 ～ 5 趾近节趾骨，在第 1 趾末节趾骨和第 2 ～ 5 趾中节趾骨背面施加阻力（检查第 2 ～ 5 趾远端趾间关节时，则固定其中节趾骨，阻力施加于末节趾骨背面），能对抗充分阻力完成全关节活动范围运动者为 5 级，能对抗一定阻力完成以上动作者为 4 级。

3 级与 2 级：检查者不施加阻力，余同前，可以完成全关节活动范围运动者为 3 级，只能完成部分活动范围运动者为 2 级。

1 级与 0 级：被检查者体位同前，令其蹈趾和足趾跖趾关节、趾间关节伸展时，检查者在跖骨的背面触诊趾长伸肌的肌腱、在踝关节前方背侧触诊趾短伸肌的肌腱，有收缩者为 1 级，无收缩者为 0 级。

## （六）脑神经支配肌肉

脑神经所支配肌肉不遵循典型的徒手肌力评定方法和评分标准，脑神经所支配的肌肉外观、力量、移动及动作速度都与其他骨骼肌不同。评定对象包括正常人及被怀疑和已确诊有来自上运动神经元及下运动神经元损伤的脑神经运动分支障碍的各类患者。在测试脑神经支配肌肉时，对称性是非常重要的，除了喉部的肌肉，皆可肉眼看出这些肌肉的对称性。脑神经所支配肌肉测试，其动作或口令并非全然为患者所熟悉，所以治疗师应示范每项测试，也应允许患者练习。如果出现不寻常或意料之外的测试结果，应该询问患者是否曾接受过脸部重建手术（如整形），以及肉毒杆菌毒素注射除皱美容。

**1. 功能性分级**　脑神经支配肌肉的肌力评定，依据肌肉预期的活动来确定其相关的功能性分级。

F（functional）：有功能，看起来正常或只有些微的功能缺损。

WF（weak functional）：功能差，中等程度功能缺损，会影响主动动作。

NF（no functional）：无功能，严重程度功能缺损。

0（zero）：无。

**2. 评定方法**　脑神经支配肌肉肌力检查按部位不同分别使用不同的功能动作，检查不同的内容。以下主要介绍脑神经支配肌肉的功能，检查方法则采用相应的功能动作进行，根据肌肉活动来确定其相关的功能性分级，不予详述。

（1）眶内肌（眼球肌）　包括上直肌、下直肌、内直肌、外直肌、上斜肌和下斜肌，根据其所附着的位置及本身动作的影响来控制眼球移动的方向，眼球在眼窝中绕着一个或多个贯穿眼球中心的三个主要轴心旋转。

上直肌：①主动作：眼球上抬，动作向内和向上。②副动作：旋转内收的眼球，使纵轴的上端往内；将眼球内收至极限。

下直肌：①主动作：眼球下压，动作为向卜和向内。②副动作：眼球内收；旋转内收的眼球，使眼球纵轴的上端往外。

内直肌：①主动作：眼球内收。②副动作：无。

外直肌：①主动作：眼球外展。②副动作：无。展神经损伤导致向外侧运动受限，眼球转向内方，不能向外侧转动即内斜视。

上斜肌：①主动作：眼球下压。②副动作：眼球外展。滑车神经损伤时引起眼球下压受限，但外展不受限，因外展由展神经支配。

下斜肌：①主动作：眼球上抬，特别是从向内的位置向上方的动作，运动是向上并向外的运动。副动作：眼球外展，眼球旋转使眼球的纵轴向外。该肌瘫痪时眼球会偏向下且稍微偏向外，当眼球外展时无法向上移动；动眼神经损伤时，眼球朝向外侧，不能向内看，眼睑下垂。

（2）眼睑、眉、额诸肌

上睑提肌：提上睑（睁眼），由动眼神经支配。

眼轮匝肌：闭合眼睑即闭眼，由面神经支配。

皱眉肌：皱眉，由面神经支配。

枕额肌、额肌：抬眉，使额部出现皱纹，由面神经支配。

（3）鼻眉肌　使眉的内侧向下牵拉，产生鼻根部的横向皱纹，由面神经支配。

（4）口周围肌　与口有关的肌肉数目繁多，如口轮匝肌、提上唇肌、颧肌、笑肌、提口角肌、降口角肌、降下唇肌和颊肌，口周围肌均由面神经支配。

口轮匝肌：位于口裂周围，该肌收缩关闭口裂即闭唇。

颊肌：该肌收缩时牵拉口角向后，使颊和唇紧贴牙齿和上、下颌牙槽突，协助咀嚼食物。

（5）咀嚼肌　包括颞肌、咬肌、翼外肌、翼内肌，均由三叉神经运动支支配。当运动支损伤时，下颌骨上提、下降、向前移动、旋转等运动肌肌力低下或瘫痪；当一侧损伤时，引起下颌向患侧偏歪；双侧损伤时下颌骨下垂，张口麻痹不能运动。在进行下颌运动检查时，肌痉挛的程度、萎缩、纤维束的挛缩等情况的有无均应予以关注。

翼外肌及舌骨上肌群：两侧肌同时收缩即（开颌）张口，一侧收缩使下颌骨移向对侧。

咬肌、翼内肌、颞肌：上提下颌（闭颌）即闭口。

翼外肌和翼内肌：下颌的侧方运动。下颌向右侧偏移时的主要动作肌是左翼内肌和左翼外肌，下颌向左侧偏移时，主要动作肌是右翼内肌和右翼外肌。双侧翼内肌和翼外肌同时收缩可使下颌前伸（下颌牙比上颌牙向前突出）。

（6）舌肌

包括舌外肌和舌固有肌，舌外肌起自舌外，止于舌，既能改变舌的位置，又能改变舌的形状，主要包括颏舌肌、茎突舌肌、腭舌肌，均由舌下神经支配。

颏舌肌后部纤维：伸舌运动。两侧颏舌肌收缩，牵引舌向前下，助伸舌。

颏舌肌与其他诸肌：舌向一侧偏移。一侧颏舌肌收缩，伸舌时舌尖偏向对侧。

颏舌肌前部纤维和茎突舌肌：缩舌运动，牵舌向后上方。

腭舌肌和茎突舌肌：舌根部抬起而使舌后部隆起。

颏舌肌和舌固有肌：卷舌运动，即舌伸出口腔上、下翻卷。

（7）软腭诸肌　软腭内含有腭咽肌、腭舌肌、腭帆提肌、腭帆张肌、腭垂肌。腭咽肌、腭舌肌、腭帆提肌和腭垂肌由迷走神经咽支和副神经支配，腭帆张肌由三叉神经运动支（下颌神经）支配。其可使软腭上举、内收，咽峡部变窄。软腭的运动可以隔断咽的口部与鼻部，封闭咽峡，还可协助舌将口内食团或液体挤入咽，这些功能在吞咽运动中有着重要作用。

## 四、注意事项

1. 如单侧肢体病变，先检查健侧肢体同名肌的肌力，以便患侧与其比较。

2. 当主动肌肌力减弱时，协同肌可能取代被检的主动肌而引起运动，应采用触诊和观察的方法及时发现是否存在协同肌的收缩。检查中应避免代偿动作的出现，若存在代偿运动，应检查被检肌肉或肌群是否摆放在正确的位置，检查者的固定方法是否得当。

3. 因不同的人甚至不同的肌肉，其疲劳特点存在差异，因此，重复检查同一块肌肉的最大收缩力量时，前后检查以间隔 2 分钟为宜。

4. 正常肌力受年龄、性别、身体形态及职业等的影响而存在个体差异，因此，在进行 3+ 以上肌力检查时，给予阻力的大小要根据被检查者的个体情况及肌肉解剖与生理特点来决定。

5. 检查不同肌肉时需采取相应的检查体位，但为了方便患者，应根据体位来安排检查的顺序。

6. 检查者的位置，应尽量靠近被检者，便于固定、实施手法，但又以不妨碍运动为宜。

7. 检查中施加阻力时，应对解剖部位、用力方向、施加阻力的时间、阻力的大小等进行合理设计，绝对禁止因手法粗暴造成被检肢体软组织损伤。

8. 避免在运动、饱餐及疲劳时进行肌力检查，持续的等长收缩可使血压升高，心脏负担加重，故高血压、心脏病等症状明显者应慎用该检查；疼痛、骨折、关节活动严重受限、创伤未愈等影响检查结果者，不适用该检查；中枢神经系统疾病和损伤所致的痉挛性瘫痪不宜进行徒手肌力评定。

## 五、结果记录和分析

### （一）结果记录

徒手肌力评定的检查结果应详细记录在评定单中（附录 3 ～ 6）。具体记录的内容和记录方法应当包括以下内容。

**1. 肌力评定的分级**　可将所获得的肌力按 0 ～ 5 级记录，必要时以此为基础加 "+" 或 "−" 号记录。

**2. 关节活动受限情况**　若受测肢体关节活动受限，应首先准确记录受限关节的可活动范围，然后再记录该受限活动范围内的肌肉收缩情况。

**3. 痉挛、挛缩、疼痛等异常**　若受测肢体同时存在痉挛、挛缩、疼痛等问题应注明，可分别用 "S（spasticity）""C（contracture）""P（pain）" 表示。

**4. 特殊体位或肢体摆放位**　因疾病、外伤等因素导致无法按规定体位检查时，应记录改变情况。

### （二）结果分析

肌力评定的异常结果表现为肌力低下。肌力低下是临床常见症状和体征，常见于中枢或周围神经损伤、肌腱损伤、失用性肌萎缩、劳损、由于关节水肿而导致的肌力低下及其他因素。

通过肌力评定所获得的结果形成功能障碍的诊断，并为治疗提供依据。其应用主要表现在以下方面：①临床上，肌力评定是判断脊髓损伤平面及周围神经损伤的重要手段，有助于进行神经损伤定位诊断。②协助软组织损伤的定性诊断，如 Cyriax 测试收缩性组织损伤的方法：治疗师可以选择被动或是主动抗阻的动作分别对非收缩组织或收缩性组织施加压力。如果非收缩组织出现疼痛现象，主动及被动的动作都会产生疼痛；如果只有收缩性组织引发疼痛，只有主动动作会出现疼痛。③制定治疗计划和判断治疗效果，如短期治疗目标就是从当前所评定的肌力的级别提高到下一个级别，肌力评定可通过对周围神经损伤后其所支配的肌肉肌力恢复情况的变化追踪神经再生的进展等。④发现影响作业活动完成的相关肌力因素，并据此制定治疗方案，其以独立完成作业活动或任务为治疗目标，故肌力训练的效果以能否进行相应的作业活动为评判标准，而不以肌力的级别为标准。

# 第三节 肌力的仪器评定

为了获得更加准确的肌力定量指标，除了徒手肌力评定，还可借助仪器设备对肌力进行测评，临床常用的器械肌力检查法包括等长收缩肌力评定法和等速收缩肌力评定法，本节予以介绍。在使用仪器检查肌力时，其前提条件是被检查者徒手肌力检查评级在 3 级以上。

## 一、等长收缩肌力评定

使用仪器可以对目标肌肉或肌群静力性的收缩力量进行量化测试，这种采用等长收缩方式对肌力测量的方法即称为等长肌力评定，是临床常用的器械性肌力检查方法之一。等长收缩肌力检查包括握力计、捏力计、拉力计、四肢测力计等测定。

### （一）握力评定

外在及内部的手指屈肌、拇长屈肌、拇短屈肌、拇对掌肌、拇外展肌均会影响手握力，腕屈肌也相当重要，其协助将手摆在适当的长度。检查时患者采用坐位，手置放在身体两侧，将肘关节弯曲到 90°，前臂中立位，腕关节伸直到 0°～30°。检查者将握力计放在患者的手上，握力计的刻度盘不要朝向患者，调整握力计的手把位置让手指可以舒适地抓握及挤压把手，不给予任何视觉或是声音的回馈。连续测试 3 次，取其最大值。握力的大小可用握力体重指数表示，主要反映前臂和手部相对力量的大小。握力体重指数＝握力（kg）/ 体重（kg）×100%。青壮年握力体重指数大于 50% 为正常，利手握力比非利手大 5%～10%；女性握力小于男性握力；握力随年龄增加逐渐下降。

### （二）捏力评定

捏力评定是检查拇指与其余四指指腹对捏的力量，反映拇指对掌肌及屈肌肌力。检查时患者采用坐位或立位，用捏力计进行测试，被检查者用拇指和另一手指的指腹对压捏力计的两臂，即获得捏力计上的读数，正常值约为握力的 30%。

### （三）背肌力评定

背肌力评定是检查腰背部伸展力量大小的定量测评。测试时两膝伸直，躯干前屈为起始姿势，将把手调节到膝关节高度，然后做伸腰提拉动作。背部伸肌肌力的大小可用拉力体重指数评定。拉力体重指数＝拉力（kg）/体重（kg）×100%。正常情况下，男性背肌力为体重的 1.5 ～ 2 倍；女性则为体重的 1 ～ 1.5 倍。拉力计测试时，腰椎瞬间应力可迅速增大，因此，有腰部疼痛不适的患者或老年人，不适合选用这种测力方法评估。

### （四）四肢肌力评定

四肢肌力评定是检查四肢肌肉等长收缩时力量的大小，使用手持测力计进行。其优点是信度较高且快速可行，数值具有客观性，可立即辨识两侧的差异，且仪器轻便。

## 二、等速肌力测试

等速运动指运动中运动速度恒定（等速）而阻力可变，运动中的速度预先在等速仪器上设定，一旦速度设定，不管受试者用多大力量，肢体运动的速度都不会超过预先设定的速度，受试者的主观用力只能使肌肉张力增高，力矩输出增加，而不能产生加速度的一种运动。等速肌力测试将等速运动中肌肉收缩过程通过等速仪器记录下来，经计算机处理，得到力矩曲线及多项反映肌肉功能的参数，作为评定肌肉运动功能的指标。

等速肌力测试（isokinetic muscle testing）开始于 20 世纪 60 年代后期，由 Hislop 和 Perrine 提出等速运动的概念，70 年代 Cybex 公司制造出第一台等速仪器。我国于 20 世纪 80 年代初开始购进等速仪器，用于运动体育和康复医学。

**1. 等速肌力测试的工作原理**　等速运动设备的工作原理与感应系统和阻力反馈调节系统密切相关。感应系统感受关节活动范围内每一点肌力的变化；阻力反馈调节系统调节每一点的阻力，使之与相应的肌力改变相配，从而使预定的角速度在整个关节活动范围内保持恒定，即运动过程中不产生加速度，并将任何超过该速度的运动力量转化为对抗阻力的一种主动运动模式。因此，在整个运动过程中产生的阻力与主动用力的程度有关，主动用力越大，产生的阻力也越大，从而使得肌肉在整个运动过程中任何一个时刻都能产生最大的力量。

**2. 等速肌力测试的临床意义**　通过等速肌力测试，可了解肌肉或神经肌肉功能损害程度；确立基础值，帮助评价损伤的程度，作为制定康复治疗方案的参考依据；作为康复治疗疗效的评价和判断指标。

**3. 等速肌力测试的适应证与禁忌证**　等速肌力测试的适应证包括骨科病变、老年病、神经科疾病、运动损伤、等速力量和力量素质评估等。绝对禁忌证为失稳、骨折未完全愈合、严重骨质疏松、骨关节恶性肿瘤、关节活动严重受限、术后早期、急性损伤等，相对禁忌证则包括疼痛、关节活动度受限、滑膜炎或渗出、亚急性或慢性扭伤等。

**4. 等速肌力测试的步骤**　包括：①准备：接受指导，做一些简单准备活动。②测试次序：先健侧后患侧。③体位和关节轴心：体位的选择应考虑关节损伤后的愈合情况（如肩关节脱位复位后，肩关节固定外展位），关节活动轴心与仪器动力臂旋转轴心相一致。④固定：肢体近端，如腰部和胸部，应保证各种固定带紧而舒适。⑤动力臂的长度：动力臂的长短影响肌肉的力矩输出，应保证动力臂长度一致。⑥肢体称重。

测试方式分为被动模式、向心性收缩/向心性收缩（即所检测主动肌与其拮抗肌的收缩方式）、离心性收缩/离心性收缩、向心性收缩/离心性收缩、等长收缩模式。

测试速度（角速度）分为慢速（30°/s ～ 120°/s）、中速（150°/s ～ 210°/s）和快速（240°/s ～ 500°/s）。慢速（临床中多采用 60°/s）主要用于肌力的测试，分析动作中的薄弱环节，测试次数为 4 ～ 6 次，通常重复 5 次即可；中速（常用 180°/s）主要用于测试肌力状况，应保证动力臂长度一致；快速用于测试肌肉的耐力，非运动员多采用 240°/s 进行测试，由于需要采用最后 5 次的肌力与最初 5 次的肌力（做功量或力矩）之比作为耐力指标，因此至少需要重复 20～25 次。当运动速度设置为 0°/s 时，性质属于等长肌力测试。

**5. 等速肌力测试的结果记录与分析**　曲线描记结果图是通过力矩曲线和关节活动范围曲线来评估肌肉的运动情况，关节及周围组织的损伤或疾病情况均可通过力矩曲线而获得。其结果分析包括定性和定量分析。定性分析通过对曲线的形态进行观察并评估其质量。定量分析则采用参数进行，主要测试参数包括力量指标、比值指标和其他指标。力量指标主要有峰力矩、特定角度的力矩值和总功，比值指标主要包括弱 / 强肌力比值、力矩体重比及左 / 右同名肌比，其他指标则主要有力矩加速能、交互支配时间等。

（1）峰力矩　单位为牛顿·米（N·m），是肌肉收缩产生的最大力矩，即力矩曲线的最高点，是肌力测试的黄金指标。峰力矩代表肌肉收缩所产生的最大力量。

（2）峰力矩角度　单位为度，是关节活动范围内峰值力矩出现时的角度，通常为关节用力的最佳角度。

（3）峰力矩时间　是肌肉开始收缩到达最大力矩的时间，该值反映肌肉快速产生力矩的能力。

（4）平均力矩　是全关节活动范围内肌群收缩过程中所产生力矩的平均水平。

（5）特定角度的力矩值　是关节活动至一定角度肌肉的力矩大小，该值可被用来评定肌肉在特定位置时力量的大小。

（6）总功　单位为焦耳（J），指一次或数次运动所做的功，是力与运动距离的乘积，即力矩曲线下的面积之和。当关节活动范围正常时，该值主要同力矩大小有关。

（7）峰力矩体重比　指所测峰力矩值与个体体重之间的比值，代表肌肉收缩的相对肌力。借此可消除个体间体重因素影响，以利于个体间的横向比较。

（8）左 / 右同名肌峰力矩比　反映两侧同名肌群力量的平衡情况。一般＞10% 易造成弱侧损伤。

（9）主动肌与拮抗肌峰力矩比　该比值反映肌力平衡情况，间接反映关节稳定性，预测潜在的关节损伤，尤其膝关节的屈 / 伸比值最具临床意义（60%～70%），随速度增大，此值略增大。

（10）力矩加速能　指肌肉收缩最初 1/8 秒的做功量，即前 1/8 秒力矩曲线下的面积，单位焦耳（J），可代表爆发力。

（11）交互支配时间　反映原动肌转换至拮抗肌开始收缩的时间，时间越短，反映原动 – 拮抗肌群协调能力越强。

（12）平均功率　指单位时间内肌肉的做功量，反映肌肉随时间做功的效率。单位为瓦（W）。

（13）耐力比　是肌肉耐力或疲劳测试指标。采用快速测试（240°/s），重复运动 20～30 次，最后 5 次与最初 5 次或前 1/3 与后 1/3 运动的做功量之比。此外，最后 5 次和总功之比是评估单一肌群耐力较好的指标。

（14）关节活动范围　在等速肌力测试中，除记录力矩曲线外，全程记录关节运动的范围、起止角度。该指标有助于判断是否存在关节活动受限，亦有助于比较双侧同名肌做功量差异的原因。

（15）变异系数　标准差与均数的比值称为变异系数。该系数反映数据的离散程度，是衡量重复测试的观测值（如 3 次峰力矩值）变异程度的一个指标。该系数越小，说明重复测试的一致性越高，所得测试数据越可靠，是临床判断测试结果可采纳与否的指标。

**6.等速肌力测试的临床应用**　在康复评定中，等速肌力测试的应用主要包括4个方面：①肌肉功能评定，可对多个肌肉功能指标进行测定，如可提供多种测试方式评定肌力，耐力比和力矩加速能是分析肌耐力和爆发力的重要指标。②关节稳定性评定，如主动肌与拮抗肌峰力矩比是反映关节稳定性的重要指标。③运动系统伤病辅助诊断，如肌肉关节病变情况可通过力矩曲线及相关指标反映。④疗效评定。

【复习思考题】

1.影响肌力的因素有哪些？可进一步归纳为哪些方面？

2.徒手肌力评定中，如何防止代偿运动和假象运动？其方法有哪些？

3.肌力评定的应用主要表现在哪些方面？

扫一扫，查阅本章数字资源，含PPT、音视频、图片等

反射是机体感受刺激引起的不随意运动反应，是神经系统的基本活动形式。正常人可引出浅反射、深反射，也称生理反射；某些神经系统疾病时引出，而正常人不能出现的反射称为病理反射。检查反射时，要注意两侧对比，反射不对称是神经系统损害的重要定位体征。本章主要介绍对临床诊断有重要意义的反射。

## 第一节 概　述

### 一、定义

在大脑皮质的控制和调节下，机体对内外环境的各种刺激所产生的反应称为反射。神经反射是通过反射弧来完成的，反射弧是反射的结构基础。参与完成反射活动的解剖结构包括感受器、传入神经、中枢、传出神经和效应器五部分。受高级中枢的控制，其中任何一部分发生病变都会使反射出现异常。

### 二、分类

人体反射分类极为复杂。按照巴甫洛夫的观点，可将机体的反射活动分为条件反射和非条件反射两种。非条件反射又可分为生理反射（浅反射、深反射）和病理反射。浅反射为刺激皮肤及黏膜体表感受器所引起的反射。深反射为刺激肌腱和骨膜的本体感受器所引起的反射。病理反射是正常情况下（除婴儿外）不出现，仅在中枢神经系统损害时才发生的异常反射，主要是锥体束受损后失去对脑干和脊髓的抑制作用而引起的，因此临床上病理反射常提示为锥体束的损害。

## 第二节　反射的评定方法

### 一、工具

**1. 叩诊锤**　将叩诊锤握在拇指和食指之间，以腕关节为轴，屈腕 30°，迅速地叩击肌腱或骨膜。叩击时适当增加强度以提高叩诊锤远端的速度。

**2. 其他检查工具**　除了使用叩诊锤检查反射外，还会使用棉签、竹签、大头针等工具进行检查。

## 二、生理反射

生理反射特指生物学意义的反射。生理反射按照刺激部位的不同可分为浅反射和深反射。

**1. 浅反射** 实质是伤害性刺激或触觉刺激作用引起的屈曲反射。

（1）腹壁反射（肋间神经，$T_{7\sim12}$） 被检查者仰卧，两下肢稍屈以使腹壁放松，检查者用钝器（火柴杆或棉签或竹签）按上（$T_{7\sim8}$）、中（$T_{9\sim10}$）、下（$T_{11\sim12}$）三个部位由外向内轻划腹壁皮肤。正常反应为受刺激的部位可见腹壁肌肉收缩。

（2）提睾反射（闭孔神经传入，生殖股神经传出，$L_{1\sim2}$） 被检查者仰卧，分开双腿，检查者用棉签或竹签快速地自下而上或自上而下轻划近腹股沟处大腿内侧皮肤。正常反应为同侧提睾肌收缩，睾丸向上提起。

（3）跖反射（胫神经，$S_{1\sim2}$） 被检查者仰卧，髋及膝关节伸直，检查者以一手持患者踝部，用另一手持棉签或竹签轻划患者足底外侧缘，自足跟向前划至小趾根部的隆起处转向内侧。正常反应可见各足趾皆跖屈。

（4）肛门反射（阴部神经，$S_{4\sim5}$） 被检查者侧卧或取膝胸位，检查者用棉签或竹签轻划或用大头针轻刺患者肛门周围皮肤，正常反应为肛门外括约肌收缩，若是从表面不易看到时，可通过肛门指诊触摸感知。

**2. 深反射** 实质是肌牵张反射的一种，是指快速牵拉肌腱时发生的不自主的肌肉收缩。

（1）肱二头肌反射（肌皮神经，$C_{5\sim6}$） 被检查者取卧位或坐位，屈肘，前臂稍内旋。检查者左手托起被检查者肘部，以左手拇指置于肱二头肌肌腱上，右手用叩诊锤叩击检查者拇指，正常反应为肱二头肌收缩引起的肘关节屈曲动作。

（2）肱三头肌反射（桡神经，$C_{6\sim7}$） 被检查者取卧位或坐位，上臂稍外展，屈肘，前臂稍内旋。检查者以一手托扶患者的肘部，另一手以叩诊锤直接叩击鹰嘴上方约 2cm 处的肱三头肌肌腱。正常反应为肱三头肌收缩引起肘关节稍伸展动作。

（3）桡骨膜反射（正中神经、桡神经、肌皮神经，$C_{5\sim8}$） 被检查者取卧位或坐位，前臂屈曲稍内旋。检查者以一手轻托患者的前臂，并使腕关节自然下垂，另一手以叩诊锤轻叩桡骨茎突。正常反应为肱桡肌、肱二头肌、旋前肌、肱三头肌引起肘关节屈曲、前臂旋前、手指屈曲等动作。

（4）膝反射（股神经，$L_{2\sim4}$） 被检查者坐于床沿，膝关节自然弯曲。若为仰卧位，则检查者以一手托其腘窝，使膝关节稍屈曲，另一手用叩诊锤叩击髌骨和胫骨粗隆之间的股四头肌肌腱附着点。正常反应为股四头肌收缩引起膝关节伸展动作。

（5）跟腱反射（坐骨神经，$S_{1\sim2}$） 被检查者取仰卧，下肢屈曲，大腿稍外展外旋。检查者用一手握住足底前部，使踝关节稍背屈，另一手叩击跟腱。正常反应为腓肠肌收缩引起的跖屈动作。

## 三、病理反射

**1. 巴宾斯基（Babinski）征** 被检查者仰卧，下肢屈曲。检查者一手握踝关节上部固定小腿，另一手持钝针自足底外侧从后向前快速轻划至小指根部，再转向拇趾侧。正常情况下应出现足趾跖屈，称巴宾斯基征阴性。如出现拇趾背伸，其余四趾呈扇形分开，称巴宾斯基征阳性。

**2. 奥本海姆（Oppenheim）征** 被检查者仰卧。检查者用拇指及食指沿患者胫骨前缘用力由上向下推压，阳性表现同巴宾斯基征。

**3. 查多克（Chaddock）征**　被检查者仰卧，下肢稍屈曲。检查者用棉签在外踝下方足背外缘，由后向前划至跖趾关节处，阳性表现同巴宾斯基征。

**4. 戈登（Gordon）征**　被检查者仰卧。检查者用手以一定力量捏压腓肠肌，阳性表现同巴宾斯基征。

**5. 霍夫曼（Hoffmann）征（正中神经，$C_7 \sim T_1$）**　被检查者卧位或坐位，检查者右手的中指和食指夹持被检查者的中指中节，稍向上提，使其腕部处于轻度过伸位，其余各指处于自然放松屈曲状态，然后检查者以拇指迅速弹刮被检查者中指指甲，由于中指的指深屈肌受到牵引而引起拇指及其余指的轻微掌屈反射，称为霍夫曼征阳性。

### 四、阵挛

阵挛是腱反射高度亢进的表现，见于锥体束损害，常见的有髌阵挛和踝阵挛。

**1. 髌阵挛**　被检查者仰卧，下肢伸直。检查者用拇、食两指按住髌骨上缘，快速向下用力推动数次，并维持不放松，附着在髌骨上缘的股四头肌肌腱被拉长，当膝反射增高时可引起该肌有节律地收缩，髌骨出现连续上、下颤动的阳性反应。

**2. 踝阵挛**　被检查者仰卧。检查者用一手托患者腘窝，使膝关节半屈曲，另一手握足底前部，迅速而突然用力，使足背屈，并持续压于足底，腓肠肌和比目鱼肌肌腱被拉长，跟腱反射增强可引发节律性收缩，导致足部出现交替性屈伸动作的阳性反应。

### 五、注意事项

被检查者要配合，肢体要放松。检查部位两侧都要充分暴露，以便形成对比。检查者用棉签或竹签检查时要注意力度不宜过大，以免戳伤患者。用叩诊锤时，检查者叩击要快速均匀。进行肛门反射检查前要准备好一块干净无菌的棉花，并注意做好肛门的清洁工作。对于精神紧张不合作者、儿童或精神病患者，检查时可以嘱咐患者两手拉紧或击掌，在当患者用力拉手或击掌的瞬间，检查者叩击肌腱或骨膜处易引起反射。

# 第三节　结果记录与分析

## 一、结果记录

通常将反射的结果以下方式进行记录。

**1. 浅反射**　通常将浅反射的程度分为 4 个等级。浅反射消失记录为（－）；浅反射减弱记录为（±）；浅反射正常记录为（＋）；浅反射增强记录为（＋＋）。

**2. 深反射**　通常将腱反射的活跃程度分成 5 个等级。腱反射消失记录为（－）；腱反射迟钝记录为（＋）；腱反射正常记录为（＋＋）；腱反射活跃记录为（＋＋＋）；腱反射亢进伴有阵挛记录为（＋＋＋＋）。

**3. 病理反射**　通常将病理反射的结果分成 3 个方面。病理反射阴性记录为（－）；可疑有病理反射记录为（±）；病理反射阳性记录为（＋）。

## 二、结果分析

**1. 浅反射**　临床上浅反射的减弱或消失常见于反射弧上任何部位的损伤、中枢神经系统兴奋性降低（深昏迷或麻醉）、腹壁松弛（肥胖者、老年人及经产妇）、紧张或瘢痕等方面。如脊髓反射弧及锥体束损害时腹壁及提睾反射可减弱或消失；急腹症、妊娠后期、膀胱过度胀满也可减弱或消失。此检查有神经损害定位诊断意义。

**2. 深反射**

（1）深反射减弱或消失　见于脊髓反射弧任何部位的损伤，临床上常见的病因有周围神经或神经根病变、脊髓病变、肌肉病变、中枢神经休克期及小脑病变等5个方面。如周围神经炎、脊髓前角细胞病变（灰白质炎），脑或脊髓急性病变出现脑或脊髓休克时（急性损伤）。此外中枢神经系统的广泛性深度抑制（深昏迷、麻醉或服用大量镇静剂）、肌张力过高或关节病变也可引起反射的减弱或消失。

（2）深反射亢进　见于上神经元损害，锥体束病变（如脑出血、脑梗死及脑瘤等），脊髓反射弧失去高级神经元制约而呈现释放现象。此外神经系统兴奋性普遍增高时，如神经官能症、甲状腺功能亢进等，也可出现双侧对称性反射亢进。偶有下运动神经元的刺激性病变（颈神经根炎早期）也可以出现腱反射亢进。

**3. 病理反射**

（1）巴宾斯基征及其等位征的临床评价　一般巴宾斯基征是锥体束病损，大脑失去了对脑干和脊髓的抑制而出现异常反射，其他病理征则在更广泛的病变基础上出现。阳性见于上运动神经元损伤，如脑血管疾病、脊髓横断性损伤等。常伴有上运动神经元损伤的其他表现，如肌力减弱、肌张力增高、腱反射亢进（硬瘫）等，不同于下运动神经元损伤（如脊髓灰质炎）的肌力减弱、肌张力降低、腱反射消失（软瘫）的表现。此外，巴宾斯基征及其等位征的阳性表现必须在大脑基底节功能完整的条件下才能出现，如果锥体束损害的同时，基底节也同时受累，则巴宾斯基征及其等位征可不发生。

（2）霍夫曼征（正中神经，$C_7 \sim T_1$）　此征为上肢锥体束征，一般较多见于颈髓病变。如果一侧阳性，表示该侧腱反射亢进，提示锥体束损害；如两侧阳性且无神经系统体征则无定位意义。在诊断学教材中，霍夫曼征归类为病理征，但事实上，霍夫曼征和巴宾斯基征不同，只是屈肌反射增强的一种表现，因此霍夫曼征阳性并不代表一定为病理状况。

**4. 阵挛**　见于锥体束损害。异常亢进的腱反射常同时合并持久性的阵挛。

【复习思考题】

1. 简述肱二头肌反射的评定方法。
2. 简述跟腱反射的评定方法。
3. 常见的病理反射有哪些？

扫一扫，查阅本章数字资源，含PPT、音视频、图片等

## 第一节 概 述

### 一、肌张力

肌张力是维持身体各种姿势和正常活动的基础，肌张力正常与否主要取决于外周神经和中枢神经系统的支配情况，中枢神经系统和外周神经损伤常导致肌张力异常。因此，肌张力的评定是神经系统损伤后运动功能评定的重要组成部分。

#### （一）肌张力的定义

肌张力（muscle tone）是指肌肉在静息状态下的一种不随意的、持续的、细小的收缩，以被动活动肢体所感受到的阻力或按压肌肉时所感觉到的紧张度来判断。必要的肌张力是维持肢体位置、支撑体重、保证肢体运动控制能力和空间位置、进行各种复杂运动的必需条件。正常的肌张力依赖于完整的神经系统调节机制、肌肉或结缔组织内部的弹性和延展性，以及肌肉的收缩能力等因素。

#### （二）肌张力产生的生理机制

肌张力的本质是紧张性牵张反射。正常人体的骨骼肌因为重力的作用而处于轻度的持续收缩状态，产生一定的肌张力。外周和中枢神经系统调节机制及肌肉本身的收缩能力、弹性、延展性等都可引起肌张力的变化。正常肌张力产生的原因有以下两方面：①正常人体骨骼肌受重力的作用发生牵拉，刺激其梭内肌的螺旋感受器反射性地引起梭外肌轻度收缩，形成一定的肌张力。②γ运动神经元在高位中枢的影响下有少量的冲动传到梭内肌，梭内肌收缩，刺激螺旋感受器，将冲动传到脊髓，通过α运动神经元及传出纤维使梭外肌收缩，产生一定肌张力。

#### （三）肌张力的分类

肌张力是维持身体各种姿势和正常活动的基础，根据身体所处的不同状态，正常肌张力可分为静止性肌张力、姿势性肌张力和运动性肌张力。

**1. 静止性肌张力** 即肌肉处于不活动状态下具有的紧张度，可通过观察肌肉外观，触摸肌肉的硬度，感受被动牵伸运动时肢体活动受限的程度及其阻力来判断。如人体在正常的卧位、坐位、站位等静态情况下正常肌张力的特征。

**2. 姿势性肌张力** 指人体在变换各种姿势过程中肌肉所具有的紧张度，可通过观察肌肉的阻力和肌肉的调整状态来判断。如正常情况下协调地完成翻身、从坐到站动作变换时的肌张力。

**3. 运动性肌张力** 肌肉在运动过程中具有的紧张度，可通过检查相应关节的被动运动阻力来判断。如做上肢腕、肘关节的被动屈曲及伸展运动时，感觉到的肌肉弹性和轻度的抵抗感。

### （四）正常肌张力的特征

1. 关节近端的肌肉可以进行有效的同时收缩使关节固定。
2. 具有完全抵抗肢体重力和外来阻力的运动能力。
3. 将肢体被动地置于空间某一位置时，具有保持该姿势不变的能力。
4. 能够维持原动肌和拮抗肌之间的平衡。
5. 具有随意使肢体由固定到运动和在运动过程中转换为固定姿势的能力。
6. 需要时，具有选择性地完成某一肌群协调运动或某一肌肉单独运动的能力。
7. 被动运动时，具有一定的弹性和轻度的抵抗感。

## 二、异常肌张力

肌张力的水平可因神经系统的病损和肌肉自身的状态发生变化。根据患者肌张力与正常肌张力的比较，将异常肌张力分为肌张力增高、肌张力低下和肌张力障碍。

### （一）肌张力增高

肌张力增高（hypertonia）指肌张力高于正常静息水平，被动运动相关肢体时抵抗明显增强。根据状态不同又可分为痉挛（spasticity）和僵硬（rigidity）。

**1. 痉挛**

（1）定义 痉挛是肌张力增高的一种形式，是一种由牵张反射高兴奋性所致的、以速度依赖的紧张性牵张反射增强伴腱反射异常为特征的运动障碍。痉挛的速度依赖是指伴随肌肉牵伸速度的增加，痉挛肌的阻力（痉挛的程度）亦增加。2005 年，欧洲专家共识将痉挛定义为由上运动神经元损害之后的运动感觉控制障碍导致的各种间歇或持续的非自主的肌肉活动。该定义扩大了痉挛的内涵，即除了牵张反射亢进外，痉挛还包括其他上运动神经元损伤阳性体征在内的异常肌肉活动。

（2）原因 上运动神经元损伤所致，常见于脊髓损伤、脑卒中、脑外伤、脑瘫等。

（3）特征 牵张反射异常；紧张性牵张反射的速度依赖性增加；腱反射异常；具有选择性，并由此导致肌群间的失衡，进一步引发协调运动功能障碍。临床上可表现为肌张力增高、腱反射活跃或亢进、阵挛、被动运动阻力增加、运动协调性降低。

（4）痉挛的特殊表现

巴宾斯基反射（Babinski reflex）：为痉挛性张力过强的特征性伴随表现，巴宾斯基反射阳性时足大趾背伸。

折刀样反射（clasp-knife reflex）：当被动牵伸痉挛肌时，初始阻力较大，随之被突然地抑制发动而中断，造成痉挛肢体的阻力突然下降，产生类似折刀样的现象。

阵挛（clonus）：在持续牵伸痉挛肌时可发生，特点为以固定频率发生的拮抗肌周期性痉挛亢进，常发生于踝部，也可发生于身体的其他部位。

去大脑强直（decerebrate rigidity）和去皮层强直（decorticate rigidity）：去大脑强直表现为伸

肌持续地收缩，躯干和四肢处于完全伸展的姿势；去皮层强直表现为持续的收缩，躯干和下肢处于伸展姿势，上肢处于屈曲姿势。两者均由于脑内严重病损引起牵张反射弧的改变所致。

（5）痉挛的临床意义

痉挛的益处：借助伸肌痉挛等帮助患者早期站立和行走；活动过强的牵张反射可促进等长和离心自主收缩的肌力，但向心性收缩力弱；可相对保持肌容积；在无承重和废用的情况下，可一定程度上预防骨质疏松；降低麻痹性肢体的依赖性水肿；充当静脉肌肉泵，以降低发生深静脉血栓的危险性。

痉挛的弊端：阵挛、髋内收呈剪刀样或下肢屈肌痉挛可损害站立平衡，影响步行；伸肌痉挛和阵挛可损害步态的摆动相；可导致缓慢的自主运动；屈肌或伸肌痉挛可导致皮肤应力增加，这一现象也可发生在卧床位和轮椅位，增加了皮肤破损的风险；紧张性牵张反射亢进或屈肌痉挛可造成关节挛缩危险；自发性痉挛可导致睡眠障碍；髋屈肌、内收肌痉挛可影响会阴清洁、损害性功能；痉挛或阵挛可干扰轮椅、助动车等的驾驶；虽然大部分痉挛无疼痛，但持续的屈肌痉挛可导致疼痛；可增加骨折、异位骨化的危险性。

（6）痉挛与肌张力过强的区别　　肌张力过强时的阻力包括动态成分和静态成分。动态成分为肌肉被动拉伸时神经性（反射性的）因素和非神经性（生物力学的）因素所致的阻力；静态成分则是肌肉从拉长状态回复到正常静息状态的势能，为非神经性因素。神经性因素表现为肌肉运动单位的活动由于牵张反射高兴奋性而增加，中枢神经系统损伤后的痉挛、折刀样反射和阵挛皆属此类；非神经性因素则表现为结缔组织的弹性成分和肌肉的黏弹性成分的改变，尤其是肌肉处于拉伸或缩短位制动时。在中枢神经系统损伤后，可因神经因素造成肢体处于异常位置，并由此导致非神经性因素的继发性改变。因此，中枢神经系统损伤后的肌张力过强是神经性因素和非神经性因素共同作用的结果，痉挛与肌张力过强并非等同。

**2. 僵硬**

（1）定义　　是主动肌和拮抗肌肌张力同时增加，各个方向的关节被动活动阻力均增加的现象。

（2）原因　　常为锥体外系的损害所致，帕金森病是僵硬最常见的病因。

（3）表现　　齿轮样僵硬（cogwheel rigidity）是对被动运动的异常反应，特征为运动时阻力增加与释放反复交替出现而产生均匀的顿挫感。铅管样僵硬（1eadpipe rigidity）是一种持续的僵硬，其特征是在被动关节活动范围内存在持续的、始终如一的阻力感。

（4）特征　　任何方向的关节被动运动均可致整个关节活动范围阻力增加，相对持续，且不依赖牵张刺激的速度。齿轮样僵硬的特征是在僵硬的基础上存在震颤，从而导致在整个关节活动范围中抵抗、放松交替出现。铅管样僵硬的特征是在关节活动范围内存在持续的僵硬，无抵抗、放松交替现象出现。僵硬和痉挛可在某一肌群同时存在。

## （二）肌张力低下

**1. 定义及表现**　　肌张力表现为降低或缺乏、被动运动时的阻力降低或消失、牵张反射减弱、肢体处于关节频繁地过度伸展而易于移位等现象，又称肌张力弛缓。肌张力低下时，运动的整体功能受损，且伴有肢体肌力减弱、麻痹或瘫痪。

**2. 原因**　　①小脑或锥体束的上运动神经元损害：可为暂时性状态，如脊髓损伤的脊髓休克阶段或颅脑外伤、脑卒中早期，其发生由中枢神经系统损伤的部位所决定。②外周神经系统的下运动神经元损害：此时除了低张力表现外，还可伴有肌力弱、瘫痪、低反射性和肌肉萎缩等表现。

③原发性肌病：如重症肌无力。

**3. 特征**　由于对感觉刺激和神经系统传出指令的低应答性所导致的肌张力降低，临床上肌肉可表现为柔软、弛缓和松弛，加之邻近关节周围肌肉共同收缩能力的减弱，导致被动关节活动范围扩大，腱反射消失或缺乏。

### （三）肌张力障碍

**1. 定义**　是一种以张力损害、持续同时伴有扭曲的不自主运动为特征的肌肉运动功能亢进性障碍。

**2. 原因**　①中枢神经系统病变，如脑血管疾病；②遗传因素，如原发性、特发性肌张力障碍；③其他神经退行性疾患，如肝豆状核变性；④代谢性疾患，如氨基酸或脂质代谢障碍；⑤其他，如张力性肌肉变形（musculorum deformans）或痉挛性斜颈。

**3. 特征**　①肌肉收缩可快或慢，且表现为重复、扭曲。②肌张力以不可预料的形式由低到高变动，其中张力障碍性姿态（dystonia posturing）为持续扭曲畸形，可持续数分钟或更久。

### 三、影响肌张力的因素

**1. 体位的影响**　不良的姿势和肢体放置位置可使肌张力增高，例如痉挛期的脑卒中患者，仰卧位时患侧下肢伸肌肌张力可增加。

**2. 精神因素的影响**　紧张和焦虑情绪及不良的心理状态都可以使肌张力增高。

**3. 并发症的影响**　有尿路结石、感染、膀胱充盈、便秘、压疮、静脉血栓、疼痛、关节挛缩等并发症时，肌张力可增高。

**4. 神经状态的影响**　中枢抑制系统和中枢易化系统的失衡可使肌张力发生变化。

**5. 局部压力改变的影响**　局部肢体受压可使肌张力增高，如穿紧而挤的衣服和鞋子。

**6. 疾病的影响**　如骨折、脱位、异位骨化等外伤或疾病可使肌张力增高。

**7. 药物的影响**　如烟碱能明显增加脊髓损伤者的痉挛程度；巴氯芬则有抑制脊髓损伤患者痉挛发生和降低频率、强度的作用。

**8. 外界环境的影响**　当气温发生剧烈变化时，肌张力可增高。

**9. 主观因素的影响**　患者对运动的主观控制作用使肌张力可发生变化。

# 第二节　肌张力的评定

## 一、肌张力评定的目的

肌张力的评定对于康复医师和康复治疗师了解病变部位、病变性质和损伤程度，制定康复治疗计划及选择治疗方法具有重要作用。

**1. 依据评定结果确定病变部位、预测康复疗效**　通过对肌张力的评定可鉴别是中枢神经系统还是周围神经系统的病变及肌张力异常的分布，并依此预测康复疗效。

**2. 根据肌张力的表现特点制定治疗计划**　不同疾病或疾病的不同时期，其肌张力表现各异。例如，脑卒中患者急性期肌张力弛缓、恢复期肌张力增高；痉挛型、手足徐动型、共济失调型小儿脑瘫肌张力表现也各不相同。康复治疗师可根据患者肌张力异常的表现特点选择适合的疗法，并进行治疗前后的对比。

**3. 及时治疗，避免并发症的发生**　部分颅脑损伤、脊髓损伤的患者可有肌张力持续增高的表现，若未及时进行康复训练可造成关节僵硬，引起废用和误用综合征等并发症。

## 二、肌张力评定的方法

肌张力评定是检查肌肉功能的重要内容之一，对指导康复临床实践具有重要意义。临床肌张力的评定可结合病史、视诊、触诊、临床分级、反射检查、被动运动与主动运动检查、功能评定、生物力学评定及电生理评定等方面了解肌张力情况，尤其应从功能评定的角度来判断肌张力异常对日常生活活动能力的影响。

### （一）采集病史

病史在一定程度上可反映肌张力异常产生和变化的情况。需要了解的问题包括痉挛发生的频度、受累的肌肉及数目、痉挛的利弊情况、引发痉挛的原因、痉挛发作或严重程度及与以往的比较。痉挛的频度或程度的增加可能是膀胱感染、尿路结石、急腹症或其他有害传入导致的早期表现。

### （二）视诊检查

作为最初的临床检查项目，评定者应特别注意观察患者有无肢体或躯干异常的姿态、刻板运动模式、自发性运动缺失等。刻板样动作模式常提示存在肌张力异常；不自主的波动化运动变化表明肌张力障碍；自发性运动的完全缺失则表明肌张力弛缓。

### （三）触诊检查

在患者相关肢体完全静止、放松的情况下，可通过触摸受检肌群或观察肢体的运动状况来判断肌张力情况。肌张力降低时，检查者拉伸患者肌群几乎感受不到阻力；当肢体运动时可感到柔软或有沉重感；当肢体置于抗重力位时，肢体即向重力方向下落，无法保持原有的姿势。肌张力显著降低时，肌肉不能保持正常肌的外形与弹性，表现为松弛瘫软。肌张力增高时肌腹丰满、硬度增高，触之较硬或坚硬；检查者以不同的速度对患者的关节做被动运动时，感觉有明显阻力，甚至无法进行被动运动；检查者松开手时，肢体被拉向肌张力增高一侧；长时间的肌张力增高可能会引起局部肌肉、肌腱的挛缩，影响肢体的运动；痉挛肢体的腱反射常表现为亢进。

### （四）临床分级

**1. 肌张力减低**　肌张力减低的临床分级相对较为简单，可参考本书有关被动运动评定的内容进行，也可将其严重程度分为轻度、中度到重度两级评定（表6-1）。

表 6-1　肌张力低下评定标准

| 级别 | 评定标准 |
| --- | --- |
| 轻度 | 肌张力降低；肌力下降；将肢体置于可下垂的位置上并放开时，肢体只能保持短暂的抗重力，随即落下；仍存在一些功能活动 |
| 中度到重度 | 包括肌张力显著降低或消失；徒手肌力检查肌力为0级或1级；将肢体置于可下垂位置上并放开时，肢体立即落下；不能进行任何功能活动 |

对于上肢肌张力弛缓的患者可采用上肢下落试验评定。评定者可通过上肢突然下落时是否"卡住"来评定患者自主本体感觉反应的强度：肌张力正常的上肢可表现为瞬间的下落，然后"卡住"并保持姿势（完整的本体感觉反应可预防其下落）；而肌张力弛缓的上肢则表现为下落迅速；肌张力过强的上肢表现为下落弛缓和抵抗。

若存在肌张力低下，应进一步开展肌力测试，如徒手肌力测试等，以确定肌力的程度。

**2. 肌张力增高**

（1）常用肌张力临床分级法　肌张力增高可通过对患者关节进行被动运动时所感受的阻力来进行分级评定。常用的临床分级方法有肌张力的神经科分级方法（表6-2）及肌张力等级评定方法（表6-3）。

表6-2　肌张力的神经科分级方法

| 分级 | 表现 |
| --- | --- |
| 0级 | 肌张力降低 |
| 1级 | 肌张力正常 |
| 2级 | 肌张力稍高，但肢体活动未受限 |
| 3级 | 肌张力高，肢体活动受限 |
| 4级 | 肌肉僵硬，肢体被动活动困难或不能 |

表6-3　肌张力等级评定方法

| 分级 | 表现 |
| --- | --- |
| 0级 | 无反应（肌张力弛缓） |
| 1级 | 反应减退（肌张力低） |
| 2级 | 正常反应（肌张力正常） |
| 3级 | 逾常反应（轻或中度肌张力高） |
| 4级 | 持续反应（严重肌张力高） |

（2）临床痉挛指数　是临床上常用的评定痉挛的方法。20世纪80年代，加拿大学者Levin 和 Hui Chan 根据临床的实际应用提出了一个定量评定痉挛的量表即临床痉挛指数（clinic spasticity index，CSI），包括腱反射、肌张力及阵挛三个方面，目前主要应用于脑损伤和脊髓损伤后下肢痉挛的评定。如若用于评定踝关节，则应包括跟腱反射、小腿三头肌的肌张力、踝阵挛。

评分标准：①腱反射：0分：无反射；1分：反射减弱；2分：反射正常；3分：反射活跃；4分：反射亢进。②肌张力：0分：无阻力（软瘫）；2分：阻力降低（低张力）；4分：正常阻力；6分：阻力轻到中度增加；8分：阻力中度增加。③阵挛：1分：无阵挛；2分：阵挛1～2次；3分：阵挛2次以上；4分：阵挛持续超过30秒。

结果判断：0～6分：无痉挛；7～9分：轻度痉挛；10～12分：中度痉挛；13～16分：

重度痉挛。

（3）其他肌张力增高临床评定方法 肌张力增高的临床分级方法还有按自发性肌痉挛发作频度分级的 Penn 分级法（表6-4）和按踝阵挛持续时间分级的 Clonus（阵挛）分级法（表6-5）。

**表 6-4 Penn 分级法**

| 级别 | 评定标准 |
| --- | --- |
| 0级 | 无痉挛 |
| 1级 | 刺激肢体时，诱发轻、中度痉挛 |
| 2级 | 痉挛偶有发作，＜1次/小时 |
| 3级 | 痉挛经常发作，＞1次/小时 |
| 4级 | 痉挛频繁发作，＞10次/小时 |

**表 6-5 Clonus 分级法**

| 级别 | 评定标准 |
| --- | --- |
| 0级 | 无踝阵挛 |
| 1级 | 踝阵挛持续 1～4 秒 |
| 2级 | 踝阵挛持续 5～9 秒 |
| 3级 | 踝阵挛持续 10～14 秒 |
| 4级 | 踝阵挛 ≥ 15 秒 |

### （五）反射检查

反射检查应特别注意检查患者是否存在腱反射亢进或减弱等现象：肌张力增高常伴腱反射亢进；肌张力低下常伴腱反射减弱或消失。检查方法是直接用指尖或标准的反射叩诊锤轻叩，检查腱反射导致的肌肉收缩情况，可予以 0～4 级评分。其中 0 级为无反应；1 级为反射减退；2 级为正常反射；3 级为痉挛性张力过强、反射逾常；4 级为阵挛。常用的反射检查主要包括肱二头肌反射、肱三头肌反射、桡骨膜反射、膝反射、踝反射（跟腱反射）等。

### （六）被动运动检查

被动运动检查是临床上最常用的检查肌张力的方法。通过上下肢各关节及躯干被动运动检查肌肉对牵张刺激的反应以确定是否存在肌张力异常、肌张力过强是否为速度依赖、是否伴有阵挛，并与挛缩进行比较和鉴别。

**1. 被动关节活动范围检查法** 指根据关节进行被动运动时所感受的阻力对肌张力增高进行分级评定的方法。

（1）评定方法 评定时，患者处于舒适体位，一般取仰卧位，分别对双侧上下肢进行被动关节运动，观察关节活动范围及阻力出现时机。被动活动肢体时最好从被评定肌肉的最短位置开始，运动速度宜相对较快。

（2）结果记录与分析 被动关节活动范围检查法评定标准如表 6-6 所示。

表 6-6 被动关节活动范围检查法评定标准

| 级别 | 评定标准 |
| --- | --- |
| I 轻度 | 在 PROM 的后 1/4 时候，即肌肉处于最长位置时出现阻力 |
| II 中度 | 在 PROM 的 1/2 时出现阻力 |
| III 重度 | 在 PROM 的前 1/4，即肌肉在其最短位置时已出现阻力，使 PROM 难以完成 |

（3）特点 方法较易掌握，但评定级别相对粗略。

**2. 改良 Ashworth 分级法** 改良 Ashworth 分级法（modified Ashworth scale，MAS）属于痉挛手法评定方法之一。该评定根据医生被动活动患者关节时所感受的阻力来分级评定肌张力，是临床上评定痉挛的主要手段。由于 Ashworth 原始痉挛 5 级分级评定时易出现集束效应，即大部分患者集中在低、中级评分水平，因此存在一定缺陷。为此，改良的 Ashworth 分级法添加了一个中间等级，以降低处于中间级别附近的集束效应。同时，改良的 Ashworth 分级法评定时还需要考虑阻力出现的角度，并要求将被动运动通过全关节活动范围的速度控制在 1 秒内。

（1）评定方法 与被动关节活动范围检查法相同。

（2）结果记录与分析 改良 Ashworth 分级法评定标准如表 6-7 所示。

表 6-7 改良 Ashworth 分级法评定标准

| 级别 | 评定标准 |
| --- | --- |
| 0 级 | 无肌张力的增加 |
| 1 级 | 肌张力略微增加，受累部位被动运动时，在关节活动范围之末突然"卡住"，然后呈现最小的阻力或释放 |
| 1+ 级 | 肌张力轻度增加，表现为被动运动时，在 ROM 后 50% 范围内出现突然卡住，然后均呈现最小的阻力 |
| 2 级 | 肌张力较明显地增加：通过关节活动范围的大部分时肌张力均较明显增加，但受累部位仍能较容易地被动移动 |
| 3 级 | 肌张力严重增高，被动活动困难 |
| 4 级 | 僵直，受累部位被动运动时呈现僵直状态，不能活动 |

（3）特点 评定方法较为便捷，且改良的 Ashworth 分级法具有较好的评定者间信度，但不能区分痉挛和其他导致肌张力增高的障碍问题。

**3. 改良 Tardieu 量表** 改良 Tardieu 量表是一个等级量表，用于评定特定的伸展速度下的肌肉反应强度（从最慢到尽可能快），同时将抓握角度也作为一项临床评定，在评定痉挛时同时考虑到这三个变量。与 Ashworth 分级法相比同样具有较好的效度（表 6-8）。

表 6-8 改良 Tardieu 量表

| 项目 | 评定标准 |
| --- | --- |
| 伸展速度 | 评定某一块指定肌肉的伸展速度：<br>V1：用最慢的速度伸展（速度小于在重力作用下肢体自然落下的速度）；<br>V2：在重力作用下肢体自然落下的速度；<br>V3：用最快的速度伸展（速度大于在重力作用下肢体自然落下的速度） |
| 肌肉反应情况 | 0：在整个被动运动过程中无阻力感；<br>1：在整个被动运动过程中感到轻度阻力，但无确定位置；<br>2：在被动运动过程中的某一确定位置上突然感到阻力，然后阻力减小；<br>3：在关节活动范围中的某一位置，给予肌肉持续性压力＜10 秒，肌肉出现疲劳性痉挛；<br>4：在关节活动范围中的某一位置，给予肌肉持续性压力＞10 秒，肌肉出现非疲劳性痉挛；<br>5：关节被动运动困难 |
| 出现肌肉反应的角度 | 用最小的力牵伸肌肉，测量出肌肉反应的角度（相对于关节而言）。注意：体位应处于解剖位（髋关节除外） |
| 下肢伸展速度下的肌肉反应 | 受试者呈仰卧位，评定开始时关节应处于上述规定的位置，并按规定的速度伸展。<br>髋关节：伸肌（膝关节伸展位，V3）<br>内收肌（髋关节屈曲、膝关节屈曲位，V3）<br>外旋肌（膝关节屈曲 90°，V3）<br>内旋肌（膝关节屈曲 90°，V3）<br>膝关节：伸肌（髋关节屈曲 90°，V2）<br>屈肌（髋关节屈曲，V3）<br>踝关节：跖屈肌（膝关节屈曲、伸展 90°，V3） |

被动运动检查肌张力时应注意：①由于被动运动检查常处于缺乏自主控制的条件下，因此，应要求患者尽量放松，由评定者支持和移动肢体。②所有的运动均应予以评定，且特别要注意在初始视诊时被确定为有问题的部位。③在评定过程中，评定者应保持固定形式和持续的徒手接触，并以恒定的速度移动患者肢体。肌张力正常时，受试者肢体极易被动移动，评定者可很好地改变受试者肢体运动方向和速度而感觉不到异常阻力，肢体的反应和感觉较轻；肌张力增高时，评定者可感受到患者肢体僵硬感，运动时有抵抗；肌张力弛缓时，评定者可感到患者肢体沉重，且无反应。有时老年人可能难以放松，故易误诊为痉挛。此时，可借助改变运动速度的方法加以判断，快速的运动往往可加剧痉挛的反应并使阻力增加，快速的牵张刺激可用于评定痉挛。④若欲与挛缩鉴别，可加用拮抗肌的肌电图检查。⑤在评定过程中，评定者应熟悉正常反应的范围，以便建立评价异常反应的恰当参考。⑥在局部或单侧功能障碍时，注意不宜将非受累侧作为正常肢体进行比较，或将脑损害同侧肢体作为正常肢体进行比较而推测异常。

## （七）主动运动检查

通过主动运动检查可进一步鉴别肌张力异常的情况。例如伴随拮抗肌收缩的缓慢运动可能预示拮抗肌痉挛或协同收缩；不伴随拮抗肌收缩的缓慢运动可能预示原动肌肌力弱。自主肌力的评定方法可采用常用的徒手肌力检查方法。

### （八）生物力学评定方法

痉挛肢体在外力驱动关节运动时阻力异常，这一阻力可随偏差角度和肢体运动速度的增大而增大。痉挛的生物力学评定方法试图量化痉挛患者肢体的位相性牵张反射和紧张性牵张反射。生物力学评定方法的观察指标包括力矩（肢体活动通过某一特定范围所获得的力量大小）、阈值（力矩或肌电图活动开始显著增加的特殊角度）、肌电信号（靠近体表肌群的肌电信号分析等）。

**1. 钟摆试验**　钟摆试验（pendulum test）是在肢体自抬高位沿重力方向下落运动中，观察肢体摆动然后停止的过程，进而通过分析痉挛妨碍自由摆动的状态进行评定肌张力的方法。痉挛越重，摆动受限越明显。钟摆试验常用于下肢痉挛评定，尤其是股四头肌和腘绳肌。

（1）评定方法　患者取坐位或仰卧位，膝关节于检查床缘屈曲，小腿在床外下垂（尽可能使检查床只支持大腿的远端）；然后将患者膝关节抬高至充分伸展位，当小腿自膝关节充分伸展位自由落下时，通过电子量角器（或肌电图）记录小腿钟摆样的摆动情况。

正常人的摆动角度运动呈典型的正弦曲线模式，而存在痉挛的肢体则摆动运动受限，并很快地回到起始位。

（2）评定指标　包括放松指数（relaxation index，RI）等。放松指数 =A1/1.6×A0〔注：A1 是多次关节摆动中第一次摆动的振幅（cm）；A0 是开始时角度与静止时角度之差（cm）〕。一般情况下，A0 ≥ 1.6A1，故 RI 应 ≥ 1.0。

（3）特点　①优点：重测信度较高，与 Ashworth 分级法相关性好，可在普通的装置上进行，可区分偏瘫痉挛和帕金森强直。②缺点：必须进行多次检查，并计算其平均值。

**2. 屈曲维持试验**　屈曲维持试验（ramp and hold）用于上肢痉挛的评定。评定时患者取舒适坐位，患侧肩屈曲 20°～ 30°，外展 60°～ 70°，肘关节位于支架上，前臂旋前固定，采用被动活动装置使肘关节在水平面上活动，并用电位计、转速计记录肘关节位置角度和速度。以这些信号作为反馈传入控制器可产生位置调节促动，同时可用力矩计记录力矩，用表面电极记录肱二头肌、肱桡肌、肱三头肌外侧的肌电活动。

**3. 便携式测力计法**　采用便携式测力计可对肌肉在被动牵张时所表现的阻力增高现象进行相对精确的评定，由此可进行痉挛的定量评定。

（1）评定方法　采用便携式测力计，该仪器由传感器和液晶显示器组成，最大读数为 300N。应用一可塑性装置将传感器的远端固定在肢体远端，以使便携式测力计在被动运动过程中保持与固定点的接触。通过不同速度时的被动运动，记录达到被动运动终点时便携式测力计的读数。

（2）评定指标　一般在踝跖屈痉挛评定时采用低速（10°～ 12°/s）、高速（20°～ 100°/s）的测试速度进行 3 次连续被动踝背伸。低速时 3 秒内完成；高速时 0.5 秒内完成。

（3）特点　便携式测力计的特点包括：①与肌电活动及等速装置的共同研究表明，其测试的信度较高。②可通过低速和高速测试区分痉挛时阻力矩（抵抗性肌紧张）中的反射成分和非反射成分，尤其适用于长期痉挛患者。长期痉挛患者被动运动时的阻力增加部分是由肌肉和结缔组织力学特征的变化而致，即非收缩成分。缓慢的被动运动不会引起被牵伸肌肉的反射性收缩。因此，根据痉挛速度依赖的特点，可用不同的速度区分源于反射或非反射的阻力。低速被动运动测试不诱发牵张反射，测得的阻力矩代表非反射成分；高速被动运动测试可诱发牵张反射，测得的阻力矩包括了反射和非反射成分。

**4. 等速装置评定方法**

（1）评定方法　等速装置对痉挛客观量化评定的方法主要有等速摆动试验和等速被动测试两

种方法。①等速摆动试验：1985 年由 Bohannon 等率先应用，具体方法是在等速装置上描记患者小腿在重力作用下自然摆动的曲线。②等速被动测试：1993 年由 Firoozbakhsh 等率先开展，具体方法被认为是一种在等速装置上完成类似 Ashworth 评定的量化评定方法。

（2）评定指标　①等速摆动试验：选用的指标较好地反映了痉挛，主要表现在摆动刚开始时的特点，具体包括最大可能膝屈角度（即相对转换角度）、第一摆动膝关节屈曲角度（第一个摆动波的上升幅度）、摆动次数、摆动时间、放松指数、幅度比（第一摆动膝关节屈曲角度和其与第一摆动膝关节伸展角度差值之间的比值）等。②等速被动测试：选用的指标包括最大阻力力矩、阻力力矩之和、力矩－速度曲线上升斜率、重复次数的平均阻力力矩等。其中最大阻力力矩是与以往研究一致的指标，但在临床上重复次数的平均阻力力矩更为实用；阻力力矩之和与力矩－速度曲线上升斜率是较为敏感的评定指标。

（3）信度和效度　①等速摆动试验：它重复测试的变差无显著差异，测试间相关系数较高；内容效度、效标关联效度也较高。②等速被动测试：该方法也具有较好的重测信度、内容效度和实证效度。

（4）优缺点　①优点：等速装置量化评定痉挛的方法具有其他方法所不能比拟的优点。如等速被动测试方法在控制角速度的情况下产生被动牵伸，模拟了 Ashworth 评定过程，而且阻力力矩随角速度增加的结果较好地体现了痉挛速度依赖的特征；且重复性较好。②缺点：由于等速装置比较昂贵，其使用的广泛性受到一定制约；评定过程中的温度、体位等问题仍没有很好地解决；等速装置本身的缺点也不容忽视。

（5）注意事项　①滞后或肌肉触变性生理现象：研究表明，等速被动测试中第一次阻力力矩往往较后几次大，这可能与存在滞后或肌肉触变性生理现象有关，并表明肌肉已向僵硬方向发展。此外，麻痹导致的肌肉黏弹性特征的改变或运动控制失调也可造成阻力力矩的减幅振动。②肌张力过强可能包括反射成分和非反射成分：肌张力过强一部分可由牵张反射的高兴奋性造成，另一部分可为由上运动神经元损伤后形成的肌肉痉挛、纤维化等肌肉组织、结缔组织生物力学特征变化导致的非反射性和紧张性肌张力增加。前者为反射成分，后者为非反射成分。等速装置测试时要注意结果中可能包含了这两种成分。

### （九）电生理评定方法

电生理评定方法也可用于痉挛和张力过强评定，这类量化方法与生物力学评定方法一样，可作为痉挛临床评定的补充方法和科研手段。

**1. 表面肌电图**　利用多通道表面电极肌电图评定肌张力是电生理评定方法中较为可取的一种。表面电极贴敷于所选择肌肉的相应体表，在痉挛患者进行主动或被动运动过程中，或者在接受皮肤刺激过程中记录相应的肌电活动，以更好地反映痉挛患者的功能障碍情况。

表面肌电图常可用于鉴别挛缩和拮抗肌痉挛。在被动关节活动度和主动关节活动度均明显受限的情况下，应用表面肌电图记录拮抗肌及拮抗肌被阻滞后的肌电活动，可以区分挛缩和拮抗肌痉挛。

表面肌电图也可用于帮助选择治疗方法和随访治疗效果，如表面肌电图可以鉴别脑外伤患者肱二头肌痉挛和臂痛、臂部放射痛造成的肌张力增高，以决定是选择阻滞方法还是外科松解方法。

此外，在步态分析过程中同时应用表面肌电图可较好地评定这一过程中的痉挛情况，其中主要采用痉挛指数（即所测肌肉在步态离地期的肌电活动／步态着地期的肌电活动的比值）或股四头肌与腘绳肌拮抗肌收缩指数作为正常人和痉挛患者的判断指标。

**2. H 反射**　H 反射是与肌肉牵张反射相似的一种单突触反射。与牵张反射不同的是，H 反射绕过了肌梭。H 反射的出现表明脊髓功能完好，而在上运动神经元损伤时，H 波则发生改变，例如脊髓损伤休克期，H 波不被引出；偏瘫、脊髓损伤痉挛者可出现 H 反射增大的反应。H 反射也可用于评定源自 Golgi 腱器官的 I b 纤维，显著痉挛患者可能存在 I b 型抑制的损害。

（1）评定指标　① $H_{max}/M_{max}$ 比值：通过确定与比较运动神经元直接激活和通过 H 反射的运动神经元激活的百分比，即运动神经元募集中能为 H 反射所能引发的运动单位的比例，可作为 α-运动神经元兴奋性的定量评定标准。当运动神经元池的兴奋性增加，即痉挛时，H 反射的幅度增大，H 反射最大幅度与 M 反应最大幅度的比值（$H_{max}/M_{max}$）也相应增大，因此其可用作评定痉挛的指标。有研究表明，正常情况下，$H_{max}/M_{max}=0.06 \sim 0.38$；而脊髓损伤痉挛期，$H_{max}/M_{max}=0.15 \sim 0.94$。② H 反射兴奋性曲线：H 反射兴奋性曲线可通过对腘窝处胫神经的双刺激获得，其间的 H 反射表明了低兴奋性或高兴奋性各相的情况，因此，可以反映中枢神经功能障碍患者的改变。③其他：H 波恢复曲线、H 波频率抑制曲线等。

（2）缺点　①操作困难：虽然 H 反射等为标准的电生理试验，但在具体操作时可能会存在许多方法学困难。例如：记录电极不精确的位置可造成周边肌肉活动对所测肌肉活动的"污染"现象。②影响结果的因素多：如刺激频率的改变、患者放松的程度、肢体的摆位或头颈部的摆位等均可影响结果。③相关性差：$H_{max}/M_{max}$ 比值与临床痉挛严重程度的相关性较差。④可重复性低：H 反射兴奋性曲线的可重复性低，与临床痉挛确切的相关性也存在疑问。

**3. F 波反应**　在 H 波研究工作的基础上，进一步发现，当超强刺激作用于神经干时，其所支配肌上尚可记录到一迟发电位。这一电位即为 F 波。慢性痉挛较重患者的 F 波持续时间和幅度可增加，F 波最大幅度与 M 反应最大幅度的比值也增加。

**4. 紧张性振动反射**　紧张性振动反射（tonic vibration reflex）是应用电动振动器刺激时所产生的肌电持续性收缩反应。紧张性振动优先刺激 I α（和 II 组）传入神经纤维。正常人在受到振动刺激时可普遍导致反射的抑制，而痉挛患者则非如此，痉挛患者的紧张性振动反射减弱。因此，应用紧张性振动反射可作为评定突触前抑制的方法。在痉挛患者中，有振动的 H 反射最大幅度与无振动的 H 反射最大幅度比值增加。但是，这一指标也未表现出与痉挛严重程度有良好相关性，而且振动延长可导致对这一反射的抑制。

**5. 屈肌反射**　屈肌反射可以在刺激屈肌反射或足底后，通过估价胫前肌肌电活动记录，其反映中间神经元活动的整体情况。典型的可产生双折叠反应：第一反应出现在 $50 \sim 60ms$；而后一反应出现在 $110 \sim 400ms$。第一反应表达的是足的回撤；第二反应表达的是下肢受到有害刺激时保持较慢的回撤。在中枢神经功能障碍者中，刺激可以以较长的潜伏期激发持续的肌电活动。

**6. 腰骶激发电位**　刺激胫神经可激发腰骶反应，并认为其可反映脊髓后角的突触前抑制。在 $T_{12}$ 棘突处可很容易测量到这一激发反应。激发反应常规有三个峰顶：一个无规则的正向偏转波（P1）、一个负向偏转波（S）、第二个较大幅度的正向偏转波（P2）。P2 偏转波可反映突触前抑制，接受巴氯芬治疗的脊髓损伤患者 P2 值降低。此外，研究表明，大正向偏转波（P2）面积与负向偏转波（S）面积的比值（P2/S）与痉挛强度有较好的相关性，痉挛患者 P2/S 的降低反映突触前抑制的缺失。

**7. 中枢传导**　经颅电刺激和更有价值的经磁刺激可用于评定痉挛的运动控制，并已建立了人类产生运动皮质图的程序。在痉挛状况下，中枢传导时间可能出现异常。

### 三、肌张力评定的注意事项

**1. 选择适当的评定时间和环境**　应避免在运动后或疲劳、情绪激动时进行肌张力评定。不同的时间段肌张力有明显差异，因此，最好在不同日期的同一个时间段进行治疗前后肌张力的评定，以保证可比性，正确判断康复疗效。肌张力与环境温度有密切关系，检查室的室温应保持22～25℃。

**2. 争取患者的密切配合**　检查前应向患者说明检查目的、步骤、方法及感受，使患者了解评定的过程，消除紧张情绪，配合检查。

**3. 采取正确的检查方法**　评定时，患者处于舒适体位，充分暴露检查部位，完全放松受检肢体。在进行被动运动时，评定人员用力应适当，注意保护患者以免发生意外。对于难以放松的患者，可通过改变被动运动速度的方法帮助做出正确判断。

**4. 全面分析检查结果**　肌张力受多种因素的影响，因此，在进行分析时应全面考虑。如发热、感染、膀胱充盈、静脉血栓、压疮、疼痛、局部肢体受压及挛缩等，均可使肌张力增高。另外，紧张和焦虑等心理因素、不良的心理状态也可使肌张力增高。

【复习思考题】

1. 请思考并举例说明，哪些疾病需要进行肌张力评定？
2. 举例说明痉挛在临床中的意义。
3. 简述正常肌张力的特点。

# 第七章
# 步态分析

步态分析（gait analysis，GA）是利用力学原理和人体解剖学、生理学知识对人类行走状态进行对比分析的一种研究方法。人出生后，在发育过程中通过不断实践而获得行走的能力，步态（gait）是指人体行走时的姿势，包括步行（walking）和跑（running）两种状态。正常步态有赖于中枢神经系统、周围神经系统及骨骼肌肉系统的协调工作，当脑、脊髓、周围神经、肌肉、韧带、骨骼、关节中任一因素的生理功能异常及各因素间的协调与平衡受到损害时，均可导致不同程度的行走困难，表现出异常步态。步态分析主要用以评定患者是否存在异常步态及步态异常的性质和程度，为分析异常步态的原因和矫正异常步态、制定康复治疗方案提供必要的依据，并可用于评定步态矫治的效果。

## 第一节　正常步态

正常人行走时有一定的规律、步态模式和特征，具有稳定性、周期性、方向性、协调性及个体差异性等特点，当疾病发生时步态特征可有明显的改变。

### 一、正常步态的基本构成

**1. 步行参数**

（1）步长（step length）　行走时从一侧足跟着地到对侧足跟着地所通过的纵向直线距离称为步长，又称单步长，如图7-1 Ⅰ所示，单位为"cm"。步长的个体差异主要与腿长有关，即腿长愈长，步长愈长。正常人平地行走时，步长为50～80cm，左右侧步长及时间基本相等，若左右步长明显不一致则属异常步态的表现。

（2）步幅（stride length）　行走时从一侧足跟着地到该侧足跟再次着地时所通过的纵向直线距离称为步幅，又称复步长或跨步长，相当于左右两个步长之和，如图7-1 Ⅱ所示，单位为"cm"。

（3）步宽（stride width）　在行走中左、右两足间的横向距离称为步宽，通常以足跟中点为测量参考点，如图7-1 Ⅲ所示，单位为"cm"。健全人为（8±3.5）cm。步宽愈窄，行走的稳定性愈差。

（4）足偏角（foot angle）　在行走中人体前进的方向与足的长轴所形成的夹角称为足偏角，如图7-1 Ⅳ示，通常以"°（度）"表示，健全人约为6.75°。

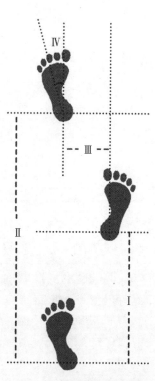

**图7-1　步态的基本参数**

（5）步频（cadence）　单位时间内行走的步数称为步频，又称步调，单位为"steps/min"。正常人步频为 95～125steps/min。东方男性平均为（112.2±8.9）steps/min；女性平均为（123.4±8.0）steps/min。双人并肩行走时，短腿者步频一般大于长腿者。

（6）步速（walking velocity）　单位时间内在行进的方向上整体移动的直线距离称为步速，即行走速度，通常以"m/min"表示。一般正常人行走的速度为 65～95m/min。

**2.步行周期**　指行走时从一侧足跟着地到该侧足跟再次着地的时间，单位为"s"。一般成人的步行周期为 1～1.32s。每一侧下肢有其各自的步行周期。每一个步行周期分为支撑相和摆动相两个阶段。

（1）支撑相与摆动相

1）支撑相　又称站立相，是指在步行中足与地面始终有接触的阶段，包括单支撑相和双支撑相。单支撑相通常指从一侧下肢足跟着地到同侧足尖离地的时间，单位为"s"，一般占一个步行周期的 40%。双支撑相是指在一个步行周期中，当一侧下肢完成足跟抬起到足尖向下蹬踏离开地面的时期内，另一侧下肢同时进行足跟着地和全足底着地动作，产生了双足同时着地的阶段，一般占一个步行周期的 20%（图 7-2）。双支撑相的长短与步行速度有关，速度越快，双支撑相就越短，当由走变为跑时，双支撑相变为零。双支撑相的消失是走和跑的转折点，故成为竞走比赛时判断是否犯规的标准。

2）摆动相　又称迈步相，是指在步行中一侧足始终与地面无接触的阶段，通常指从一侧下肢的足尖离地，到同侧足跟着地的阶段，单位为"s"，一般占一个步行周期的 40%。

（2）步行周期分期　步行周期的分期方法参照美国加利福尼亚州 RAL 国家康复中心 Perry 医生提出的 RAL 分期法，结合正常步行周期及各时相发生过程分期如下（图 7-2）：

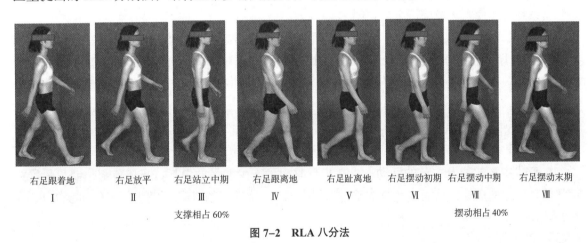

| 右足跟着地 | 右足放平 | 右足站立中期 | 右足跟离地 | 右足趾离地 | 右足摆动初期 | 右足摆动中期 | 右足摆动末期 |
| I | II | III | IV | V | VI | VII | VIII |

支撑相占 60%　　　　　　　　　　　　　　　　摆动相占 40%

**图 7-2　RLA 八分法**

1）支撑前期　指足跟或足底的其他部位第一次与地面接触的瞬间，即足跟着地，是步行周期的起点（图 7-2 I）。足跟与地面接触的瞬间使下肢前向运动减速，骨盆旋前 5°，髋关节屈曲约 30°，膝关节完全伸直，踝关节处于中立位；地面反应力位于髋的前面，为维持平衡和髋稳定，臀大肌和腘绳肌收缩，踝关节因受地面反应力的影响而增加跖屈运动，此时因为胫前肌的拮抗而使踝关节呈现中立位。支撑前期异常是造成支撑相异常的最常见原因之一，如偏瘫患者在首次着地时习惯性以足前部着地，使得患者患侧下肢负重异常。

2）支撑初期　指足跟着地逐渐过渡到全足着地，是重心由足跟转移至足底的过程（图 7-2 II）。此时地面反应力在髋关节前方，伸髋肌必须进行向心性收缩以克服屈髋；随着膝关节的地面反应力由前方转变为后方，产生了一个外在的屈膝力矩，诱发股四头肌进行离心性收缩，出现屈膝 20°；踝关节由于地面反应力在其后方，外在的屈力矩诱发踝背屈的离心性收缩，使踝关节呈现跖屈约 10°。

3）支撑中期　指髋关节逐渐由屈曲过渡到伸直（图 7-2 Ⅲ）。此期支撑足全部着地，对侧足处于摆动相，是单足支撑全部身体重量的时期。此时地面反应力通过髋关节以消除髋伸肌的收缩；膝关节由屈曲逐渐伸展，其地面反应力由后方转移至前方，股四头肌由被动的离心性收缩变为主动的向心性收缩；踝关节的地面反应力在其前方，踝跖屈肌离心性收缩可对抗外在的踝背屈力矩。

4）支撑末期　指从支撑侧足跟离地至对侧足跟着地的一段时间（图 7-2 Ⅳ）。此期躯干由中立位变为前倾位，髋关节的地面反应力在其后方被动性地产生伸髋，约 10°；膝关节的地面反应力稍微后移，被动地产生屈膝；当足跟离地时，踝前方的地面反应力产生的踝背屈力矩诱发踝跖屈，此时踝跖肌肉的活动已从离心性收缩转为向心性收缩。

5）摆动前期　指从对侧下肢足跟着地至支撑侧足趾离地之前的一段时间（图 7-2 Ⅴ）。此时为向前摆动下肢做准备，地面反应力在髋关节和膝关节后方，髂腰肌、臀中肌和股直肌（髋部）呈向心性收缩，股直肌在膝关节处呈离心性收缩；踝的地面反应力在其前方，使踝跖屈肌肉持续向心性收缩，约 20°。

6）摆动初期　指从支撑侧离地至该侧膝关节达到最大屈曲时（图 7-2 Ⅵ）。此期肢体向前摆动，屈髋肌的持续向心性收缩使屈髋角度加大，腘绳肌收缩使膝屈曲约 60°；踝背屈肌向心性收缩使踝背屈。

7）摆动中期　指从支撑侧膝关节最大屈曲位摆动至小腿与地面垂直时（图 7-2 Ⅶ）。此期下肢因惯性的推动得以继续向前摆动，使髋被动地屈曲，肢体的重力诱发膝关节被动地伸展，踝背屈肌持续地运动使踝关节保持于中立位。

8）摆动末期　指从支撑侧小腿与地面垂直摆动至该侧足跟再次着地之前的一段时间（图 7-2 Ⅷ）。此期下肢由摆动转向足跟着地，此时要求屈髋速度下降，伸膝及踝由跖屈过渡到中立位。因此，股四头肌强力的离心性收缩以控制屈髋速度并伸膝，踝背屈肌收缩以保证踝关节处于中立位。

## 二、正常步态的运动学变化

**1. 身体主要部位及关节的活动**　人在步行时为了减少能量的消耗，身体各部位要尽量维持正常活动范围的运动，从而避免身体重心的偏离。下肢各关节在步行周期中的变化如表 7-1、表 7-2 所示。

表 7-1　支撑相下肢各关节的变化

| 部位 | 支撑前期 | 支撑初期 | 支撑中期 | 支撑末期 | 摆动前期 |
| --- | --- | --- | --- | --- | --- |
| 骨盆旋转 | 向前 4°~5° | 向前 4°~5° | 中间位 | 向后 4°~5° | 向后 4°~5° |
| 髋关节 | 屈 30° | 屈 30° | 屈 30°~0 | 过伸 10° | 中间位 |
| 膝关节 | 完全伸直 | 屈 15° | 屈 15°~0 | 完全伸直 | 屈 35° |
| 踝关节 | 中间位 | 跖屈 15° | 背屈 10° | 中间位 | 跖屈 20° |

表 7-2　摆动相下肢各关节的变化

| 部位 | 摆动初期 | 摆动中期 | 摆动末期 |
|---|---|---|---|
| 骨盆旋转 | 向后 4°～5° | 中间位 | 向前 4°～5° |
| 髋关节 | 屈 20° | 屈 20°～30° | 屈 30° |
| 膝关节 | 屈 60° | 屈 60°～30° | 屈 30°～0 |
| 踝关节 | 跖屈 10° | 中间位 | 中间位 |

（1）骨盆　骨盆移动可以被认为是重心的移动。正常成人在站立时身体重心的位置在骨盆的正中线上，从下方起男性约为身高的 55%，女性约为身高的 50%。步行时重心的上下移动为正弦曲线。在一个步行周期中出现两次，其振幅约 4.5cm。最高点是支撑中期，最低点是足跟着地，即支撑前期；骨盆的侧方移动也是正弦曲线，在一个步行周期内左、右各出现一次，其振幅约 3cm，最大移动度是在左、右足处于支撑中期时出现的，在双足支撑期重心位于左、右足中间。骨盆在水平面内沿垂直轴单侧旋转角度约为 4°，双侧约为 8°。这种旋转可以减少骨盆的上下移动，最大内旋位发生在足跟着地后期，最大外旋位发生在摆动早期。骨盆在矢状面内沿冠状轴的倾斜运动范围约 5°，双足支撑相骨盆几乎成水平，支撑中期处于摆动相的骨盆倾斜角度最大，它可以降低重心的上下移动。在一个步行周期中左、右各倾斜一次。

（2）髋关节　正常步行时在髋关节屈伸运动中最大屈曲约为 30°（摆动相中期），最大伸展约 20°（足跟离地），共约 50°范围，其运动为正弦曲线；内收、外展运动中最大外展约 6°（足跟离地）、最大内收约 4°（足底着地），共约 10°范围，其运动几乎是直线性变化；内、外旋运动中外旋 4°（足趾离地到足跟着地的摆动相）、内旋 4°（从足跟着地到足跟离地的摆动相），共约 8°范围，其运动呈曲轴状，从支撑相到摆动相、摆动相到支撑相过渡时产生急剧的变化。

（3）膝关节　正常步行时，一个步行周期中膝关节出现两次屈曲和两次伸展。支撑相中足跟着地与足跟离地时膝关节几乎是伸展状态，支撑相的中期可见约 15°的屈伸，随后开始屈曲，并在摆动相初期达到最大屈曲（60°）。在膝关节屈伸运动中最大屈曲约为 60°（摆动中期）、最大伸展为 0（足跟着地），共约 60°范围。除屈伸运动外，膝关节还有旋转运动，足跟离地时为最大外旋，约 4°，摆动中期为最大内旋，约 12°，共 16°范围，其顺序为从足跟着地（内旋）到足底着地（内旋），以后外旋直到足跟离地。

（4）踝关节　正常步行时踝关节的跖屈、背屈运动中最大背伸发生在足跟离地，约 15°，足趾离地时为最大跖屈，约 20°，共 35°。一个步行周期中有两次跖屈和背屈，尤其在支撑相的驱动期踝关节从跖屈位急剧变为背屈位。除屈伸运动外，踝关节还有旋转、内外翻运动。踝关节外旋 8°、内旋 2°，共约 10°范围；外翻 3°、内翻 12°，共约 15°范围。

（5）上肢　为保持身体平衡，正常行走时双上肢交替前后摆动，其方向与同侧下肢的摆动方向和骨盆的旋转方向正好相反，如当左下肢与左侧骨盆向前摆动和旋转时，左上肢向后摆动，右上肢向前摆动。此时，上肢的关节运动主要发生在肩关节，足跟着地时为最大伸展，约为 21.1°；足跟离地时为最大屈曲，约为 17.4°，共约 40°范围。肘关节屈伸是在双足同时支撑时改变运动方向，最大屈曲约 38.9°，最大伸展约为 -0.4°，共约 40°范围。

（6）头颈部　头的上下移动与重心的上下移动几乎一致，上下振幅 5～6cm，左右移动振幅 5～6cm。在头上下、前后移动的同时，颈部也做着相应的移位。

**2. 参与的主要肌肉活动**　步行的动力主要来源于下肢及躯干的肌肉作用,在一个步行周期中,肌肉活动具有保持平衡、吸收震荡、加速、减速和推动肢体运动的功能。参与步行的主要肌肉有包胫前肌、小腿三头肌、股四头肌、腘绳肌、臀大肌、骶棘肌等(图7-3、表7-3)。

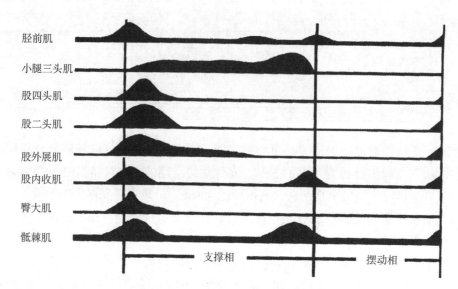

图 7-3　步行周期中主要下肢肌群活动

表 7-3　正常步态中主要下肢肌群活动

| 步行周期 | 关节运动 | 肌群活动 | | |
| --- | --- | --- | --- | --- |
| | | 作用于髋关节的肌群 | 作用于膝关节的肌群 | 作用于踝关节的肌群 |
| 足跟着地↓足放平 | 髋关节:30°屈曲;膝关节:0°～15°屈曲;踝关节:0°～15°屈曲 | 骶棘肌、臀大肌、腘绳肌收缩 | 股四头肌先行向心性收缩以保持膝关节伸展位,然后行离心性收缩 | 胫前肌离心性收缩,防止足放平时前脚掌拍击地面 |
| 足放平↓站立中期 | 髋关节:30°～5°屈曲;膝关节:15°～5°屈曲;踝关节:15°跖屈～10°背伸 | 臀大肌收缩活动逐渐停止 | 股四头肌活动逐渐停止 | 腓肠肌和比目鱼肌离心性收缩控制小腿前倾 |
| 站立中期↓足跟离地 | 膝关节:5°屈曲;踝关节:10°～15°背伸 | | | 腓肠肌和比目鱼肌离心性收缩对抗踝关节背伸,控制小腿前倾 |
| 足跟离地↓足趾离地 | 髋关节:10°过伸展～中立位;膝关节:5°～35°屈曲;踝关节:15°背伸～20°跖屈 | 髂腰肌、内收大肌、内收长肌收缩 | 股四头肌离心性收缩控制膝关节过度屈曲 | 腓肠肌、比目鱼肌、腓骨短肌、踇长屈肌收缩产生踝关节跖屈 |
| 加速期↓迈步中期 | 髋关节:20°～30°屈曲;膝关节:40°～60°屈曲;踝关节:背伸至中立位 | 髂腰肌、股直肌、股薄肌、缝匠肌、阔肌膜张肌收缩,启动摆动期 | 股二头肌(短头)、股薄肌、缝匠肌向心性收缩引起膝关节屈曲 | 背伸肌收缩使踝关节呈中立位,防止足趾拖地 |
| 迈步中期↓减速期 | 髋关节:30°～20°屈曲;膝关节:屈曲60°～30°～0°;踝关节:中立位 | 腘绳肌收缩 | 股四头肌向心性收缩以稳定膝关节于伸展位,为足跟着地做准备 | 胫前肌收缩使踝关节保持中立位 |

### 三、正常步态的动力学变化

正常步态的动力学是描述运动或使关节和肢体运动的力的分析。尽管可以通过运动学原理分析下肢在行走过程中力的变化，但客观和定量的信息只能通过仪器的测量和分析获得。

**1. 步行中的动力学改变**　人体在行走过程中承受着来自地面的地反应力（ground reaction force，GRF）和力矩（torque）。地反应力分为垂直分力、前后分力、侧向分力和扭矩。

（1）**垂直分力**　一个步行周期中的垂直分力变化在支撑相的变化有两个高峰值和一个低谷值。第一个高峰值位于步行周期的 12% 左右，此时对侧足离地瞬间使体重迅速转到支撑足，且重心升高，有向上的加速度；同时支撑侧足跟着地有一个冲量，增加了垂直力，使单足支撑力迅速达到体重的 110% ～ 125%；步速越快，冲量越大，峰值越高。随着身体前移，膝关节逐渐伸直使身体重心提到最高点且通过支撑腿，但此时向上的加速度为零，则地面反应力等于体重；然后重心开始降低，有向下的加速度，使地面反应力降低；至步行周期的 30% 左右，即支撑侧足跟离地前，地面的反应力降至低谷，约为体重的 75%。随后重心虽然继续降低，但由于向下加速度的消失，垂直力开始增加；随着身体前移，支撑腿的足跟离地及前足蹬地使重心提高，出现向上的加速度，造成第二高峰值，大约在对侧腿的足跟着地（步行周期的 50%）之前；蹬地力越大，峰值越高。然后垂直力迅速降低到足趾离地时的零，此时位置在步行周期的 62% 左右。

（2）**前后分力**　前后分力在步行周期中也有着显著的变化，如当足跟着地的一瞬间，足的向前运动被地面的摩擦力阻止，产生了向后的分力，但迅速转为向前的分力，这是由于对侧腿的足跟离地及蹬地使身体前移，而此时虽然支撑腿不动，但由于重心是在支撑腿的后方向前移动，必然使支撑腿被动地受到向前的摩擦力而产生向前的剪切力。其峰值在步行周期的位置与垂直力的第一峰值位置相近，即对侧足的足趾离地（12% 左右）。随着体重转到支撑足并继续前移，该分力逐渐减少直至支撑腿的足跟离地瞬间（34%），分力为零。此时支撑腿开始蹬地，变被动腿为主动腿，使向前的摩擦力产生向前的分力。当支撑腿蹬地到出现垂直力的第二高峰值时，其向后的分力也达到最大值（步行周期的 50% 左右）。然后逐渐减少到足趾离地时的零。

（3）**侧向分力**　正如前后分力一样，侧向分力在一个步行周期中也发生着明显的变化。当足跟外侧着地瞬间后立即足外翻，则受到向内的摩擦力产生的向内分力，当前足着地后（步行周期的 7%），由于对侧腿的蹬地使重心向前和向外移动，而支撑腿不动，致使支撑腿产生向前和向外的分力，一直到支撑腿离地。一个步行周期中的扭矩变化也是显而易见的，当足跟外侧着地瞬间后立即足外翻且胫骨内旋，峰值为前足着地（步行周期的 7%），直到足跟离地（步行周期的34%），身体重心超过支撑腿后，胫骨外旋方可保持身体能直线前进。

**2. 正常行走状态的动力学区别**　静态站立时，地面反应力（F）等于体重（G）。走路时人的重心在不断地上下移动，双支撑相时重心最低，相当于以双腿为边步长为底的等腰三角形的高。而摆动相中期的重心最高，相当于腿长（实际上还要加一个常量）。根据牛顿第二定律 f=ma，此时的地面反应力等于体重再加上或减去人的质量与上下运动加速度的乘积。所以走路时地面的最大反应力相当于体重的 110% ～ 125%，即走路时 F=（1.1 ～ 1.25）G。该加速度的产生是靠后足蹬地实现的，走得越快加速度越大，蹬地力也越大。从事不同项目比赛，在最后一瞬间发力时，脚承受的重量不同：中长跑时最大蹬地力约 4G，短跑是 5G，跳远是 6G，跳高是 8G，打篮球是15G。

### 四、步行中的能量消耗

**1. 影响步行能量消耗的因素**　人体正常的步行是消耗能量最小的节律性、平滑的移动。步行过程中的能量消耗的影响因素中起决定性作用的是身体重心的转移幅度，同时还与心肺功能、患者的心情和温度、气候等因素有关。

正常人的身体重心位于解剖位的第 2 骶椎前面。随着步行进程的发展，重心沿着一条正弦曲线做规律性的上下、左右移动，重心上下移动所消耗的能量要大于克服水平移动所需要的能量，移动幅度越大，消耗的能量就越多。

人体在行走过程中重心的变化主要通过水平面上的骨盆旋转、冠状面上的骨盆倾斜和移动以及髋、膝、踝等关节的屈伸和旋转变化而实现。在双支撑相，骨盆在水平面的旋转，可以减少负重下肢迈步时所需要的重心的上抬；在单支撑相，非负重侧的骨盆下降使得支撑相中期身体重心的最高位置有所降低；在摆动相，通过身体重心向承重腿转移和股骨与胫骨自然的内翻，使两足在前进中靠拢，减少了骨盆的侧向移位。另外，髋、膝、踝等关节的屈伸和旋转运动使重心垂直移动进一步减少，如在单支撑相，踝关节从足跟着地时的背屈到全足负重时有控制的跖屈以及膝关节的少量屈曲可以有效地减少重心上升的幅度；在双支撑相，通过加大踝关节跖屈的角度和伸展髋关节，能有效地使重心最低点上升。因此，如果人体行走过程中重心转移的幅度增加，能量的消耗也将大大增加。

**2. 步行中能量消耗的测量**　通常，步行中能量的消耗用每分钟消耗的千焦耳（kJ）表示，步行效率的高低常用每千克体重每行走 1m 所耗的焦耳数，即 J/（m·kg）表示。据测定，正常舒适地行走时，此值为 3.347J/（m·kg）左右，如数值高于此值，则表明步行效率明显降低。最直接的计算方法是测量步行过程中的耗氧量。但是因耗氧量的测量较为复杂，临床常用在次极量运动水平上与耗氧量呈线性关系的心率进行测量。目前，最常用的能量消耗计算方法是 Burdett 等建议的生理能耗指数（physiological cost index，PCI）。生理能耗指数等于步行时心率减去静息时心率，然后除以步行速度（m/min）。PCI 越大，表明步行能耗越大。

测 PCI 的具体方法：先让患者取坐位休息 10 分钟，测出基础心率，然后让患者沿每圈长 25m 的 8 字形路线走 10 圈，测定完成每圈所需的时间（min）和每圈之末的心率（beat，b），走完后坐下休息，测心率直至返回基础心率，如不能返回，则测 10 分钟时的心率，并以后两者中的最低者为静息时的心率；将每圈距离除以走完每圈所需时间即得出每圈的速度，求出 10 圈的平均速度即为步行速度；求出 10 圈末心率的平均值即为步行时心率，即可计算出 PCI。正常成人 PCI 平均为 0.35b/m，范围为 0.2～0.55b/m；青少年平均为 0.35b/m，范围为 0.15～0.65b/m。

# 第二节　步态分析方法

### 一、步态分析的目的

步态分析的目的主要是为制定康复治疗计划和评定康复疗效提供客观依据，具体体现在以下几个方面。

**1. 分析肢体功能**　通过步态分析可鉴别、评定肢体伤残的程度，明确肢体功能状况，为制定康复计划提供客观的依据。

**2. 制定治疗方案**　根据步态分析提供的信息，对行走功能和影响步态的原因进行深入分析，从而提供针对性的治疗方案。

**3. 评价步态训练效果** 通过对比康复训练前后的步态，评价康复训练的效果。

**4. 评定辅助器具及矫形器的可行性** 比较不同种类的辅助器具、矫形器等对步态的影响，评定其作用程度并做出必要的调整。

## 二、步态分析的适应证和禁忌证

**1. 适应证**

（1）中枢神经系统损伤 脑卒中、颅脑损伤、脑性瘫痪、帕金森病等。

（2）骨关节疾病与外伤 截肢、髋膝关节置换术后、关节炎、韧带损伤、踝扭伤等。

（3）下肢肌力下降 脊髓灰质炎、进行性肌营养不良、下肢周围神经损伤等。

（4）其他 疼痛、癔病等。

**2. 禁忌证** 严重心肺疾患、下肢骨折未愈合、检查不配合者不宜进行步态分析。

## 三、定性分析

步态的定性分析是由康复医师或治疗师以肉眼观察患者的行走过程，然后根据所得印象或按照一定的观察项目逐项评定的结果对步态做出的结论，因其不需要昂贵的设备、没有复杂的数据分析，故为目前最常用的评定手段。

**1. 评定内容** 步态分析是在详细了解患者病史和全面体格检查的基础上进行的。定性分析时可为患者录制录像带，不仅能够反复观察患者多部位和多关节的运动，还能避免造成患者的疲劳。

（1）病史 详细了解病史是正确地进行步态分析的前提，也是获得与步态相关信息不可替代的手段。通过了解病情，可以获得有关疼痛、肌无力、关节不稳等方面的主诉；通过现病史的采集，可以了解与步态相关的症状，如行走时有无伴随疼痛、乏力、易跌倒等；通过询问既往史，可以了解既往有无影响步态的疾病，如骨折、肌肉或神经疾病、肿瘤等。此外，还应关注患者步行障碍及其对日常生活活动的影响。

（2）体检 既要全面地检查身体状况，如心肺功能、脊柱是否有侧弯、头颈的活动度等，又要重点检查与行走有关部位的关节活动度、肌力、肌张力、肢体长度和周径（围度），以及身体的协调性和平衡能力等，对怀疑有神经疾病的患者应对其感觉进行评定。体检有助于诊断和鉴别诊断、分析步态异常的原因。

临床导致步态异常的常见原因有：

1）神经系统疾患 ①中枢性神经疾患：如脑卒中、脑外伤、多发性硬化、血管畸形、帕金森病，后颅窝肿瘤、遗传性小脑变性病、代谢性疾病、脊髓损伤等。②周围性神经疾患：周围神经炎、周围神经损伤及代谢性疾病等。

2）骨骼肌肉疾患 ①肌肉疾患：局部损伤引起的肌无力、遗传因素导致的肌营养不良等。②骨及关节疾患：两侧肢体不等长、下肢关节炎、骨关节损伤、脊柱侧弯、截肢等。

（3）观察 在没有任何电子设备的帮助下观察步态并进行描述。要实现优质的观察，需对观察的场地、内容和程序有一定的要求。

1）场地 测试场地内光线要充足，面积至少为6m×8m，让被检查者尽可能少穿衣服，以便能够清晰地观察。

2）内容 异常步态模式的评定应首先评定以下四个方面的内容：①能量消耗：主要是重心的上下、左右的移动幅度。②安全性：主要指行走过程中出现跌倒的风险，即在摆动相应付失代偿的能力。③生物力学损伤：常见的有髋关节屈曲挛缩、股四头肌无力、马蹄足内翻等。④外观：异常步态模式的评定应考虑美观，对美观的评价，患者自己的感觉远比临床专家的感觉重要。然后，详细地观察患者在行走时身体各个部分的变化，如头是否抬起；颈是否居中；患侧肩带是否下压、肩胛骨是否后缩或前伸；躯干是否痉挛，向患侧扭曲或向健侧倾斜；患侧骨盆是否上提、后突、向前或向后旋转；髋、膝、踝线性排列是否正常；患侧下肢负重及重心转移的情况；下肢伸肌、外展肌肌张力增高及屈髋、屈膝、踝背屈的程度；双臂摆动的幅度；步长、步宽、对称性及步速；膝关节的控制能力；足的内翻和外翻；整体运动的对称性和协调性；疼痛、疲劳及患者所着鞋的情况等。

3）程序　嘱患者以自然、习惯的姿势和速度在测试场地来回步行数次，检查者从前方、后方和侧方反复观察，分别观察支撑相和摆动相步态模式的特征，并注意进行两侧的对比。

**2. 常用的方法**

（1）四期分析法　在步态分析中最常用的是步行时相四期分析法，即两个双支撑相、一个单支撑相、一个摆动相。健全人平地行走时的理想状态是左右对称的，两个双支撑相大致相等，约各占步行周期12%的时间；支撑相占步行周期60%～62%（包括双支撑相）时间，摆动相占步行周期38%～40%时间。各时相的长短与步行速度直接有关。行走快时，双支撑相减小，跑时双支撑相消失，为"0"。当一侧下肢有疾患时，由于患腿往往不能负重，倾向于健侧负重，故患侧支撑相所占时间相对减少，健侧支撑相所占的时间会相对增加。

（2）RLA八分法　是由美国加州 Rancho Los Amigos 医学中心设计提出的步态目测观察分析方法，评定者可按照表 7-4 中所提示的内容，依次对每一个关节或部位在步行周期的各个分期中的表现进行观察、分析。

1）观察方法：使用 RLA 步态观察分析表对患者步态进行分析时应注意，表中涂深色的格子表示与该步行分期相对应的关节运动情况，无须观察；空白格和浅色格则表示要对这一时相里是否存在某种异常运动进行观察和记录，其中空白格的内容需要重点观察，存在异常应在相应的格子中记"0"，如为双侧运动则用"左"或"右"表示。与传统的步态分析方法相比，RLA八分法具有以下特点：①观察顺序：由远端至近端，即按照足趾、踝关节、膝关节、髋关节、骨盆及躯干的顺序进行观察。在观察一个具体关节或部位时，应将首次着地作为评定的起点，按照步行周期发生的顺序仔细观察，先观察矢状面，再从冠状面观察患者的行走特征。②观察内容包括47种常见的异常步态的临床表现，检查者可以根据每一个关节或部位在步行周期中的表现对照表中提示的内容逐一分析，以研究患者在步行中存在何种表现以及出现异常的时相。

表 7-4　RLA 步态观察分析表

| 观察项目 | | 负重 | | 单腿支撑 | | 摆动腿向前迈进 | | | |
|---|---|---|---|---|---|---|---|---|---|
| | | 首次着地 | 承重反应 | 支撑中期 | 支撑末期 | 摆动前期 | 摆动初期 | 摆动中期 | 摆动末期 |
| 躯干 | 前屈 | | | | | | | | |
| | 后伸 | | | | | | | | |
| | 侧弯（左右） | | | | | | | | |
| | 旋后 | | | | | | | | |
| | 旋前 | | | | | | | | |

续表

| 观察项目 | | 负重 | | 单腿支撑 | | 摆动腿向前迈进 | | | |
| --- | --- | --- | --- | --- | --- | --- | --- | --- | --- |
| | | 首次着地 | 承重反应 | 支撑中期 | 支撑末期 | 摆动前期 | 摆动初期 | 摆动中期 | 摆动末期 |
| 骨盆 | 一侧抬高 | | | | | | | | |
| | 后倾 | | | | | | | | |
| | 前倾 | | | | | | | | |
| | 旋前不足 | | | | | | | | |
| | 旋后不足 | | | | | | | | |
| | 过度旋前 | | | | | | | | |
| | 过度旋后 | | | | | | | | |
| | 同侧下降 | | | | | | | | |
| | 对侧下降 | | | | | | | | |
| 髋关节 | 屈曲 受限 | | | | | | | | |
| | 屈曲 消失 | | | | | | | | |
| | 屈曲 过度 | | | | | | | | |
| | 伸展不充分 | | | | | | | | |
| | 后撤 | | | | | | | | |
| | 外旋 | | | | | | | | |
| | 内旋 | | | | | | | | |
| | 内收 | | | | | | | | |
| | 外展 | | | | | | | | |
| 膝关节 | 屈曲 受限 | | | | | | | | |
| | 屈曲 消失 | | | | | | | | |
| | 屈曲 过度 | | | | | | | | |
| | 伸展不充分 | | | | | | | | |
| | 不稳定 | | | | | | | | |
| | 过伸展 | | | | | | | | |
| | 膝反张 | | | | | | | | |
| | 内翻 | | | | | | | | |
| | 外翻 | | | | | | | | |
| | 对侧膝过度屈曲 | | | | | | | | |

| 观察项目 | | 负重 | | 单腿支撑 | | 摆动腿向前迈进 | | | |
|---|---|---|---|---|---|---|---|---|---|
| | | 首次着地 | 承重反应 | 支撑中期 | 支撑末期 | 摆动前期 | 摆动初期 | 摆动中期 | 摆动末期 |
| 踝关节 | 前脚掌着地 | | | | | | | | |
| | 全足底着地 | | | | | | | | |
| | 足拍击地面 | | | | | | | | |
| | 过度跖屈 | | | | | | | | |
| | 过度背屈 | | | | | | | | |
| | 内翻 | | | | | | | | |
| | 外翻 | | | | | | | | |
| | 足跟离地 | | | | | | | | |
| | 无足跟离地 | | | | | | | | |
| | 足趾或前脚掌拖地 | | | | | | | | |
| | 对侧前脚掌踮起 | | | | | | | | |
| 足趾 | 过度伸展 | | | | | | | | |
| | 伸展不充分 | | | | | | | | |
| | 过度屈曲 | | | | | | | | |

2）结果分析　通过对 RLA 步态观察结果的分析，可帮助评定人员发现患者在步行中存在何种异常及在何时出现该异常，并对导致异常表现的可能原因及需要进一步检查的项目进行归纳总结。踝、膝、髋及躯干在步行周期中常见的异常表现及原因分别见表 7-5～表 7-8。

表 7-5　踝关节在步行周期中常见的异常表现及原因

| 步行周期 | | 异常表现及原因 |
|---|---|---|
| 首次着地 | 足拍击地面 | 在足跟着地时足前部拍击地面，可能因为踝背屈肌弛缓无力、背屈肌交互抑制、背屈肌萎缩。需进一步检查踝关节屈肌的肌力及是否存在跨栏步态 |
| | 足尖着地 | 首次着地方式为足趾着地，站立相维持足尖站立姿势，可能的原因包括：双下肢不等长；跟腱挛缩或踝关节跖屈挛缩、跖屈肌痉挛；背屈肌瘫痪；足跟痛。需进一步检查双下肢长度、肌张力和跖屈肌活动时相；并检查是否存在髋或膝关节屈曲挛缩及有无足跟痛 |
| | 足平放着地 | 首次着地方式为全足底同时着地，可能的原因包括：踝关节过度背屈固定；背屈肌瘫痪或肌力下降；本体感觉性行走。需进一步检查踝关节活动度、膝关节是否存在过伸展及是否存在未成熟步态模式 |
| 支撑中期 | 过度跖屈 | 踝关节未能从 10°跖屈位回到中立位，可能因为跖屈肌瘫痪、力弱，或跟腱松解过度、断裂、挛缩而致跖屈肌无离心性收缩。需进一步检查股四头肌是否存在痉挛或无力，是否有膝关节过伸展、髋关节过伸展，躯干是否前倾、后倾，有无跖屈肌力弱或跟腱断裂 |

续表

| 步行周期 | | 异常表现及原因 |
|---|---|---|
| 支撑中期 | 足跟抬起 | 足跟上提,不能接触地面,可能因跖屈肌痉挛所致。需进一步检查有无跖屈肌、股四头肌、髋关节屈肌及内收肌痉挛 |
| | 过度背屈 | 踝关节从10°跖屈位回到中立位速度过快而产生大于正常的背屈,可能的原因包括:跖屈肌肌力减弱不能控制胫骨向前;膝或髋关节屈曲挛缩。需进一步检查踝关节周围肌,膝、髋关节屈肌,关节活动度,躯干的位置 |
| | 爪形趾 | 足趾屈曲抓住地面,可能的原因包括:足底抓握反射整合不全;阳性支持反射;趾屈肌痉挛。需进一步检查足底抓握反射、阳性支持反射,趾关节活动度 |
| 支撑末期 | 无足跟离地 | 体重转移(自足跟外侧至足前部内侧)不充分,可能的原因包括:踝足机械固定;跖屈肌、内翻肌、趾屈肌瘫痪或被抑制;跖屈肌和背屈肌共同收缩或僵直;足前部疼痛。需进一步检查踝足关节活动度,踝关节周围肌功能和肌张力,足前部疼痛 |
| 迈步相 | 足趾拖地 | 背屈不充分(并趾伸展)以至于足前部和足趾不能完成足廓清动作,可能的原因包括:背屈肌和趾伸肌肌力下降;跖屈肌痉挛;膝或髋关节屈曲不充分。需进一步检查髋、膝、踝关节活动度,髋、膝、踝关节周围肌的肌力与肌张力 |
| | 内翻 | 可能的原因有内翻肌痉挛、背屈肌和外翻肌肌力下降、伸肌模式。需进一步检查内翻肌和趾屈肌肌张力,背屈肌和外翻肌肌力,下肢有无伸肌模式 |

### 7-6 膝关节在步行周期中常见的异常表现及原因

| 步行周期 | | 异常表现及原因 |
|---|---|---|
| 首次着地 | 过度屈曲 | 足跟着地时膝关节过度屈曲,可能的原因包括:膝关节疼痛;膝屈肌痉挛或股四头肌瘫痪力弱;对侧下肢短。需进一步检查膝屈肌肌张力、膝伸肌肌力,测量下肢长度,检查是否有骨盆前倾及膝关节疼痛 |
| 承重反应及支撑中期 | 膝反张 | 足放平时出现膝过伸展,单腿支撑时,体重移至足上方,但胫骨仍位于踝关节榫头之后,可能的原因包括:股四头肌和比目鱼肌瘫痪或力弱而致臀大肌收缩被动牵拉膝关节向后;股四头肌痉挛;踝关节跖屈畸形。需进一步检查踝、膝关节屈肌肌力和肌张力以及踝关节活动度 |
| 支撑末期 | 过度屈曲 | 膝屈曲大于40°,重心远远超过骨盆前方,可能的原因包括:躯干僵硬,膝、髋关节屈曲挛缩;屈肌退缩反射;脑血管疾病患者屈肌协同运动模式占优势。需进一步检查躯干姿势,膝、髋关节活动度,屈肌协同运动模式 |
| | 屈曲受限 | 膝屈曲小于40°,可能的原因包括:膝关节疼痛;膝关节活动度减小及伸肌痉挛。需进一步检查膝关节活动度、髋、膝关节肌张力及是否有膝关节疼痛 |
| 摆动初期至中期 | 过度屈曲 | 膝屈曲大于65°,可能的原因包括:迈步前期膝关节屈曲消失;屈肌退缩反射;辨距不良。需进一步检查髋、膝、踝关节周围肌肌张力、屈肌退缩反射及是否存在辨距不良 |
| | 屈曲受限 | 膝屈曲小于65°,可能的原因包括:膝关节疼痛;膝关节活动度减小及伸肌痉挛。需进一步检查膝关节活动度或髋、膝关节肌张力及是否有膝关节疼痛 |

表 7-7 髋关节在步行周期中常见的异常表现及原因

| 步行周期 | | 异常表现及原因 |
|---|---|---|
| 首次着地至承重反应 | 过度屈曲 | 髋屈曲超过 30°，可能的原因包括：髋或膝屈曲挛缩；比目鱼肌和股四头肌肌力减弱；髋屈肌张力过高。需进一步检查髋、膝关节活动度、比目鱼肌和股四头肌肌力及髋屈肌肌张力 |
| | 屈曲受限 | 髋屈曲小于 30°，可能的原因包括：髋屈肌肌力减弱；髋关节活动度受限；臀大肌肌力减弱。需进一步检查髋关节屈伸肌肌力和髋关节活动度 |
| 承重反应至支撑中期 | 伸展受限伴内旋 | 髋关节伸展受限未达到中立位，下肢处于内旋位，可能的原因包括：髋屈肌痉挛；旋内肌痉挛；外旋肌肌力弱；对侧骨盆过度旋前。需进一步检查髋关节活动度和屈肌张力、内旋肌肌张力和外旋肌肌力 |
| | 外旋 | 髋关节外旋，下肢处于外旋位，可能由于对侧骨盆过度旋后所致。需进一步检查双侧髋关节活动度 |
| | 外展 | 髋关节外展，下肢处于外展位，可能是由于臀中肌挛缩或躯干向同侧髋关节外侧倾斜所致。需进一步检查臀肌、躯干肌和髋关节活动度 |
| | 内收 | 髋关节内收，下肢处于内收位，可能由于髋屈肌和股内收肌痉挛或对侧骨盆下降所致。需进一步检查髋屈肌、股内收肌肌张力及内收肌肌力 |
| 摆动相 | 环行运动 | 下肢外侧环行运动，呈划圈步，可能因代偿髋屈肌肌力弱或代偿因"腿长"而不能完成足廓清动作所致。需进一步检查髋、膝、踝屈肌肌力；髋、膝、踝关节屈曲活动度；进行伸肌模式的检查 |
| | 髋关节抬高 | 通过腰方肌收缩使下肢缩短，可能是代偿膝关节屈曲或踝背屈不充分、代偿迈步相下肢伸肌痉挛所致。需进一步检查髋、膝、踝关节活动度和肌力及膝、踝屈肌肌张力 |
| | 过度屈曲 | 正常情况下髋屈曲 20°～30°，当摆动相超出此范围，可能是因足下垂时为了缩短肢体而做出的补偿。需进一步检查踝足伸屈肌肌力和关节活动度并进行屈肌模式的检查 |

表 7-8 躯干在步行周期中常见的异常表现及原因

| 异常表现 | 原因 |
|---|---|
| 躯干侧弯 | 躯干向站立相下肢侧（患侧）倾斜（臀中肌步态），可能是因代偿站立相下肢臀中肌瘫痪或力弱以阻止迈步相下肢侧骨盆下降所致；或因代偿髋关节疼痛以减少作用于髋关节的力而致。需进一步检查臀中肌肌力及检查是否存在髋关节疼痛 |
| 躯干后倾 | 躯干后倾导致髋关节过伸展（臀大肌步态），可能由于站立侧的臀大肌无力、瘫痪或骨盆旋前所致。需进一步检查髋伸肌肌力及骨盆位置 |
| 躯干前倾 | 躯干前倾导致髋关节屈曲，可能因代偿股四头肌力弱，前倾去除了膝关节屈曲力矩所致，或是由于髋、膝屈曲挛缩、骨盆旋后所致。需进一步检查股四头肌肌力及骨盆的位置 |

### 3. 行走能力的评定

（1）描述行走能力的概念

1）功能性行走　有功能的行走应符合相应标准（表 7-9）。根据患者行走的具体情况，功能性行走又可以分为社区性行走和家庭性行走，前者主要表现为有能力在家庭周围地区采购、散步、上公园、到附近医疗机构就诊等，具体标准：①终日穿戴支具并能耐受。②能一口气走900m左右。③能上、下楼梯。④能独立地进行日常生活活动。若除②外均能达到者，可列为家庭功能性行走，即速度和耐力达不到要求，但可以在家中步行，并能完成一定的活动。

表 7-9　功能性行走的标准

| 项目 | 具体要求 |
| --- | --- |
| 安全 | 独立行走时稳定，没有跌倒的忧虑，不需要他人的帮助 |
| 质量 | 行走姿势基本正常，站立时双手能游离作其他活动，不用步行框架等笨重的助行器 |
| 心血管功能 | 心脏有足够的能力，表现为步行效率即步行速度（m/min）/步行3min后的心率大于30% |
| 速度和耐力 | 有一定的速度和耐力，即能连续走5min，并走过575m左右 |

2）治疗性行走　行走安全和质量均不符合功能性行走的要求，但有支具或辅助器具的帮助能作短暂步行者，称为治疗性行走。治疗性行走虽然没有实用性，但有明显的治疗价值：①给患者能站能走的感觉，形成巨大的心理支持。②减少对坐骨结节等处的压力，减少压疮发生的机会。③肢体负重可以防止或减轻骨质疏松。④下肢活动可改善血液、淋巴循环。⑤减缓肌肉萎缩。⑥促进尿、大便的排出。⑦减少对他人的依赖。因此，我们对没有功能性行走能力的患者应尽可能创造条件，鼓励和帮助患者实现治疗性行走。

（2）行走能力的评定方法

1）Hoffer 步行能力分级　是一种客观的分级方法，通过分析可以了解患者是否可以步行及确定是哪一种行走的方式（表7-10）。

表 7-10　Hoffer 步行能力分级标准

| 分级 | 评定标准 |
| --- | --- |
| Ⅰ 不能步行 | 完全不能步行 |
| Ⅱ 非功能性步行 | 借助于膝-踝-足矫形器（KAFO）、杖等能在室内行走，又称治疗性步行 |
| Ⅲ 家庭性步行 | 借助于踝-足矫形器（AFO）、手杖等可在室内行走自如，但在室外不能长时间行走 |
| Ⅳ 社区性步行 | 借助于 AFO、手杖或独立可在室外和社区内行走、散步、去公园、去诊所、购物等活动，但时间不能够持久，如需要离开社区长时间步行时仍需坐轮椅 |

2）Nelson 步行功能评定　它通过对患者静态负重能力、动态重量转移和基本的步行效率三个方面进行分析，判断患者的步行能力，是一种半定量性质的评定方法，适用于轻度至中度步行功能障碍的患者。

①静态负重能力：为安全起见，一般在平行杠内进行：①双足站：先看在平行杠内能否正常地站立，再看能否维持30s（这是稳定所必需的时间），如有必要，可让患者扶杠，但扶杠只能用来保持稳定而不能用来负重，而且扶杠要在记录中注明。②健足站：记录单足站立的时间，因为步行需要至少能站6s，时间更长对步行不一定必要，但表明下肢有等长收缩的耐力。③患足站：与上面一样记录单足站立的时间。

②动态重量转移：检查患者能否迅速地将体重从一侧肢体转移到另一侧肢体。检查者先在平

行杠内示范，如迅速地走 8 步，完成 4 个完整的双侧往返的体重转移，然后让患者尽可能快地照着做，用秒表测第一次提足到第八次提足的时间。为证明提足充分，提足时事先放于足下的纸应能自由地抽出。一般不能扶杠，如扶了要在记录中注明。

③基本的步行效率：先让患者在平行杠内尽快地行走 6m，记录时间和步数。来回各一次，取平均值，如有必要，可扶杠，但要注明。然后让患者在杠外用或不用手杖走 6m。来回各一次，记录两次的总时间取平均值，步数测法相同。

3）功能独立性评定（functional independence measurement，FIM） 以患者行走独立的程度、对辅助器具的需求及他人给予帮助的量为依据，根据行走的距离和辅助量两个方面按照 7 分制的原则进行评分。

7 分：完全独立，即不用辅助设备或用具，在合理的时间内至少能安全地步行 50m。

6 分：有条件的独立，即步行者可独立步行 50m，但需要使用辅助器具，如下肢矫形器、假肢、特殊改制的鞋、手杖、步行器等，行走时需要比正常时间长并考虑安全因素。若不能步行，应能独立操作手动或电动轮椅前进 50m，能转弯，能驱动轮椅到餐桌、床边或厕所；可上行 30° 的斜坡，能在地毯上操作轮椅，能通过门槛。

5 分：监护、规劝或准备，即可步行 50m，但需要他人的监护、提示及做行走前的准备工作。患者不能独立步行 50m，但在没有他人帮助的情况下，不管是否使用辅助器具，均能步行 17m 到达室内生活功能区。

4 分：最小量帮助，即步行时需要他人轻轻地用手接触或偶尔帮助，患者至少独立完成行走距离 37.5m。

3 分：中等量帮助，即步行时需要他人轻轻地上提患者身体，患者至少独立完成行走距离 25 ～ 39m。

2 分：最大量帮助，即患者至少独立完成步行距离 12.5 ～ 24.5m，仅需要 1 人帮助。

1 分：完全帮助，即患者仅完成不足 12.5m 的步行距离，需要 2 人的帮助。

4）步行能力恢复的预测

①偏瘫患者：一般用美国加州 Rancho Los Amigos 康复医院的直立控制试验（up-right control test，UCT）来评定。它通过对患者屈髋、伸髋和伸踝能力的检查，预测患者将来的行走能力的恢复情况，若三个项目均达不到强级，则将来难以有良好的步行能力。

A. 屈髋：助手站在患者健侧，在股骨大转子处扶住患者。检查者令患者站直，尽可能快地将患膝屈向胸部，越快越好：①强：屈髋大于 60°，且 10s 内能完成 3 次。②中：屈髋在 30°～ 60°之间，10s 内能做 3 次。③弱：屈髋在 30°以下，10s 内能做 3 次。

B. 伸髋：助手蹲在患者的患腿后方，一手握住患股前方，另一手握住患胫前方，使患膝保持在中立位，并稳定踝关节。检查者站在患者患侧，用手扶住患者上肢或手，先让患者用双腿站直，然后提起健腿，仅用患腿站立：①强：能使躯干在髋上伸直或使躯干在髋的最大伸展范围上伸直。②中：不能完全伸直，但能控制躯干不再前倾，或躯干虽前后摆动，但不倾倒，或在髋上过伸躯干。③弱：躯干在髋上发生不受控制的屈曲或不能维持站立。

C. 提踵：助手站在患者健侧，支持躯干伸直。检查者蹲在患腿后方，保持患膝于中立位，让患者用双腿站立。然后让他提起健腿，让患腿单足站立，进而让他足跟离地，用足前部支撑全身：①强：患腿能单足站，并能按命令使足跟离地，用足前部支撑全身。②弱：不能。

②截瘫患者：脊髓损伤后截瘫的步行功能预测可以用步行运动指数（ambulatory motor index，AMI），内容包括：①方法和标准：评测髋屈肌、髋伸肌、髋外展肌、膝伸展肌、膝屈肌 5 组肌

群的肌力，评分要求是 0 分：无；1 分：差；2 分：尚可；3 分，良；4 分：正常；即 AMI 最高分为 20 分。②预后判断：AMI 6 分，有可能步行；6 分＜ AMI ＜ 8 分，需在 KAFO 支具及双拐帮助下行走；AMI ≥ 12 分，社区内行走。

③脑瘫患者：脑瘫是脑性瘫痪（cerebral palsy，CP）的简称，该病主要表现为中枢性运动异常及姿势障碍，常伴有精神发育迟滞、癫痫及言语障碍等。由于脑瘫病因复杂，以及病损部位、范围、程度、伴随症状的不同，加之病情有不同程度的自发恢复倾向，预后的判断有一定的困难，以下内容对步行能力的预测有一定的参考价值。

A. 4 ～ 6 岁时：4 岁时若仍不能独坐或 6 岁时仍不能独立跪立行走，是将来不能独立步行的指征。

B. 1 岁时：1 岁或 1 岁以后为了预测步行能力可做以下 7 项检查：①非对称性紧张性颈反射。②颈翻正反射。③拥抱反射。④对称性紧张性颈反射。⑤伸肌挺伸。⑥紧张性迷路反射。⑦足放置反应。上述 7 项，每一项有反应计 1 分。总分为 0 分，预后良好；1 分，慎重考虑预后；≥ 2 分，预后不良。

定性分析法的结果有一定的主观性，有赖于观察者的技术水平和临床经验。因此，掌握目测观察步态技术需在临床中不断实践、学习和培训。临床也可利用摄像机记录患者行走过程，以便反复观看，提高分析的准确性。

## 四、定量分析

步态的定量分析是通过器械或专门的设备获得的客观数据对步态进行分析的方法。所用的器械或设备可以非常简单，如卷尺、秒表、量角器等测量工具及能留下足印的设备；也可以是较为复杂的设备，如电子角度计、肌电图、录像、高速摄影，甚至步态分析仪等设备，通过获得的运动学参数、动力学参数、肌电活动参数和能量参数分析步态特征。

**1. 足印分析法** 是一种简便、定量、客观而实用的临床研究方法。

1）所需设施和器械 绘画颜料、1100cm×45cm 硬纸或地板胶、秒表、剪刀、直尺、量角器。

2）步态采集 选用走廊、操场等可留下足印的地面作为步道，宽 45cm，长 1100cm，在距离两端各 250cm 处画一横线，中间 600cm 作为测量正式步态用。被检查者赤脚，足底涂上颜料。先在步道旁试走 2 ～ 3 次，然后两眼平视前方，以自然行走方式走过准备好的步道。当被检查者走过起始端横线处时按动秒表，直到走到终端的横线外停止秒表，记录走过的步道中间 600cm 所需的时间。要求在上述 600cm 的步道中至少包括连续 6 个步印，供测量使用（图 7-4）。

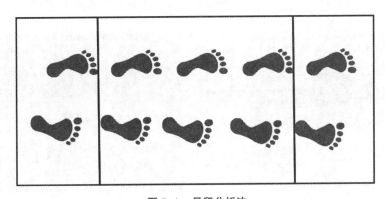

**图 7-4 足印分析法**

3）记录  画出每一足印的中轴线 AJ 线，即足底最凸点（J）与第 2～3 足趾之间（A）的连线。把每一足印分成三等分，画出足印后 1/3 的水平线 CD，CD 线与 AJ 线垂直相交，交点为 F；其他足印也用相同的方式画出上述线。连接同侧连续两个足印的 F 点，即成 FF 线，这是患者行走时的前进线；FF 线与 AJ 线的夹角即为足角；两条平行的 FF 线之间的垂直距离即为步宽（BS）。根据有关定义，可测算左右步幅（SD）、步长（ST）、步速（600cm/ 所需时间）及步频（600cm 内所走步数 / 所用秒数 ×60）。

**2. 吸水纸法**  该方法可以穿鞋测试，故不会引起患者不愉快的触觉，依从性强。可以很容易地得到一个准确、永久的步行记录。具体操作方法为，在步道上铺三层纸，下层为具有防水能力的褐色纸，中层为含水的潮湿纸（如餐巾纸）上层为能吸水的纸巾。被检查者体重的压力使中层纸的水分被上层干纸吸收，形成清晰的湿足印，再用记号笔描出留在上层吸水纸上的足印，晾干后进行测量并记录。其测量参数与足印分析法相同。

**3. 鞋跟绑缚标记笔法**  用尼龙搭扣将两支水性记号笔分别绑缚在鞋跟处，调整记号笔使足跟着地时能准确定位。测量方法与足印分析法相似，用此法可以获得患者的步幅、步长、步宽、步速及步频，从而记录治疗前后的行走能力。

**4. 三维步态分析系统**  通常由以下四部分组成：①运动捕捉系统：在同一空间、分布在不同位置的一组带有红外线发射源的红外摄像机，以及能粘贴在待测部位（一般为关节部位）的红外反光标记点。②测力台：用以测量行走时地面支撑反应力。③肌电遥测系统：用以观察动态肌电图。④计算机处理系统：调控以上三组装置同步运行并对观察结果进行分析处理的计算机及其外围设备。三维步态分析系统可以提供多方面的参数和图形，进行深入细致的分析，做出全面的结论，特别适用于科研工作，但因价格高昂，目前难以普及应用（图 7-5）。

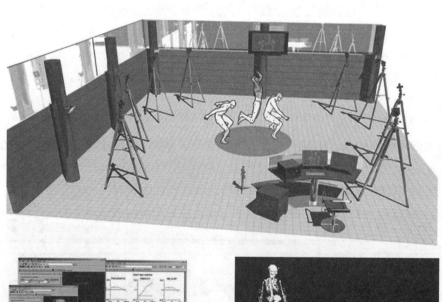

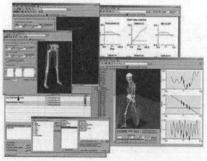
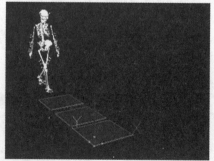

图 7-5  三维步态分析系统

（1）**运动学参数** 是指运动的形态、速度和方向等参数，包括跨步特征（步长、支撑相、摆动相、步频、步速等）、分节棍图、关节角度曲线、角度－角度图等，但不包括引起运动的力的参数。上述参数的录取是通过将光标贴在患者髋、膝、踝等部位，令患者在指定的实验通道上行走，安排在两侧的多个摄像机上的频闪观测系统发出红外线照射在光标上，此时红外线被反射回来而被摄像机录下。光标被摄取和记录下的运动轨迹即形成分节棍图；走路时的关节运动角度可通过分节棍图测出，绘成动态曲线即得出关节角度曲线；将某一关节的伸屈角度用"＋"字坐标的纵坐标来表示，将另一关节的伸屈角度用"＋"字坐标的横坐标来表示，然后将同一时间上两关节的活动角度在坐标上定出相应的点，并将各时间的点相连即得出角度－角度图。在仪器分析中，其数据由电脑处理后在屏幕上显示或打印出来。

（2）**动力学参数** 是指专门引起运动的力的参数，常用地反应力的测定。地反应力是指人在站立、行走及奔跑过程中足底触及地面产生作用于地面的力量时，地面同时产生的一个大小相等、方向相反的力。人体借助地反应力推动自身前进。地反应力分为垂直分力、前后分力和侧向分力。垂直分力反映行走过程中支撑下肢的负重和离地能力，前后分力反映支撑腿的驱动与制动能力，侧向分力则反映侧方负重能力与稳定性。测定时在实验通道上设有测力台，患者步行时足踏在测力台上即可将力的垂直分力、前后分力、侧向分力等指标测出，并可绘成曲线。

（3）**肌电活动参数** 为观察步行中下肢各肌肉的电活动，在相应的肌肉表面涂上电极胶后再固定皮表肌电图电极，引线通向挂在患者腰背部的小型肌电发射器上。在固定在室内的肌电图机旁设有专门从发射器接收电波的天线和前置放大系统，将接受的肌电信号送入肌电图机进行放大和记录，通过反映步行中肌肉活动的模式、肌肉活动的开始与终止、肌肉在行走过程中的作用、肌肉收缩的类型及和体位相关的肌肉反应水平，分析与行走有关的各肌肉的活动。

**5. 足底压力系统** 足底压力步态分析仪是计算机化测量人站立或行走中足底接触面压力分布的系统。它以直观、形象的二维、三维彩色图像实时显示压力分布的轮廓和各种数据。与以往传统的测量方法相比，它是一种经济、高效、精确、快速、直观、方便的足底压力分布测量工具。足底压力步态分析仪除可进行步态分析外，还可用于：①神经系统疾病的诊断与康复评定。②高危足病的诊断与预防。③足踝矫形器疗效的监测。④手术效果的评定。

**6. 动态肌电图** 通过贴在皮肤上的表面电极测量肌肉的活动。表面肌电图使用可处理的胶粘电极记录来自表面电极或针电极的放大前的 EMG 信号，由电缆或无线遥控器传送到与计算机系统相连的接收器上（图 7-6）。通过显示的信号可以鉴别和分析步态的相关因素。它可以提供对步态分析有用的信息，如有关肌肉与活动是否恰当、非相位活动如何影响步态等，尤其可对痉挛性瘫痪患者的步态进行有效的分析。

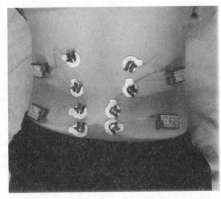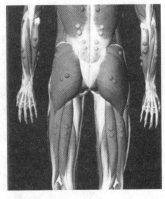

**图 7-6 表面肌电图**

**7. 超声定位步态分析仪** 可对站立或行走时足底与支撑面之间的压力（冠状面、矢状面和水平面三个方向的力）进行测量和分析，包括对足底压力曲线、矢量图、功率谱、拟合曲线等参数分析，获得反映人体下肢的结构、功能乃至全身协调性等方面的信息。

**8. 电子测角器** 它是装有电子计算机的简单测角装置，临床上通常用于测量关节活动度，主要的缺点是准确性欠佳。

# 第三节 常见异常步态模式的评定

任何神经、肌肉及骨关节疾病均有可能导致步行功能障碍，因此，对异常步态的分析和评定，首先应采集病史和进行体格检查，然后进一步区分是上运动神经元疾病、下运动神经元疾病、小脑或基底神经节的紊乱，还是骨骼肌肉疾病或心理疾病等，继而分析异常步态模式的特征，制定适宜的康复治疗计划。

## 一、中枢神经受损所致的异常步态

**1. 偏瘫步态** 偏瘫步态是指脑卒中导致偏瘫的患者由于受下肢伸肌痉挛模式的影响，骨盆后缩、髋关节伸展内旋、膝关节伸展、足内翻、跖屈，行走时因患侧膝关节不能充分屈曲，患者为将偏瘫侧向前迈步而出现提髋、下肢外旋外展，使患侧下肢经外侧划一个半圆弧而将患侧下肢回旋向前迈出，故又称划圈步态（图7-7）。同时，行走时因足背屈受限而缺乏足跟着地与蹬离动作，使用前足甚至足外缘着地，导致迈步相活动范围减小，患侧足下垂内翻。严重者在行走时上肢不能前后摆动，且肩内收屈曲，肘、腕、指骨关节屈曲，前臂旋前，表现为典型的偏瘫步态。

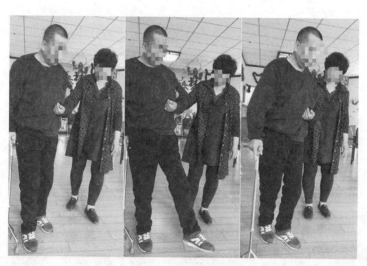

**图7-7 偏瘫步态**

**2. 脑瘫步态**

（1）马蹄内翻足 常见于脑瘫患者，其足部畸形特点为：①马蹄样足下垂。②足内翻。③足前部内收、跖屈。④学龄期以后患者多伴有胫骨内旋。⑤通常足下垂合并有跟腱挛缩，而足前部跖屈，且常合并有跖筋膜挛缩和高弓足畸形。随着年龄的增长，骨骼负重和长期在畸形位置，畸形会进一步加重。畸形越严重，治疗越困难。行走时比目鱼肌、腓肠肌或胫骨后肌的不协调运动，使摆动相出现踝过度跖屈；由于跟腱挛缩或踝背屈肌无力，表现为支撑相多用足尖或足外侧缘着地，甚至用足背外侧着地行走，负重处出现胼胝和滑囊，故步态稳定性差，能量消耗高。

（2）蹲位步态 最常见于脑瘫患者。由于腘绳肌痉挛，或髋屈肌痉挛、跖屈肌无力、跟腱痉挛等原因，使得患者支撑相髋内收和内旋，膝关节过度屈曲，同时足呈马蹄形，足趾外展；在摆动相中期屈膝减少、末期缺乏伸膝。能量消耗明显加大，稳定性差。

（3）剪刀步态 脑瘫患者由于髋内收肌张力过高，双膝内侧常呈并拢状，行走时，双足尖（相对或分开）点地，交叉前行，呈剪刀状。摆动相缺乏屈膝、屈髋动作，支撑相足尖着地，支撑面小，行走时能量消耗大，稳定性差。

（4）舞蹈步态 为双下肢大关节的快速、无目的、不对称的运动，多见于四肢肌张力均增高的脑瘫患者，支撑相足内翻，踝缺乏背屈，足尖着地，身体不能保持平衡。摆动相双侧髋关节、膝关节屈曲困难。行走时，双上肢屈曲，不协调抖动，双下肢跳跃，呈舞蹈状。行走时能量消耗大，稳定性差。

**3.共济失调步态** 多见于小脑或其传导通路受损的患者，行走时两上肢外展以保持身体平衡，两足间距加宽，高抬腿，足落地沉重；不能走直线，而呈曲线或呈"Z"形前进；因重心不易控制，故步行摇晃不稳，状如醉汉，又称酩酊步态或醉汉步态（图7-8）。共济失调步态亦见于下肢感觉缺损患者，表现为步宽加大，步调急促，由于缺乏本体感觉反馈，患者行走时常需要低头看着自己的脚，因此在晚间或黑暗中行走会感到特别困难。

**4.慌张步态** 又称帕金森步态，主要见于帕金森病或其他基底节病变患者。患者由于基底节病变而表现为双侧性运动控制障碍和功能障碍，以面部、躯干、上下肢肌肉运动缺乏、僵硬为特征。步态表现为步行启动困难、双支撑期时间延长、行走时躯干前倾、髋膝关节轻度屈曲、关节活动范围缩小，踝关节于迈步相时无跖屈，双下肢交替迈步动作消失呈足擦地而行，步长、跨步长缩短表现为步伐细小。由于躯干前倾致使身体重心前移，为了保持平衡，患者以小步幅快速向前行走，患者虽启动行走困难，而一旦启动却又难于止步，不能随意骤停或转向，呈前冲或慌张步态（图7-9）。

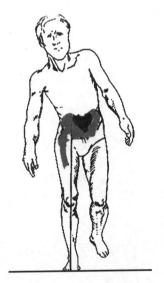

图7-8 共济失调步态

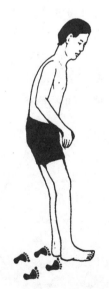

图7-9 慌张步态

## 二、周围神经受损所致的异常步态

**1.臀大肌步态** 臀大肌是主要的伸髋肌、髋外旋肌和脊柱稳定肌，在足触地时控制重心向前。臀下神经损伤时，导致臀大肌无力，髋关节伸展和外旋受限。行走时，由于臀大肌无力，表现为挺胸、凸腹，躯干后仰，过度伸髋，膝绷直或微屈，重力线落在髋后，又称孕妇步态（图7-10）。整个行走过程重心在水平面前后方向的移位要大于在垂直面内的移位，行走速度和稳定性都会受到影响。

**2. 臀中肌步态** 臀上神经损伤或髋关节骨性关节炎时，髋关节外展、内旋（前部肌束）和外旋（后部肌束）均受限，又称 Trendelenburg 步态。行走时，由于臀中肌无力，使骨盆控制能力下降，支撑相受累侧的躯干和骨盆过度倾斜，摆动相身体向两侧摇摆（图7-11）。整个行走过程重心在水平面左右方向的移位要大于在垂直面内的移位，行走速度和稳定性都会受到影响。

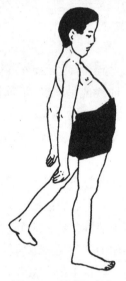

图 7-10　臀大肌步态

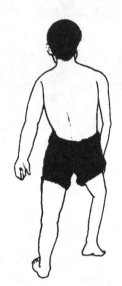

图 7-11　臀中肌步态

**3. 股四头肌步态** 股四头肌是稳定膝关节的主要肌肉。股神经损伤时，屈髋关节、伸膝关节受限。行走时，由于股四头肌无力，不能维持膝关节的稳定性，膝将倾向于"屈服"，支撑相膝后伸，躯干前倾，重力线落在膝前（图7-12）。为避免膝关节过度屈曲，患者足跟着地时可代偿性使髋关节伸展并将膝关节锁定在过伸展位。伴有髋关节伸肌无力时，患者常在站立相时俯身用手按压大腿以使膝关节伸展。如果伸膝过度，有发生膝后关节囊和韧带损伤的危险。整个行走过程重心垂直位移动的幅度较大。

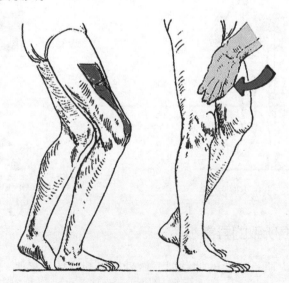

图 7-12　股四头肌步态

**4. 胫前肌步态** 腓深神经损伤时，足背屈、内翻受限，患者首次着地时以全脚掌或足前部接触地面，足跟着地后由于踝背屈肌不能进行有效的离心性收缩控制踝跖屈的速率，而出现"拍地"，承重反应期缩短，迅速进入支撑中期。摆动相时因足不能背屈，患者以过度屈髋、屈膝，提起患腿，形同跨门槛，故又称跨阈步态。整个行走过程身体左右摆动、骨盆侧位移动幅度增大。由于足下垂拖地，跌倒的危险增加。

**5. 腓肠肌步态** 腓肠肌的作用是在支撑相末期通过强大的向心性收缩使踝关节产生爆发性跖屈，强而有力的蹬地动作将身体的中心推向上、前方。胫神经损伤时，屈膝关节、足跖屈受限。行走时，由于腓肠肌无力，支撑相足跟着地后，身体稍向患侧倾斜，患侧髋关节下垂，蹬地无力。整个行走过程重心在水平面左右方向的移位要大于在垂直面内的移位。行走速度和稳定性都会受到影响。

### 三、骨关节疾患所致异常步态

**1. 疼痛步态** 因各种原因引起腰部和下肢疼痛时均可出现疼痛步态，患者可通过改变步态减少疼痛下肢的负重，即未受累的下肢快速向前摆动以缩短患肢的支撑相。疼痛的部位不同，表现可有差异。根据患者行走时的形态又可以分为：

（1）直腰步态 脊柱疾患（脊柱结核、肿瘤等）者行走时，为避免脊柱振动，压迫神经，引起疼痛，常挺直腰板，小步慢走，步幅均等。

（2）侧弯步态 腰椎间盘突出，压迫神经，导致一侧腿痛的患者，行走时为了减轻疼痛，躯干向健侧倾斜，脊柱侧弯，足跟着地后，患腿支撑相缩短。

（3）踮脚步态 各种原因引起一侧下肢负重疼痛者，行走时，患侧支撑相缩短，健侧摆动相提前并加快，以减少患肢负重，防止疼痛，呈踮脚步态。

（4）足尖步态 髋关节疼痛者，行走时，支撑相以足尖着地为主，躯干向患侧倾斜，以减少髋关节负重。膝关节疼痛者，行走时，支撑相足尖着地，膝不敢伸直，健侧摆动加快。

**2. 关节挛缩或强直步态**

（1）髋关节 髋关节屈曲挛缩者行走时骨盆前倾，腰椎过伸，足尖点地，步幅短小；髋关节伸直挛缩者，行走时骨盆上提，过度屈膝，躯干旋转，完成摆动。整个行走过程重心左右、上下移位均明显增加。

（2）膝关节 膝关节屈曲挛缩20°以上者，可出现斜肩步态；膝关节伸直挛缩者，行走时摆动相躯干向健侧倾斜，患侧骨盆上提，髋外展，以提起患腿，完成摆动。整个行走过程重心左右、上下移位均明显增加。

（3）踝关节 踝跖屈曲挛缩15°以上者，行走时，支撑相足跟不能着地；摆动相过度屈髋、屈膝、足尖点地，呈跨栏步态。踝背屈曲挛缩15°以上者，行走时足尖不能着地，患侧支撑相缩短，健侧摆动加快，亦呈踮脚步态。整个行走过程重心左右、上下移位均明显增加。

**3. 短腿步态** 患肢缩短达2.5cm以上者，该腿着地时同侧骨盆下降，导致同侧肩倾斜下沉，对侧摆动腿的髋、膝过度屈曲，踝背屈加大，出现斜肩步。如缩短超过4cm，则步态特点可改变分为患肢用足尖着地以代偿。整个行走过程重心上下、左右移位均加大，能量消耗增加。

**4. 假肢步态** 截肢穿戴假肢后的步态取决于多种因素，如残端长度、截肢平面、假肢安装调整的合适程度、行走训练是否恰当、假肢结构和性能的好坏等，其中截肢平面是影响患者步态的关键。步行实验的结果显示，膝下假肢步行能力最好，膝关节离断假肢较好，膝上假肢尚可，而髋关节离断假肢及一侧膝上另一侧膝下假肢为差，双侧膝上假肢的步行能力最差。

（1）膝上假肢　单侧膝上假肢使用者异常步态的主要表现是假肢侧支撑相短、摆动相长，而健侧支撑相长、摆动相短，由于假肢在支撑相不能屈膝，造成患者在假肢侧肌肉摆动相人体重心上下起伏，垂直面上移位较大，行走过程中能量消耗大，因此，在假肢装配中应考虑假肢能够提供的可控制膝力矩，以保证足够的助伸力，缩短摆动相，减少冲击力。

（2）膝下假肢　膝下假肢有较好的步行能力，具有以下特征：①支撑相全足底着地时间延长，而支撑相整个时间缩短。②支撑相膝关节屈曲角度下降。③足跟、足趾提前离地。④摆动相膝关节屈曲角度下降。

**5. 平足**　又称扁平足，可见内侧纵弓变低，距骨向前、内和下方移位，跟骨向下和旋前，舟骨粗隆凹陷，腓骨长、短肌和伸趾肌短缩，胫后肌和趾长屈肌拉长。平足又分僵硬性平足和可屈性平足两类，僵硬性平足是结构畸形，内侧纵弓在非负重体位、足趾站立和正常负重情况下均不存在；可屈性平足是内侧纵弓在负重时缺如，而在足趾站立或非负重情况下出现。它与牵拉足底跟舟韧带，第 2～4 跖骨头负重增加，并可能有距骨头胼胝形成，行走时足蹬地动作差等因素有关。

**6. 老年步态**　老年人因运动功能、感觉功能、平衡功能等随年龄的增长逐渐退化，步行能力也逐渐降低，主要表现为步行速度减慢、关节活动范围减小、步幅缩短。

老年人的生理功能如视觉、位置觉、心肺功能、运动功能、平衡功能和步行能力随年龄增长逐渐退化。通过 EMG 的描记对老年人步态分析发现，摆动相需要的能量增多，准备足跟落地时所需能量减少，支撑相末期踝关节跖屈及足趾离地的推进力下降因而能量的产生减少，支撑相末期及摆动相早期股四头肌对能量的吸收也减少，导致以上能量产生和吸收减少的原因与步幅缩短有关。同时，老年人膝、髋关节的力和能量也呈下降状态。

## 四、其他异常步态

**1. 奇异步态**　不能用已知步态解释者应考虑是否为病理性步态，其特点是动作表现不一，有时用更慢更费力的方式完成步行动作，与肌力检查不一致。

**2. 癔病步态**　癔病步态常表现为步态蹒跚、奇异、多样，无固定形式，下肢肌力虽佳，但不能支撑体重，向各个方向摇摆而似欲跌倒，但罕有跌倒致伤者，各种检查方式均无神经系统器质性病变体征。多由于身心疾病引起。

**3. 膝塌陷**　小腿三头肌（比目鱼肌为主）无力时，胫骨在支撑相中期和后期向前行进过分，导致踝关节不稳或膝塌陷步态。表现为患者过早屈膝，同时伴有对侧步长缩短，同侧足推进延迟。如果患者采用增加股四头肌收缩的方式避免膝关节过早屈曲，并稳定膝关节，将导致同侧膝关节在支撑相末期屈曲延迟。

【复习思考题】

1. 简述步态异常的常见疾病。
2. 简述步态分析的方法。
3. 简述辅助步行机器人康复的前沿研究。

扫一扫，查阅本章数字资源，含PPT、音视频、图片等

神经电生理学检查是神经系统检查中的一项客观评定方法。其通过对周围神经系统与中枢神经系统的电生理学检查为临床诊断提供翔实的客观依据，同时也是康复科常用的客观评定手段。神经电生理学检查方法主要包括肌电图、神经传导测定、诱发电位、特殊检查、脑电图（本章略）等。

# 第一节　概　述

在神经电生理学实践中，检测评估者必须了解神经肌肉的电生理特性，了解仪器性能并能够按照不同的检测要求对仪器参数进行调适，并且要做到严格、规范化操作。

## 一、神经肌肉电生理特性

神经和肌肉均具有兴奋性与传导性。从神经电生理的角度可认为，兴奋性是机体内可兴奋组织接受刺激后膜电位改变从而产生动作电位的特性，兴奋则是产生与传导动作电位的过程。动作电位起源于神经细胞体或轴索末端，沿神经纤维传播，神经系统通过动作电位传递各种信息——运动神经接受刺激产生动作电位，冲动通过神经肌肉接头到达肌肉产生肌肉复合动作电位；感觉神经接受刺激产生动作电位沿神经干传导至中枢；骨骼肌在静息状态或随意收缩时也具有不同的电活动特征 。

### （一）静息电位

静息电位是指机体细胞处于安静状态时存在于膜内外两侧的电位差，又称跨膜电位、膜电位。静息时膜处于外正内负的极化状态。

静息电位的形成主要基于两个条件：一是膜两侧的细胞内液与细胞外液中钠、钾等离子的不均衡分布（膜内钾离子浓度高而膜外钠离子浓度高）；二是静息时膜对钾、钠等离子的通透性不同（钾通道开放、钠通道关闭）。静息电位依靠膜上的钠－钾泵维持在一定电位水平。

静息电位单位为毫伏（mV），不同组织的静息电位有所不同，若以细胞膜外电位为零，细胞膜内电位为 $-20 \sim -100\text{mV}$。静息电位的大小决定其组织兴奋性的高低，静息电位是一切生物电产生与变化的基础。

### （二）动作电位

当可兴奋组织受到阈刺激或阈上刺激时就会在静息电位的基础上产生一次迅速而短暂的可扩

布的电位变化过程，这种膜电位的波动称为动作电位。动作电位由陡峭的峰电位和后电位组成，动作电位一般指峰电位。在神经纤维上传导的动作电位又称神经冲动。

动作电位是一定强度的刺激所导致的膜的去极化过程，在刺激达到一定强度而使静息电位差减小达一定临界值（阈电位）时，膜上电压门控钠离子通道大量开放，膜外的钠离子进入膜内，膜内电位自负电位急剧上升超越 0 电位水平从而形成动作电位。动作电位具有"全或无"的特性及不衰减传导的特性。

### （三）运动单位与运动单位电位

运动单位（motor unit, MU）由一个运动神经元及其所支配的全部肌纤维共同组成，一个运动单位包含四个成分，即运动神经元、轴突、神经肌肉接头和肌纤维。运动单位是肌肉随意收缩时的最小功能单位，其收缩呈"全或无"特征。一个运动神经元单次发放的冲动可引发其轴突所支配的全部肌纤维的同步收缩，此时所记录到的电位即运动单位电位（motor unit potentials）或称运动单位动作电位（MUAP，motor unit action potentials）（图 8-1）。

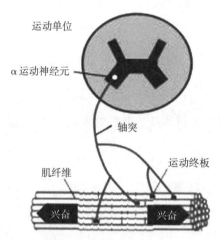

**图 8-1　运动单位示意图**

### （四）容积传导

人体骨骼肌细胞及神经纤维处于导电的电解质溶液及其毗邻周围组织所形成的容积导体中。在容积导体内发生的电活动其电流分布也将贯穿并布满整个容积导体中，形成容积电流线，这种电流传导方式称为容积传导（volume conduction）。在神经传导测定及针电极肌电图检查中，记录电极所记录到的电位皆经容积传导而来。

根据电位发生源和记录电极之间的距离远近，容积传导场下的电位可分为近场电位与远场电位。近场电位是电位发生源和记录电极很近时记录到的电位，神经传导和肌电图记录到的均是近场电位；远场电位是指从容积传导场的远处传导的电位，而记录电极的两极间相距也较远，常用于脑诱发电位的测定。容积传导作用会对记录到的电位的波形产生影响。容积导体中各点因正负电极的存在而有着不同的电位。

### 二、仪器与设备

肌电图诱发电位检查仪设备主体包括放大器、显示器、扩音器、记录器、计算机控制系统及储存各种数据的部件等，附件包括各种记录电极和刺激电极，附属设备包括电、声、光刺激系统及输出打印系统。肌电电位在微伏（μV）至毫伏（mV）之间，必须放大才能显示分析，性能良好的前置放大器需具备以下特点：①阻抗高，可使采集到的波形失真小。②噪声低，容易检出纤颤电位及诱发电位。③共模抑制比高则抗干扰能力强，能有效放大需要的信号。④频带宽，则有利于通过恰当设置有效避免高频和低频伪差，并可避免动作电位时限失真。常规检查示波器扫描速度一般为 10ms/D；灵敏度在观察自发电位时为 100μV/D，观察运动单位变化时为 1mV；带通为低频 10 ～ 20Hz、高频 10kHz。

肌电电极包括针电极与表面电极，用于采集、记录电信号。针电极有多个规格类型，如同心圆针电极、双芯针电极、单针电极、单纤维针等，同心圆针电极在临床上最为常用；表面电极有不同规格、形状，由不同材质（金、银、不锈钢等）制作。针电极采集的是电极周围肌肉有限范围内数条肌纤维动作电位的总和，用于临床肌电图检测；表面电极采集的是电极下肌肉和神经干上的较大范围内综合电活动的总和，常用于神经传导测定、诱发电位检查、表面肌电图检查等。神经传导速度测定刺激器用以刺激神经以诱发神经动作电位，以电刺激器最为常用。磁刺激器是一种新型神经刺激器，它通过迅速变化的高强度磁场诱发人体内局部产生感应电流，可以无痛无创地兴奋周围神经甚至颅内的脑细胞。

### 三、电生理检查的基本要求

作为一种临床常用的神经肌肉客观检查手段，其检查结果的准确性将直接影响临床诊断，因此神经电生理检查的基本要求之一就是要严格、规范化操作，检查前要充分了解患者病史、主诉、临床医生的检查目的，并对患者进行必要的神经系统体格检查，根据最终确立的针对性检查项目要求准确定位受检的神经、肌肉，正确插入、安置电极、使用前调试设备参数。检查前要解除患者的紧张感，向患者解释检查的目的、过程、检查时的感觉、是否需要采取特殊体位、向患者演示检查中需要做的动作。检查时要求患者充分放松，充分暴露所检查的肢体。

神经电生理检查环境要求远离干扰电源、安静舒适、光线柔和、温度适宜。室温和肢体温度影响检查结果的准确性，因此，神经电生理室的室温应保持在 28 ～ 30℃，患者的肢体温度应保持在 30 ～ 32℃。此外，检查设备电源插头要使用单独插座。

# 第二节　临床肌电图

肌电图（electromyography，EMG）又称神经肌电图，有狭义与广义之分。广义肌电图学包括肌电图、神经传导、重复神经电刺激等与周围神经、神经肌肉接头及肌肉疾病相关的电诊断学，狭义肌电图指针电极插入肌肉中记录肌肉不同状态下电位变化的一种电生理检测手段，即针电极肌电图（needle EMG），也称临床肌电图（Clinical EMG）。临床肌电图与神经传导速度检查的结合应用，是对周围神经肌肉病变最主要的检查评定手段。

### 一、肌电图检查的基本原理

神经肌肉电生理特性为临床肌电图学奠定了生理基础。同心圆电极可以记录到通过容积导体传导的细胞外电位变化，这种电位属于近场电位。

在肌电图检查中，越过基线波峰向上的波被称为负相波，波峰向下的波称为正相波。动作电位的波形受记录电极的部位和方向的影响，故临床肌电图检查结果主要取决于记录电极与运动终板的相对位置。当容积传导的近场电位在接近、通过、离开记录电极时会被记录到一个典型的正

相起始的正 – 负 – 正的三相电位（图 8-2）。早期的正相波被认为代表着电位从发生源到记录电极下的传导时间，当记录电极非常接近电位发生源时，这种早期的正相波无法呈现，就会出现一个典型负 – 正的双相波，此即常规运动神经传导中记录到的典型波形。

在一定距离内，发生源距记录电极越近，所记录到的电位波幅就越高，波峰越尖锐；反之，振幅则越低，波形圆钝，即记录电极与发生源的距离改变，记录电位振幅与形状随之改变。

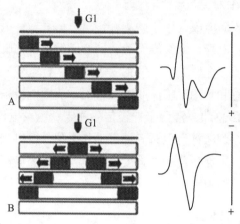

**图 8-2　三相、双相电位形成示意图**

## 二、临床肌电图检查的目的与注意事项

当肌肉失神经支配或肌肉本身病变而影响其结构及功能时，均会反映在肌肉的电活动上。临床肌电图检查通过观察针电极插入过程中、插入后肌肉静息状态下与肌肉做不同程度的主动收缩时的电活动以判断评估脊髓前角细胞、神经轴索、神经肌接头及肌肉的功能状态。

### （一）临床肌电图检查的目的

1. 判断肌肉病变属神经源性损害还是肌源性损害。
2. 确定神经源性损害的部位（脊髓前角细胞及神经根、丛、干、末梢）。
3. 判断肌肉是神经正常支配、部分支配还是完全失神经支配，评估判断神经的再生能力。
4. 判断病变为活动性状态还是处于慢性过程。

### （二）临床肌电图检查注意事项

临床肌电图检查属于侵入性操作，针电极插入及移动过程会对受检肌肉造成轻微损伤，并发生局部的一过性炎性反应，甚至短暂性菌血症；会引起患者疼痛不适。故检查时需要注意下列事项：

1. 检查前要向患者解释清楚检查过程，以取得患者配合。
2. 要了解患者有无出血倾向，近期有无使用抗凝剂，有无经血液、体液传播的传染病等。
3. 肌电图检查后不宜在同一部位做肌肉活检，以免影响病理结果的判断。
4. 血清激酶检查宜在临床肌电图检查之前进行。

有出血倾向者，易患反复性、系统性感染者，有心脏瓣膜疾病及安装心脏瓣膜者不宜做临床肌电图检查。有经血液体液传播的传染病者需单独使用一次性针电极。

### 三、检查方法

进行临床肌电图检查时，要求检查者具备良好的神经肌肉解剖知识，对所检肌肉的体表定位、动作方式、神经支配及针电极刺入的方向与深度了如指掌。在检查前应向患者演示受检肌动作方式、收缩力度。

检查中针电极插入或移动时所记录到的电位称为插入电位；插入后肌肉放松状态下针电极所记录到的电位称为自发电位，而在肌肉随意收缩时记录到的为运动单位动作电位。临床肌电图检查时，对每一块需要检查的肌肉，通常需分两个阶段（针电极插入时与针电极插入后）四个步骤进行观察，以从不同角度反映神经及肌肉的病变情况。

**1. 针电极插入时** 观察插入电位变化。

**2. 针电极插入后**

（1）在肌肉完全放松状态下观察是否有异常自发电活动。

（2）在肌肉主动轻收缩时观察运动单位电位的时限、波幅、位相与发放频率。

（3）在肌肉大力收缩时观察运动单位电位的募集类型。

下面以正中神经支配的肌肉拇短展肌、尺神经支配的小指展肌为例介绍肌电图检查方法（图8-3）。

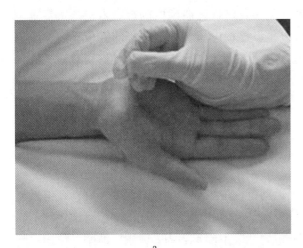 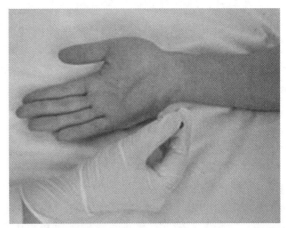

a b

**图 8-3 拇短展肌、小指展肌检查示意图**

注：a：①进针部位为第 1 掌指关节掌侧面和腕掌关节之间连线的中点，进针深度 0.6 ～ 1.3cm，其神经支配：正中神经 – 臂丛内侧束 – 前股 – 下干 – $C_8$ ～ $T_1$ 神经根；②动作方式：令受检者拇指向掌侧外展；③拇短展肌是正中神经运动传导检查的常用记录肌

b：①进针部位为第 5 掌指关节尺侧面和腕横纹连线中点，进针深度 0.6 ～ 1.3cm，其神经支配：尺神经 – 臂丛内侧束 – 前股 – 下干 – $C_8$ ～ $T_1$ 神经根；②动作方式：令受检者外展小指；③尺神经的神经传导检查常以小指展肌做记录肌肉

### 四、正常肌电图

#### （一）插入电位

插入电位是针电极插入肌肉或在肌肉内移动时的机械刺激导致肌纤维去极化形成的短暂电活

动。正常的插入电位持续时间较短，为数百毫秒，国人约为 465.3±278.3ms（图 8-4）。插入电活动的大小主要取决于动针的速度与幅度。一般情况下，插入电位在显示器上表现为大小不同的单相、双相、三相的混合性棘波，扬声器上可听到清脆的阵响。

### （二）电静息

正常肌肉在电极插入后肌肉完全放松时，不出现肌肉电位活动性变化，显示器上呈现为一条平线，此即电静息（图 8-4）。

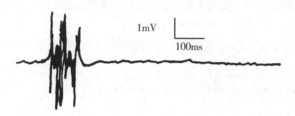

图 8-4　插入电位与电静息

### （三）正常自发电位

正常肌纤维在终板区以外无自发电活动。当针尖触及终板区肌肉内的神经末梢，正常肌肉即便处于放松状态也可记录到自发电活动即终板电位。终板电位包括低波幅的终板噪声（波幅 10 ～ 50μV、时限 1 ～ 2ms、发放频率 20 ～ 40Hz 的单相负性电位）与高波幅的终板棘波（波幅 100 ～ 200μV、时限 3 ～ 4ms、发放频率 5 ～ 50Hz 的负相起始电位），前者伴有海啸样声，后者伴有油锅加水样声音。当屏幕上显示终板活动时，患者常诉说进针处疼痛，将针尖稍退出疼痛即消失。终板电位是肌细胞正常生理活动的反映，肌肉失神经支配时会明显增强。

### （四）轻收缩时肌电图

当肌肉轻收缩时会记录到运动单位电位。由于运动单位本身结构和兴奋程度不同，针电极与肌纤维的空间位置不同，针电极在同一个运动单位单次发放的冲动中于不同的部位可记录到不同形状、时限及不同波幅的电位。对运动单位电位分析的三个主要参数为：时限、波幅、位相；同时结合形状、稳定性与发放频率共同分析。

**1. 时限**　为电位自偏离基线始至最终回归基线的总时间，通常以 ms 为单位来表示。时限是肌电图中一个非常重要的参数。运动单位电位时限代表同一个运动单位里不同长度、不同传导速度及膜兴奋性不同的肌纤维同步兴奋的程度。一般为 5 ～ 15ms。不同部位肌肉和不同年龄者的运动单位时限差别很大，年龄越大时限越宽。

**2. 波幅**　是时限范围内运动单位电位的最大负相峰和最大正相峰之间的电位差。如果电极记录的面积不变，运动单位电位的波幅大小由位于针尖附近的放电肌纤维所决定。因此，针电极在不同部位记录同一个运动单位电位，其波幅差异很大。正常情况下为 0.1 ～ 3mV。

**3. 位相**　也称相位，为一个运动单位时限中负相峰与正相峰出现的次数。运动单位电位位相反映运动单位中不同肌纤维放电的同步性。正常运动单位电位多呈双相、三相、四相；多于四相称多相电位，多相电位占 5% ～ 15%。相位过多可视为同步化不好或有肌纤维脱失。但正常胫骨前肌、三角肌等多相电位所占比例较高。

**4. 上升时间**　是指从起始正相峰与紧随其后的最大的负峰之间的时间间隔，此时间代表记录针尖与发放冲动的运动单位之间的距离。对运动单位各项参数特别是对波幅评估时最好选择上升时间为 100～200μs 的运动单位进行测量，至少小于 500μs。针尖与放电肌纤维距离越短，上升时间越短、波幅越大，便于观察测量。

**5. 运动单位电位稳定性**　运动单位所产生的电位形状（波幅与位相）一致性高，代表运动单位电位稳定性好，说明每次运动单位电位产生时都产生了有效的神经和肌肉接头传递以及运动单位内所有肌纤维的兴奋。

上述参数的测量示意图如图 8-5 所示。

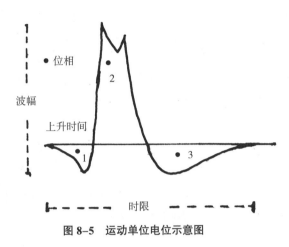

**图 8-5　运动单位电位示意图**

### （五）肌肉不同水平用力收缩时运动单位电位募集情况

运动单位募集指不同水平的肌肉收缩过程中不同类型的运动单位被激活及参与活动的顺序和程度。募集也可认为是当收缩力量逐渐增大时能够使更多运动单位参与发放电位的能力。运动单位募集遵循"小大原则"，肌肉轻度主动收缩时，小运动单位先被激活，Ⅰ型肌纤维参与收缩；随着收缩力量逐渐增加，大运动单位被激活，Ⅱ型肌纤维参与收缩；收缩力量继续增加则会以加速已激活的运动单位放电频率的方式来满足要求。

正常肌肉轻度收缩时，肌电图上可见孤立或能区分的单个运动单位电位，称单纯相；肌肉中度用力收缩时，肌电图上可见有些区域运动单位电位互相重叠密不可分，有些区域则仍可见到单个运动单位电位，为混合相；肌肉最大用力收缩时，致使运动单位电位完全重叠在一起不能分辨出单个运动单位电位，称为干扰相（图 8-6）。

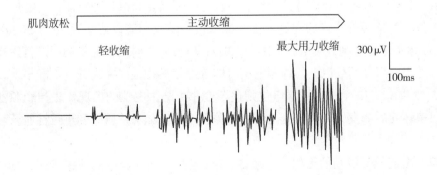

**图 8-6　肌肉不同水平用力收缩时运动单位电位募集情况**

## 五、异常肌电图

肌电图的异常体现在插入电位改变、静息时肌肉出现自发电活动、主动轻度收缩时运动单位电位各项参数异常及不同水平用力收缩时运动单位电位的募集异常。这些异常肌电图的表现为临床诊断提供依据。

### （一）插入活动的减少和延长

评估插入电位主要观察其持续时间，插入活动过短或过长均为异常。

以正常的插入电位针电极时限可比照界定插入活动的减少和延长。有学者认为，插入时电活动持续时间超过 300ms 为插入电位延长。插入电位延长多见于神经源性损害，也可见于多发性肌炎。若肌肉兴奋性丧失或正常肌纤维数目减少，插入活动会明显减少甚至消失，可见于周期性麻痹发作期、肌病或神经源性病变中肌肉纤维化或严重萎缩等情况。

### （二）肌强直电位

肌肉自主收缩后或受到电、机械刺激后所发生的不自主收缩为肌强直收缩，可表现为针尖插入、移动时所激发的肌纤维节律性异常放电，常呈正锐波样放电或纤颤电位样放电，波幅为 0.01 ～ 1mV，频率为 50 ～ 100Hz，伴轰炸机俯冲样声音，见于萎缩性肌强直、先天性肌强直、低钾麻痹、多发性肌炎等。

### （三）异常自发电位

自发电位为针电极插入后不再移动，肌肉完全放松情况下记录到的电位。产生自发电位的部位可以为肌纤维、神经肌肉接头、轴索及轴索终末分支处、运动神经元，故根据自发电位特征可以判断神经受损部位。

异常自发电位包括异常肌纤维自发电位与异常运动单位自发电位。

常见异常肌纤维自发电位包括正锐波、纤颤电位、复合性重复放电等；而异常运动单位自发电位则包括束颤电位、肌纤维颤搐放电、痉挛等。纤颤电位、正锐波是单个肌纤维自发收缩的动作电位；束颤电位是一个运动单位部分或全部肌纤维的自发放电；肌纤维颤搐放电可视为成组发放的束颤电位；复合性重复放电为成群失神经肌纤维中单个肌纤维自发放电所触发的其他肌纤维高频同步放电所形成的循环放电。后三种自发电位常伴可见的肌肉抽动。观察自发电位主要观察其形状、发放频率等，并同时要注意其特有的声响。以下简要介绍几种异常自发电位。

**1. 纤颤电位**　为终板外出现的起始为正相继以负相的双相波，波幅为 20 ～ 200μV，时限在 1 ～ 5ms，发放频率较为规则，典型者为 1 ～ 30Hz；电位发放时的伴随声为雨点打篷布声。当一块肌肉上出现终板区以外两处以上的纤颤电位时即考虑为病理性。在失神经支配早期，纤颤电位相对较大；失神经 6 ～ 12 个月后纤颤电位则逐渐变小。纤颤电位的出现代表神经源性损害，但也可见由于肌肉坏死后继发失神经改变的一些肌源性损害，如炎性肌病和进行性肌营养不良（图 8-7A）。

**2. 正锐波**　由起始部锐利的正相波，随之伴随出现一个时限较宽、波幅较低的负相波组成，形状如同 "V"。其发放频率与波幅基本同纤颤电位，时限可达 10 ～ 30ms；电位发放时的伴随声为较钝的爆米花声。正锐波可单独出现，亦常与纤颤电位伴随出现，常紧随插入电位出现，易首先被识别。正锐波是在肌纤维损伤部分记录到的动作电位，出现意义亦同纤颤电位（图 8-7B）。

临床上对纤颤电位与正锐波可做半定量评估。

**3. 复合性重复放电**　又称肌强直样放电、假性肌强直样放电。是一组失神经肌纤维的循环放电，频率为 50 ～ 100Hz、波幅为 0.05 ～ 1mV、时限为 50 ～ 100ms，突发突止，规律出现。电位发放时的伴随声为机关枪扫射样声音。复合重复放电可以出现于神经源性损害或肌源性损害中，其一旦出现通常提示病变进入慢性过程，可见于多种慢性失神经状态，如运动神经元病、神经根病、慢性多发性神经病等（图 8-7C）。

**4. 束颤电位**　束颤电位发放慢而不规则，频率为 0.1 ～ 10Hz，形状类似运动单位电位，但在肌肉放松时出现。可以 2 个或 3 个接连发放，伴随声为大雨点打在屋顶的声音。部分正常人可见束颤电位，称良性束颤电位。病理性束颤电位其形状大而复杂，常伴随正锐波与纤颤电位出现。病理性束颤电位可见于肌萎缩侧索硬化症、嵌压神经病、多发性神经根病等（图 8-7D）。

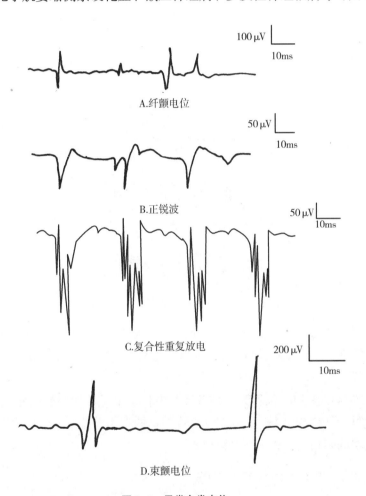

**图 8-7　异常自发电位**

A：纤颤电位；B：正锐波；C：复合性重复放电；D：束颤电位

## （四）异常运动单位电位

异常运动单位电位可以表现为时限、波幅、上升时限、稳定性、多相电位的比例及发放类型与募集情况的改变。上述参数的变化虽不具备针对某一疾病的特异性诊断价值，但可资鉴别神经源性损害与肌源性损害。异常的判定基于与同一检测技术、同一年龄组、同一肌肉的正常值的比较，其中运动单位电位时限是最有价值的观测指标。较为典型的运动单位电位异常主要包括以下几方面。

**1. 短时限运动单位电位**    运动单位时限短于 5ms 为短时限运动单位电位。除时限短于正常值，通常会伴有低波幅及轻收缩时的早期募集现象。短时限、低波幅的运动单位电位又称小电位，为肌纤维数量减少或肌肉兴奋不能的表现，见于肌源性损害病变及神经肌肉传递障碍性疾病，如所有类型的肌营养不良、重症肌无力、神经源性肌萎缩的晚期等。

**2. 长时限运动单位电位**    运动单位时限长于 15ms 为长时限运动单位电位。一般长时限运动单位电位常伴波幅增高，募集不良。通常提示下运动神经元病变，如所有类型的运动神经元病、脊髓灰质炎、周围神经损伤后的神经再支配等。长时限、高波幅（通常大于 5mV）的运动单位电位也称巨大电位，在前角细胞病变与陈旧性周围神经损伤皆可见，前者是由于存活的运动单位代偿性地经过芽生方式形成了一个超大运动单位而出现大电位；后者因神经再生过程中侧支芽生致所支配的肌纤维增多也会出现大电位，也称再生电位，其一旦出现说明病程已经几个月或几年，进入慢性期。

异常运动单位电位形成如图 8-8 所示。

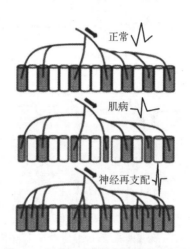

图 8-8    异常运动单位电位形成示意图

**3. 多相电位数量增多**    除三角肌、胫前肌外多相电位大于 20% 为多相电位数量增多。多相电位数量增多表明在一个运动单位内，肌纤维电位发放的时间离散。最常见于肌病，也见于周围神经病和运动神经元病。

短时限、低波幅的多相电位称为短棘波多相电位，常见于肌源性损害的病变及神经再生早期，在神经再生早期又称新生电位；长时限、高波幅的多相电位见于慢性肌源性损害，常同时伴有短时限、低波幅的多相电位或早期募集现象。

### （五）异常的运动单位电位募集现象

在观察运动单位电位募集现象时，检查者要对受检者相应肌肉施加一定阻力以判断感知患者主动用力情况与运动单位发放的程度是否一致。

**1. 早期募集现象**    轻收缩时即出现运动单位电位相互重叠的募集现象，称为早期募集现象，又称病理干扰相，多呈短时限、低波幅改变，多见于肌源性损害病变，是由于肌病导致肌纤维破坏，每个运动单位内肌纤维减少，轻收缩即需要大量运动单位参与发放所致。

**2. 募集减少**    在大力收缩时仍呈混合相、单纯相为募集减少，多见于神经源性损害，运动单位受损，即使最大用力，仍只能募集到受损后残余的少部分具有功能的运动单位参与发放（图 8-9）。

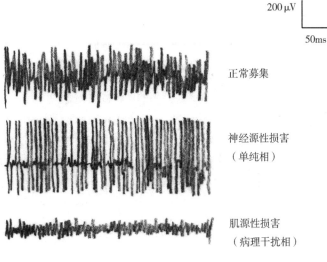

200 μV

50ms

正常募集

神经源性损害
（单纯相）

肌源性损害
（病理干扰相）

**图 8-9　异常募集现象**

## （六）常见病变的异常肌电图类型

肌电图常用来区别神经源性损害与肌源性损害。神经源性损害的肌电图主要表现为大电位及募集减少，而肌源性损害的肌电图主要表现为矮小电位及早期募集现象。常见病变异常肌电图有以下几种类型：

**1. 周围神经病变及损伤**

（1）急性轴索损害　急性周围神经病变 1 周内自发电位尚未出现，故做肌电图检查意义不大。损害 2 ～ 3 周后，出现插入电位延长并出现大量正锐波与纤颤电位。轻收缩时运动单位电位形态尚保持正常，但大力收缩时出现运动单位电位募集减少。

（2）慢性轴索损害　插入电位延长，正锐波与纤颤电位减少或消失，可出现复合重复放电。主动轻收缩时出现长时限、高波幅的大电位，大力收缩运动单位募集减少。

（3）以脱髓鞘为主的周围神经病变　肌电图变化主要为募集相减少，故需依靠神经传导检查辅助确定诊断。

**2. 脊髓前角细胞病变**　插入电位可延长，可见正锐波与纤颤电位、常见束颤电位。轻收缩时出现巨大电位并且多相波增多；大力收缩时呈高频发放的单纯相。

**3. 肌源性损害病变**

（1）急性肌源性损害　可出现自发电位。轻收缩时运动单位电位呈短时限、低波幅，且相位增多，有早期募集现象。

（2）慢性肌源性损害　出现非常小的纤颤电位，提示疾病进入慢性期。长时限、高波幅多相运动单位电位与短时限、低波幅多相运动单位电位常同时存在，可出现早期募集现象。

# 第三节　神经传导速度

神经传导检查（nerve conduction studies，NCS）是对神经传导功能的定量检查方法。应用脉冲电流刺激运动神经或感觉神经，通过在特定部位记录、分析电刺激神经后所诱发的混合肌肉动作电位（CMAP）或感觉神经电位（SNAP）来测定神经传导速度，有助于评价周围神经功能状态，诊断周围神经疾病，判断其发生病变的部位。

## 一、神经传导速度测定的基本方法

神经传导速度测定包括运动神经传导测定与感觉神经传导测定。多种外加刺激如电刺激、磁刺激都可以引发神经去极化形成冲动传播，但在神经传导检测技术中，电刺激方法应用最多，是用于神经传导速度测定的基本方法。当电流刺激神经时，使神经纤维去极化形成神经冲动，冲动沿受刺激的运动神经、感觉神经或混合神经传播。对于运动纤维，测定的是在其支配的远端肌肉上获得的混合肌肉动作电位；而对于感觉纤维，是测定电刺激神经末梢或神经干时在神经另一端获得的神经电位。由于解剖部位不同，对不同的神经测定技术有所不同，但总原则相同。

神经传导检查虽然是定量检查，但由于神经传导受许多因素的影响如技术因素、温度、受检者年龄、受检部位，故其参考值是相对的，且不同实验室间有所差异。轻度异常波幅的变化应与健康侧比较，若下降超过健康侧的 50%，则可认为异常。

## 二、运动神经传导速度测定

运动神经传导测定原理是在神经干上远、近两点予以超强刺激后，在该神经所支配的远端肌肉上运用表面电极或针电极会记录到两组起始为负相的混合肌肉动作电位（CMAP），即 M 波；通过分析 M 波的潜伏时、波幅与时限和运动神经传导速度可评定运动神经轴索、神经肌肉接头及肌肉的功能状态，同时也为后续进行的针电极肌电图检查提供参考。

### （一）基本技术条件

**1. 刺激器** 一般情况下使用双极表面刺激器，其正负两极相距 2 ～ 3cm。刺激神经干时，两极均置于神经干上，并使负极朝向记录电极，测量刺激点到记录点距离时，应测量负极到刺激点间距离，两刺激点间距离为一个刺激部位的阴极点到另一阴极点。

**2. 刺激电流强度** 刺激电流一般用不同波宽、强度的脉冲方波。运动神经传导速度测量时电刺激强度与所诱发的 M 波波幅具有正相关性，当刺激强度增加到一定程度，而所诱发的电位波幅不再增加时，再将刺激强度提高 20%，此时的刺激即为超强刺激。超强刺激下神经干内全部轴索都被兴奋，可获取 M 波的最大波幅。在运动神经传导速度测量中不同神经、不同疾病状况所需刺激电流强度有异，但都要使用超强刺激。

**3. 记录电极与地线** 一般采用两个表面电极，肌肉萎缩严重者，可使用针电极记录。两个表面电极，一为记录活动电极（简称记录电极），另一为记录参考电极（简称参考电极）。做运动神经传导检查时记录电极必须放置在所测定肌肉肌腹上的运动点或终板区，以获得符合要求的起始波为负相的 M 波，参考电极通常放置在记录电极远端 3 ～ 4cm 处。由于刺激伪迹对 M 波干扰较小，地线可置于刺激电极和记录电极之间。

M 波波幅较大，高达数毫伏，较易记录到，一般不用平均技术。

### （二）混合肌肉动作电位参数

M 波记录电极所覆盖范围内该神经支配的肌纤维电活动的总和（图 8-10）。

**1. 潜伏时** 指从测量到刺激伪迹开始到 M 波负相波偏离基线起点之间的时间。通常以 ms 表示，它代表冲动经神经轴索中快传导纤维到达肌肉的时间。刺激伪迹由外加电刺激引起神经膜电位变化所形成，位于 M 波前。

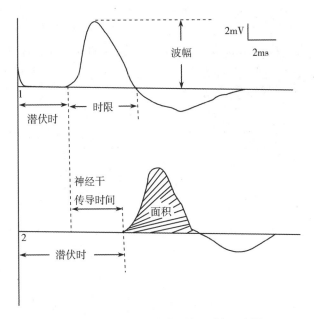

**图 8-10　M 波及运动神经传导测定示意图**

潜伏时代表着三个独立的时间过程：①冲动在神经干上的传导时间。②冲动在神经肌肉接头间的传导时间。③冲动在肌纤维上的传导时间。末端潜伏时一般指远端刺激点到引起 M 波之间的时间，此时间在临床上对脱髓鞘病的判断非常重要。

**2.波幅**　多用从基线到负相波波峰间的距离表示。其单位为 mV，波幅高低与参与混合神经肌肉动作电位的肌纤维数量呈正相关。一般而言，对远、近端分别刺激，所得到 M 波形状一致性很高。

**3.面积**　波形曲线覆盖的空间即为面积，通常仅测负相波的面积，意义与波幅相近。近端刺激激发的 M 波时限稍长，面积和波幅稍小。

**4.时限**　指 M 波自偏离基线到再次回到基线的时间。它反映了受刺激的神经干所支配的所有单个肌纤维是否能在同一时间内同步放电。脱髓鞘病变时，由于神经干内各个神经纤维传导速度不一致，导致各条肌纤维不能在同一时间内被兴奋，出现时限延长。

## （三）运动神经传导速度计算方法

测量两组 M 波的潜伏时、波幅、时限，再测量两刺激点之间的距离；为排除神经肌肉接头传导时间及肌肉纤维去极化时间的影响，用近端潜伏时减去远端潜伏时以得到神经干传导时间。可依以下公式计算运动神经传导速度：

运动神经传导速度（m/s）= 两刺激点间距离（mm）/ 该段神经传导时间（ms）

以正中神经为例：刺激点为腕部与肘部，记录电极位于拇短展肌。腕部刺激，M 波潜伏时为 3.4ms；肘刺激，M 波潜伏时 7.2ms；7.2ms-3.4ms=3.8ms 为该段神经干传导时间；腕肘部两刺激点间距离为 210mm，代入公式所得：210mm÷3.8ms=55.3m/s。

正中神经运动传导检查如图 8-11 所示。

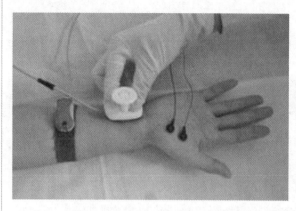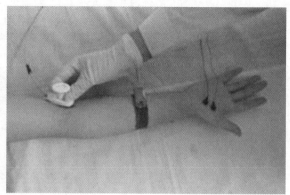

**图 8-11 正中神经运动传导检查**

注：正中神经运动传导测定，刺激点在肘部和腕部，于拇短展肌记录 M 波

## （四）注意事项

1. 应妥当处理以保证皮肤干净无汗液积存，尽量减少刺激伪迹。

2. 保证刺激点间距离测量准确。不同刺激点间距离测量的准确程度是正确计算传导速度的前提，因此检查时要保持肢体位置在测量各点时的一致性，并应避免牵拉测定区域皮肤。

3. 注意保暖，皮肤温度应保持在 30 ～ 32℃。

4. 选择恰当刺激强度与放大倍数，尽量减少波形误差及潜伏期误差。

5. 远、近两刺激点间的距离一般不少于 10cm。

## 三、感觉神经传导速度测定

感觉神经将冲动传向中枢。感觉神经传导速度测定是通过记录外加电刺激引发的神经冲动在神经干上的传导过程，研究后根神经节与周围神经的功能状态的一种定量检测方法。

### （一）基本技术条件

同运动神经传导测定相似，也需要刺激器或刺激电极、记录电极与参考电极、地线，记录电极可依记录部位采用双极电极、盘状电极与指（趾）环状电极。感觉神经传导测定方法有两种：顺向记录法与逆向记录法。顺向记录法为刺激手指或足趾的末梢神经，在近端顺向收集其感觉神经电位；逆向记录法为刺激近端神经干，在手指或足趾上收集其感觉神经电位。因逆向法记录的波形大而清晰，故临床上较为常用。以下以逆向记录法为例加以介绍。

刺激电极置于神经干上，阴极朝向记录电极；地线置于刺激电极和记录电极之间，或记录电极的远端，以减少刺激伪迹；记录电极采用环状电极置于手指或足趾。刺激电流强度以引发所有有髓粗大神经纤维均兴奋为度，有实验室采用以诱发出最大感觉神经电位后再加 20% ～ 30% 为刺激强度。

由于感觉神经电位传导快、波幅很小，以微伏计，故要求仪器有较高增益及较低噪声，需调高灵敏度，并采用平均叠加技术。

### （二）感觉神经电位参数

**1. 起始潜伏时** 指从刺激伪迹处开始到电位偏离基线之间的时间，它代表了神经传导从刺激点到记录电极之间的传导时间。

**2. 波幅**　含义同 M 波波幅。由于感觉神经传导在神经干上不同部位所记录到的感觉神经电位波幅差异很大，故不宜应用感觉神经电位波幅来判断是否有传导阻滞或轴索损害。

**3. 时限**　含义同 M 波时限，但较 M 波时限短（图 8-12）。

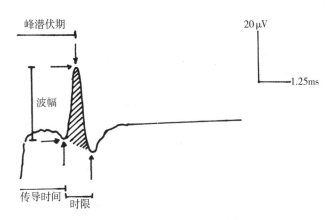

图 8-12　感觉神经电位示意图

### （三）感觉神经传导速度测定和计算方法

感觉神经电位（SNAP）是外加电刺激神经末梢或神经干时在神经另一端获得的神经电位，电位在神经干或神经末梢记录。因不存在神经肌肉接头及肌肉的影响，故感觉神经传导速度测定时只需要一个刺激点，且计算简单。其计算公式如下：

感觉神经传导速度 = 刺激点与记录点间距 / 起始潜伏时

仍以正中神经为例：刺激点为食指，记录点为正中神经腕部，其诱发电位的潜伏时为 2.7ms，刺激点与记录点的距离为 135mm，代入公式得正中神经食指至腕段的感觉神经传导速度为 50m/s。

感觉神经传导速度反映了快传导、有髓鞘感觉神经纤维的传导速度，其速度高于运动神经纤维传导，且其变化范围也大于运动神经传导。

### （四）注意事项

除与运动神经传导测定相近的注意事项外，还需要注意：①感觉神经检查时要求患者放松四肢肌肉，并妥当处理皮肤使阻抗减少到最低程度。②感觉神经兴奋阈值低，故检查时通常刺激量不要太大，以防止出现肌肉收缩，从而产生肌电干扰。③温度对感觉神经传导速度影响更大，保暖尤其重要。

### （五）常见的异常神经传导类型

神经传导速度检查中，潜伏时、传导速度、波幅是最主要的观察指标。

**1. 轴索损害**　M 波波幅下降明显，神经传导速度和末端潜伏时可正常或轻度异常。

**2. 髓鞘脱失**　神经传导速度减慢，波形离散或传导阻滞，末端潜伏时有明显延长，但 M 波波幅下降不明显。

**3. 局部脱髓鞘**　运动神经近端受刺激时所引出的 M 波波幅和面积较远端下降大于 50%，并有近端受刺激后出现波形离散，此现象称为传导阻滞，为局部脱髓鞘的表现。

# 第四节 F波与H反射

神经传导是针对相对远端的周围神经所采用的检查手段，对于近端段神经功能的评估则需要特殊的检查，F波、H反射属于特殊检查，它们对于检查脱髓鞘病变及近端周围神经的功能状态具有一定价值，F波与H反射也是评价运动神经元池的兴奋性很有价值的客观指标。

## 一、F波

F波（F response）是神经干在基于运动神经传导的超强电脉冲刺激下，在混合肌肉动作电位M波后诱发出的一个小的肌肉动作电位。F波的实质是神经干受刺激后冲动经过运动纤维向近端传导，兴奋了脊髓前角细胞后又返回到远端肌肉记录电极的电位，其环路无论是传入还是传出，都是纯运动纤维。F波潜伏时和波形多变，但几乎可以在所有的运动神经上引出。

### （一）检查方法

F波测定时其电极摆放方法同常规运动神经传导检查，可将阳极偏离神经干，以避免发生逆向冲动的阳极阻断。在患者充分放松的前提下用超强刺激连续刺激神经干10～20次，用表面电极在相应支配肌肉处记录。

### （二）F波的参数

针对F波的测量，主要测定最短潜伏时、平均潜伏时、传导速度、出现率及F波比率。正常时F波出现率平均为79%，其波幅正常情况下远低于M波，最大F波波幅约为M波的4.5%。

F波潜伏时为自刺激伪迹开始到F波起始部的时间，通常测量最短潜伏时及平均潜伏时。

近端神经传导速度计算公式如下：

F波传导速度 $=D \div (F-M-1)/2 = 2D/(F-M-1)$

D为刺激点到棘突（脊髓）的距离，在上下肢各有不同的测量方法；F为F波潜伏时，M为M波潜伏时；1为冲动在脊髓前角细胞传导延迟时间（ms）。中枢潜伏期为冲动从刺激点到达和离开脊髓的传导时间，即F-M。（F-M-1）/2代表刺激点至脊髓近端段的传导时间（图8-13）。

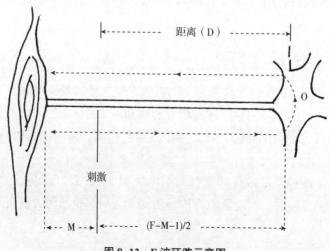

**图8-13 F波环路示意图**

F 波比率为 F 波与 M 波二者潜伏时的比值，此比值可直接对近端及远端神经纤维节段传导特征进行比较（图 8-14）。计算公式如下：

F 波比率 =（F-M-1）/2M

此处（F-M-1）/2 可视为脊髓至刺激部位的传导时间，M 为从神经远端段到肌肉的传导时间。

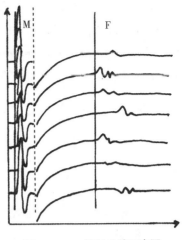

图 8-14　M 波与 F 波示意图

### （三）F 波的临床应用

1. F 波潜伏时延长、近端神经传导速度减慢、F 波比率增加均代表神经近端段损害，可辅助诊断神经根、神经丛病变。

2. F 波出现率及波幅可以反映运动神经元池的兴奋性。一般情况下 F 波的最大波幅和平均波幅与痉挛程度具有正相关性；因此 F 波可客观评价痉挛程度。

3. 感觉神经损害时 F 波正常。

## 二、H 反射

H 反射（H-reflex）是电刺激诱发的脊髓单突触反射，以发现者 Hoffmann 而命名。H 反射由电脉冲刺激胫神经后，冲动自 Ⅰa 类感觉神经传入，经过突触传递再由胫神经运动纤维传出，进而引起其支配的小腿三头肌（比目鱼肌）收缩而产生。H 反射属于一种生理反射，除未经过"肌梭"环节，H 反射与腱反射在很多方面都有共同之处，二者反射弧类似，但在对运动神经元兴奋性的评定上 H 反射比之腱反射更具客观性。H 反射与 F 波同样反映周围神经近端段的功能状态，并均可用于神经元兴奋与激活状况的评估。

### （一）检查方法

患者取俯卧位，双腿伸直并充分放松，刺激电极置于腘窝处以刺激胫神经干，阴极朝向近端；记录电极置于腓肠肌内外侧头之间（比目鱼肌），参考电极与地线放置法同运动神经传导检查。

刺激电流从较小强度开始渐增加到次强刺激，以引出 H 反射为度。其最佳刺激强度为能够最大限度兴奋 Ⅰa 类感觉传入纤维而又不同时兴奋运动纤维引出 M 波。H 反射也是在 M 波后出现的晚电位，在一定刺激强度时 H 反射可恒定引出，随着刺激强度的增加，H 反射波幅渐增；但当 M 波出现后，随着刺激强度的增加，M 波波幅继续增大而 H 反射波幅反而减小以致消失，最后被 F 波所取代（图 8-15）。

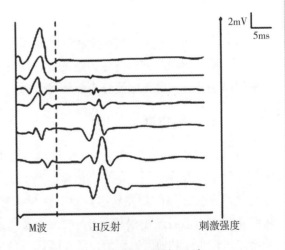

图 8-15　H 反射与 M 波

### （二）H 反射的参数

描述 H 反射的指标主要有潜伏时及 H/M 比值。

H 反射的正常值与身高、年龄有关。年长者 H 反射不易引出。正常人小腿三头肌 H 反射潜伏时一般不超过 35ms。通常要两侧对比，在条件相同前提下两侧潜伏时差超过 1.5ms 即视为异常。小腿三头肌 H 反射波幅波动大，二侧差别亦很大。H/M 比值为 H 反射峰 – 峰波幅与最大 M 波幅的比值，可反映运动神经元池的兴奋性，正常情况下小于 0.7。

### （三）H 反射的临床应用

1. H 反射是检测多发性神经病的敏感方法，可确定神经近端段受损。H 反射异常可能是 GBS 早期唯一所见。H 反射潜伏时延长或 H 反射消失可以出现于近端胫神经病、坐骨神经病、腰骶神经丛病、S1 神经根病变时。

2. 中枢神经及上运动神经元受损者，H/M 比值增加提示运动神经元池兴奋性增高，可用于评估痉挛程度。

3. 感觉神经损害时 H 反射消失，故 H 反射可用于评估早期周围神经病变如糖尿病周围神经病。

## 第五节　诱发电位

诱发电位（evoked potential，EP）指中枢神经系统在感受到体内外各种特异性刺激时所产生的生物电活动，是与刺激具有"锁时"关系的一连串正相或负相波形，其每一个波都有特定的神经发生源，故波潜伏时、波幅及位相都相对固定。各种诱发电位都有特定的神经解剖传输通路，并有各自的反应形式。但由于诱发电位波幅较小，需采用叠加技术方可获得可用于分析的波形。

诱发电位反映了中枢神经系统各种传导通路的功能状态及完整性，感觉诱发电位反映上行传导通路及感觉皮层的功能，而运动诱发电位反映下行传导通路及运动皮层的功能。随着近年神经影像技术的不断发展，诱发电位的应用已明显减少。但诱发电位在一些疾病的辅助诊断及动态观测、昏迷患者的预后及脑死亡判定中仍有应用价值。

### 一、分类

诱发电位的分类方法有很多种。

根据检测不同的神经传导通路诱发电位可分为运动诱发电位和感觉诱发电位；感觉诱发电位又根据受刺激方式的不同而分为躯体感觉诱发电位、视觉诱发电位、脑干听觉诱发电位。

### 二、躯体感觉诱发电位

躯体感觉诱发电位（SEP）又称体感诱发电位，是指躯体感觉系统的外周神经部分在接受一定刺激后，在其特定的感觉神经传导通路上记录到的电反应。SEP 可以评价周围神经至皮质感觉区的全部感觉通路的功能状态。短潜伏时体感诱发电位（SSEP 或 SLSEP），是经由深感觉传导通路传递，上肢各波中潜伏时小于 25ms 及下肢各波中潜伏时小于 45ms 的电位变化，因其波形较稳定、较少受其他因素影响，故在临床上最为常用。

### （一）检查方法

目前临床上常用的短潜伏时体感诱发电位主要测定上肢正中神经与下肢胫神经。检查时要求检查室温暖、安静、光线暗。多种刺激均可诱发 SEP，一般采用电刺激方法。

**1. 刺激部位与记录部位**　患者仰卧，肌肉完全放松。常用刺激部位上肢为手腕正中神经，下肢为内踝下方胫神经丛。记录部位上肢为 Erb 点（锁骨上窝处锁骨中点）、C7 棘突及上肢的头部相应感觉区；下肢为腘窝点、T12 及下肢的头部相应感觉区。

**2. 电刺激强度**　刺激时逐渐增大刺激量，以引出拇指或足趾出现轻微收缩跳动而无疼痛感为度。每次检测叠加次数为数百至数千次，以达到波形稳定光滑为度，重复检测记录 2 次。

### （二）波形神经起源及意义

规定波峰向下为正相波，以 P 表示；向上为负相波，以 N 表示；波的命名为 P/N+ 潜伏时。

SSEP 经上肢正中神经的诱发电位其记录部位及代表意义（神经起源）如下：

N9 为在 Erb 点记录的臂丛神经动作电位；N13 为在 C7 棘突记录的下颈段脊髓后角的突触后电位；N20 为在上肢头皮皮质感觉投射区记录的中央后回上肢区域皮质电位；

SSEP 经下肢胫神经的诱发电位其记录部位及代表意义（神经起源）如下：

N8 为在腘窝点记录的胫神经复合电位；N22 为在 T12 棘突记录的腰髓节段突触后电位；P37 为在下肢头皮皮质感觉投射区记录的中央后回下肢区域皮质电位 。

由于体感诱发电位传导经周围神经、脊髓后索和有关神经核、脑干、丘脑、丘脑放射最终传导至皮层感觉区，其结果很容易受行程中各干扰因素的影响及各种内在与外在因素的影响，故各实验室正常值不同，一般在均值加 3 倍标准差之内。异常表现为各波潜伏时和峰间期延长、波形消失或低平、两侧潜伏时差明显增大等，可提示神经发生源或传导通路相应节段受损（图 8-16、图 8-17）。

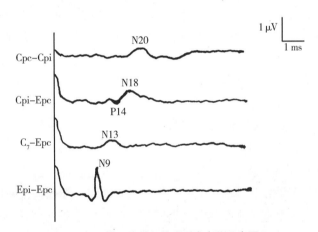

图 8-16　上肢正中神经体感诱发电位示意图

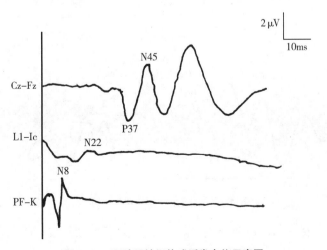

图 8-17　下肢胫神经体感诱发电位示意图

### 三、脑干听觉诱发电位

脑干听觉诱发电位（BAEP）是指人耳接受声音刺激后，从头皮记录到的自听神经至脑干一系列电活动。BAEP能客观敏感地反映耳蜗至脑干听觉传导通路的功能状态，对于发现脑干亚临床病灶具有很重要的诊断价值。

#### （一）检查方法

检查时要求检查室温暖、安静、光线暗。患者仰卧，舒适放松，平静呼吸，佩戴耳机。儿童或不能合作者，检查前可口服适量的10%水合氯醛。

一般采用短声刺激，刺激频率为10Hz以上，刺激强度一般在事先测定的听阈值基础上增加60dB，可以10dB的差值增加直至获得满意波形。双耳分别测试，测试一耳时，对侧耳给一定强度的健耳噪声（40dB以上）以掩盖交叉听觉。

头部电极按脑电图国际10-20系统电极放置法布放，记录电极通常置于头顶（Cz点），参考电极置于同侧耳垂或乳突，接地电极置于前额（FPz点）。每次检测需叠加上千次；每侧重复测试2次，两次测试所测的峰间潜伏时差小于0.2ms时认为所测结果可靠。

#### （二）波形神经起源及意义

**1. 神经起源** 正常的BAEP通常由一串潜伏时在10ms内的5～7个波组成，依次以罗马数字命名为Ⅰ、Ⅱ、Ⅲ、Ⅳ、Ⅴ、Ⅵ、Ⅶ波。前5个波潜伏时稳定，波形清晰，在脑干听觉系统中有特定的神经发生源：

Ⅰ波起源于耳蜗神经的外周部分，是听神经颅外段动作电位；

Ⅱ波起源于听神经颅内段及耳蜗神经核；

Ⅲ波起源于脑桥下部的上橄榄核或耳蜗核；

Ⅳ波起源于脑桥上部的外侧丘系及其核团；

Ⅴ波起源于脑桥上段或中脑下段的外侧丘系上方或四叠体的下丘。

其中Ⅰ波、Ⅲ波和Ⅴ波出现率为100%，可以认为它们分别代表来自听神经、脑桥和中脑的容积传导的电活动，此三个电位之间的潜伏期间接反映了在中枢听觉通路中相应节段的神经传导状态（图8-18）。

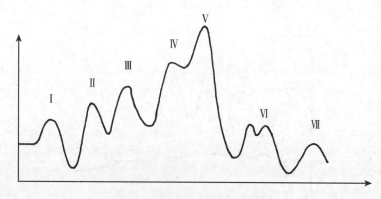

**图8-18 脑干听觉诱发电位示意图**

**2. 各波参数测量** 在BAEP测量中主要测定各波绝对潜伏时（PL）、峰间潜伏时（IPL）、Ⅴ/Ⅰ波幅比值、耳间各波潜伏时差（ILD）、波幅（AMP），其中以PL尤为重要。

在听力正常的前提下 PL 和 IPL 为均值加 3 倍标准差为正常值；左右耳的 PL 和 IPL 的耳间各波潜伏时差（ILD）无明显差异，最大值不超过 0.2ms；V 波波幅最高，V／I（波幅比值）≥ 0.5。

BAEP 的异常表现为波形缺失或各波分化程度差及重复性差，测量指标明显偏离常模：PL 和 IPL 超过均值加 3 倍标准差；ILD ＞ 0.4ms；V／I 波幅比值 ＜ 0.5。选择性 V 波缺失、V／I 波幅比值 ＜ 0.5 为上部脑干受损的表现。与 SEP 的异常意义相同，BAEP 可提示神经发生源或传导通路相应节段受损。

### 四、视觉诱发电位

视觉诱发电位（VEP）又称皮质视觉诱发电位，是受测试者接受视觉刺激后在其头皮枕部记录的枕叶皮质的电位活动。视觉刺激方式有很多种，临床上常用的 VEP 有棋盘格模式翻转 VEP（PRVEP）及闪光刺激 VEP（FVEP）。尤以 PRVEP 应用广泛，故以此为例加以介绍。

#### （一）检查方法

模式翻转棋盘格是指刺激器屏幕上棋盘格持续存在，但其黑格和白格交互转换，每次转换诱发一次的反应。检测时要求检查室安静、光线较暗，受测试者取坐位，眼与屏幕处于同一水平，相距 100cm；两眼分别测试，非测试眼用眼罩严密遮盖，受测眼注视指定的屏幕中心标记，以确保信号被受测眼接收。每侧重复测定 2 次。

**1. 刺激模式**　采用全视野、半视野、1/4 视野黑白棋盘格翻转，刺激频率为 1～2Hz，刺激次数在 200～500 次之间。

**2. 记录部位**　置于枕骨粗隆上 5cm 的中线 $O_z$ 点、$O_1$、$O_2$ 点（$O_z$ 向两侧旁开 5cm），参考电极置于前额 $F_z$ 点。

#### （二）波形正常值及意义

PRVEP 主要波形为 NPN 三相复合波（图 8-19），其中的 P 波在接受刺激 100ms 时出现称为 P100。P100 潜伏时稳定且波幅最高，是评价 VEP 的主要指标。P100 测量指标主要为峰潜伏时，左、右眼侧间差值与波幅。P100 潜伏时的正常值范围通常为均值加三倍标准差以内。异常视觉诱发电位的形式包括：VEP 波形消失、P100 潜伏时延长、P100 波幅降低、P100 潜伏时和波幅均异常两眼潜伏时侧间差增大。

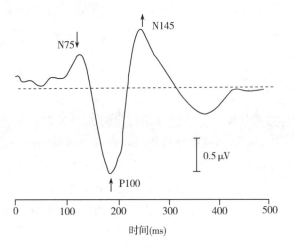

图 8-19　视觉诱发电位

P100 潜伏时反映的是眼睛接受视觉刺激后冲动经视觉传导通路传导至枕叶皮质所需要的时间。神经髓鞘脱失时，神经传导减慢，P100 潜伏时延长，而此时波幅正常，传导视觉冲动的轴索数目减少时，就会出现 VEP 波幅减低。

## 五、运动诱发电位

运动诱发电位（motor evoked potential，MEP）指磁/电刺激大脑皮质运动细胞（经颅）、脊髓神经根及周围神经后在相应肌肉上记录的混合肌肉动作电位。MEP 在检查运动系统功能特别是中枢运动神经通路——锥体束的功能状态，以及评定运动神经从皮质到肌肉的传递及传导通路的整体同步性和完整性方面具有良好的敏感性与特异性。

因瞬间脉冲高强磁刺激较电刺激穿透性强，可以无衰减地穿透人体各类结构产生感应电流而受测试者无不适感，且临床应用较多，故在此仅介绍经颅磁刺激运动诱发电位。经颅磁刺激的作用深度在 3cm 左右，其应用使得测定中枢运动传导成为可能，磁刺激也使得位置较深的脊神经根、Erb 点、坐骨神经等较深部位的运动诱发得以容易实现。

### （一）检查方法

**1. 刺激部位**

（1）经颅磁刺激时将刺激线圈置于头皮大脑皮质运动区相应部位。

（2）颈神经根和腰骶神经根刺激时将线圈中心置于 $C_6$、$C_7$ 棘突和 $L_1$、$L_2$ 棘突，以刺激脊神经根刚穿出椎间孔的部位。

（3）周围神经刺激时上肢刺激点为 Erb 点、肘点；下肢为臀点、腘窝等。

线圈放置的最终部位均以调整至获得潜伏期短、波形清晰、波幅高和重复性好的动作电位为度。通常上肢运动诱发电位测定线圈放置在大脑皮质相应运动区、颈神经根、Erb 点；下肢运动诱发电位测定线圈放置在大脑皮质相应运动区、腰神经根。

**2. 记录部位**  通常使用表面电极记录。最常选择的记录部位上肢为小指外展肌和拇短展肌；下肢为趾短伸肌和胫前肌。

**3. 磁刺激线圈**  常用于 MEP 测定的刺激线圈包括圆形与"8"字形，前者刺激范围大、同等输出时刺激作用较强但聚焦性差，后者刺激范围小，聚焦性好，定位准确。临床测定 MEP 两者都有应用，科研中常用"8"字形线圈以保证确切刺激到特定运动皮层。

首先在肌肉放松状态下记录。检查中可令受检者靶肌轻微自主收缩，这会使刺激阈值降低，潜伏时缩短，电位波幅增大，此称电位易化。电位易化有助于获得良好波形。需要注意的是对癫痫及脑出血患者应慎用磁刺激。

### （二）波形正常值及意义

主要观测指标：①各波潜伏期；②中枢运动传导时（CMCT）；③波幅的峰–峰值。测量值需标明为肌肉放松时或易化时所测。基础测量指标还有静息运动阈值与活动运动阈值等。

1. 各波起始潜伏时和波幅是两项主要观测指标，各段潜伏时及中枢运动传导时的正常值范围为均值加 2.58 倍标准差。波幅反映对磁刺激反应的运动神经元的数量，体现皮质及皮质–脊髓的兴奋水平，但因波幅变异性大且与年龄相关，通常需要进行双侧波幅比较，临床意义不如潜伏时。

2. CMCT 为刺激大脑皮质产生的电位潜伏时减去刺激颈或腰部产生的电位潜伏时之差值，分别代表上、下肢皮质脊髓束即锥体束的传导时间，即大脑皮质到脊髓前角细胞 α 运动神经元的传导时间，是运动诱发电位检测的一个重要参数。

3. MEP 异常主要表现：①不能引出混合肌肉动作电位。②引发反应的阈值明显增高。③各波潜伏时明显延长。④双侧潜伏时侧间差延长。⑤ CMCT 延长。⑥双侧波幅差异明显（图 8-20）。

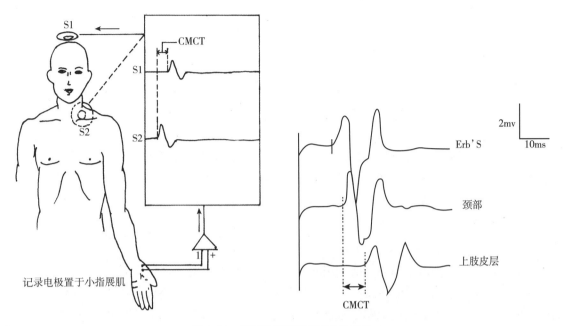

图 8-20　磁刺激运动诱发电位示意图

### （三）MEP 的临床应用

MEP 的价值主要在于测量锥体束的传导功能，用于脑、脊髓疾病的辅助诊断、预后判断，临床常用于客观评价脊髓损伤、脊柱疾病者锥体束的损害状况，辅助诊断多发性硬化及运动神经元病、遗传性痉挛性截瘫、吉兰 - 巴雷综合征等疾病，评估脑卒中、脑外伤后运动功能及预后。

# 第六节　表面肌电图

表面肌电图（surface electromyography，sEMG），又称动态肌电图、运动肌电图，是肌肉兴奋时所产生的生物电变化，经表面电极引导、放大、记录和显示所得到的电压变化的一维时间序列信号图形。表面肌电的电生理学本质是多个运动单位动作电位的代数和，其信号变化特征可很好地反映运动过程中肌肉生理、生化等方面的改变，可精确地描述局部肌肉激活时间、激活水平，可反映不同肌肉的活动时序、活动强度、疲劳状态等方面的信息，具有良好的实时性、局部性和功能性。作为一个客观量化指标，sEMG 在神经肌肉系统疾病的诊断与运动功能评估中具有重要价值，并且愈来愈受到关注，应用领域十分广泛。

## 一、表面肌电图仪的工作原理

尽管表面肌电信号是来自表面电极下所有参与发放的运动单位的生物电活动在时间和空间上的总和，但仍是一种非常微弱的信号，信号幅度在数微伏到数毫伏之间变化，且有干扰噪声混于其中，所以必须经过放大与去除系统噪声的处理，此外原始表面肌电信号需要经过计算机处理方能用于定量分析。表面肌电图仪从本质上讲就是可以实时测量肌肉表层微弱电生理活动信号的精密记录分析仪器。

sEMG设备基本工作原理如下：表面肌电电极将自人体皮肤检测拾取的表面肌电信号送入放大器，信号通过信号调理电路并被送入模数转换器转换成数字信号后再被送入控制系统，最终实现数据显示、数据处理及存储等多种功能（图8-21）。

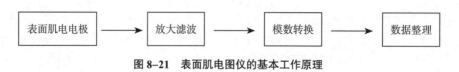

**图8-21　表面肌电图仪的基本工作原理**

## 二、表面肌电图仪的组成

表面肌电图仪包括硬件与软件两部分。硬件的主要组成部分包括拾取电极、高共模抑制比前置放大器、模数转换器、高速数据传输装置等，软件部分主要为开发工具、数据实时采集及显示处理、数据分析处理等软件。目前常用的表面肌电分析评估系统包括肌电采集模块和处理模块，由嵌入式系统与PC系统共同完成对肌电信号的采集和处理，嵌入式系统主要进行肌电采集和初步处理，如带通滤波和模数转换，PC端主要负责对接收到的肌电信号的处理、分析，最后通过不同界面显示各项图形及参数。目前常用的有2、4、8、16通道不同型号的产品。

此外，用于表面肌电信号采集的还有肌电生物反馈系统，这种系统包括表面肌电采集模块和电刺激模块，将采集到的表面肌电信号转化为听觉、视觉或数字信号用于肌电生物反馈训练。

## 三、表面肌电图的检测方法

表面肌电的检测主要采用以下两种方式：

**1. 联机方式**　实时肌电信号采集与信号处理及屏幕显示同步进行。此方式便于调节肌肉收缩强度、运动方式及标记等，但受环境限制。

**2. 脱机方式**　一般用可随身携带的便携式仪器进行，采集的肌电信号分析时需接入具有肌电分析处理软件的计算机系统。此方式可在各种姿势、体位及各种运动中测量，不受环境限制。

检测过程中肌肉的选择、皮肤的处理、电极的布放、针对不同肌肉收缩特性设置的滤波范围都十分关键。表面电极布放位置对sEMG信号采集影响很大。表面电极结构包括电极形状、电极与皮肤接触的面积及电极间的距离，一般由两个记录电极和一个参考电极组成。标准双电极法规定电极为直径1cm的圆形电极，电极间距为2cm。电极放置在目标肌肉的肌腹正中处，电极走向与肌纤维走向平行，参考电极贴放在骨突等电中性的位置。运动中表面电极的贴放还需兼顾肌肉长度改变对电极位置的调整。

## 四、表面肌电图的分析及相关指标

人体骨骼肌依功能含有不同比例的Ⅰ型纤维与Ⅱ型纤维，不同的纤维收缩类型不同，能量代谢改变有别，收缩时其表面肌电信号也各具特征；故表面肌电信号可反映肌肉的生理、生化改变。表面肌电图常用的分析包括线性分析法和非线性信号分析法。表面肌电技术在神经肌肉检测方面的应用主要基于电信号，可反映被检测肌肉活动的所谓"开-关"状态；肌电幅度一定程度上可反映肌力强度；肌电信号的频率可在某种程度上反映肌肉疲劳程度。

### （一）线性分析方法

线性分析方法包括时域分析、频域分析、时频域分析法。

**1. 时域分析**　时域分析是把肌电信号看作时间的函数，用来描述时间序列信号的振幅特征，分析时将肌电信号表达成记录点的电位－时间曲线。表面肌电信号波幅在 1 ～ 5000μV 之间，分析 sEMG 信号的幅度时，需将原始肌电信号进行整流。在时域分析中最常用的幅度参数是平均整流肌电值（ARV 或 AEMG）、均方根值（RMS）及积分肌电值（iEMG）等，上述参数的变化主要反映外周运动单位参与活动的数量和同步化程度等。RMS 是瞬时表面肌电信号振幅平方均值的平方根，是时域分析中衡量肌电幅值最可靠的参数，能够反映肌肉负荷性因素和肌肉本身生理生化变化过程间的内在联系，能够代表信号能量的大小，也用来判断肌肉活动的开始和停止时间，在一定程度上也可估计肌力大小。

在时域分析中，其他指标包括起止检测和过零率（ZCR）。起止检测可用于在已知传导距离的肌肉上测试神经传导速度，还用于多通道完成一个协调性动作时判断各个动作的启动激活顺序，反映被检测肌肉活动的所谓"开－关"状态，如用于步态分析中的多块肌肉协同作用时。ZCR 代表了肌电信号振幅的变化信息，一般选择原始肌电信号计算整体肌电信号跨越基线的频率，反映整体肌电信号的频率信息。

**2. 频域分析**　频域分析是研究肌肉疲劳的经典方法，主要应用快速傅里叶变换获得肌电信号的频率谱或功率谱，通过不同频率分量所包含的运动单位波形来解释运动单位活动的变化。sEMG 信号的频率信息中蕴含很多表面肌电特征信息，sEMG 信号的频率范围在 0 ～ 500Hz，通常在 30 ～ 300Hz。功率谱的最大频率值与骨骼肌的肌肉属性有关，Ⅰ型纤维兴奋为低频放电；Ⅱ型纤维兴奋则表现为高频放电。有关疲劳（或耐力测试）的频域分析主要参数为中位频率（MF）、平均功率频率（MPF）及高频/低频的幅值比。MF 即骨骼肌收缩过程中肌纤维放电频率的中间值，MF 对生理参数变化敏感、抗噪声和信号混叠能力强，是测量肌肉疲劳的最适合参数。频域分析主要用于外周肌肉疲劳及不同类型运动单位参与活动的比例评估等，MF 与 MPF 下降斜率变化是评价被检肌耐力水平或抗疲劳能力的重要客观指标。

**3. 时频域分析**　常用的时频域分析方法有联合时频分析法、小波变换等。小波变换是傅里叶变换的新发展，以小波变换为代表的结合时域和频域两方面特性的时频分析法可实现肌电信号时域和频域的联合，可以更加清楚、全面地解析信号频率随时间变化的关系，既能在整体上提供信号的全部信息，也能够显示任意局部时段内的信号变化剧烈程度，能在时、频两域中都反映出局部性质，为 sEMG 信号分析提供更新的手段和方法。小波变换用于研究肌肉疲劳时，只需提取出低频段的信号就可以直观了解肌肉是否处于疲劳状态。

### （二）非线性分析法

非线性系统指系统状态的变化不以线性方式而是以一种复杂的方式依赖于先前状态的有机整体，运动神经系统就是一种高度复杂的非线性系统。sEMG 非线性信号分析是一种新近建立和发展起来的信号分析方法，包括非线性时间系列检测及基于混沌理论的实践系列分析。常见的非线性特征参数主要有 sEMG 信号的关联维度、肌电复杂度、李雅普诺夫指数及确定性线段百分比等。目前 sEMG 信号的关联维度、李雅普诺夫指数已用于肌肉收缩或舒张状态及病理诊断的研究。

上述各种线性和非线性信号分析方法在定量评价神经肌肉系统生理和病理状态方面发挥了重

要的作用，新近发展的非线性分析能更好地提取 sEMG 的特征信息，在临床医学、生物医学、运动学及心理学等方面都有重要的研究和应用价值。

## 五、表面肌电图在康复医学中的运用

表面肌电图在康复医学有广阔的应用前景，其应用领域正在逐步扩展。目前主要用于康复评定，可作为客观指标用于间接评定肌力、肌耐力、肌张力、平衡、步态等，还可用于脊髓损伤程度、吞咽障碍评定、评估疼痛（激痛点）等；用于观察不同形式肌肉收缩时的生理变化及受损肌肉的功能评定；用于局部肌肉疲劳程度或抗疲劳能力的评定；用于姿势控制研究与肌肉活动的协同性评价；用于训练监测及评价康复训练效果；用于动作识别及外部设备控制；用于肌电生物反馈治疗。

## 六、表面肌电图的优缺点

sEMG 可以多靶点、实时、动态地对各种姿势、体位及各种运动中的肌肉状态进行测量检测，无创性、实时性、局部性、特异性强，以及操作简便、具有多种信号处理方法是其最大优点，且由于其信号特征变化与内在生理、生化变换具有一致性，为临床安全、便捷的肌肉功能状态的客观评估手段，并用以指导患者进行神经、肌肉功能训练。但 sEMG 不能够记录深部肌肉的电活动，不能够保证所记录的仅是电极下肌肉的电活动，不能观察单个运动单位电位，故对形态较小的肌肉无法准确分析；同时 sEMG 测定的并不是肌肉的肌力，而是运动过程中肌肉的电活动，故 sEMG 还无法直接量化肌肉收缩所产生的力量大小。

【复习思考题】

1. 临床肌电图检查的目的是什么？

2. 刺激受试者腕部和肘部的正中神经刺激点，两个刺激点之间的距离为 210mm，记录电极放置于拇短展肌。腕部刺激时，M 波潜伏时为 3.4ms；肘部刺激时，M 波潜伏期时为 7.2ms，请问正中神经干的传导时间为多少？传导速度为多少？

3. 简述运动诱发电位的定义和主要观察指标。

扫一扫，查阅本章数字资源，含PPT、音视频、图片等

感觉是人脑对直接作用于感受器的客观事物的个别属性的反映，个别属性有大小、形状、颜色、坚实度、湿度、味道、气味、声音等。感觉功能评定可以准确了解感觉障碍的部位和程度，指导感觉功能障碍训练和预防继发性损伤。

## 第一节 躯体感觉功能评定

通常将感觉（sensation）分为躯体感觉（亦称一般感觉）、特殊感觉和内脏感觉，其中躯体感觉是康复评定中最重要的部分。躯体感觉是人类进行有效的功能活动的基本保证。躯体感觉缺失影响正常的运动功能。

### 一、感觉的分类

**1. 特殊感觉** 包括视觉、听觉、嗅觉、味觉、前庭觉或平衡觉等（本章不做讨论）。

**2. 躯体感觉** 躯体感觉是由脊髓神经及某些颅内神经的皮肤、肌肉分支所传导的浅层感觉和深部感觉。根据感受器对于刺激的反应或感受器所在的部位不同，躯体感觉又分为浅感觉、深感觉（本体感觉）和复合感觉（皮质感觉）。

（1）浅感觉 包括痛觉、温度觉和触压觉，是皮肤和黏膜的感觉。

（2）深感觉 又称本体感觉，包括位置觉、运动觉、振动觉，是肌腱、肌肉、骨膜和关节的感觉。

（3）复合感觉 包括实体觉、皮肤定位觉、两点辨别觉、图形觉、重量觉等。它是大脑顶叶皮质对深浅等各种感觉进行分析比较和综合而形成的，也称皮质感觉。

**3. 内脏感觉** 指由内脏的活动作用于脏器壁上的感受器产生的感觉。内脏感觉性质不确定，缺乏准确的定位（本章不做讨论）。

### 二、感觉的传导通路

各种感觉的传导途径都是由三级神经元相互连接构成的，其中第二级神经元发出的神经纤维交叉到对侧，然后上行至中枢，所以感觉中枢对外周感受器的支配是对侧性的。

**1. 浅感觉传导通路** 浅部感觉传导通路传导皮肤及黏膜的痛、温觉和粗略触觉冲动，浅感觉感受器多比较表浅，位于皮肤内。可分为躯干四肢和头面部两条传导通路。

它由三级神经元组成。

（1）躯干和四肢浅感觉传导通路 第一级神经元是脊神经节细胞，周围突构成脊神经的感觉

纤维，分布于躯干和四肢皮肤内浅部感受器，中枢突组成脊神经的后根，进入脊髓背外侧束，上行1～2个脊髓节段，止于后角固有核。第二级神经元是脊髓后角，它们的轴突经白质前连合交叉至对侧外侧索，痛温觉纤维形成脊髓丘脑侧束，粗触觉纤维形成脊髓丘脑前束，止于背侧丘脑的腹后外侧核。此处发出第三级纤维经内囊后肢和丘脑中央辐射终止于中央后回中、上部和中央旁小叶后部（图9-1）。

　　若在脊髓损伤脊髓丘脑束，可致对侧创面1～2节段以下痛、温觉消失；若在脊髓以上损伤此通路，则感觉障碍涉及整个对侧躯干和四肢。

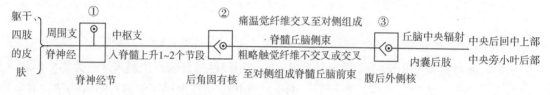

**图9-1　躯干和四肢浅感觉传导通路**

　　（2）头面部浅感觉传导通路　第一级神经元是三叉神经节细胞，其周围突分布于头面部皮肤包括眼球及眼眶、鼻腔、鼻窦和口腔黏膜浅部的感受器。中枢突进入脑桥后即分成升支和降支，升支传导触压觉止于三叉神经脑桥核，降支组成三叉神经脊束，主要传导痛温觉，止于三叉神经脊束核。此处发出的第二级纤维交叉到对侧组成三叉丘系上行，止于背侧丘脑的腹后内侧核，自此核发出的第三级纤维经内囊后脚投射到中央后回下部。

　　损伤若在脑桥及以上部位损伤三叉丘系，可致对侧头面部痛、温觉和触觉障碍；若损伤三叉神经脊束，则同侧颜面部痛觉消失。

**2. 深感觉（本体感觉）传导通路**

　　（1）躯干和四肢意识性深感觉（本体感觉）和精细触觉传导通路　第一级神经元是脊神经节细胞，周围突组成脊神经的感觉纤维，分布于躯干、四肢的肌肉、肌腱、骨膜和关节等深部感受器（游离神经末梢、肌梭、腱索等）和精细触觉感受器（触觉小体）；中枢突经后根的内侧部进入脊髓后索。在胸中部T5以上后索分为内侧的薄束和外侧的楔束。来自尾、骶、腰、下部胸节组成薄束。来自上部胸节和颈节的纤维组成楔束。此两束上升终于延髓的薄束核和楔束核。来自骶部的纤维终于薄束核的内侧部，来自颈节的纤维终于楔束核的外侧部。自薄束核和楔束核发出的二级神经纤维在中央管的腹侧交叉到对侧，上行形成内侧丘系，内侧丘系位于锥体束的背侧，进入腹后外侧核，从此处发出第三级神经纤维，经内囊后脚主要投射到中央后回和中央旁小叶及中央前回（图9-2）。在皮质上的定位：传导上肢和躯干的信息分别在中央后回的中部和上部，而下肢的在中央旁小叶的后部；传导精细触压觉和运动感觉冲动又可到顶叶联合皮质，通过顶叶皮质的整合，成为两点辨别觉和实体感觉。这一途径受损可出现两点辨别觉、实体感觉、运动觉消失，肌张力减退，形成感觉性运动失调。

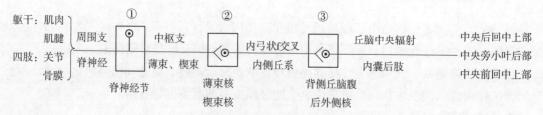

**图9-2　躯干和四肢意识性深感觉和精细触觉传导通路**

损伤若在薄束（传导躯干下部及来自下肢的信息）、楔束（传导躯干上部及来自上肢的信息）受损，不能确定同侧各关节的位置状态和运动方向及出现两点辨别觉、实体感觉、振动觉丧失等，可出现闭目站立时身体倾斜、摇晃、易跌倒。损伤若在脑干以上内侧丘系，则功能障碍在对侧。

（2）非意识性本体感觉传导通路　为深部感觉至小脑的传入途径，由二级神经元构成。第一级神经元胞体位于脊神经节内，其周围突分布于肌、腱、关节等处的深部感受器（高尔基腱器），其中枢突经后根进入脊髓的后索分成上行支和下行支，其终支或侧支主要终于同侧胸核的大细胞（$C_8 \sim L_3$）。自胸核发出的二级纤维经同侧侧索组成脊髓小脑后束，上行经小脑下脚入小脑，终止于小脑的上蚓和下蚓。胸核细胞仅见于上腰部与胸部，所以脊髓下腰部和骶部的后根纤维，沿后索上升至上腰部才终于胸核。胸核接受来自身体各部除头与颈以外的后根传入，但功能上主要与下肢和胸以下的反射性本体感觉传导有关。上肢和颈部的本体感觉经楔束终于楔外核，由此核发出的后外侧弓状纤维上行组成楔小脑束经小脑下脚终于小脑蚓部。脊髓小脑前束的纤维主要来自对侧腰骶膨大第Ⅴ～Ⅶ层外侧部，小部分来自同侧的Ⅴ～Ⅶ层，经小脑上脚终于上、下蚓和前叶（旧小脑）。两侧脊髓小脑束损伤可引起肌张力减退和运动失调，但本体感觉并未丧失。

### 三、体表感觉的节段分布

一般感觉纤维在脊髓中呈节段性纤维支配。每个脊神经及其周围突支配的皮肤区域称为一个皮节，其中枢突组成后根进入脊髓后终止于后角细胞，组成一个神经节段支配相应的皮节。保持正常感觉（痛、温、轻触觉）的最低脊髓节段称为感觉平面（sensory level，SL），感觉平面左右可以不同。这种节段性分布在胸段最为明显，感觉水平依据对感觉关键点的检查来确定。参考美国脊髓损伤学会（ASIA）1992年制定的脊髓损伤评定标准，感觉检查必查部分是身体两侧各自的28对感觉关键点（表9-1）。

表9-1　脊髓节段性感觉支配及其体表检查部位

| 节段性感觉支配 | 检查部位 |
| --- | --- |
| $C_2$ | 枕外隆凸 |
| $C_3$ | 锁骨上窝 |
| $C_4$ | 肩锁关节的顶部 |
| $C_5$ | 肘前窝的桡侧面 |
| $C_6$ | 拇指 |
| $C_7$ | 中指 |
| $C_8$ | 小指 |
| $T_1$ | 肘前窝的尺侧面 |
| $T_2$ | 腋窝 |
| $T_3$ | 第3肋间 |
| $T_4$ | 第4肋间（乳前线） |
| $T_5$ | 第5肋间 |

续表

| 节段性感觉支配 | 检查部位 |
|---|---|
| $T_6$ | 第 6 肋间（剑突水平） |
| $T_7$ | 第 7 肋间 |
| $T_8$ | 第 8 肋间 |
| $T_9$ | 第 9 肋间 |
| $T_{10}$ | 第 10 肋间（脐水平） |
| $T_{11}$ | 第 11 肋间 |
| $T_{12}$ | 腹股沟韧带中部 |
| $L_1$ | $T_{12}$ 与 $L_2$ 之间上 1/3 处 |
| $L_2$ | 大腿前中部 |
| $L_3$ | 股骨内上髁 |
| $L_4$ | 内踝 |
| $L_5$ | 足背第 3 跖趾关节 |
| $S_1$ | 足跟外侧 |
| $S_2$ | 腘窝中点 |
| $S_3$ | 坐骨结节 |
| $S_{4\sim5}$ | 肛门周围 |

每个关键点要检查两种感觉，即针刺觉和轻触觉，并按三个等级分别进行感觉评分（sensory score）：0：缺失；1：障碍（部分障碍或感觉改变，包括感觉过敏）；2：正常；NT：无法检查（患者昏迷等）。针刺觉检查常用一次性安全针；轻触觉检查用棉花。在针刺觉检查时，不能区别钝性和锐性刺激的感觉评为 0 级。正常者两侧感觉总计分为 224 分。

另外，需要注意的是，神经根在到达神经丛和周围神经以后，产生了神经纤维的重新分配和组合，一个周围神经可有来自多个神经节段的感觉纤维，这样就造成了皮肤感觉的脊髓节段与周围神经分布的不同。这也是临床鉴别两者的一个重要依据。

### 四、感觉障碍分类

感觉障碍依其病变性质可分为抑制性症状和刺激性症状两类。

### （一）抑制性症状

感觉通路受破坏或其功能受到抑制时，出现感觉缺失或感觉减退。

**1. 感觉缺失**　是指意识清楚状态下对刺激无法感知，有痛觉缺失、温度觉缺失、触觉缺失和深感觉缺失等。同一部位各种感觉均缺失，称为完全性感觉缺失。在同一部位只有某种感觉障碍而其他感觉存在，称为分离性感觉障碍。

**2. 感觉减退**　是指感觉刺激阈升高，只有较强的刺激才能感知。

## （二）刺激性症状

感觉传导途径受到刺激或兴奋性增高时，可出现感觉刺激性症状。

**1. 感觉过敏** 感觉刺激阈降低，轻微的刺激即可引起强烈反应，系由检查时的刺激和传导途径上兴奋性病变所产生的刺激的总和引起。如痛觉过敏即对痛的敏感性增强，一个轻微的痛刺激即可引起较强的痛觉体验。

**2. 感觉倒错** 指对刺激的认识倒错，如触觉刺激诱发疼痛感觉，将冷觉刺激误认为热觉刺激等。

**3. 感觉过度** 由于刺激阈增高与反应时间延长，在刺激后，需经历潜伏期，达到阈值时感到强烈的、定位不明确的不适感觉，并感到刺激向周围扩散，持续一段时间才消失。

**4. 感觉异常** 指没有外界刺激时自发产生的不正常的感觉，如麻木感、蚁走感、触电感、针刺感、烧灼感等，通常与神经分布的方向有关，具有定位价值。

**5. 感觉错位** 指刺激一侧肢体时，产生对侧肢体相应部位刺激感受，本侧刺激部位无感觉，常见右侧壳核及颈髓前外侧索损害，为该侧脊髓丘脑束未交叉到对侧所致。

**6. 疼痛** 是一种与实际或潜在的组织损伤相关的不愉快的感觉和情绪情感体验，或与此相似的经历。接受和传导感觉的结构受到刺激而达到一定的强度，或对痛觉正常传导起抑制作用的某些结构受到损害时，都会发生疼痛。

## 五、神经系统不同部位损害对感觉的影响

感觉传导途径中神经系统不同部位的损害所引起感觉障碍的临床表现不同，这对感觉评定有着重要的意义。临床常见的感觉障碍类型如下：

**1. 末梢型** 主要表现为感觉障碍部位在四肢远端，两侧对称，越向远端感觉障碍越重，呈手套、袜套样分布，为周围神经末梢受损所致，常见于多发性神经炎。

**2. 神经干型** 某一神经干受损时，其支配区域皮肤的各种感觉均有障碍。中心部可为感觉缺失；周围可为感觉减退。并常伴有疼痛及感觉异常，该神经所支配的肌肉出现萎缩和瘫痪，自主神经功能亦发生障碍。常见的有臀上皮神经炎、腓总神经损伤等。

**3. 神经丛型** 颈、臂、腰、骶丛的神经丛受损时，该神经丛所分布的各神经干感觉支配区的各种感觉障碍，区域比神经干型广。亦常伴有疼痛、感觉异常、运动及自主神经功能障碍等。例如，腰骶丛神经受损时可出现整个下肢的各种感觉障碍。

**4. 后根型** 某一脊神经后根或后根神经节受损可致节段性带状分布的各种感觉障碍，并常伴有相应神经根放射性疼痛。常见于颈、腰椎间盘突出所致的神经根受压。由于皮肤的感觉支配呈节段性重叠，一个神经根的损害多无明显的感觉减退，而可有根性疼痛。

**5. 后角型** 由于深感觉和部分触觉纤维进入脊髓后走向后索，而痛觉和温度觉的纤维进入后角，故后角损害时可出现分离性感觉障碍，即同侧的节段性痛、温度觉障碍，而深感觉和触觉不受影响。常见于脊髓空洞症。

**6. 脊髓半切型** 脊髓半侧损害时，损伤平面以下，同侧深感觉、精细触觉障碍，对侧 1～2 个节段以下皮肤痛、温度觉障碍，称为脊髓半切综合征（Brown-Sequard 综合征）。常见于脊髓外伤、髓外肿瘤早期等。

**7. 脊髓横断型** 脊髓横贯性损害时，因损害了上升的脊髓丘脑束和后索，可致受损节段平面以下的各种感觉缺失或减退。常见于横贯性脊髓外伤、急性脊髓炎等。

**8. 脑干型**　脑干发生病变可使所有感觉形式受到不同程度的影响。延髓外侧病变时，仅损害脊髓丘脑束和三叉神经脊束核，可引起病变对侧颈以下半身和同侧面部痛、温度觉缺失，为交叉性感觉障碍。延髓中线旁病变时，仅损害内侧丘系，可引起病变对侧深感觉障碍和感觉性共济失调，而痛觉、温度觉正常，为分离性感觉障碍。由于脑桥上部、中脑的脊髓丘脑束、内侧丘系及脑神经的感觉纤维聚集在一起，故受损害时可产生对侧偏身包括面部各种深、浅感觉的障碍。但是一般都有病变同侧的颅神经运动障碍，由此可与大脑半球病变引起的偏身感觉障碍区别。常见于脑血管疾病、肿瘤、炎症等。

**9. 丘脑型**　丘脑为各种感觉的第三级神经元所在之处，受损害时产生病变对侧偏身浅、深感觉缺失或减退，并常伴有自发性疼痛（丘脑痛）或感觉过度。丘脑型偏身感觉障碍的特征：深感觉和触觉障碍重于痛、温觉，上肢重于下肢，远端重于近端。多见于脑血管疾病。

**10. 内囊型**　内囊受损害时，产生对侧偏身感觉缺失或减退（包括面部），肢体远端感觉障碍较近端重，常伴有偏瘫和偏盲，称为三偏征。

**11. 大脑皮质型**　大脑皮质的感觉中枢位于中央后回、中央旁小叶和部分中央前回。由于感觉中枢的范围较广，因此，皮质感觉区的局部损伤可引起对侧身体限定区域即对侧肢体的某一部分（面部、上肢或下肢），出现深感觉和复合感觉障碍，而浅感觉正常或轻度障碍。皮质感觉中枢的刺激性病灶，可引起病灶对侧相应区域发生阵发性感觉异常，并可向邻近各区扩散，称为局限性感觉性癫痫。也可见皮质感觉忽略，是由于对侧顶叶病变造成的，即同时刺激健、患侧，患者只能感知健侧肢体刺激。同时刺激患侧面部和手部，只能感知面部刺激。

## 六、躯体感觉的检查和评定

**1. 检查目的**

（1）在感觉反馈减少的情况下，测定其对运动和功能活动的影响。

（2）帮助选择适当的辅助用具和指导正确地使用以保证安全，例如感觉减退或丧失的区域，在使用夹板时，很容易忽视所受压力的感觉。

（3）检查可对治疗起到指导作用。对感觉过敏的患者，可提供脱敏的治疗方案；对感觉减退的患者，特别是皮质感觉减退，可提供感觉恢复的训练方案；并且在治疗时要利用多方面的途径来达到训练目的，如利用视觉等。此外，对感觉障碍的患者要用安全的措施防止并发症的出现，如烧伤和压疮。

**2. 评定设备**　包括：①大头钉若干个（一端尖，一端钝）。②两支测试管及试管架。③一些棉花、纸巾或软刷。④4～5件常见物：钥匙、钱币、铅笔、汤勺等。⑤感觉丧失测量器或两脚规、纸夹和尺子。⑥一套形状、大小相同，重量不同的物件。⑦几块不同质地的布。⑧音叉。

**3. 检查方法**　无论是检查浅感觉、深感觉，还是复合感觉，都应明确以下几方面情况：①受影响的感觉类型。②所涉及的肢体部位。③感觉受损的范围。④所受影响的程度。

（1）浅感觉

1）轻触觉　令患者闭目，检查者用棉花或软刷对其体表不同部位皮肤依次轻触，并且在两侧对称部位进行比较。刺激的动作应轻柔，不应过频。请患者回答有无轻痒感觉。检查四肢时的刺激方向应与四肢长轴平行；检查胸腹部的刺激方向应与肋骨平行。检查顺序通常是面部、颈部、上肢、躯干和下肢。

2）针刺觉　令患者闭目，检查者用大头针尖端轻刺患者需要检查部位的皮肤，请患者指出具体感受及部位，注意两侧对称部位进行对比。不时用大头针钝端轻触皮肤以判断有无患者的主观误导。若要区别病变不同的部位则需指出疼痛的程度差异。痛觉障碍包括痛觉缺失、痛觉减退、痛觉过敏等。对痛觉减退的患者要从有障碍部位向正常部位检查，对痛觉过敏的患者则要从正常部位向有障碍部位检查，这样便于确定病变的范围。

注意事项：①大头针勿重复使用。②施与针刺觉测试时所提供的压力需快速、短暂。③施与压力的力度需使皮肤产生凹陷，但勿刺穿皮肤。

3）压觉　令患者闭目，检查者用拇指或指尖用力挤压肌肉或肌腱，请患者回答有无压力感觉。对瘫痪的患者压觉检查常从有障碍部位开始直到正常部位。

4）温度觉　令患者闭目，检查者用两支分别盛有冷水（5～10℃）、热水（40～45℃）的试管交替地、随意地刺激皮肤，请患者说出是"冷"或"热"。试管与皮肤的接触时间为2～3秒，并注意检查部位要对称。选用的试管管径要小，管底面积与皮肤接触面不宜过大。

注意事项：①试管外需保持干燥。②温度需保持在上述范围内，以避免引发疼痛反应。

（2）深感觉（本体感觉）

1）位置觉　令患者闭目，检查者将某部位肢体移动到一个固定的位置，请患者说出肢体所处位置或用另一侧肢体模仿出相同摆放位置。

注意事项：①受试者需处在放松状态。②测试者应以指尖抓握受试者的骨突处，避免与受试肢体有过多的接触面积及提供过多的触觉信息。

2）运动觉　令患者闭目，检查者被动活动患者的肢体或关节，请患者说出肢体运动的方向。用拇指和示指轻握患者手指或脚趾两侧做轻微的被动屈伸（上下移动5°左右），若感觉不明显可加大活动幅度或再试较大关节。

注意事项：同位置觉。

3）振动觉　令患者闭目，检查者将每秒振动128Hz或256Hz的音叉放置于患者身体的骨骼突出部位，如胸骨、肩峰、鹰嘴、腓骨小头、桡骨小头、棘突、髂前上棘、内外踝等，询问患者有无振动感和持续时间。也可利用音叉的开和关来测试患者感觉到振动与否。检查时应注意身体上、下、左、右对比。

注意事项：①必要时受试者可佩戴耳机，以避免听觉输入影响测试结果。②测试顺序由肢体远端开始，渐进至近端位置。

（3）复合感觉（皮质感觉）

1）实体觉　令患者闭目，检查者将一些常用的不同大小和形状的物品（如钥匙、硬币、笔、手表）放置于患者手中抚摸，请患者说出物体的名字。

2）皮肤定位觉　令患者闭目，检查者用棉签或手指轻触患者皮肤后，请患者用手指出被触及的部位。

3）两点辨别觉　令患者闭目，检查者用触觉测量器或两脚规的两尖端，同时轻触患者皮肤，注意两点的压力均等，之后逐渐缩小两点的距离，直到两点被感觉为一点为止，测量此时两点间的距离。正常人体的不同部位对两点分辨的敏感度不同：舌尖为1mm；指尖为3～6mm；手掌、足底为15～20mm；手背、足背为20～30mm。两点辨别觉的个体差异较大，应注意两侧对比。

4）图形觉　令患者闭目，检查者用笔或手指在患者皮肤上画几何图形（三角形、圆形或正方形）、数字（1～9）或简单汉字等，请患者说出所画内容。

5）重量觉　令患者闭目，检查者将大小、形状相同但重量不同的物品置于患者手上，请患者前后对比说出轻重。

6）材质觉　令患者闭目，检查者将材质不同的物品（皮革、羊毛、丝绸等）置于患者手上，请患者说出物品名称。

**4. 检查步骤** 感觉检查需要良好的测试技巧，这对于保证检查的可靠性至关重要。

（1）向患者说明检查的目的、方法和要求以取得患者充分配合。

（2）先检查健侧，建立患者自身的正常标准。

（3）然后请患者闭目，遮盖双眼，再检查患侧。

（4）观察患者反应，患者不能口头表达时，可令其在另一侧进行模仿。

（5）先检查浅感觉，然后检查深感觉和皮质感觉。一旦浅感觉受到影响，则深感觉和皮质感觉也会受到影响。

（6）根据感觉神经和它们所支配和分布的皮区进行检查。

（7）先检查整个部位，一旦找到感觉障碍的部位，则应仔细找出该部位的范围。

（8）然后将检查结果记录在感觉评定表中，或在节段性感觉支配的皮肤分布图中标示。可用不同颜色的笔来描述不同类型的感觉，如触觉用黑色，痛觉用蓝色，温度觉用红色，用虚线、实线、点线和曲线分别表示感觉缺失、感觉减退、感觉过敏和感觉异常。

通过对感觉检查的结果分析，可判断引起感觉变化的原因，感觉障碍对日常生活、功能活动及使用辅助用具的影响，以及采取哪些安全措施可防止患者由于感觉上的变化而再受损伤，以便预测此后的变化、判断何时需要再次检查。

## 七、周围神经损伤后的感觉评定

周围神经损伤后感觉障碍包括主观感觉障碍和客观感觉障碍。一般情况下，患者的主观感觉障碍比客观感觉障碍多而且明显，在神经恢复过程中，患者感到的灼痛、感觉过敏往往难以忍受。

主观感觉障碍是在没有任何外界刺激的情况下出现的感觉障碍，包括：①感觉异常：如局部麻木、冷热感、潮湿感、震动感，以麻木感多见。②自发疼痛：是周围神经损伤后最突出的症状之一，随损伤的程度、部位、性质的不同，疼痛的性质、发生时间、程度也千差万别，常见的有刺痛、跳痛、刀割痛、牵拉痛、灼痛、胀痛、触痛、撕裂痛、酸痛、钝痛等，同时伴有一些情感症状。③幻痛：周围神经损伤伴有肢体缺损或截肢者有时可出现幻肢痛。

客观感觉障碍包括：①感觉丧失：深浅感觉、复合感觉丧失。②感觉减退。③感觉过敏：即感觉阈值降低，小刺激出现强反应，以痛觉过敏最多见，其次是温度觉过敏。④感觉过度：少见。⑤感觉倒错：如将热误认为冷，也较少见。

不同感觉神经有其特定的支配区，但有交叉支配现象。神经受损后，感觉消失区往往较实际支配区小，且边缘可有感觉减退区。感觉功能的测定，除了常见的浅感觉、深感觉和复合感觉检查方法之外，还可做特殊的感觉检查，如 Tinel 征、Semmes Weistein 单丝检查等。有时为了仔细查明神经损伤程度和术后恢复情况，可用 Von Frey 设计的各种单毛做 Semmes Weistein 单毛触觉试验。这种方法经反复检查误差小，重复性好。

**1. Semmes–Weinstein 单丝检查** 简称 SW 法，是一种精细的触觉检查，可客观地将触觉障碍分为 5 级，以评定触觉的障碍程度和在康复中的变化，多用于手部感觉功能评定。单丝为粗细不同的一组笔直的尼龙丝，一端游离，另一端装在手持塑料棒的一端上，丝与棒成直角，丝的规格有 1.65、2.36、2.44、2.83、3.22、3.61、3.84、4.08、4.17、4.31、4.56、4.74、4.93、5.07、5.18、5.46、5.86、5.88、6.45、6.65，共 20 种。测量时患者掌心向上固定于桌面上，避免移动。用眼罩或其他物品遮住患者双目，检查者持数值最小的单丝开始试验，使丝垂直作用在患者手指掌面皮肤上，避免滑动。预先与患者约定，当患者有触感时即应告知检查者。用 1.65 ～ 4.08 号丝时，每号进行 3 次，施加在皮肤上 1 ～ 1.5 秒，提起 1 ～ 1.5 秒为一次。当丝已弯曲而患者仍无感觉时，换较大的一号再试，直到连续两次丝刚刚弯曲患者即有感觉时为止，记下该丝号码，然后对照下表得出结果（表 9–2）。

表 9–2　Semmes–Weinstein 单丝法临床意义

| 单丝编号 | 直径（mm） | 平均力（g） | 颜色 | 意义 |
| --- | --- | --- | --- | --- |
| 2.83 | 0.127 | 0.076 | 绿 | 正常 |
| 3.61 | 0.178 | 0.209 | 蓝 | 轻触觉减退 |
| 4.31 | 0.305 | 2.35 | 紫 | 保护性感觉减弱 |
| 4.56 | 0.356 | 4.55 | 红 | 保护性感觉消失 |
| 6.65 | 10.143 | 235.61 | 红 | 所有感觉均消失 |

触觉阈值正常者轻触觉和深压觉保留在正常范围内。轻触觉减退患者仍可用手进行操作，由于此类患者温度觉正常、实体觉接近正常，其可能并未意识到感觉缺失。保护性感觉减弱患者用手操纵物品困难，物品容易从手中掉落，痛温觉正常。保护性感觉消失提示患者手功能基本丧失，温度觉减退或消失，但保留针刺觉和深压觉，此类患者遭受外伤的风险较高。

**2. 周围神经损伤后感觉功能恢复评定**　对感觉功能的恢复情况，英国医学研究院神经外伤学会将其分为六级（表 9–3）。

表 9–3　周围神经损伤后感觉功能恢复等级

| 恢复等级 | 评定标准 |
| --- | --- |
| 0 级 S0 | 感觉无恢复 |
| 1 级 S1 | 支配区皮肤深感觉恢复 |
| 2 级 S2 | 支配区浅感觉和触觉部分恢复 |
| 3 级 S3 | 皮肤痛觉和触觉恢复，且感觉过敏消失 |
| 4 级 S4 | 感觉达到 S3 水平，两点辨别觉部分恢复 |
| 5 级 S5 | 完全恢复 |

# 第二节　疼痛的评定

疼痛（Pain）是一种复杂的主观感觉，常常难以限定、解释或描述。2020 年 7 月 16 日，国际疼痛学会（International Association for the Study of Pain，IASP）发布了"疼痛"新的定义：疼痛是一种与实际或潜在的组织损伤相关的不愉快的感觉和情绪情感体验，或与此相似的经历。

疼痛的评定有助于鉴别引起疼痛的原因，以协助诊断；明确疼痛的部位、性质、强度、持续时间及发展过程，为制定康复计划提供依据；治疗前后的比较有助于临床疗效的观察。

## 一、疼痛的分类

### （一）ICF国际功能、残疾和健康分类

2001年，世界卫生组织在《国际功能、残疾和健康分类》（International Classification of Functioning, Disability and Health, ICF）中将疼痛分为8种类型。

1. 全身性疼痛，指对预示身体某处结构受到潜在或实际损害而出现扩散或遍及全身不舒服的感觉。

2. 身体单一部位疼痛，指对预示身体某处结构受到潜在或实际损害而出现身体一处或多处不舒服的感觉。

3. 身体多部位疼痛，指对预示位于身体某些部位结构受到潜在或实际损害而出现不舒服的感觉。

4. 生皮节段辐射状疼痛，指对预示位于身体由相同神经根支配的皮肤区域的某些结构受到潜在或实际损害而出现不舒服的感觉。

5. 节段或区域上辐射状疼痛，指对预示位于身体由相同神经根支配的皮肤区域的某些结构受到潜在或实际损害而出现不舒服的感觉。

6. 其他特指或未特指的痛觉。

7. 其他特指的感觉功能和疼痛。

8. 感觉功能和疼痛未特指的身体单一部位疼痛等。

### （二）根据疼痛的发生机制分类

**1. 中枢性疼痛**　如丘脑综合征、截肢术后的幻肢痛等。

**2. 外周性疼痛**　分为内脏痛和躯体痛：①内脏痛：胆石症、消化性溃疡、肾结石、冠心病、癌症等。②躯体痛：皮肤、深部肌肉、骨、关节、结缔组织的疼痛。

**3. 心因性疼痛**　如精神性、癔症性疼痛等。

### （三）根据疼痛的性质分类

疼痛的性质可分为刺痛、灼痛、酸痛、放射痛、牵涉痛等。

### （四）根据疼痛的持续时间分类

**1. 急性疼痛**　疼痛时间通常在1个月以内。

**2. 慢性疼痛**　疼痛时间通常在3个月以上。

**3. 亚急性疼痛**　疼痛时间介于急性疼痛和慢性疼痛之间，约3个月。

**4. 再发性急性疼痛**　疼痛在数月或数年中不连续的有限的急性发作。

这种按照疼痛的持续时间进行分类的方法具有较强的临床可操作性，但分类依据的时间点并不适用于所有疾病，临床分类时应考虑不同疾病的病理改变、发展规律等影响因素。

## 二、疼痛的评定方法

### （一）视觉模拟评分（visual analogue scale，VAS）

是目前临床上最常用的疼痛评估工具。它采用一条刻有数字的 10cm 长的直尺，称为 VAS 尺，面向医生的一面标明 0～10 完整的数字刻度，面向患者的一面只在两端标明有 0 和 10 的字样，两端分别表示"无痛"（0）和"最剧烈的疼痛"（10），直尺上有可移动的游标（图 9-3）。患者移动游动标尺至自己认定的位置时，医生立即在尺的背面查看表示疼痛强度的具体数字（长度的厘米数，可精确到毫米）。

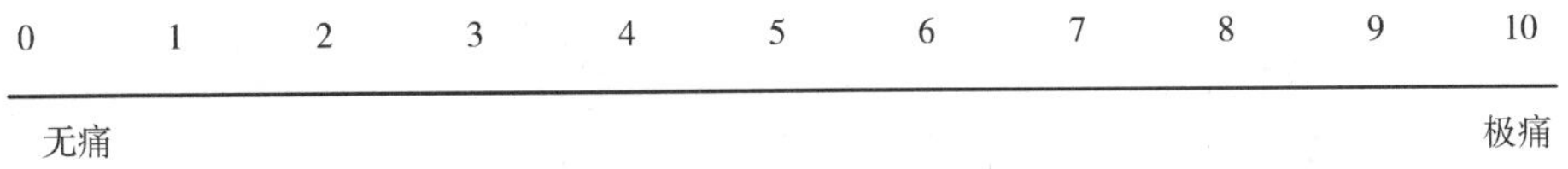

| 0 | 1 | 2 | 3 | 4 | 5 | 6 | 7 | 8 | 9 | 10 |

无痛                               极痛

**图 9-3　视觉模拟评分和数字分级评分法**

### （二）数字评分法（numeric rating scale，NRS）

此方法要求患者用 0～10 这 11 个点来描述疼痛强度。在 1 根直尺上有 0～10 共 11 个点，0 表示无痛，有疼痛时和疼痛较强时增加点数，10 表示最剧烈疼痛，是临床上经常使用的测量主观疼痛的方法，容易被患者理解，可以口述也可以记录。NRS 适用于文化程度相对较高的患者。

### （三）口述分级评分法（verbal rating scale，VRS）

口述分级评分法又称语言评价量表，是由一系列用于描述疼痛的形容词组成，这些描述词以疼痛从最轻到最强的顺序排列，用于评定疼痛的强度。最轻程度疼痛的描述常被评为 0 分，以后每级增加 1 分，因此，每个形容疼痛的形容词都有相应的评分，便于定量分析疼痛。这样，总的疼痛程度评分就是最适合疼痛水平有关的形容词所代表的数字。

**1. 四点口述分级法（the 4-point verbal rating scale，VRS-4）**　此法将疼痛分为四级：①无痛。②轻微疼痛。③中等度疼痛。④剧烈的疼痛，请患者选择，每级为 1 分。例如，患者选择"剧烈的疼痛"，其疼痛评分为 4 分。此法很简单，患者容易理解，但不精确。

**2. 五点口述分级法（the 5-point verbal rating scale，VRS-5）**　是加拿大 McGill 疼痛调查表的一部分，是根据疼痛对生活质量的影响程度而对疼痛的程度做出的具体分级，每个分级都有对疼痛的描述，客观地反映了患者疼痛的程度，也易于被医务人员和患者所理解。此方法将疼痛分为五级：①无痛为 0 分。②轻微痛为 1 分。③中度痛为 2 分。④重度痛为 3 分。⑤极重度痛、不可忍受的痛为 4 分。此方法比四点口述分级评分方法更详细，对疼痛描述的词语易于理解，可随时口头表达，沟通方便，满足患者的心理需求，也常被用于临床研究。但是受主观因素影响大，也不适合语言表达障碍的患者。

### （四）45 区体表面积评分法

45 区体表面积评分法是将人体分为 45 个区域，其中前 22 区、后 23 区，每一个区有一个特定的编码，评定时让被评定者用不同颜色在 45 区体表面积图中标出疼痛部位的评定方法。主要用于量化评定疼痛部位、强度和性质，适用于疼痛范围较广的患者，如颈肩痛、腰痛及肌筋膜痛等，不适用于精神病及头痛患者。

评分标准：用不同颜色在 45 区体表面积图的相应位置标出自身疼痛的部位。无色表示无痛；黄色表示轻度疼痛；红色表示中度疼痛，黑色表示重度疼痛。涂盖一区为 1 分，每区无论涂盖大小，即使是涂盖一个区的一小部分也评为 1 分，未涂处为 0 分，总评分表示疼痛的区域。最后计算疼痛区域占整个体表面积的百分比（图 9-4，表 9-4）。

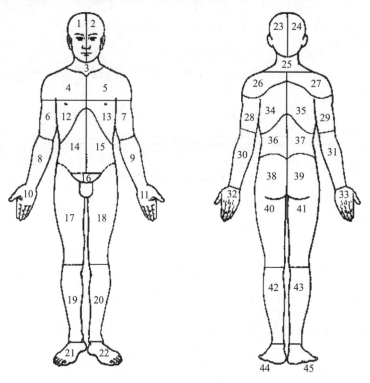

图 9-4　45 区体表面积图

表 9-4　疼痛区占体表面积的百分比

| 疼痛区号 | 各占体表面积百分比（%） |
| --- | --- |
| 25，26，27 | 0.5 |
| 4，5，16 | 1.0 |
| 3，8，9，10，11，30，31，32，33 | 1.5 |
| 1，2，21，22，23，24，44，45 | 1.75 |
| 6，7，12，13，28，29，36，37 | 2.0 |
| 38，39 | 2.5 |
| 14，15 | 3.0 |
| 19，20，42，43 | 3.5 |
| 34，35 | 4.0 |
| 17，18，40，41 | 4.75 |

## （五）面部表情测量图

该方法于 1990 年开始用于临床评估，是将易于理解的代表不同疼痛程度的面部表情顺序地排列在标尺上，其中一端为显露笑容的面孔表示无痛，另一端为痛苦面容表示极度疼痛，适用于 7 岁以上人群，特别适用于儿童及对疼痛形容困难者（图 9-5）。

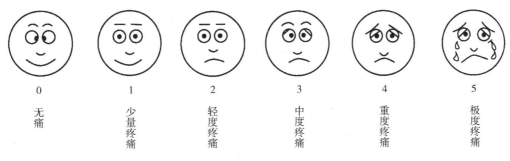

| 0 | 1 | 2 | 3 | 4 | 5 |
| 无痛 | 少量疼痛 | 轻度疼痛 | 中度疼痛 | 重度疼痛 | 极度疼痛 |

**图 9-5　面部表情测量图**

## （六）压力测痛法

压力测痛法是一种客观评定疼痛的方法，主要用于痛阈及耐痛阈的评定，特别适用于骨骼、肌肉系统疼痛的评定，不适用于末梢神经炎、糖尿病和凝血系统疾病有出血倾向的患者。

**1. 评定方法**　采用压力测痛计进行评定。将压力测痛计的测痛探头平稳地对准痛点，逐渐施加压力，同时观察和听取患者反应，然后记录诱发第一次疼痛所需要的压力强度（单位：N 或 $kg/cm^2$），此值为痛阈。继续施加压力至不可耐受时，记录最高疼痛耐受限度的压力强度（单位：N 或 $kg/cm^2$），此值为耐痛阈。同时，记录所评定的体表定位以便对比。应在数日或数周后重复评定（图 9-6）。

**2. 注意事项**

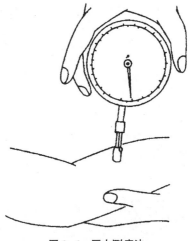

**图 9-6　压力测痛法**

（1）患者需放松，测痛时保持合适的体位。

（2）测痛计的探头对准痛点，避免用其边缘测试。

（3）测定记录应从压力测痛计加压时开始，整个测痛过程中应平稳地施加相同的压力。

（4）测定内脏痛的结果不可靠。

## （七）疼痛行为记录评定

通过观察患者疼痛时的行为，提供有关的失能量化数据，用来评估与疼痛过程相伴的客观行为。如六点行为评分法（BRS-6）将疼痛分为 6 级，每级 1 分，从 0 分（无疼痛）到 5 分（剧烈疼痛，无法从事正常工作和生活）。具体评分法如下：1 级：无疼痛，评分 0 分；2 级：有疼痛但易被忽视，评分 1 分；3 级：有疼痛，无法忽视，但不影响日常生活，评分 2 分；4 级：有疼痛，无法忽视，干扰注意力，评分 3 分；5 级：有疼痛，无法忽视，所有日常活动均受影响，但能完成基本生理需求如进食和排便等，评分 4 分；6 级：存在剧烈疼痛，无法忽视，需休息或卧床休息，评分 5 分。

## （八）疼痛日记评分法（pain diary scale，PDS）

PDS 适用于需要连续记录疼痛相关结果范围，如疼痛严重程度、疼痛发作频度、持续疼痛时间、药物用法和日常活动对疼痛的效应等，以及了解被评定者行为与疼痛、疼痛与药物用量之间关系等，特别适用于癌性疼痛的患者镇痛治疗，无特殊的禁忌证，但该法不宜过度频繁使用，以免患者发生过度焦虑和丧失自控能力。评定结果由患者、患者亲属或护士记录，以日或小时为时间段，记录与疼痛有关的活动方式，使用药物名称及剂量、疼痛的强度等。疼痛强度用 0 ～ 10 的数字量级来表示。睡眠过程按无疼痛计分（表 9-5）。

表 9-5　疼痛日记评分

| 时间间隔 | 坐位活动时间 | 行走活动时间 | 卧位活动时间 | 药物名称剂量 | 疼痛度（0 ～ 10） |
|---|---|---|---|---|---|
| 上午 | | | | | |
| 6：00 ～ | | | | | |
| 7：00 ～ | | | | | |
| 8：00 ～ | | | | | |
| 9：00 ～ | | | | | |
| 10：00 ～ | | | | | |
| 11：00 ～ | | | | | |
| 12：00 ～ | | | | | |
| 下午 | | | | | |
| 13：00 ～ | | | | | |
| 14：00 ～ | | | | | |
| 15：00 ～ | | | | | |
| 16：00 ～ | | | | | |
| 17：00 ～ | | | | | |
| 18：00 ～ | | | | | |
| 19：00 ～ | | | | | |
| 20：00 ～ | | | | | |
| 21：00 ～ | | | | | |
| 22：00 ～ | | | | | |
| 23：00 ～ | | | | | |
| 24：00 ～ | | | | | |
| 上午 | | | | | |
| 1：00 ～ | | | | | |
| 2：00 ～ | | | | | |

续表

| 时间间隔 | 坐位活动时间 | 行走活动时间 | 卧位活动时间 | 药物名称剂量 | 疼痛度（0～10） |
|---|---|---|---|---|---|
| 3：00～ | | | | | |
| 4：00～ | | | | | |
| 5：00～ | | | | | |
| 总计 | | | | | |
| 备注 | | | | | |

注：0 为无痛；10 为极度疼痛。

### （九）疼痛行为量表

因疼痛常对人体的生理和心理造成一定影响，故疼痛患者会表现出一些行为变化，可以间接地反映患者疼痛的程度。疼痛行为量表是对疼痛引起的行为变化做定量测定。此法将 10 种疼痛相关的行为按严重程度和出现频率进行了三级评分（0 分，0.5 分，1 分）。患者的各项行为指标的总和积分为其疼痛行为的得分，得分越高表示疼痛程度越严重。疼痛行为量表主要用于婴儿、缺乏语言表达能力的儿童、言语表达能力差的成年人、意识不清或不能进行有目的交流的患者需要与患者主观自我评价一起使用。该量表需由经专业培训的人员应用（表 9-6）。

表 9-6 疼痛行为量表

| 疼痛相关的行为 | 出现频率 | 评分 |
|---|---|---|
| 语言性的发音主诉 | 无 | 0 |
| | 偶尔 | 0.5 |
| | 经常 | 1 |
| 非语言性的发音主诉（呻吟、喘气） | 无 | 0 |
| | 偶尔 | 0.5 |
| | 经常 | 1 |
| 因为疼痛而卧床（8：00～20：00） | 无 | 0 |
| | 偶尔 | 0.5 |
| | 经常 | 1 |
| 面部扭曲 | 无 | 0 |
| | 轻微和（或）偶尔 | 0.5 |
| | 严重和（或）经常 | 1 |
| 站立姿势 | 正常 | 0 |
| | 轻度变形 | 0.5 |
| | 明显变形 | 1 |
| 运动 | 观察不出影响 | 0 |
| | 轻度跛行和（或）影响行走 | 0.5 |
| | 明显跛行和（或）吃力行走 | 1 |
| 身体语言（抓、擦部位疼痛） | 无 | 0 |
| | 偶尔 | 0.5 |
| | 经常 | 1 |

续表

| 疼痛相关的行为 | 出现频率 | 评分 |
|---|---|---|
| 支撑物体（按医嘱除外） | 无 | 0 |
| | 偶尔 | 0.5 |
| | 经常 | 1 |
| 静止运动 | 能持续坐和（或）站 | 0 |
| | 偶尔变换位置 | 0.5 |
| | 一直变换位置 | 1 |
| 治疗 | 无 | 0 |
| | 应用非麻醉性镇痛药或心理治疗 | 0.5 |
| | 增加剂量或次数、应用麻醉性镇痛药、失控 | 1 |

### （十）疼痛问卷表

疼痛问卷表是根据疼痛的生理感受、情感因素和认识等多方面因素设计而成的，能较准确地评价疼痛的性质与强度。

**1. McGill 疼痛问卷（McGill pain questionnaires，MPQ）** 是 1971 年 Melzack 和 Torgerson 首先建立的一种说明疼痛性质强度的评价方法。包括 4 类 20 组疼痛描述词，从感觉、情感、评价和其他相关类 4 个方面及现时疼痛强度进行较全面的评定。每组词按疼痛程度递增的顺序排列。其中，1～10 组为感觉类，11～15 组为情感类，16 组为评价类，17～20 组为其他相关类。患者在每一组词中选一个与自己痛觉程度相同的词，根据患者所选词在组中位置可得出一个相应数值（序号数），所有选出的词的数值之和为疼痛评定指数（pain rating index，PRI）。McGill 疼痛问卷应用于众多的急、慢性疼痛实验研究中，其方法具有实用性、可靠性、一致性和有效性，且适应证广泛。它从不同的角度进行疼痛评估，也用于疼痛的鉴别诊断，为广泛使用的临床工具和研究工具。

**2. 简化 McGill 疼痛问卷（Short-from of McGill pain questionnaires，SF-MPQ）** 是在 MPQ 的基础上简化而来的，同样是一种敏感可靠的疼痛评价方法。PRI 评定时，操作者向患者逐项提问，并根据患者回答的疼痛程度在相应级别做记号。VAS 评定时，图中线段长为 10cm，并按毫米定出刻度，嘱患者用笔根据自己的疼痛感受在线段上标明相应的点。现有疼痛强度评定（present pain intensity，PPI）时，操作者可根据患者主观感受在相应分值上做记号。最后对 PRI、VAS、PPI 进行总评，分数越高疼痛越严重（表 9-7）。

表 9-7　简化的 McGill 疼痛问卷

| 疼痛分级指数疼痛描述词 | 无疼痛 | 轻度痛 | 中度痛 | 重度痛 |
|---|---|---|---|---|
| 跳动的 | 0 | 1 | 2 | 3 |
| 射穿的 | 0 | 1 | 2 | 3 |
| 刺穿的 | 0 | 1 | 2 | 3 |
| 锐利的 | 0 | 1 | 2 | 3 |
| 痉挛的 | 0 | 1 | 2 | 3 |

续表

| 疼痛分级指数疼痛描述词 | 无疼痛 | 轻度痛 | 中度痛 | 重度痛 |
|---|---|---|---|---|
| 剧痛的 | 0 | 1 | 2 | 3 |
| 烧灼的 | 0 | 1 | 2 | 3 |
| 隐痛的 | 0 | 1 | 2 | 3 |
| 沉痛的 | 0 | 1 | 2 | 3 |
| 触痛的 | 0 | 1 | 2 | 3 |
| 分裂痛的 | 0 | 1 | 2 | 3 |
| 疲劳力尽感 | 0 | 1 | 2 | 3 |
| 不适感 | 0 | 1 | 2 | 3 |
| 恐惧感 | 0 | 1 | 2 | 3 |
| 受折磨感 | 0 | 1 | 2 | 3 |
| VAS | 无痛 _____ 最痛 | | | |
| PPI | 0 无痛，1 轻微的，2 不适的，3 痛苦的，4 可怕的，5 剧痛 | | | |

**3. 简明疼痛问卷表（brief pain questionnaires，BPQ）** 又称简明疼痛调查表（brief pain inventory，BPI），是将感觉、情感和评价这三个因素分别量化。此表包括了有关疼痛原因、疼痛性质、对生活的影响、疼痛的部位等描述词，以及上述 NRS 的评定方法，对疼痛从多方面进行综合评价。BPQ 是一种快速多维的测痛与评价方法。

【复习思考题】

1. 哪些疾病需要进行感觉功能评定？请思考并举例说明。
2. 哪些情况不适宜进行感觉功能检查？
3. 简述感觉功能评定的流程。

扫一扫，查阅本章数字资源，含PPT、音视频、图片等

认知功能属于大脑皮质的高级活动范畴，是人们感知外周世界、适应客观环境的重要保证。认知功能障碍的出现影响患者对外界环境的感知和适应，使患者的日常生活活动、工作及休闲活动严重受限，发生社会适应性障碍而影响其生活质量。认知功能评定是大脑高级功能评定的重要内容之一，有助于了解评定对象目前的功能状态，设定康复目标，以便根据此制定康复计划，判断治疗效果及预后。

# 第一节 概 述

## 一、认知功能障碍的基本概念

### （一）认知

认知是指"透过思想、经验和感官获得知识和理解的心理行为或过程"。它包括智力功能和过程的许多方面，例如注意力、知识的形成、记忆和工作记忆、判断和评估、推理和"计算"、问题的解决和决策、语言的理解和产生。认知过程使用现有知识并产生新知识。

### （二）认知障碍

认知障碍是指脑损伤造成大脑为解决问题在摄取、储存、重整和处理信息的基本功能等方面出现的异常表现。认知障碍的表现是多方面的，包括注意、记忆、推理判断、抽象思维、执行能力的障碍等，临床上以注意、记忆障碍多见。

## 二、认知功能障碍的分类

由于脑部结构的退行性变、损伤部位和损伤程度不同，评定对象可表现出不同形式和不同程度的认知功能障碍（表10-1）。

表 10-1 认知功能障碍的常见类型

| 类型 | 表现 | 类型 | 表现 |
|---|---|---|---|
| 1.注意障碍 | （1）注意范围缩小 | 4.执行能力障碍 | （1）计划、决策、启动障碍 |
|  | （2）觉醒状态低下 |  | （2）持续状态 |
|  | （3）保持注意障碍 |  | （3）问题解决能力障碍 |

续表

| 类型 | 表现 | 类型 | 表现 |
|---|---|---|---|
| | （4）选择注意障碍 | | （1）躯体构图障碍 |
| | （5）分配注意障碍 | 5. 知觉障碍 | （2）空间知觉障碍 |
| | （6）转移注意障碍 | | （3）失认症 |
| 2. 记忆障碍 | （1）瞬时记忆障碍 | | （4）失用症 |
| | （2）短时记忆障碍 | 6. 言语交流障碍 | （1）言语表达障碍 |
| | （3）长时记忆障碍 | | （2）听觉理解障碍 |
| 3. 推理判断能力障碍 | （1）综合分析能力障碍 | | （3）阅读障碍 |
| | （2）抽象推理能力障碍 | | （4）书写障碍 |
| | （3）判断能力障碍 | | |

## 三、大脑与认知功能的关系

### （一）大脑皮质联合区

躯体运动中枢、感觉中枢仅占大脑皮质的一小部分，其余部分为大脑皮质联合区。联合区是在个体中枢神经系统发育中成熟最晚的结构。联合区与认知功能密切相关，它不参与纯粹意义上的感觉或运动功能，而是接收来自感觉皮质的信息并对其进行整合处理，然后将信息传至运动皮质。联合区在感觉输入和运动输出之间起着"联合"的桥梁作用。联合区分为次级联合区和高级联合区。

**1. 次级联合区**　分为感觉次级联合区和躯体运动次级联合区。

（1）感觉次级联合区　包括视联合区、听联合区和躯体感觉联合区，参与单一感觉的较复杂的加工，即对某种特异感觉对象特征的分析，感觉信息特征的分析。

（2）躯体运动次级联合区　包括运动前区和补充运动区，负责计划和编排运动程序和协调不同身体部位。

**2. 高级联合区**　分为感觉高级联合区和躯体运动高级联合区，包括前额叶皮质联合区、边缘皮质联合区和顶–颞–枕皮质联合区。边缘皮质联合区负责将顶–颞–枕皮质联合区的信息传递至前额叶皮质联合区。

（1）感觉高级联合区　主要为顶–颞–枕皮质联合区。感觉高级联合皮质将次级联合区分析的各种信息进行再整合，在整合过程中，各种感觉模式的特异性（如视、听、躯体感觉）消失，即将具体刺激加工成为或上升为抽象思维或概念。

（2）躯体运动高级联合区　主要为前额叶皮质联合区，参与各种复杂运动的意念形成及运动计划、调节和控制。该系统的"出口"是躯体运动区。躯体运动联合皮质区通过产生动作的意念，对动作进行编排与精细、灵活的控制与调节，将抽象思维化为具体行动。

### （二）脑的三个基本功能系统

按照功能组织的观点，将脑分成三大块功能单元，即大脑的三个基本功能联合区。第一功能系统负责调节皮质紧张度并维持觉醒状态。第二功能系统负责接收、加工和储存信息。第三功能系统负责规划、调节和控制复杂信息处理。

三个功能系统相互配合，第一系统提供脑内信息处理的基本条件。第二系统是信息处理过程的具体实现区域，将接收的具体感觉信息加工成为或上升为抽象思维或概念。第三系统则对信息处理过程进行精细、灵活的控制和调节，包括主动获取信息及进行预测和计划，将抽象的思维化为具体行动。三个系统有机地配合，使人脑的信息处理能力达到前所未有的高度。

### （三）大脑结构与认知功能的关系

认知功能障碍与大脑结构损伤的部位有关，如：额叶病变时引起记忆、注意、自知、判断和定向能力的障碍；顶叶病变时引起空间辨别障碍、失用症、躯体失认、忽略症和体像障碍；枕叶病变时常引起视觉失认和皮质盲；颞叶病变时引起感觉性失语、命名性失语及记忆障碍；边缘叶损伤后可出现情绪及记忆障碍。

正常情况下大脑左、右半球各自处理不同类型的信息，这种分工是通过半球间联络纤维传递信息来协调的。大脑皮质的高级功能在左右半球的分布并不对称，而是有一定的功能分工。左半球侧重语言、阅读、书写、逻辑思维、分析综合及计算等；右半球侧重音乐、美术、空间思维、几何图形、面容识别及视觉记忆等（表 10-2）。

表 10-2　大脑左右半球功能的分工

| 左半球 | 右半球 |
| --- | --- |
| 言语 | 二维、三维形状知觉 |
| 命名 | 颜色 |
| 句法 | 朝向 |
| 阅读 | 空间定位、定向 |
| 字母的触觉识别 | 形状触觉 |
| 书写 | 音乐的和声与旋律 |
| 时间顺序的分析与感知 | 乐声的音色与强度 |
| 数学 | 模型构造 |
| 计算 | 非词语成分学习 |
| 词语学习 | 对感受视野的直接注意 |
| 记忆 | 面容识别 |
| 概念形成 | 简单的语言理解 |
| 概念相似性辨认 | 基本时间知觉能力 |
| 左右定向 | 感情色彩与语调形成 |
| 手指、肢体及口腔运动的随意结合 | 创造性联想 |

## 四、认知功能评定的目的

**1. 掌握认知障碍情况** 指了解评定对象认知功能是否存在异常，认知障碍的脑部组织结构定位，认知障碍的类型、程度、性质和范围，以及障碍对其个人生活和社会生活所造成的影响，为制定康复计划、判定康复疗效提供依据。

**2. 设定康复目标** 综合考虑结构受损所限定的认知功能障碍恢复上限，设定合适的目标，如系统层面的功能恢复、个体层面的生活自理或社会层面的重新融入。

**3. 制定康复治疗方案** 选择适当的康复治疗技术，确定有效的康复治疗方案以促进认知功能恢复。

**4. 判断不同治疗技术或方案的效果** 采用符合统计学要求的设计，通过功能评定，比较不同治疗技术或方案干预认知功能障碍的效果差异。

**5. 判断预后** 对预后的判断可给予评定对象及其家属一定的心理预期，使其理性参与康复计划的制定。

## 五、评定的实施方法及流程

### （一）实施方法

**1. 访谈** 通过与评定对象及其家属等的直接接触，了解其认知障碍发生和持续的时间、发展的过程，以及对日常生活、工作、学习的影响等基本信息。通过访谈，还可与评定对象建立和谐的关系，赢得他们的信赖，争取他们的支持和配合。

**2. 观察** 通过观察评定对象日常生活活动的执行或参与情况、评定过程中的表现（如反应时间、对外界事物的警醒度等），了解认知障碍的受损领域和程度，可更准确、直接地评判认知障碍对评定对象实际生活的影响情况，也为后续的评定奠定基础。

**3. 量表** 通过标准化的量表，对评定对象的整体认知水平或某一项认知领域进行判断。

**4. 辅助检查** 借助仪器设备对评定对象认知功能相关的大脑结构进行直接测量，通过数据的记录反映其功能状况。如通过实验室检查显示脑脊液 tau/Aβ 比值是 MCI 恶化的预测生物指标；通过核磁共振扫描发现遗忘型 MCI 最常见的脑局部变化是海马和内嗅皮质的萎缩；阿尔茨海默病患者 FDG-PET 显示颞顶叶皮质葡萄糖代谢下降。

### （二）评定流程

认知功能的全面评定应包括明确评定对象的障碍程度和残存功能，避免忽视一些重要的因素。

**1. 采集病史** 病史的采集不仅为评定方向提供了依据，也是后期治疗方案制定的基础，还能为相关的社会问题等提供参考。因此，应了解评定对象的疾病史，包括障碍类型、障碍产生的时间、严重程度、演变过程、认知障碍对评定对象日常生活和社会生活参与所造成的影响等；还需了解评定对象的个人生活史，如其生活方式、性格、习惯、兴趣爱好、学历、专业等。除此之外，还可了解评定对象的家庭情况、周边环境，有助于后期的康复治疗转归。

**2. 评估功能** 对评定对象的认知障碍情况进行科学和客观的了解，包括临床检查和整体评定。

**3. 记录结果** 将病史和检查评定结果及综合性资料进行系统的记录，遵循准确性、一贯性、客观性和完整性四项原则，使用统一、标准的记录格式，简洁明了地记录评定过程中的功能表现。

**4. 分析处理** 将病史及评定采集的资料进行科学的综合、比较、分析和解释，全面掌握评定对象的认知功能障碍。

## 六、评定的注意事项

**1. 实施正确的评定方案** 实施康复评定时，应尽量采用标准化的评定方案，保证评定方案的全面性，同时针对不同单项的认知功能障碍进行深入的详细评定。评定常由一个人自始至终地进行，以确保准确性。

**2. 争取评定对象和家属的配合** 评定者必须充分了解评定对象的背景资料，重视和提高交流、沟通能力。评定前应向评定对象及其家属说明评定目的、要求和主要内容，争取信任，取得评定对象和家属的充分合作。评定时间要尽量短，不引起患者的疲劳。

**3. 防止意外情况的发生** 在评定过程中，应密切关注评定对象的状态，当其出现不适感或并发症时，应及时终止评定，积极寻找原因，予以相应处理，防止意外情况的发生，确保评定的安全性。

# 第二节 总体认知功能评定

## 一、意识状态评定

意识清楚是认知功能评定的前提条件，目前多采用格拉斯哥昏迷量表（Glasgow coma scale，GCS）判断意识障碍的程度。

### （一）意识状态的初步判断

意识障碍的程度分为三类，无论患者处于何种程度的意识障碍，均不适合进行认知功能的评定。

**1. 嗜睡** 睡眠状态过度延长，当呼唤或推动患者肢体时即可唤醒，醒后能进行正确的交谈或执行指令，停止刺激后患者又入睡。

**2. 昏睡** 一般的外界刺激不能使其觉醒，给予较强烈的刺激时可有短时间的意识清醒，醒后可简短回答提问，刺激减弱后又进入睡眠状态。

**3. 昏迷** 分浅昏迷和深昏迷两种。患者对强烈刺激有痛苦表情及躲避反应，无自发言语和有目的的活动，反射和生命体征均存在，为浅昏迷；对外界任何刺激均无反应，深、浅反射消失，生命体征发生明显变化，呼吸不规则，为深昏迷。

### （二）格拉斯哥昏迷量表

格拉斯哥昏迷量表总分为 15 分，最低分为 3 分。15 分正常，≥9 分不属昏迷，≤8 分提示昏迷，预后较差。13～15 分，轻型，伤后昏迷 20 分钟以内者；9～12 分，中型，伤后昏迷20 分钟至 6 小时；6～8 分，重型，伤后昏迷或再次昏迷 6 小时以上；3～5 分，特重型。患者GCS 总分达到 15 分时才能进行认知功能评定（表 10-3）。

表 10-3 格拉斯哥昏迷量表（GCS）

| 内容 | 标准 | 评分 |
|---|---|---|
| 睁眼反应 | 自动睁眼 | 4 |
| | 听到言语、命令时睁眼 | 3 |
| | 刺痛时睁眼 | 2 |
| | 对任何刺激无睁眼 | 1 |
| 运动反应 | 能执行简单命令 | 6 |
| | 刺痛时能指出部位 | 5 |
| | 刺痛时肢体能正常回缩 | 4 |
| | 刺痛时肢体出现异常屈曲（去皮层状态） | 3 |
| | 刺痛时躯体异常伸展（去大脑强直） | 2 |
| | 对刺痛无任何运动反应 | 1 |
| 言语反应 | 回答正确 | 5 |
| | 回答错误 | 4 |
| | 用词不当但尚能理解含义 | 3 |
| | 言语难以理解 | 2 |
| | 无任何言语反应 | 1 |

## 二、总体认知功能筛查

在评定对象意识清楚的条件下，可通过特定量表对其认知功能进行筛查，如可使用简易精神神经状态检查量表、蒙特利尔认知评估量表，判断其是否存在认知功能障碍；对于存在认知障碍的评定对象，可通过特定量表判断其是否存在阿尔茨海默病，如阿尔茨海默病评定量表。

### （一）简易精神神经状态检查量表

简易精神神经状态检查量表（mini-mental state examination，MMSE）简单易行，国内外广泛应用，是认知功能障碍筛查的常用量表（表 10-4）。共 30 题，每项正确回答得 1 分，回答错误或者不知道得 0 分，量表总分范围为 0～30 分。量表的测试结果与教育程度有关：文盲（未受教育）组≤ 17 分，小学（受教育年限≤ 6 年）组≤ 20 分，中学或以上（受教育年限 > 6 年）组≤ 24 分。在标准分数以下考虑存在认知功能障碍，需进一步评定。

表 10-4 简易精神状态评定（MMSE）

| 项目 | 分数 |
|---|---|
| 今年是哪个年份？ | 1/0 |
| 现在是什么季节？ | 1/0 |
| 今天是几号？ | 1/0 |
| 今天是星期几？ | 1/0 |
| 现在是几月份？ | 1/0 |
| 你现在在哪一省（市）？ | 1/0 |

续表

| 项目 | 分数 |
|---|---|
| 你现在在哪一县（区）？ | 1/0 |
| 你现在在哪一乡（镇、街道）？ | 1/0 |
| 你现在在哪一层楼上？ | 1/0 |
| 这里是什么地方？ | 1/0 |
| 复述：皮球。 | 1/0 |
| 复述：国旗。 | 1/0 |
| 复述：树木。 | 1/0 |
| 计算：100-7。 | 1/0 |
| 辨认：铅笔。 | 1/0 |
| 复述：四十四只石狮子。 | 1/0 |
| 闭眼睛（按卡片指令动作）。 | 1/0 |
| 用右手拿纸。 | 1/0 |
| 将纸对折。 | 1/0 |
| 放在大腿上。 | 1/0 |
| 说一句完整的句子。 | 1/0 |
| 计算：93-7。 | 1/0 |
| 计算：86-7。 | 1/0 |
| 计算：79-7。 | 1/0 |
| 计算：72-7。 | 1/0 |
| 回忆：皮球。 | 1/0 |
| 回忆：树木。 | 1/0 |
| 回忆：国旗。 | 1/0 |
| 辨认：手表。 | 1/0 |
| 按样做图 ⬠⬠ 。 | 1/0 |
| 合计 | |

## （二）蒙特利尔认知评估量表（福州版）

蒙特利尔认知评估量表（Montreal cognitive assessment，MoCA）的评定内容共 11 项，涉及注意与集中、执行功能、记忆、语言、视结构技能、抽象思维及计算和定向力 8 个认知领域，总计 30 分。测试结果显示 ≥ 26 分为正常值，测试对象受教育年限 ≤ 12 年者则加上 1 分，得分越高说明认知功能越好（表 10-5）。

表 10-5　蒙特利尔认知评估量表（MoCA）（福州版）

| 视空间与执行能力评估 | 画钟表（11 点过 10 分） | |
|---|---|---|
| 戊 结束　甲　乙　2<br>5<br>1 开始<br>丁　4　3<br>丙<br>[　]　　　　[　] 　临摹立方体 | [　]　　[　]　　[　]<br>轮廓　　数字　　指针 | __/5 |

命名

[　]　　　　　　　[　]　　　　　　　[　]　　　/3

| 记忆 | | 面孔 | 丝绒 | 寺庙 | 菊花 | 红色 | |
|---|---|---|---|---|---|---|---|
| 朗读右侧词语，之后由受试者复述，不论第一次复述是否完全正确，重复朗读两遍词语，并提醒受试者 5 分钟后回忆。 | 第一次 | | | | | | 不计分 |
| | 第二次 | | | | | | |

**注意**

读出下列数字，请受试者重复（每秒 1 个）　　　顺背 [　] 2 1 8 5 4　　　　__/2
　　　　　　　　　　　　　　　　　　　　　　　倒背 [　] 7 4 2

读出下列数字，每当数字 1 出现时，受试者必须用手敲一下桌面，错误数大于或等于 2 个不给分
　　　[　] 5 2 1 3 9 4 1 1 8 0 6 2 1 5 1 9 4 5 1 1 1 4 1 9 0 5 1 1 2　　__/1

100 连续减 7　　　[　] 93　[　] 86　[　] 79　[　] 72　[　] 65
　　　4～5 个正确给 3 分，2～3 个正确给 2 分，1 个正确给 1 分，全都错误为 0 分　　__/3

**语言**

复述：我只知道今天小张来帮忙。　　　　　　　[　]
　　　狗在房间时，猫总躲在沙发下面。　　　　[　]　　　　　　　　__/2

流畅性：1min 之内尽可能多说出以"yi"同音的字开头的词语。　　　　__/1

**相似性**

词语相似性：如香蕉—橘子 = 水果　　　[　] 火车—自行车　　[　] 手表—直尺　　__/2

| 延迟回忆 | 回忆时不能提示 | 面孔<br>[　] | 丝绒<br>[　] | 寺庙<br>[　] | 菊花<br>[　] | 红色<br>[　] | 仅根据非提示回忆计分 |
|---|---|---|---|---|---|---|---|
| 选项 | 第一次 | | | | | | |
| | 第二次 | | | | | | __/5 |

| 定向力 | [　]日期　　[　]月份　　[　]年　　[　]星期几　　[　]地点　　[　]城市 | __/6 |
|---|---|---|

分类提示：　　　　　　　　　　多选提示：
　　面孔：身体的一部分　　　　鼻子　面孔　手掌
　　丝绒：一种纺织品　　　　　麻布　棉布　丝绒
　　寺庙：一座建筑物　　　　　学校　寺庙　医院
　　菊花：一种花　　　　　　　牡丹　玫瑰　菊花
　　红色：一种颜色　　　　　　红色　蓝色　黄色

### （三）阿尔茨海默病评定量表 – 认知测验

阿尔茨海默病评定量表 – 认知测验（Alzheimer's disease assessment scale-cognitive，ADAS-cog）对评定对象是否存在阿尔茨海默病或痴呆进行评估，有助于了解阿尔茨海默病（Alzheimer's disease，AD）典型的认知功能损害程度及治疗变化，包括单词回忆、口语能力、指令、命名等12 项认知领域。该量表总分范围为 0（无障碍）～ 75 分（严重障碍）。被试量表得分越高，提示认知功能损害越严重（表 10-6）。

**表 10-6 阿尔茨海默病评定量表 – 认知测验（ADAS-cog）**

| 阿尔茨海默病评定量表（ADAS）评分记录表 |
| --- |

Ⅰ. 认知部分

1. 单词回忆任务：

　　三次试验平均错误分_____

7. 单词辨认任务：

　　三次试验平均错误分_____

2. 命名物体或手：_____

　　___ 花　　　___ 沙发　　　___ 哨子　　　___ 铅笔

　　___ 毯子　　___ 假面具　　___ 剪刀　　　___ 梳子

　　___ 钱夹　　___ 口琴　　　___ 听诊器　　___ 钳子

　　___ 拇指　　___ 小手指　　___ 食指　　　___ 中指　　___ 无名指

　　0=0-2 件物品不正确　　　1=3-5 件物品不正确

　　2=6-8 件物品不正确　　　3=9-11 件物品不正确

　　4=12-14 件物品不正确　　5=15-17 件物品不正确

8. 回忆测验指令＊：_____

　　0= 无　　　＊评分结果来自单词辨认任务

　　1= 很轻；忘记一次

　　2= 轻度；必须提醒两次

　　3= 中度；必须提醒 3 或 4 次

　　4= 中重度；必须提醒 5 或 6 次

　　5= 重度；必须提醒 7 次以上

3. 命令：_____

　　评分 = 未能正确操作的步骤数

　　___ 握拳

　　___ 指天花板，然后指向地面

　　___ 将铅笔放在卡片的上面，然后将其放回去

　　___ 把手表放在铅笔的另一边，并且把卡片翻过来

　　___ 用一只手的两个手指在每一边肩膀上各拍两下，同时要一直闭着眼睛

9. 口头语言能力：_____

　　0= 无

　　1= 很轻；有一次缺乏可理解性的情况

　　2= 轻度；< 25% 的时间内存在言语可理解性困难

　　3= 中度；被试在 25%～ 50% 的时间内存在言语可理解性困难

　　4= 中重度；被试在 50% 以上的时间内存在言语可理解性困难

　　5= 重度；说一两个词即中断；说话虽流利，但内容空洞；缄默

4. 结构性练习：_____

　　0= 四幅图全部正确

　　1=1 幅错误

　　2=2 幅错误

　　3=3 幅错误

　　4=4 幅均错误

　　5= 未作图；刻画；只有一部分图形；用文字代替图形

10. 找词困难：_____

　　0= 无

　　1= 很轻；出现一两次，不具临床意义

　　2= 轻度；明显的赘述或用同义词替代

　　3= 中度；偶尔缺词，且无替代词

　　4= 中重度；频繁缺词，且无替代词

　　5= 重度；几乎完全缺乏有内容的单词；言语听起来空洞；说一两个词即中断

续表

| 阿尔茨海默病评定量表（ADAS）评分记录表 | |
|---|---|
| 5.结构性练习：_____<br>评分＝不正确操作的步骤数<br>___ 叠信<br>___ 将信放进信封内<br>___ 将信封封口<br>___ 在信封上写地址<br>___ 在贴邮票处作标记 | 11.口头语言理解能力：_____<br>0＝无；患者能理解<br>1＝很轻；有一次理解错误的情况<br>2＝轻度；3～5次理解错误的情况<br>3＝中度；需要多次重复和改述<br>4＝中重度；仅偶尔正确回答；也就是说，只回答<br>　　"是"或"否"<br>5＝重度；患者极少对问题作出恰当反应；而且并<br>　　非因言语贫乏所致 |
| 6.定向力：_____<br>评分＝错误部分的总数<br>___ 人物<br>___ 星期<br>___ 日期（+/- 一天）<br>___ 月份<br>___ 季节（季节变换前1周/后2周）<br>___ 一天中的钟点（误差在1小时以内）<br>___ 地点（部分命名也可接受） | 12.注意力：_____<br>0＝无<br>1＝很轻；有1次注意力不集中<br>2＝轻度；有2～3次注意力不集中；出现坐立不<br>　　安/心不在焉的表现<br>3＝中度；访谈过程中4～5次注意力不集中<br>4＝中重度；访谈过程中很多时候注意力不集中和/<br>　　或经常注意力涣散<br>5＝重度；极其难以集中注意力和注意力极其易转<br>　　移；无法完成任务 |
| 单词回忆：_____<br>认知总分：_____ | 单词辨认：_____　　　其他认知行为：_____<br>非认知行为：_____　　　ADAS 总分：_____ |

# 第三节　注意障碍的评定

注意（attention）是一切认知活动的基础，是在指定时间内关注某种特定信息的能力，是心理活动指向一个符合当前活动需要的特定刺激同时忽略或抑制无关刺激的能力，是对事物的一种选择性反应，具有指向性和集中性两个特点。注意代表了基本的思维水平，这个过程的破坏对其他认知领域均会产生负面影响。

## 一、注意的基本特征

**1.注意的广度**　即注意的范围特征，在同一时间内一个人所能清楚地把握注意对象的数量。正常成年人可以同时注意8～9个黑色圆点，4～6个毫无关系的字母，3～4个几何图形。

**2.注意的强度**　即注意的紧张度，心理活动对一定对象的高度集中程度，与个体的兴趣、生理和精神状况有密切的关系。

**3.注意的持久性**　是注意的时间特征，指对某一对象注意保持的时间长短，随着注意对象复杂程度的增加会提高。注意的对象过于复杂，易导致注意疲劳和注意分散。

**4.注意的转移性**　指注意从一个对象转移到另一个对象。对原来活动的注意紧张度越高，注意转移就越困难，转移速度就越慢；对于新活动对象越有兴趣，转移就越容易，速度也越快。

**5.注意的分配性**　指在进行两种或两种以上活动时，能同时注意不同对象，一般认为，能同时注意不同对象，要么是一种活动程度足够熟练，要么是同时进行的几种活动之间有一定的关联。

## 二、注意障碍的分类及表现

注意障碍是指不能处理用于顺利进行活动所必要的各种信息，不能将注意很好地指向和集中于应该注意的事物。注意是完成各种作业活动的必要条件。存在注意障碍的患者，不能集中于某种康复训练，不能高质量完成治疗师的指令。当进行一项工作时，不能持续注意，常见于脑损伤的后遗症。比较基本的问题是不能充分地注意，但对简单刺激有反应如声音或物体；比较严重的注意问题包括不能把注意力从一件事上转移到另一件事上，或分别注意同时发生的两件事。常见的注意障碍可分为若干类型：

**1. 觉醒状态低下**　患者对痛觉、触觉、视觉、听觉及言语等刺激反应不能迅速、正确地做出反应，表现为注意迟钝。

**2. 注意范围缩小**　患者的主动注意减弱，一般易唤起注意的事物并不能引起患者的注意，注意范围显著缩小。

**3. 保持注意障碍**　指患者注意的持久性和稳定性下降。患者在进行持续性和重复性的活动时，缺乏持久性，注意力不集中，易受到干扰。

**4. 选择注意障碍**　患者难以有目的地选择需要的信息和剔除无关信息，容易受到自身或外部环境的影响，注意力不集中。

**5. 转移注意障碍**　患者不能根据需要及时地从当前的注意对象中脱离出来，将注意及时转移到新的对象中，因而不能跟踪事件发展。

**6. 分配注意障碍**　患者缺乏同一时间内利用多种信息的能力，如患者不能在运动功能训练的同时与治疗师进行语言交流。

## 三、注意障碍的评定方法

### （一）访谈和观察法

行为观察是判断评定对象注意状况的一种重要方法。与评定对象交谈时，注意其谈话和行为，注意力不集中的评定对象趋向漫谈，常偏离谈话主题，不能维持思维的连贯性；不能集中注意于一项具体的任务上，在很短的时间内即出现注意的转移，检查中东张西望，周围环境中的任何响动都可能引起评定对象的"探究反应"。漫不经心的行为使评定对象无法掌握时间和完成任务。

### （二）注意水平单项评定

**1. 反应时检查**　指刺激作用于机体到机体做出明显反应所需的时间。一般采用视觉或听觉中的一项进行测试，并告知受试者要接受的刺激及刺激后做出相应的反应，记录从刺激到反应的时间。如检查者在受试者身后呼其姓名，其听到名字后转过头，记录从呼名到转头的时间。

**2. 注意广度检查**　数字距测试方法是检查注意广度的常用方法。检查者说出一串数字，令受试者正向和逆向复述，能正确复述出的数字串最高位数为该被检者的复述数字距（表10-7）。测验从2位数开始，检查者以每秒1位数的速度说出一组数字，每一水平最多允许2次检测（2次数字不同），通过一次即可晋级下一水平测试。2次测试均没通过即结束测试。如4-1，受试者复述 4-1，正确后，晋级 3 位数，4-8-1，受试者复述 4-8-1。正常人正数数字距为 7±2，倒数数字距为 6±2；，数字距为 3 时，提示受试者为临界状态；数字距为 2 时，可确诊为异常。数字距缩小是注意障碍的一个特征，数字距往往与受试者的年龄和文化水平有关。

表 10-7 注意广度检查表（举例）

| 正向复述 | | 逆向复述 | |
| --- | --- | --- | --- |
| 4-9 | 2 | 6-2 | 2 |
| 4-1 | 2 | 1-9 | 2 |
| 4-8-1 | 3 | 2-8-3 | 3 |
| 6-3-2 | 3 | 4-1-5 | 3 |
| 6-4-3-9 | 4 | 3-2-7-9 | 4 |
| 7-2-8-6 | 4 | 4-9-6-8 | 4 |
| 4-2-7-3-1 | 5 | 1-5-2-8-6 | 5 |
| 7-5-8-3-6 | 5 | 6-1-8-4-3 | 5 |
| 6-1-9-4-7-3 | 6 | 5-3-9-4-1-8 | 6 |
| 3-9-2-4-8-7 | 6 | 7-2-4-8-5-6 | 6 |
| 5-9-1-7-4-2-3 | 7 | 8-1-2-9-3-6-5 | 7 |
| 4-1-7-9-3-8-6 | 7 | 4-7-3-9-1-2-8 | 7 |
| 5-8-1-9-2-6-4-7 | 8 | 3-5-8-1-2-9-4-6 | 8 |
| 3-8-2-9-5-1-7-4 | 8 | 8-1-4-9-2-3-6-5 | 8 |
| 2-6-1-9-7-3-5-4-8 | 9 | | |
| 7-2-8-3-5-1-6-9-4 | 9 | | |
| 结果（数字距） | | 结果（数字距） | |

**3. 注意持久性检查**

（1）视觉持续性操作测试 即视跟踪测试。要求受试者的目光跟随光源做上、下、左、右移动，每一方向计 1 分，正常为 4 分。

（2）听觉持续性操作测试 即听跟踪测试。在受试者闭目的情况下，在其左、右、前、后及头上方摇铃，要求指出摇铃的位置，每个位置计 1 分，低于 5 分为不正常。

（3）划消实验 有数字划消、字母划消、符号划消等类型。要求受试者在专用的划消表中将指定的数字（或字母、符号）划去，从而对注意进行评定。如字母划消，6 行随机排列的英文字母，每行有 52 个字母，每行有 18 个要划消的字母分布其中，要求受试者以最快的速度把目标字母划掉。统计正确与错误的划消数，记录划消时间。根据下列公式计算受试者的注意持久性指数。

注意的持久性指数 = 总查阅数 / 划消时间 ×（正确划消数 – 错误划消数）/ 应划消数

（4）连续减 7 或倒背时间 让被检者连续计算 100 减去 7，递减 5 次，或倒数 1 年的 12 个月，或倒数 1 周的每一天。

**4. 注意选择性检查**

（1）声识认测试　给受试者播放各种声音的录音，如嘀嘀声、电话铃声、钟表声、号角声等。要求受试者在听到号角声时举手示意，号角声出现 5 次，若举手少于 5 次为不正常。

（2）听认字母测试　在 60 秒内以每秒一个字的速度念出没有规则的字母排列，其中有 10 个为指定的同一字母，要求受试者听到该字母举手示意，举手 10 次为正常。

（3）斯特鲁普色 – 词测验　有英文单词和文字两种形式，一般有四页，第一页是用黑体字书写的文字，第二页是不同颜色的色块，第三页和第四页是使用不同于字义颜色所书写的关于颜色含义的文字，呈现的刺激包含着两种信息（字义和书写它的颜色）。第一页和第三页分别要求受试者尽快读出该页的文字，第二页要求受试者读出色块的颜色，第四页的任务则是要求受试者尽快读出书写文字所用的颜色，记录读取的时间。第二页是在无字意干扰的状况下测定对颜色的识别速度。第四页是在有字意干扰的状况下测定对颜色的识别速度。当字意和文字的颜色不一致时，发现受测者的读取速度变慢，原因在于经过文字学习锻炼的人，要把字意和实际颜色分开，大脑必须克制固有习惯，而克制大脑自动反射的动作需要时间，因此降低了识别速度。第四页的测试被认为是受试者的选择性注意。

**5. 注意转移检查**

（1）形状临摹测验　要求受试者临摹画出垂线、圆形、正方形和 A 字形各一图。每项计 1 分，正常为 4 分。

（2）同步听觉系列加法测验　测试时要求受试者将 60 对随机数字做加法。例如测试者呈现下列数字"2–8–6–1–9……"，受试者在"8"后面开始做加法，即将后面的一个数字加前面的数字并将答数写下，正确地反应是"10–14–7–10……"。数字由录音机播放，数字呈现的速度有 4 种，即每 1.2、1.6、2.0、2.4 秒呈现一个数字。每种速度均呈现 61 个数字，每一个正确反应得 1 分，故每种速度的最高得分是 60 分。

（3）符号 – 数字模式测验　将印刷好的"符号 – 数字对应图"呈现给受试者，要求受试者将测试符号转化为数字。令受试者书写出较熟悉的数字作为反应，也可以口头说出数字。共有 120 个符号，观察受试者 90 秒内能填出或说出多少个数字。

（4）连线测验　有 A 型和 B 型两种类型。①A 型测验：一张纸印有 25 个小圆圈，标注着数字 1～25，要求受试者按照数字顺序尽快将 25 个圆圈相连。②B 型测验：一张纸印有 25 个小圆圈，其中 13 个标注数字 1～13，其余 12 个标注字母 A～L，要求受试者按照数字、字母间隔的形式顺序连接圆圈，如 1–A–2–B……12–L–13，以完成的时间来评分。

（5）威斯康星卡片分类测验　由四张模板（分别为 1 个红三角形、2 个绿五角星、3 个黄十字形、4 个蓝圆）和 128 张不同的形状（三角形、五角星、十字形、圆形）不同颜色（红、黄、绿、蓝）和不同的数量（1、2、3、4）的卡片构成。要求受试者根据四张模板对总共 128 张卡片进行分类。测试时不告诉受试者分类的原则，只说出每一次测试是正确还是错误。开始后如受试者按颜色进行分类，告诉他或她是正确的，连续正确 10 次后，在不做任何暗示下将分类原则改为形状，同样地根据形状分类连续正确 10 次后，分类原则改为数量，又改为颜色，然后依次又是形状、数量。受试者完成 6 次分类或将 128 张卡片分类完毕，整个测试就算结束。威斯康星卡片分类测验中的持续反应数、持续性错误数、持续性错误百分比反映了受试者的注意转移灵活性。

（6）按规则做题测验　①上下排列 2 个数，相加后将和的个位数写在右上角，再将上面的数移到右下方，如此反复下去。②开始的上下 2 个数与第一题相同，将和的个位数写在右下方，把下面的数移到上方，如此反复下去。

**6. 注意分配检查** 采用声光刺激同时呈现，要求受试者对刺激做出判断和反应。也可以令被检者同时做 2 件事情，如边写字边唱歌，有注意分配障碍者，不能同时完成 2 件事情。

### （三）成套神经心理测试

**1. 日常专注力测试** 将日常活动作为测验项目，测试项目通过不同的声音或指示灯，在无和有背景噪声中分辨双向电梯的位置；在电话簿中查阅指定的一组电话号码；边数数边查阅电话号码；阅读地图；核对彩票等。适用于评估选择性及警觉性的专注系统。

**2. 注意网络测验** 注意网络可分为 3 个系统，即警觉、定向和执行。为了检测注意网络的功能，Posner 和 Petersen 设计出了一个 30 分钟的注意网络测试，用于评估注意网络的 3 个功能。该测验简单易行，可用于儿童、成人的检查。采用电脑屏幕进行检查，屏幕中心处有一个 "+" 为注视点，刺激信号可出现在屏幕中心处的上方或下方，可以是干扰项（暗示）星号 "*"，也可以是靶子箭头 "←" 或 "→"。通过改变干扰项（暗示）的方式来检查注意网络的警觉与定向功能，通过靶子出现时的状态（是否冲突）来检查注意网络的执行功能，结果用反应时长表示。

### （四）计算机辅助标准测验

**1. 持续性操作测验** 检测注意的维持能力、抑制能力和冲动性。目前常用计算机辅助软件实现持续性操作测验，包括综合视觉和听觉持续性操作测验（IVA-2）、注意力变量测试（test of variables of attention，T. O. V. A.）和 Conners 持续性操作测验（Conners' continuous performance test-3rd Edition，CPT-Ⅲ）。虽然不同测验的内容不尽相同，但测验结果主要包括正确率、反应时、漏报率（对目标刺激没有反应的次数）和虚报率（对非目标刺激进行反应）四个方面。维持注意缺陷常表现为较长的反应时和较高的漏报率，注意的抑制能力缺陷则表现为较高的虚报率。

**2. 虚拟现实技术** 目前常用虚拟现实技术结合机器学习模型运用于开发风险模型和定义患者类别。例如沉浸式 VR 教室场景与神经行为的机器学习模型相结合，利用选择性注意的视觉任务及增加教师站起、同学打哈欠等视听混合的干扰事件，评估 6 ～ 12 岁的 ADDH 儿童或正常儿童的注意功能。

## 第四节 记忆障碍的评定

记忆（memory）是过去经历过的事物在头脑中的反映。用信息加工的观点看，记忆就是人脑对所输入的信息进行编码、存储及提取的过程。由于记忆功能的存在，人们能够利用以往各方面的经验学习新的知识。记忆功能会随着年龄的增长而逐渐减退，各种原因的损伤累及与记忆有关的中枢神经系统（如脑外伤、脑卒中）或神经递质（如阿尔茨海默病）时，可能出现永久性的记忆障碍。

### 一、记忆的分类

根据记忆编码方式不同和保持时间不同，可将记忆分为瞬时记忆、短时记忆和长时记忆。长时记忆中，根据信息提取（回忆）过程有无意识的参与，分为程序性记忆（又称内隐记忆）和陈述性记忆（又称外显记忆）；陈述性记忆又进一步分为情节性记忆和语义性记忆。各种记忆互有区别又相互联系（图 10-1、表 10-8）。

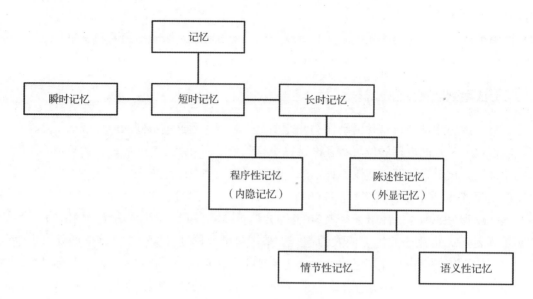

图 10-1 记忆的分类及其相互关系

表 10-8 各类记忆汇总表

| 种类 | 定义 |
|---|---|
| 瞬时记忆 | 又称感觉记忆，信息保留的时间以毫秒计，最长 1～2 秒钟 |
| 短时记忆 | 又称工作记忆，信息保留的时间在 1 分钟以内 |
| 长时记忆 | 保留信息的时间在 1 分钟以上，包括数日、数年直至终生 |
| 近期记忆 | 长时记忆，保留信息的时间在数小时、数日、数月以内 |
| 远期记忆 | 很长的长时记忆，保留信息的时间以年计，包括幼年时期发生的事件 |
| 程序性记忆 | 又称内隐记忆，自动地、不需要有意识提取信息的记忆，即对于信息的回忆不依赖于意识或认知过程，如条件反射和运动技巧 |
| 陈述性记忆 | 又称外显记忆，是需要有意识提取信息的记忆，即对于信息的回忆依赖于意识或认知过程 |
| 情节性记忆 | 与事件整个过程相关信息的记忆，包括发生时间、地点及相关条件背景，如个人亲身经历及重大公众事件 |
| 语义性记忆 | 有关一般知识、事实、概念及语言信息的记忆 |

## 二、记忆的基本过程

记忆是一个过程，首先通过视觉看到并识别某种物质，然后筛选保留在大脑中。记忆的基本过程包括识记、保持和回忆三个环节。

**1. 识记（memorizing）** 是识别并记住事物的过程，是记忆的第一个环节。识记的效果与输入信息的先后顺序、数量、感觉的特征（如视、听、嗅、味）及人的情绪状态关系密切。

**2. 保持（retention）** 指识记的事物在大脑中存储和巩固的过程，与识记时间的长短、复习识记内容的次数有关，是记忆的第二个环节。

**3. 回忆（recall）** 指对大脑所保留事物的提取（retrieve）过程，是记忆的最后一个环节。分再现和再认两种表现方式，再现是当识记过的事物不在时能够在头脑中重现，如自我介绍，考试答题等；而再认是识记过的事物再度出现时，能够把它识别出来。

### 三、记忆障碍

记忆障碍是指记忆过程中的识记、保持和再现受到不同程度的干扰和破坏而产生的异常表现，包括记忆减退、遗忘和记忆错误。

**1. 记忆减退**　指识记、保持、再认和回忆普遍减退。受试者不能回忆或难以回忆过去的事件，甚至对刚发生的事件在瞬息间忘记。它一般先从近事记忆开始，渐渐波及远事记忆，多见于神经衰弱、脑动脉硬化和其他脑器质性损害的患者，亦见于正常老年人。

**2. 遗忘**　指识记过的内容不能被再认和再现。按原因分为心因性遗忘、器质性遗忘。按时间分为近事遗忘、远事遗忘、逆行性遗忘、顺行性遗忘和进行性遗忘。

**3. 记忆错误**　指由于再现的失真而引起的记忆障碍。

（1）虚构　在回忆中将过去事实上从未发生的事或体验说成是确有其事，以一段虚构的事实来填补他所遗忘的经过。

（2）错构症　将过去生活中所经历过的，但在他所指的那段时间内并未发生的事件说成是在当时发生的，并坚信是事实，且有相应的情感反应。

（3）潜隐记忆　又称歪曲记忆。对不同来源的记忆混淆不清，相互颠倒。

### 四、记忆障碍的评定方法

#### （一）访谈和观察法

评定对象自诉或被观察到有健忘的现象，其无法辨认某种表现是否曾经见过。评定对象表达出已不能回忆起某些事实，或者无法回忆起过去或最近发生的比较重要的事件。通过与评定对象及家属交流，了解到其没有能力学习和获取新的知识和技术，或无法运用以前已经学会的技术。

#### （二）记忆水平单项评定

**1. 瞬时记忆的评定**

（1）数字广度测试　（详见本节"注意广度检查"。）

（2）词语复述测试　检查者说出4个不相关的词，如"大院、海洋、印刷、步行"等，速度为每秒1个词，要求被检者立即复述。正常情况可复述3～4个词，复述5遍仍未正确者，为感觉记忆障碍。

（3）视觉图形记忆测试　出示4个简单图形的卡片（图10-2），令被检者注视2秒后，将卡片收起或遮盖，要求被检者根据记忆临摹画出图形，如绘出图形不完整或位置错误为异常。

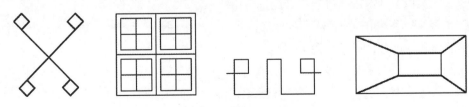

**图10-2　视觉图形记忆检查卡**

**2. 长时记忆的评定**

长时记忆的评定分别从情节记忆、语义记忆和程序性记忆等不同侧面进行。

（1）情节记忆测试 要求被检者回忆其亲身经历的事件或重大公众事件，包括事件的时间、地点、内容，还包括顺行性情节记忆和逆行性情节记忆。

1）顺行性记忆评定 是对识记新信息能力的检测，分言语和非言语检查。

2）逆行性记忆测试 是对以往信息记忆的测试，包括个人经历记忆、社会事件记忆和著名人物记忆等，可采用问卷式提问。

个人经历记忆主要是对被检者成长的不同时期直至发病前的个人经历过的事件进行提问，其准确性需要被检者的亲属或知情者证实；社会事件记忆是根据受检者的年龄和文化水平，对重大社会事件发生的时间、地点及事件的主要内容提问；著名人物记忆是请被检者通过照片辨认著名人物，包括姓名、身份及相关的历史年代。

（2）语义记忆测试 是指有关常识、概念及语言信息的记忆，包括常识测验、词汇测验、分类测验、物品命名及指物测验等，如提问受试者"一年有几个月""肮脏是什么意思"或让被检者对物品进行分类、指认物品等。

（3）程序性记忆测试 在潜意识水平学习有关行为技能、认知技能及运算法则的能力。程序性记忆有时难以用语言描述，如骑自行车、打羽毛球等。存在程序性记忆障碍的患者，可以从基础学习这些技能，但受试者往往凭借以往的记忆进行操作，因此，很难做到自动地、毫不费力地完成任务。此项测试只要求被检者完成指定操作，如开启罐头、订书、按照给出的图画填充颜色等。

## （三）成套神经心理测试

**1. 韦氏记忆量表** 韦氏记忆量表中国修订版（Chinese revised Wechsler adult memory scale, WMS-RC）是目前国内最常用的成套记忆测验之一，分为甲乙平行两式。韦氏记忆量表主要分为长时记忆、短时记忆和瞬时记忆三个维度，具体包括 10 个分测验。其中，长时记忆包括个人经历、时间空间记忆、数字顺序关系，短时记忆包括视觉再认、图片回忆、视觉再生、联想记忆、触摸测验和理解记忆 6 个分测验，瞬时记忆包含顺背和倒背数字。使用方法如下：

（1）经历 5 个与个人经历有关的问题。每回答正确一题计 1 分。

（2）定向 5 个有关时间和空间定向的问题。每回答正确一题计 1 分。

（3）数字顺序关系 包括顺数 1～100、倒数 100～1、从 1 起进行累加（每次加 3～49 为止）。限时记错、记漏或退数，按次数扣分，分别按计分公式算出原始分。

（4）再认 每套识记卡片有 8 项内容，呈现给受试者 30 秒后，令受试者再认。根据受试者再认内容与呈现内容的相关性分别记 2、1、0 或 -1 分，最高分 16 分。

（5）图片回忆 每套图片有 20 项内容，呈现 1 分 30 秒后，要求受试者说出呈现内容。正确回忆计 1 分、错误扣 1 分，最高得分为 20 分。

（6）视觉再生 每套图片有 3 张，每张上有 1～2 个图形，呈现 10 秒后让受试者画出来。按所画图形的准确度计分，最高分为 14 分。

（7）联想学习 每套卡片上各有 10 对词，读给受试者听，然后呈现 2 秒，10 对词显示完毕后，停 5 秒，再读每对词的前一词，令受试者说出后一词。5 秒内正确回答 1 词计 1 分，3 遍测验的容易联想分相加后除以 2，与困难联想分之和即为测验总分，最高分为 21 分。

（8）触觉记忆 使用一副槽板，上有 9 个图形，让受试者蒙眼用利手、非利手和双手分别将

3 个木块放入相应的槽中，再睁眼，将各木块的图形及其位置默画出来。计时并计算正确回忆和位置的数目，根据公式推算出测验原始分。

（9）逻辑记忆 3 个故事包含 14、20 和 30 个内容，将故事讲给受试者听，同时让其看着卡片的故事，念完后要求复述。回忆正确 1 个内容记 0.5 分，最高分为 25 分和 17 分。

（10）背诵数目 要求顺背 3 ～ 9 位数、倒背 2 ～ 8 位数。以能背诵的最高位数为准，最高分分别为 9 和 8，共计 17 分。

结果：将 10 个分测验的粗分分别根据"粗分等值量表分表"转换为量表分，相加即为全量表分。将全量表分按年龄组查对"全量表分的等值 MQ 表"可得到受试者的记忆商（memory quotient，MQ）。记忆商数可以反映出受试者记忆功能的好坏，如果低于标准分，则说明其记忆功能存在问题，应做进一步检查。根据记忆商数可以将记忆能力分为若干等级（表 10-9）。

表 10-9 记忆力等级

| 记忆商 | 记忆力等级 |
| --- | --- |
| ≥ 130 | 极超长 |
| 120 ～ 129 | 超常 |
| 110 ～ 119 | 高于平常 |
| 90 ～ 109 | 平常 |
| 80 ～ 89 | 低于平常 |
| 70 ～ 79 | 边界 |
| ≤ 69 | 记忆缺损 |

**2. 临床记忆量表** 用于评定持续数分钟以内的一次性记忆或学习能力，包括 3 类 5 个分量表：①语文测验（指向记忆量表、联想学习量表）。②非语文性质的测验（图像自由回忆量表、无意义图形再认量表）。③语文和非语文之间的测验（人像特点联系回忆量表）。使用方法如下：

（1）指向记忆 本项目有两组内容，每组有 24 个词，每词由 2 ～ 3 个字组成，1 秒内读出，两个词之间间隔 2 秒，其中有 12 个词属于同一类别，另外有 12 个相类似的词混淆在其中，要求受试者记住指定的同类别词。24 个词随机排列，用录音机播放，每组词播放完毕后，要求受试者立即回忆，说出要求记忆的一类词，可不按播放的顺序回忆，回忆时间不得超过 2 分钟。评定人员记录下受试者说出的词并记录反应时间。当受试者对第一组词回忆结束后，评定人员再播放第二组词，测试方法同第一组词。在第二组词回忆完毕后，要求受试者回忆类别之外的词，进行"非指向记忆"的测试。该项检查的计分以两组指向记忆刺激词的正确回忆数之和来计分，并记录添加性错误的词，或其他的错误，以备分析研究用。

（2）联想学习 共有 12 对词，每个词由 2 个字组成，包括容易的成对词和困难的成对词。用录音机播放三遍，每播放一遍后，评定人员念每对词前面的刺激词，要求受试者答出相应的后面的一个词，每对词允许回忆 5 秒。该项目计分分为容易、困难及两者之和三种分数，对容易的词，每答对一个容易的词记 0.5 分，每答对一个困难的词计 1 分。

（3）图像自由回忆 本项包括两组黑白勾画图片，每组 15 张，内容都是人们所熟悉、常见和易于辨认的东西。图片随机排列，每张图片呈现 4 秒钟，图片间隔 2 秒。15 张图片呈现完毕后，要求受试者立即回忆，说出所记得的图片内容，不一定要按刺激呈现的顺序回忆。评定人员按受试者回忆的顺序进行记录，并记录总的反应时间。反应时间从主试者说"现在请您回答"算起，直到回忆结束，允许回忆时间不超过2分钟。第一组图片回忆测试结束后，进行第二组图片的检查，方法同前。本测试以两组图片的正确回忆数之和计分。

（4）无意义图形再认　包括两组图片，第一组的20张目标刺激图片和20张混入刺激图片分别叠放；第二组的20张目标刺激图片与20张混入刺激图片混杂在一起。目标刺激为五种形式的无意义图形，每种各4张，共20张。先给受试者呈现第一组图片，每张图片呈现3秒钟，间隔3秒，要求受试者记住这些目标刺激。而后呈现第二组图片，要求受试者分辨出所呈现图片是否为看过的目标刺激，每张允许回忆时间为5秒。此项目计分方法为：再认分＝（正确再认的目标刺激数－错认的混入刺激数）×2。

（5）人像特点联系回忆　共有6张黑白勾画的人面像，随机排列，每张人像分别呈现9秒，间隔3秒，在呈现的同时，向受试者口头介绍该人像的姓氏、职业和爱好，要求受试者将每张人像和他的姓氏、职业、爱好特点联系起来。6张人像呈现完毕后，按另一随机序列分别呈现给受试者，要求受试者立即回答出该人像的姓氏、职业和爱好三个特点，不一定按介绍时的顺序。每张人像允许回忆时间为30秒。本项目分别记录正确回忆出的姓氏、职业和爱好的数目，每个姓氏计2分，职业和爱好各计1分，然后以三项总和计分。

结果：本量表根据记忆商评价受试者的记忆水平，并按"有文化部分"和"无文化部分"制定了两组换算用表，同时，制定了年龄量表分，可作为评定受试者的单项成绩之用。粗分查"等值量表分表"得出各分测验的量表分，再将5个分测验的量表分相加即为总量表分。根据年龄查"总量表分的等值记忆商（MQ）表"可得到受试者的MQ。MQ分级标准与韦氏记忆量表的分级相同。

# 第五节　执行障碍的评定

执行功能（executive function）是指人独立完成有目的、控制自我的行为所必需的一组技能。执行功能可分为组织功能和调节功能，其中，组织功能包括注意力、计划、排序、解决问题、工作记忆、认知灵活性、抽象思维、规则获取、选择相关感官信息，调节功能包括行动的启动、自我控制、情绪调节、监控内部和外部刺激、启动和抑制特定情境的行为、推理、决策。

执行功能障碍是指脑损伤或脑功能退行性变后，运用知识达到某种目的的能力减退，对待事物的反应缺乏主动性。执行功能障碍见于大脑额叶损伤的评定对象，常伴有注意及记忆功能障碍。

## 一、执行功能障碍的临床表现

执行功能障碍在不同区域的脑损伤具有特征性的临床表现。眶额叶区损伤的患者表现为不能抑制不恰当的行为、情绪及人格障碍。背外侧额叶损伤的患者表现为计划障碍，启动障碍，反应性抑制，注意、短时记忆障碍，抽象概念形成障碍及问题解决能力障碍等一组执行功能障碍综合征。

**1. 计划障碍**　计划障碍患者常会制定出不切实际的目标，低估完成任务所需的时间。

**2. 启动障碍**　有启动障碍的患者，不能在需要时开始动作，表现为行为被动、丧失主动精神或主观努力，表情淡漠、对周围事物漠不关心并毫无兴趣，反应迟钝。

**3. 反应抑制和转移障碍**　在进行功能性活动时，不断地重复同一种动作或运动，例如洗脸时反复洗一个部位。当前额叶损伤时，患者由于反应抑制和反应转移，或变换障碍，而不能根据刺激变化作出反应，表现出持续状态。

**4. 问题解决能力的障碍**　问题解决能力的丧失或下降是执行功能障碍的重要特征。表现在以下几个方面：

（1）不能认识存在的问题　在进行一项活动时，患者未意识到任何差错。在分析问题时不能分辨解决问题的关键要素，理解问题片面、具体，不能形成抽象概念；过分重视某一个特征而忽略其他关键性的特征；或在进行一项活动时，强调许多无关的因素或特点，因而无法选择关键性的特征。

（2）不能计划和实施所选择的解决方法　患者不能制定切合实际的计划；选择无效方案或策略导致花费过多的精力与时间。

（3）不能检验解决问题的办法是否令人满意　不能结合以往的经验发现和纠正错误；不能利用反馈来检验问题是否得到满意的解决；也不能通过结果来判断问题是否得到满意的解决。

问题解决能力障碍影响患者日常生活的各个方面。例如：去朋友家聚会需要乘坐公共汽车，患者却搞不清楚应该乘坐哪路汽车；不清楚该如何安排一顿饭；在一定的社会环境或处境中，不知道应该如何表现或表现为不恰当的反应。不能计划、组织和实施复杂的作业或工作。思维片面具体，不能够举一反三。

## 二、执行功能障碍的评定

### （一）访谈和观察法

先初步获取评定对象的病史、个人生活史等基本资料，再基于其临床表现，大致判断其是否存在执行功能障碍，以及障碍的具体内容、严重程度等。可要求评定对象演示一些日常生活活动动作，如喝水、鞋子、穿衣等，观察其是否存在反复进行片段动作的情况，处于持续状态和不能完成序列动作均为异常反应。需要注意的是，执行功能不像记忆障碍、注意力障碍那么具体、明确，评定对象的执行功能受损后的具体表现难以预测，因为没有一种行为可以直接与执行功能直接联系。

### （二）执行功能单项评定

**1. 计划功能评定**　河内塔测试（tower of hanoi test）由一个特殊装置组成，包括 3 个相同大小的底座，n 个盘子从大到小、由下往上放置在其中一个底座，要求评定对象遵守一定的规则，即每次只能移动一个盘子且移动过程中始终保持大盘在下、小盘在上，将 n 个盘子从起始座借助中间座移到目标座（如图 10-3）。

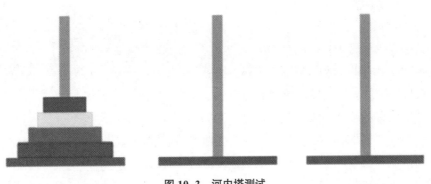

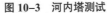

图 10-3　河内塔测试

**2. 启动功能评定**　　要求被检查者在 1 分钟之内说出以 "老" 为开头的词或短语，正常人 1 分钟之内可以说出 8 ～ 9 个（单词或短语）。如老家、老人、老态龙钟、老大（老大不小）、老友、老虎、老鼠、老牛、老总、老爷、老年、老伴等。若为失语症患者，可提供设计好的图片让其挑选。

**3. 反应抑制评定**

（1）Stroop 测验　　评定执行功能的经典测验之一。治疗师向被测者呈现表示颜色的字（如 "绿" 字），而这个字是由其他无关颜色的墨水写的（如红色墨水），这时，要求被测者说出墨水的颜色。被测者往往受到字面意义的影响（例如 "绿"）而不能正确说出书写该字的墨水的颜色（红色）。正确回答的次数越多，表明执行功能越强。

（2）Go/No-Go 测试　　"Go" 指对指定的刺激进行按键反应，"No-Go" 指对指定的另一种特定刺激不反应。当做 "No-Go" 任务时，被测者做了按键反应，称为 "虚报"（false alarm），虚报率越高，抑制能力越低。

（3）停止信号任务　　被测者在对某一视觉刺激（即 Go 信号）作出反应的过程中，如果听到一个声音刺激，即 stop 信号，就必须立刻停止反应。Go 与 stop 信号之间的时间间隔则是停止信号延迟时间（stop-signal delay，SSD），把 SSD 从 Go 反应时中减去即是停止信号反应时（stop-signal reaction time，SSRD）。SSRD 越长，抑制能力越低。

**4. 问题解决能力评定**　　主要针对抽象思维概括能力的检查。

（1）成语及谚语的解释　　选择与被检查者受教育水平和背景相应的成语或谚语，解释其引申含义。如 "滴水之恩，当涌泉相报" "条条大路通罗马" "近朱者赤，近墨者黑" "过河拆桥" 等。如只是做字面解释为 0 分；能用通俗的话反映较为深刻道理的为 1 分；能正确解释其寓意为 2 分。0 分说明被检查者的抽象概括能力存在障碍。

（2）类比测验　　分相似性测验和差异性测验两种，前者是要求被检者说出一对事物或物品的相同之处，后者是指出不同之处。

**5. 推理能力评定**

（1）言语推理　　例如：请问下面哪项回答是正确的？

有人是 "早起鸟"，有人是 "夜猫子"，每个人都有自己一套独特的生物钟。生物钟是体内控制日常生物节律的系统，帮助调整人体 40% 左右的基因活动，睡眠、进食、体温、血压等的 "节奏编排" 均与之相关。测量人体生物钟的常用方法是监测人体内褪黑素浓度的变化，不过此法要求研究对象长时间坐在暗室，每隔大约一小时采集一次血液或唾液的样本。目前科研人员正尝试开发快速检测人体生物钟的新方法，以期更好地了解人体，保障健康。研究人员表示，生物钟紊乱与糖尿病、心脏病、抑郁症等多种疾病相关，如能找到检测人体生物钟的简便方法，将有助于人们更好地了解并治疗这些疾病。

上述文字重在强调：

A. 每个人都有一套属于自己的生物钟；

B. 研究生物钟可有助于人们更好地了解疾病；

C. 科研人员正探索人体生物钟检测新方法；

D. 生物钟系统有助于调整人体基因活动。

（2）非言语推理　　可以用数字推理、字母推理和图形推理。

例 1. 数字推理：在横线上填上正确的数字 1，5，10，16，_____？_____。

例 2. 图形推理：威斯康星卡片分类测验（Wisconsin card sort test，WCST）或 Raven 推理测

验。WCST 是一种较为常用的客观的神经心理学检测，广泛应用于检测大脑的执行功能，主要评定受试者的抽象概括、工作记忆、认知转移等方面的能力，适用于各种职业、文化阶层及年龄段的正常或各种身心疾病者。

### （三）成套测试

**1. 执行功能缺陷综合征（behavioral assessment of dysexecutive syndrome，BADS）的行为学评价测验**　该测验是 Wilson 等在 1996 年综合比较了多种评定方法后发展起来的用于评定日常生活中的执行功能障碍的新方法，其结果可以反映执行功能障碍对评定对象日常生活的影响。BADS 包括 6 个子测验，即规则转换卡片测试、动作计划测试、找钥匙、时间判断、动物园分布图测试及六元素测试。多以回答问题的正确数和完成时间两项指标评定执行功能，总分 24 分，评分越高，代表执行功能越好。BADS 的最大特点是通过模拟日常生活环境提高测试的真实性和客观性，具有良好的生态效度，可检查和预测日常生活中与执行功能相关的缺陷。实际操作中，BADS 对语言依赖性和环境要求较小，不易受外界因素影响，目前广泛应用于老年人、神经损伤疾病的认知功能筛查。

**2. 威斯康星卡片分类测验（Wisconsin card sorting test，WCST）**　该测验评定抽象分类、概念形成与转换等执行功能。实验材料包括 4 张刺激卡（如一个红三角形、两个绿五角星、三个黄十字形、四个蓝圆）和 128 张反应卡（根据不同颜色、不同数量、不同形状随机组合而成），要求评定对象根据 4 张刺激卡的模式对反应卡分类，治疗师不告诉分类的原则，只说出每次测试是正确还是错误的。测试时间为 20～30 分钟。

**3. 执行功能操作测验（executive function performance test，EFPT）**　受试者需要完成四项基础性技能，包括简单烹饪、电话使用、药品管理、账单支付。评定的执行功能包括启动、执意、抑制。治疗师利用标准化指导系统，可以简明易懂地帮助受试者安全操作，然后评定受试者能做什么，以及完成一项任务需要多少帮助。

## 第六节　知觉功能障碍的评定

知觉是认知活动的重要组成部分。大脑将当前作用于感觉器官的客观事物的各种属性（感觉）综合起来以整体的形式进行反映，即将感觉组织起来成为有意义的含义时，被称为知觉。知觉过程是接收感觉输入并将其转换为具有心理含义的过程，因此知觉是高于感觉的感知觉水平。

在生活中，人都是以知觉的形式来直接反映客观事物的，如人们在"听"的基础上"听懂"了具体的声音，经过大脑皮质联合区特定区域的处理，人们最终"听懂"的已不是特异性的感觉体验，而是对感觉刺激分析、综合并与以往经验和知识整合的结果，即"听到"的是声音的具体含义。因此，知觉以感觉为基础，但不是感觉的简单相加。

知觉障碍是指在感觉传导系统完整的情况下，大脑皮质联合区特定区域对感觉刺激的认识和整合障碍。损伤部位和损伤程度不同，知觉障碍的表现亦不相同，分为躯体构图障碍、空间知觉障碍、失认症、失用症等。

## 一、躯体构图障碍的评定

### （一）基本概念

躯体构图（body scheme）指本体感觉、触觉、视觉、肌肉运动觉及前庭觉传入信息整合后形成的神经性姿势模型，其中包含了对人体各部分之间相互关系及人体与环境关系的认识（即自身在空间中的定位特征）。对身体各部分及其相互间关系的认识是一切运动的基础，身体的哪一部分移动、向哪里移动及如何移动均有赖于对身体各部分及其关系的正确认识；认识身体及其各部分之间的关系也是理解人与物之间的空间关系的前提。

认识自己身体和他人身体的能力是人类认知的重要方面。一个人失明后可以仍然能够完成各种工作；而一个人一旦丧失身体的知觉则不认识自己的身体，不能组织和协调身体的运动，并可能由此而导致彻底的卧床不起。因此，正常的躯体知觉是保证任何情况下无意识地自由移动的必要条件。

### （二）躯体构图障碍及其分类

躯体构图障碍是指缺乏对自身的视觉和心理印象，包括对自身的感觉，特别是与疾病有关的感觉，不能辨别躯体结构和躯体各部位的关系，是与人体知觉有关的障碍。躯体构图障碍包括单侧忽略、疾病失认、手指失认、躯体失认及左右分辨困难，常见于脑血管病、脑外伤和截肢后幻肢现象。

### （三）单侧忽略

**1. 定义**　单侧忽略（unilateral neglect）又称单侧不注意，患者的各种初级感觉完好无损，却不能对大脑损伤灶对侧身体或空间呈现的刺激（视觉、躯体感觉、听觉及运动觉刺激）做出反应。表现为以体轴为中心，离体轴越远越容易忽略。

**2. 病因及损伤定位**　脑血管病是单侧忽略的常见病因，脑肿瘤等其他疾患也可以引起单侧忽略。大多数单侧忽略由右侧半球损伤引起。损伤部位涉及皮质和皮质下结构。大多数研究普遍认为，大脑右半球顶下小叶和颞叶上部是引起左侧忽略的重要损伤部位：额叶、丘脑、基底节病变也可引起左侧忽略。

**3. 临床表现**　单侧忽略的症状表现轻重不一。症状轻者可以不影响功能活动，仅在检查中被发现。检查时患者可以表现为对刺激无反应或反应缓慢。患者可以单独对来自对侧的刺激产生反应，但在接受同时来自双侧的刺激时就会出现问题。右侧半球损伤引起的单侧忽略常比左半球损伤引起的症状重。症状严重者不仅检查明显可见，日常生活和学习活动如吃饭、穿衣、梳洗、走路、阅读等也会受到显著影响。患者可表现为单侧空间忽略或单侧身体忽略。下以左侧忽略为例介绍临床表现。

（1）单侧空间忽略　单侧空间忽略有知觉性忽略和再现性忽略两种表现形式，前者指不能看到脑损伤对侧的实际空间环境，后者则是指不能在脑海中重现脑损伤对侧的空间环境。单纯再现性忽略很少见。

1）知觉性单侧忽略的典型表现　①进餐时，患者吃完盘中右半边的饭菜，剩下盘中左半边的饭菜，此时患者并未吃饱。症状严重者，吃饭时将整个身体远离患侧向右倾斜并逐渐将盘子推向右边。②无论穿衣还是梳洗时，不注意或不使用放在左侧视野内的用品。③无论患者驱动轮椅还是行走，都可能会撞到位于左边视野的门框或家具。④在与他人交流中，尽管可以听见和听懂谈话，但并不注视坐在左边与其谈话的人。⑤阅读时，常从页面的中线开始阅读而不是从左边开始，因此患者不能理解所读文章。写字时，从纸的中线或偏右侧开始向右写下去。

2）再现性单侧忽略的典型表现　左侧再现性单侧忽略表现为当患者想象自己在一个以往熟悉的特定环境中，如走在一条熟悉的街道上时，能够准确地描述位于右边的建筑物，却不能想起位于左边的建筑物。反其道而行之时，位于左边的建筑物正是先前位于右边的建筑物，而先前位于左边的建筑物此时变为右边的建筑物。十分有趣的现象是，患者仍然只能描述目前位于右边的建筑物。

（2）左侧身体忽略　①坐位时，头、眼和躯干明显向健侧倾斜。②进餐时，忽略不用患侧上肢，患者的手可能会在不注意的情况下放到左边的汤碗或菜碗。③穿上衣时，只穿健侧的袖子，不穿患侧袖子便接着去做其他事，这是穿衣失用的一种表现形式。单侧忽略是穿衣失用的原因之一。④梳洗时，仅梳右半边的头发；刮胡子仅刮右半边。⑤从床边转移到椅上时，由于患者只顾及健侧而使椅子的右半边空着，左半边身体悬空于椅外。⑥严重时合并疾病失认。

**4. 评定方法**

（1）二等分线段测验　由 Schenkenberg 等人设计。在一张白纸上，平行排列三组平线段，每组含 6 条线段，长度分别为 10cm、12cm、14cm、16cm、18cm、20cm。最上端及最下端各有 1 条 15cm 的线段作为示范之用，不作为结果统计（图 10-4）。患者挺胸坐立，嘱其用笔将每条中点处做一标记，等分为二。要求患者注意每一条线段，尽量不要遗漏。每条线上只能画一个标记。最后计算出每一位患者的平均偏离百分数。切分点偏移距离超出全长 10% 或与正常组对照，偏离大于 3 个标准差者为异常。左侧忽略患者，切分点常向右偏移。临床观察病例显示，切分点偏离与线段的长度有关，线段愈长，左侧单侧忽略症患者所做的切分点愈偏向右。

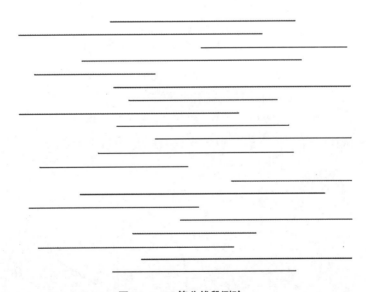

**图 10-4　二等分线段测验**

（2）划消测验　在一张 26cm×20cm 的白纸上，有 40 条线段，每条长 2.5cm，线条排列貌似随机，实质则分为 7 纵行，中间一纵行有 4 条，其余每行有 6 条线段，分别分布在中间行的两侧（图 10-5）。要求患者划消所看到的线段，最后分析未被划消的线条数目及偏向。正常者可划消所有线段。有左侧忽略者，左侧线段划消少，甚至不划。也可以划消字母、数字、符号，或将一段文章中的某个同样的字用红笔圈起来，如所有的"是"。

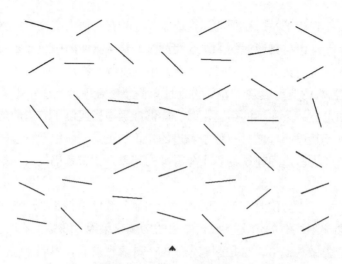

**图 10-5　Albert 线段划消测验**

（3）临摹测验　检查者将画好的房子出示给患者，要求患者按照样本临摹。只画出图形的一半，一侧（左侧）缺失，或临摹的图画显著偏置在纸的右侧，均提示存在单侧忽略（图 10-6）。

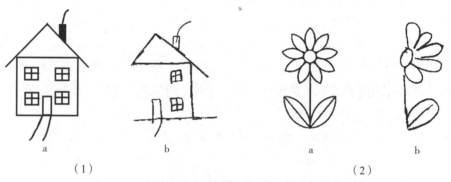

（1）　　　　　　　　　　　　　　　　　（2）

**图 10-6　临摹测验参考图形及患者临摹图案**

（4）自由画检查　患者在默画一个人的时候，表现为左侧部分缺失、左半侧身体较瘦，或身体的某些部分歪斜向右侧。患者画花时，左侧的花瓣和叶子缺失。

也可要求患者在已画好的表盘里填写代表时间的数字，并将指针指向 10：15。单侧忽略的患者或者将所有数字挤在一边（右半边），或者表盘内左半边的时间数字不写（图 10-7）。

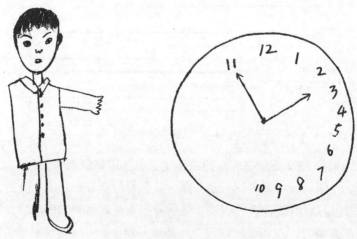

**图 10-7　单侧忽略患者的自由画**

（5）双侧同时刺激检查 首先进行单侧感觉（视觉、听觉、触觉）刺激反应检查，然后双侧同时给予刺激，观察患者的反应。单侧忽略症状较轻或处于恢复阶段时，仅给损伤性病灶对侧以感觉刺激（如耳边铃声）时可以出现反应，但双侧同时给予刺激则表现刺激损伤灶同侧有反应但患侧不能反应或不能快速反应。

（6）功能检查 功能检查包括阅读、写字、命名放在患者视野中线上的物品等。检查一侧肢体忽略时，可要求患者根据指令指出或移动指定肢体部位。

### （四）左右分辨障碍

**1. 定义** 左右分辨是指理解、区别和利用左右概念的能力，包括理解自身的左与右或对面检查者的左与右。左右分辨障碍是指不能理解和应用左右的概念，不能命名或指出自身、他人及环境的左右侧。

**2. 损伤定位** 左右分辨障碍可见于大脑顶叶的损伤。

**3. 临床表现** 患者由于左右不分可影响其日常生活活动。右脑损伤表现为不能分辨物体或空间的左右，如认路、穿衣时左右不分；不能分辨对面检查者的左右；不能准确模仿他人动作；左脑损伤表现为不能执行"左-右"口令。

**4. 评定方法**

（1）按指令完成动作检查 检查者发出指令，被检查者完成，如"伸出你的右手去摸你的左眼"。Benton 于 1983 年发表了标准化检查方法，满分 20 分，< 17 分提示存在左右分辨障碍（表10-10）。

表 10-10 Benton 左右定向检查表

| 序号 | 检查项目 | 评分 |
| --- | --- | --- |
| 1 | 伸出你的左手 | 1/0 |
| 2 | 指你的右眼 | 1/0 |
| 3 | 触摸你的左耳 | 1/0 |
| 4 | 伸出你的右手 | 1/0 |
| 5 | 用你的左手触摸你的左耳 | 1/0 |
| 6 | 用你的左手触摸你的右眼 | 1/0 |
| 7 | 用你的右手触摸你的右膝 | 1/0 |
| 8 | 用你的左手触摸你的左眼 | 1/0 |
| 9 | 用你的左手触摸你的右耳 | 1/0 |
| 10 | 用你的右手触摸你的左膝 | 1/0 |
| 11 | 用你的右手触摸你的右耳 | 1/0 |
| 12 | 用你的右手触摸你的左眼 | 1/0 |
| 13 | 指我的左眼 | 1/0 |
| 14 | 指我的左腿 | 1/0 |
| 15 | 指我的左耳 | 1/0 |

续表

| 序号 | 检查项目 | 评分 |
|---|---|---|
| 16 | 指我的右手 | 1/0 |
| 17 | 用你的右手摸我的左耳 | 1/0 |
| 18 | 用你的左手摸我的左眼 | 1/0 |
| 19 | 把你的左手放在我的右肩上 | 1/0 |
| 20 | 用你的右手摸我的右眼 | 1/0 |
| | 总分 | |

（2）动作模仿检查　检查者做一个动作，要求患者模仿。如检查者将左手放在右侧脸颊，观察患者是否存在镜像模仿。

### （五）躯体失认

**1. 定义**　身体部位识别是指识别自己和他人身体各部位的能力。缺乏这种能力称为躯体失认。

**2. 损伤**　损伤部位一般在左脑顶叶或颞叶后部。

**3. 临床表现**　见于脑卒中后偏瘫患者，多在急性损伤后立即出现，持续若干天后症状减轻。最初可表现为否认偏瘫肢体是自己的，认为自己的肢体不存在任何问题，随后可能承认偏瘫的肢体，但仍坚持是长在别人身上；患者有时会表示肢体不在自己身上，可能在其他某个地方。

患者缺乏人体结构的概念。不能区别自己和检查者身体各部位及各部位间关系；不能执行需要区别身体部位的指令；在进行转移动作训练时不能执行动作口令，如"以右脚为轴心转动你的身体"或"将手放在轮椅的扶手上"；不能模仿他人的动作。有的患者也可以出现穿衣障碍。

**4. 评定方法**

（1）观察　观察患者如何摆放偏瘫的肢体，如何看到自己的偏瘫肢体，如：是否表示自己的肢体是属于其他人的，是否认识到自己偏瘫肢体的功能丧失。

（2）按指令指出身体部位的检查　要求在合理的时间内准确说出身体部位的名称，如"指出你的嘴巴（下颏、鼻子、头发、肘、肩、膝、脚、后背等）"，不要用"左"或"右"这样的字词。需要指出的是躯体失认的患者可以表现为左右分辨障碍，而左右分辨障碍的患者可以辨别身体部位。

（3）模仿动作检查　能够模仿他人的动作，如果为镜像动作，也属于正常。

（4）回答问题　在合理的时间内能够回答与身体部位有关的问题（表10-11）。

表10-11　回答与身体部位有关问题的检查

| 序号 | 检查项目 |
|---|---|
| 1 | 一般来说，一个人的牙齿是在嘴的里面还是外面？ |
| 2 | 你的腿是在胃的下面吗？ |
| 3 | 你的脚和胃，哪一个离鼻子远？ |
| 4 | 你的嘴是在眼睛的上方吗？ |

续表

| 序号 | 检查项目 |
|---|---|
| 5 | 你的脖子和肩膀，哪一个离嘴近？ |
| 6 | 你的手指是在肘和手之间吗？ |
| 7 | 你的手指是在胳膊肘和手之间吗？ |
| 8 | 你的脚后跟和胳膊肘，哪一个离脚尖远？ |
| 9 | 你的胳膊和腿，哪一个离头近？ |
| 10 | 在你的头顶上有头发还是眼睛？ |
| 11 | 你的背是在身体的前面还是后面？ |
| 12 | 你的胃是在身体的前面还是后面？ |
| 13 | 你的胳膊肘在肩的上方还是下方？ |
| 14 | 你的鼻子在脖子的上方还是下方？ |

（5）画人体部位图 准备好纸和笔，让患者画一张人体结构图，包括10个部位，头、躯干、双臂、双手、双腿和双脚，每个部位1分，共10分。10分为正常；6～9分为轻度障碍；不足5分为重度障碍。

### （六）疾病失认

**1.定义** 疾病失认或疾病感缺失是一种严重的躯体构图障碍，患者否认、忽视或不知道瘫痪侧肢体的存在及其程度，表现为对瘫痪侧肢体漠不关心或完全否认。

**2.损伤定位** 损伤部位在非优势半球顶叶缘上回。

**3.临床表现** 严重者常伴有偏身感觉缺失、左侧空间忽略及智力和记忆的损害。由于这些障碍和损害都会影响患者的理解力和治疗效果，多无法学习康复代偿方法，直至疾病开始恢复。

**4.评定方法**

（1）躯体感觉检查 系统的躯体感觉检查有助于诊断。

（2）行为观察 观察患者是否意识到瘫痪的存在；对于瘫痪的主观感觉（是否漠不关心）；如何解释胳膊为什么不能动。如果患者否认肢体瘫痪的存在或者编造各种理由来解释肢体为何不能正常活动时，均提示存在疾病失认。

### （七）手指失认

**1.定义** 手指失认是指在感觉存在的情况下不能按照指令识别自己和他人的手指，包括不能命名或指出被触及的手指。

**2.损伤定位** 损伤部位位于左侧顶叶角回或缘上回。

**3.临床表现** 手指失认常表现为双侧性，且多见于中间三个手指的命名或指认错误，一般不影响手的实用性，但严重时则影响手指的灵活性。手指失认最常见于脑卒中患者，很少单独出现，多与失语症或其他认知障碍合并存在。

**4.评定方法**

（1）手指图辨认检查 向被检查者出示一张手指图，嘱其手掌向下放在桌子上，检查者触及其某一手指，让其在图中指出被触及的手指，睁眼和闭眼情况下分别指 5 次，然后进行比较。

（2）命名手指　检查者说出手指的名称，要求被检查者从自己、检查者及手指图上分别指认，共 10 次。

（3）动作模仿　检查者做指关节弯曲和对指动作，要求被检查者模仿。

（4）绘图　嘱被检查者描绘一张手指图，观察各手指排列及分布。

### （八）格斯特曼（Gerstmann's）综合征

**1. 定义**　格斯特曼综合征是指优势半球角回损伤所致的手指认识不能、左右定向力障碍、书写不能、计算不能四种症状，分别被称为手指失认、双侧空间失认、失写和失算，又称角回综合征。

**2. 评定方法**

（1）双侧空间失认　检查者说出肢体的名称，患者举起相应的部分，不正确为阳性。

（2）手指失认　检查者说出不同手指名称，患者伸出相应的手指。不正确为阳性。

（3）失写　检查者口述，患者不能正确写出，为阳性。

（4）失算　心算从 65 开始，每次加 7，直到 100 为止，不能算者为阳性（笔算比心算更难完成）。

## 二、空间知觉障碍的评定

### （一）基本概念

空间知觉是物体的空间特性如形状、大小、远近、方位在人脑中的反映。主要包括形状知觉、大小知觉、深度知觉、方位知觉。其中深度知觉又包括绝对距离知觉（距离知觉）和相对距离知觉（立体知觉）。空间知觉后天习得，它是由视觉、触觉、动觉等多种感觉系统协同活动的结果，其中视觉起重要作用。

组织并解释所看到的信息并赋予其一定意义的信息加工能力称为视知觉技能。视空间分析技能包括辨空间关系、空间定位、视觉完形、视觉记忆、视觉形象化等。当这些技能因脑损伤而受到损害时，会产生空间知觉障碍。

### （二）视空间知觉障碍及其分类

视空间知觉障碍（spatial perceptual disorders）是指个体在确定物体与自身在空间中的位置关系。以及区分两个或多个物体之间的距离或关系等方面出现的障碍。视空间知觉信息的处理涉及产生、感知、分析、综合、操纵、转换、思考视觉模式和刺激等综合性能。患者虽然能看到视觉图像，但无法对周围环境、物体的大小、距离、深度、方向进行定位、辨别。常见于大脑顶叶损伤。

根据视知觉技能的损害特征及与日常生活能力的密切关系，将视空间知觉障碍分为空间定位和空间关系障碍、地形定向障碍及深度与距离判断障碍等。

### （三）空间定位障碍

**1. 定义**　空间定位知觉即方位知觉，指对物体的方位概念如上、下、前、后、左、右、内、外、东、南、西、北等的认识。空间定位障碍者不能理解和判断物体与物体之间的方位关系。

**2.损伤定位**　损伤部位主要在非优势半球顶叶。

**3.临床表现**　方位概念丧失时将使患者的功能活动受到影响，主要体现在当口头指令中包含有方位词语时。如让患者将上肢举到头的"上"方、把脚放在轮椅的脚踏板"上"，由于缺乏方位概念，患者可表现为不知道该怎样去完成所要求的动作。

**4.评定方法**

（1）绘图　将一张画有一只盒子的纸放在患者面前，令患者在盒子的下方或上方画一圈。

（2）图片测试法　将几张印制有同样物体但摆放位置不同的图片放在被检查者面前，要求其描述图片中物体的位置。

（3）功能检测法　将生活中常用的物品摆放在被检查者面前，要求被检查者按照指令完成相应的动作，如"将牙刷放在口杯中""将筷子放在碟子上"等。

### （四）空间关系障碍

**1.定义**　空间关系知觉指对两个或两个以上的物体之间及其他物体之间的相互位置关系的认识。不能判断两物体间的空间位置关系及物体与自身之间的位置关系时称为空间关系功能障碍。

**2.损伤定位**　损伤部位主要在非优势半球顶叶。

**3.临床表现**　视空间关系障碍可以影响患者的日常生活活动能力。如穿衣时，出现前后里外反穿，错将领口当袖口，两条腿同时穿进一条裤腿，错位系扣等；梳妆时，患者戴眼镜时上下颠倒，假牙安放错误，重症空间关系障碍患者可表现为帮镜子里的人刷牙或洗脸；转移时，从床边站起，患者的躯干可能向后倾斜；驱动轮椅时，将健手错误地放在轮椅的扶手上并向前下方推，仿佛在驱动轮椅的轮子；饭前在餐桌上摆放餐具时，不能将盘子、碗、筷子等餐具放在合适的位置；看钟表时，不能判断挂钟的时针与分针的相对位置关系，因此不能说出正确的时间；不能列竖式进行算术运算。

**4.评定方法**

（1）点式图连接测试　将一张画有左右相同的点式图纸出示给被检查者，左边通过各点的连接形成一个图案，要求被检查者按照左侧图的形状，将右侧的点连接成与左侧一样的图案。

（2）十字标测试　在示范卡片的不同位置画上十字标，要求被检查者按照示范卡的样子，将十字标准确无误地画在另一个卡片上，如果被检查者不理解指令，检查者给予示范。

（3）结构性运用测试　准备好碗碟、筷子、汤勺、杯具等餐具，令被检查者摆放在餐桌的合适位置上，观察其是否能够合理摆放。

（4）ADL检查　在穿衣、梳洗、转移、进食等活动中观察患者取、放物品，身体的相应位置的变化等。

### （五）地形定向障碍

**1.定义**　地形定向是指判断两地之间的关系的能力。地形定向障碍是指不能理解和记住两地之间的关系，在形成空间地图并规划到达目的地的路线或解决有关地形问题上出现障碍。

**2.损伤定位**　损伤部位主要在非优势半球顶叶。

**3.临床表现**　地形定向障碍患者无论是否使用地图均无法从一地走到另一地。患者常在熟悉的环境中迷路，找不到回家的路，不能从医院训练室回到自己的病房，严重时即使在家里也找不到自己的房间。患者也不能描述熟悉的路线或环境特征，如卧室布局。部分患者不能学习新的路线、不能识别路标。

**4.评定方法**

（1）了解日常情况　询问被检查者家属患者是否日常生活中有迷路的情况，并让被检查者描述其非常熟悉的环境的特征，或画出线路图，测试其是否理解和记住两地之间的关系。

（2）地图理解测试　不能根据地图确定目的地的线路，也不能描述或画出过去熟悉环境的线路图者为地形定向障碍。

## （六）距离与深度知觉障碍

**1.定义**　距离与深度知觉障碍是指对物体的距离及深度的判断出现错误。

**2.损伤定位**　病灶位于非优势半球枕叶。

**3.临床表现**　有距离与深度知觉障碍者，在拿起摆放在桌子上的物品或抓取悬吊在面前的物品时表现为伸手过近或过远或迟疑，倒水时把水倒在杯外或水溢出仍然继续倒，撞到不该撞到的地方，不能准确地坐到椅子上，不能把物品放置在正确的位置上等，上下楼梯时因距离和深度判断不清而缺乏安全感。

**4.评定方法**

（1）距离知觉的检查　将物品摆放在桌子上，让患者伸手抓取，正常时可以准确抓取到。将一物体悬吊在患者前面，让患者抓取，正常时可以抓到。

（2）深度知觉的检查　让患者上下阶梯，正常时无不安全感。让患者倒一杯水，观察水是否从杯中溢出。

## 三、失认症的评定

### （一）基本概念

失认症是指在特定感觉正常的情况下，由于大脑损伤，患者不能通过相应的感官感受和认识以往熟悉的事物，但仍可以利用其他感觉途径对其识别的一类症状。也就是说，失认症并非由于感觉障碍、智力衰退、意识模糊、注意力不集中等情况所致，而是由于大脑皮质特定区域的损伤导致了感觉信息向概念化水平的传输和整合过程受到破坏的结果。

失认症见于脑外伤、脑卒中、痴呆及其他神经疾患的患者，多由于枕叶或顶叶特定区域损伤而致，对患者的日常生活能力和生活质量有严重的影响。

### （二）失认症分类

根据感觉方式的不同，与视、听、触觉有关的不同大脑皮质区域受损将导致不同类型的失认症，如视觉失认、触觉失认、听觉失认等。

### （三）视觉失认

**1.定义**　视觉失认是指在没有语言障碍、智力障碍、视觉障碍等情况下，不能通过视觉认识原来熟悉物品的质、形和名称。即在"能看见"的情况下，患者对所见的颜色、物体、图形等不能分辨其名称和作用。视觉失认与大脑左右半球颞 – 顶 – 枕叶联合区损伤有关，该区负责整合与记忆有关的视觉刺激。表现为物体失认、面容失认、同时失认及颜色失认。

**2.物体失认**　指在视力和视野正常的情况下，不能通过视觉识别常用物品，但可通过其他感觉如触、听觉来识别，是失认症中最常见的症状。

（1）临床表现　患者的视力和视神经功能正常，视觉刺激虽然能够正常通过眼睛和视束，但在枕叶皮层不能得到正确的解译。患者虽然能看见呈现在面前的物品，却不认识它是什么，即不能通过"看"来识别。然而利用触觉、听觉等可以认出该物。如拿一个杯子问患者"这是什么"，患者不认识，但用手触摸后知道是杯子。

（2）损伤定位　物体失认与双侧枕叶或颞叶皮质下部损伤密切相关，亦有仅为左半球损伤颞-顶叶后部而引起的。

（3）评定方法

1）物品命名或辨认　对日常用品的实物或照片命名，对物品的特征用途进行描述。检查者说出名称，由患者在实物或照片中指出，如果看后不能说，但触摸后可正确回答，提示视物体失认。

2）提示性视觉分辨　将一些常用的东西，如梳子、眼镜、钥匙、铅笔、硬币、牙刷等物品摆放在被检查者面前，根据检查者的描述，由被检查者挑选出来，如"用来打开锁子的东西""用来写字的东西"等。

3）复制图形并命名　复制并命名常见物品的线条图形，物体失认患者表现为可以复制图形，但不能命名。

**3.面容失认**　指视力保留，能认识面孔，也能分辨不同的面部表情，但不能通过面容识别以往熟悉的人，却能通过声音、步态、服装或发型等识别。面容失认的本质是在同一种类中不能区别不同项目。

（1）临床表现　患者不能识别熟悉的面孔，如亲属朋友，甚至不能从镜子里认出自己。患者可以从说话的声音、步态、服装或发型认出对方是谁。除了区别人的面孔有困难外，在区别其他种类时也可以出现类似的情况，如识别不同动物或不同品牌的汽车。

（2）损伤定位　面容失认与双侧枕-颞叶损伤密切相关。

（3）评定方法

1）面部识别和命名　出示患者本人、亲人、朋友或著名人物的照片，或让患者照镜子，要求患者说出人物的名字和面部特征；将相同的照片混杂在诸多照片中，要求其挑选出相同的。以上情况不能完成者判定存在面容失认。

2）利用其他感觉特征识别　面容失认患者可以利用声音、步态、服装等进行识别。

**4.同时失认**　指不能一次感知一个以上的事物。虽然每一部分的视知觉都正常，却不能把握部分和部分之间的关系，因而不能了解物品的整体意义，是视觉信息的整合障碍。

（1）临床表现　不能同时完整地识别一个图像。患者在观看一幅动作或故事图画时可识别局部微小的细节，每一次只能理解或识别其中的一个方面或一部分，却不能获得整体感，因而不能指出该幅图画的主题。进行图片复制时，可将主要的具体细节分别记录下来，但不能将每一部分放在一起组成一幅完整的图画。

（2）损伤定位　同时失认病灶位于双侧顶-枕区。

（3）评定方法

1）数点测验　要求患者对一张整版印有印刷符号如小圆点的作业纸数点，如果仅注意版面的某一部分，应考虑存在同时失认。

2）描述或复制图画　要求患者描述或复制一幅通俗的情景画，如果仅描述情景画的具体细节而不能作整体描述者，应考虑存在同时失认。

**5.颜色失认**　指能通过视觉区别各种颜色的不同，但不能辨认颜色的种类。颜色失认是后天性皮层病变引起的色彩认知障碍，常与面容失认或其他视觉失认并存，通常为优势半球损伤的结果。左侧偏盲、失读症及颜色失认同时出现被称为枕叶综合征。

（1）临床表现 患者能感觉和区别两种不同的颜色，但不能根据要求命名或选择颜色，不能将颜色的名称与颜色进行匹配。患者在非视觉注视的情况下能描述物品的颜色，但不能对物品图案进行着色，如询问"树叶是什么颜色的"，患者能够回答"绿色"，但在对树叶图案进行着色时，不能涂上正确的颜色。

（2）损伤定位 常见于双侧枕叶或枕-颞区损伤。

（3）评定方法

1）颜色命名与辨认 将不同颜色的物品或卡片放在患者面前，令患者说出物品或卡片的颜色；或检查者说出某种颜色，要求被检查者指出来。颜色失认患者均不能完成。

2）颜色辨别 将两种不同颜色的卡片放在一起，要求患者回答是否相同，颜色失认患者可以辨别不同颜色。

3）颜色分类匹配 检查者制定一种颜色，要求患者从色卡或物品中挑出制定颜色，或在许多色卡中匹配相同颜色。颜色失认患者不能按指令对颜色进行分类匹配，但可以对同种颜色进行配对。

4）颜色知识（非颜色视觉检查）及应用检查 向患者提问，如香蕉是什么颜色的？树叶是什么颜色，然后，给患者出示常见的水果或植物的无色图案，让患者用彩笔涂上相应的颜色，如西红柿、香蕉、苹果、橘子等。颜色失认患者能非视觉性回答物品颜色，但无法给轮廓图填充涂色。

### （四）触觉失认

**1. 定义** 指触觉、温度觉、本体感觉及注意力均正常，却不能通过触摸识别原已熟悉的物品，不能说出物品的名称，也不能说明和演示物品的功能、用途等。

**2. 损伤定位** 触觉失认常见于顶叶损伤。

**3. 临床表现** 不能通过触摸识别物品，闭目后不能凭触觉辨别物品的大小、形状、性质，故对早已熟悉的物品的名称、功能及用途等不能确认。

**4. 评定方法** 确认患者不存在深感觉、浅感觉、复合感觉功能障碍及命名性失语后进行评定。

（1）辨质觉辨认测验 闭眼，触摸粗砂纸、细砂纸、布料、绸缎等，然后进行辨认。

（2）形态觉辨认测验 闭眼，触摸一块塑料几何图形进行辨认；然后睁眼从中寻找出与刚才触摸的相同图形。

（3）实体觉辨认测验 在桌上放球、铅笔、硬币、曲别针、纽扣、积木、剪刀等，患者闭目，用手触摸其中一件，然后放回桌面，说出触摸物品的名称；让患者睁开眼睛，从中挑出刚才触摸过的物品。

（4）语义相关性检查 闭眼，用手触摸三种物品（如短小的铅笔、橡皮、牙签），从中选出两个语义相关的物品（铅笔和橡皮），左、右手分别测试。

### （五）听觉失认

**1. 定义** 指没有听力下降或丧失，能判断声音的存在，但不能识别和肯定原本熟悉的声音的意义。

**2. 损伤定位** 听觉联合皮质受损将导致听觉失认。单纯非言语性声音失认患者的皮质损伤位于右侧颞叶。言语性和非言语性声音的识别障碍同时存在时，大多数为双侧颞叶损伤（多为大脑中动脉梗死）。

**3. 临床表现** 听觉失认常表现为非言语性声音失认和言语性声音失认。

（1）非言语性声音失认 非言语性声音失认是狭义的听觉失认。指患者不能将一种物体和它所发出的声音联系在一起，表现为不能分辨各种声音的性质，如患者无法分辨钟表声、门铃声、电话铃声、流水声、汽笛声。

（2）言语性声音失认 言语性声音失认又称纯词聋，指仅不能识别言语声音的意义，而言语声音以外的所有的听觉认识包括非言语声音的理解都正常保留。患者仅听理解破坏，其他语言功能如阅读理解、书写和自发语均正常。由于言语声音的理解受到损害而使纯词聋患者不能复述和听写。

**4. 评定方法** 确认患者不存在听力障碍后进行评定。

（1）非言语性听觉测试 检查者在被检查者背后发出不同声音，如关门、跺脚、鼓掌等，然后询问被检查者是什么声音。

（2）言语性听觉测试 检查者朗读一段话，或播放提前准备好的录音，让被检查者复述或听写。

## 四、失用症的评定

### （一）基本概念

失用症是指在无运动和感觉障碍的情况下，由于大脑皮质的损害，患者不能正确地运用后天习得的运动技能进行目的性运动的运用障碍。也就是说，失用症并非由于肌力下降、肌张力异常、运动协调性障碍、感觉缺失、视空间障碍、语言理解障碍、注意力差或不合作等情况所致，而是一组反映运动系统在皮质功能水平上的障碍的综合征（躯体运动中枢除外），是大脑运动皮质联合区损伤，导致了动作意念形成、运动程序计划和编排、运动执行调节和控制的障碍。

临床上失用症多由于前额叶皮质、运动前皮质、顶–枕叶皮质运动区损伤而致，对患者的日常生活能力和生活质量有严重的影响。

### （二）失用症的分类

根据症状表现和产生机制不同，失用症可分为肢体运动性失用、意念运动性失用、意念性失用、结构性失用、穿衣失用、步行失用、发音失用、口颜面失用等。

运动记忆的丧失可导致肢体运动性失用；储存视运动记忆的顶叶与额叶运动区联系中断，使计划和编排运动出现障碍时则出现意念运动性失用。动作意念和概念的形成过程出现障碍可导致意念性失用。结构性失用、穿衣失用均为顶后叶或顶–枕叶病变引起涉及视空间功能的运用技巧障碍。此类障碍也可以归属于视空间功能障碍。

### （三）肢体运动性失用（limb–kinetic apraxia）

**1. 定义** 运动性失用是对运动记忆的丧失，是指在无麻痹、共济失调、感觉障碍、异常反射等运动功能障碍的情况下，不能按要求进行有目的的运动。

**2. 损伤定位** 损害部位常见于缘上回右部或运动皮质和运动前皮质联合区或胼胝体前部。

**3. 临床表现** 常见于颜面部、上肢、下肢及躯干等部位，以一侧上肢和舌多见。动作困难与动作的简单或复杂程度无关；有时并非完全不能，而是动作笨拙、缓慢、低下等。在进行精细动作时更容易出现。有时也表现为对检查者提出的动作口令要求做出毫无意义的若干运动，如由卧位坐起时，将两下肢举起而无躯干参与。

**4. 评定方法** 采用精细运动进行测试。患者在没有运动功能障碍的条件下，对其上肢精细运动功能进行测试，如表现动作笨拙、缓慢等，为存在肢体运动性失用。

（1）手指或足尖敲击试验 令患者用一只手的手指快速连续敲击桌面，或用一只脚的脚尖快速连续敲击地面。

（2）手指模仿试验 检查者用手演示日常生活常用的动作，如拧瓶盖、洗手等，要求患者模仿。

（3）手指轮替试验 患者快速地进行前臂的旋前旋后动作。

（4）手指屈曲试验 患者快速进行示指屈曲动作。

（5）集团屈伸速度测试 患者快速进行手指的屈曲和伸展抓握运动。

### （四）意念性失用（ideational apraxia）

**1. 定义** 意念性失用是动作意念或概念的形成障碍。动作意念或概念的形成包含了对物品功能的理解、对动作的理解和对动作顺序的理解。因此，意念性失用是动作的构思过程受到破坏，复杂动作的概念性组织出现困难，导致运动程序概念的形成出现异常、基本动作的逻辑顺序出现紊乱的一种动作运用障碍。

**2. 损伤定位** 损害部位多见于前额叶皮质、运动前区及胼胝体。

**3. 临床表现** 对复杂动作失去正确的动作意念，患者能正确进行简单动作，但在做复杂动作时，时间、次序及动作的组合发生错误，致使动作次序颠倒紊乱。表现为可以正确地完成复杂动作中的每一个分解动作，但不能将各分解动作按照一定的逻辑顺序排列成为一套连贯、协调的功能活动，也不能描述一项复杂活动的实施步骤。部分患者还可以表现为工作的选择和使用障碍，患者在不使用工具的情况下可以模仿动作，但是当实物放在面前时则出现选择和使用错误。例如，给患者香烟和火柴，令其点燃香烟，再把香烟放在嘴上，患者可能用烟去擦火柴盒，或将火柴当作香烟放到嘴里，或用未点燃的火柴去点香烟。

**4. 评定方法**

（1）系列动作测试 让患者进行沏茶、刷牙、寄信、点燃蜡烛等系列动作。有意念性失用者动作顺序错乱，只能完成系列活动中简单、孤立的某些部分。

（2）工具使用测试 在餐桌上摆放筷子、铅笔、牙刷，让患者进餐，观察是否选择和使用正确的工具。有意念性失用者会出现选择和使用工具错误，表现为会选择铅笔或牙刷吃饭。

### （五）意念运动性失用（ideomotor apraxia）

**1. 定义** 意念运动性失用是动作概念与行动之间中断，是储存运动记忆的左半球顶下小叶与负责制定运动计划的运动前皮质之间联系中断导致动作的计划、编排和输出障碍。患者可以理解指令，却不能把指令传达到动作执行器官，即不能按指令完成动作。但由于保留了肌肉等运动记忆，患者仍能在适当的时间与地点下意识地完成那些从前熟练的技能动作。

**2. 损伤定位** 损害部位为顶下小叶与运动前区联合皮质的联系纤维。

**3. 临床表现** 患者不能按口头指令执行运动，不能模仿他人动作。在适当情景中，给予实物，在不给予指令的情况下，患者可下意识地进行该动作，动作的准确性明显提高。当发出指令要求其完成某种动作时，表现出不能。如让患者模仿进食动作，患者不能，但递给患者筷子，患者会做出执筷进食动作。

**4. 评定方法** 采用 Goodglass 失用测验法进行检查，该法可同时评定和鉴别运动性失用、意念性失用、意念运动性失用三类失用症。

（1）Goodglass 法评定流程 先让患者按指令完成动作；如不能完成，再模仿治疗师做动作；若仍不能完成，再提供实物。

1）执行动作口令测试 要求患者根据口令在无实物的情况下用手势演示一个及物动作，或根据口令演示使用工具的动作，如"做一个刷牙动作"。

2）动作模仿测试 采用视觉呈现的方式进行，检查者示范手的操作、身体运动或各种姿势，要求被检者模仿。

3）实物操作测试 将实物交给患者，观察患者使用实物完成动作的情况。

（2）Goodglass 法评定动作 评定动作包括颜面部动作、肢体动作和全身动作，不同部位的动作检查可以帮助判断失用症所累及的身体的部位。

1）颜面部动作 咳嗽、用鼻用力吸气或嗅、吹火柴、用吸管吸饮料、鼓腮。

2）肢体动作 刷牙、刮胡须、敬礼、手指放唇上做嘘声、"再见""过来""停止"，以及钉钉子、锯木板、用螺丝刀。

3）全身动作 拳击、打高尔夫球、正步走、铲雪动作、立正，向后转，再向后转，再坐下。

（3）结果分析 ①运动性失用患者执行动作口令、动作模仿、实物操作均不能完成，表现为动作笨拙、缓慢、低下。②意念性失用患者执行动作口令时不能完成动作，实物操作可表现为动作顺序错乱或工具挑选和使用错误，但可以很好地模仿各种简单动作。③意念运动性失用患者执行动作口令、动作模仿不能完成，但在给予实物时，可下意识完成动作，动作的准确性明显提高。

## （六）结构性失用（constructional apraxia）

**1. 定义** 结构性失用是组合和构成活动障碍，指不能将各个不同的部件按正常空间关系组合成为一体化的结构，不能将物体各个部分连贯成一个整体，是以空间失认为基础的一种失用症。表现为对三维空间结构的感知觉和运动程序之间的障碍，虽然患者有形状知觉，也有辨别觉和定位觉，但患者不能模仿拼出立体结构，即患者的视觉和动觉过程之间发生分离。

**2. 损伤定位** 多见于左侧或右侧大脑半球的顶叶后部的损伤。

**3. 临床表现** 不能自发地根据指令用图画、积木或其他零件、物品制作或组装出二维和三维结构，虽然认识每一个部件，却不能将它们正确地组合在一起。临摹、绘制和构造二维或三维的图形或模型有困难。

**4. 评定方法**

（1）复制几何图形 要求被检查者复制二维的平面几何图形（如相互交叉的五边形），或三维几何图形（如立方体）等。

（2）复制图画 要求被检查者按照给出的图画进行模仿绘画，内容包括表盘、菊花、大象、空心十字、立方体和房子。

（3）复制模型 根据积木、火柴棒或木钉盘模型设计进行复制。

（4）拼图 出示拼图图案，要求被检查者拼图，图案不宜过于复杂。

（5）**功能活动** 要求被检查者进行实物组装及部分日常生活活动，如组装家具、穿衣、做饭等，观察其功能活动是否受到影响。

### （七）穿衣失用（dressing apraxia）

**1.定义** 穿衣失用是指丧失了习惯而熟悉的穿衣操作能力，不能自己穿衣服。其原因不是由于肢体运动功能障碍引起，而是由视空间知觉障碍引起。躯体构图障碍或单侧忽略也可以造成穿衣失用。由于原因不同，临床表现也不同。

**2.损伤定位** 常见于非优势半球顶叶或枕叶的损伤。

**3.临床表现** 穿衣失用可因损伤的原因不同而表现不同。视空间知觉障碍患者由于区别一件衣服的前与后、里与外有困难，故出现不知从哪个部位开始穿，或前后、里外反穿，或找不到袖子、裤腿或扣眼，将领口当袖口，两条腿同时穿进一条裤腿中，错位扣纽扣等。躯体失认患者可以出现将上衣当裤子穿的情况。单侧忽略患者会忽略穿身体一侧的衣服。

**4.评定方法** 采用功能评定的方法，让患者给自己或布娃娃穿脱衣服，观察其表现，符合上述临床表现的可确定为穿衣失用。

### 【复习思考题】

1. 在判断一名脑损伤患者是否存在认知障碍时，需要历经哪几个评估阶段？

2. 试述认知障碍筛查和认知障碍评定的差异。

3. 一位脑卒中患者，发病3月余，CT检测显示额叶和颞叶有缺血性梗死灶。此时患者的认知功能可能存在哪些方面异常？需要通过哪些方法进一步检测患者的认知功能？

4. 老年人认知功能障碍主要涉及哪些认知域？目前老年认知障碍的常见筛查方法、认知不同维度的评估方法和评估流程是什么？

正常情况下，胎儿在母亲妊娠后期、婴儿出生时或出生后的一段时间内陆续出现一些脊髓、脑干、中脑以及大脑皮质水平的反射。与深、浅反射不同，这些反射与人体的运动发育过程密切相关，即只有在某一个水平的反射出现后才能完成与之相应的动作，故又将此类反射称为发育性反射与反应（developmental reflexes and reactions）。该反射会在特定时间出现和消失，该出现的时间未出现，该消失的时间未消失，意味着中枢神经系统发育障碍或受到损伤。

# 第一节 反射发育的概述

## 一、反射的出现与消失

一般情况下，在妊娠28周至出生后24个月之内，人体会陆续出现一些发育性反射，最早出现的是脊髓水平的反射，最晚出现的是大脑水平的反应（如平衡反应）。随着神经系统的不断发育，脊髓、延髓、脑桥水平的反射在婴儿时期由中枢神经系统进行整合而被抑制，一经整合，这些反射将不再以原有的形式存在，因而在正常情况下不能再被引出。因此，脊髓、延髓、脑桥水平反射的出现与消失意味着中枢神经系统反射发育的成熟过程，而高水平的调整和平衡反应则变得越来越成熟，终生保留，这些反应是运动功能的重要基础。中枢神经损伤后会导致原始反射再现或该消失未消失，而较高水平的各种反应则出现障碍，这些障碍将严重影响运动功能。

## 二、发育性反射与反应的分类

根据反射发育的水平分为脊髓水平的反射、延髓脑桥水平的反射、中脑水平的反应及大脑皮质水平的反应。

**1. 脊髓水平的反射** 一般在妊娠28周至出生2个月内存在，包括屈肌收缩反射、伸肌伸展反射、交叉伸展反射、莫勒反射、抓握反射等。

**2. 延髓脑桥水平的反射** 大部分脑干水平的反射在出生时出现并维持至出生后4个月，包括非对称性颈紧张反射、对称性颈紧张反射、紧张性迷路反射、联合反应。

**3. 中脑水平的反应** 大部分中脑水平的反应在出生时或出生后4～6个月出现并维持终生，包括各种调整反应和保护性伸展反应。

**4. 大脑水平的反应** 大脑水平的反应在出生后4～24个月出现并终生存在，包括各种平衡反应。

### 三、评定的目的

**1. 判断中枢神经系统的反射情况** 妊娠期的胎儿或婴儿出生时，如果脑部受到伤害，反射或反应的发育可能出现异常。反射或反应发育异常提示中枢神经系统成熟迟滞、神经发育迟滞。因此通过检查，可以对婴幼儿的发育情况做出判断。

**2. 判断中枢神经系统的损伤情况** 当各种原因导致成年人中枢神经系统损害时，原始反射形式又复出现，如脑卒中后偏瘫患者出现对称性或非对称性颈紧张反射及联合反应等。上述原始反射由于脑损伤导致脱抑制而被释放出来。因此，认识和检查原始反射有助于判断中枢神经系统损伤的阶段。

**3. 为制定康复治疗方案提供依据** 根据检查的结果确定脑瘫患儿的发育水平，制定出抑制应该消失的原始反射，易化应该出现的反射的治疗方案。

### 四、评定注意事项

1. 特异的刺激才能诱发出特定的运动反应，要准确把握刺激的部位、时间和强度。

2. 检查中应仔细观察患儿对于刺激的反应。

3. 在进行延髓脑桥水平的检查时，除了用眼观察，还需触诊以发现和体会肉眼观察不到的肌张力变化。

4. 注意反射及反应出现、消失的时间。

5. 学会分析反射对运动功能发育的影响以及如何将反射与功能性活动结合到一起。

# 第二节　发育性反射与反应的评定方法

### 一、脊髓水平反射

脊髓水平反射是运动反射，又称原始反射，受到刺激后肢体肌肉出现完全的屈曲或伸展动作模式。脊髓水平的反射最容易肉眼观察到，是运动反应的一部分，具有典型的表现。

**1. 觅食反射（rooting reflex）** 正常足月新生儿脸颊部接触母亲乳房或其他部位时，即可出现"寻找"乳头的动作。

检查方法：用手指触摸婴儿的口角或上唇。

阴性：婴儿头部无反应。

阳性：婴儿将头转向刺激侧，出现张口寻找乳头动作。

持续时间：出生时～出生后 4 个月。

意义：该反射缺失提示具有较严重的病理状态，精神发育迟滞、脑瘫患儿该反射可持续存在。

**2. 屈肌收缩反射（flexor withdrawal）**

检查方法：仰卧位，头部中立位，双下肢伸展，刺激患儿一侧足底（图 11-1a）。

阴性：受到刺激的下肢仍维持伸展位。

阳性：受到刺激的下肢出现失去控制的屈曲（图 11-1b）。

持续时间：妊娠 28 周～出生后 2 个月。

意义：出生后 2 个月以内呈阳性为正常，2 个月以后仍为阳性者可能是神经反射发育迟滞的表现。

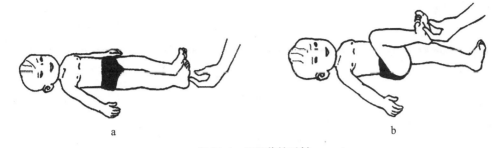

**图 11-1 屈肌收缩反射**

a：体位及刺激方法；b：阳性反应

### 3. 伸肌伸展反射（extensor thrust）

检查方法：仰卧位，头部中立位，一侧下肢伸直，另一侧下肢屈曲，刺激患儿屈曲侧足底（图 11-2a）。

阴性：受到刺激的下肢仍维持屈曲位。

阳性：受到刺激的下肢出现失去控制的伸直（图 11-2b）。

持续时间：妊娠 28 周～出生后 2 个月。

意义：出生后 2 个月以内呈阳性为正常，2 个月以后仍为阳性者提示神经反射发育迟滞。

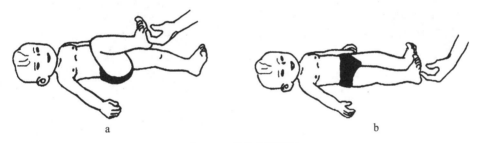

**图 11-2 伸肌伸展反射**

a：体位及刺激方法；b：阳性反应

### 4. 交叉伸展反射（crossed extension）

检查方法：仰卧位，检查者握住小儿一侧膝部使下肢伸直，按压或敲打此侧足底。

阴性：无反应。

阳性：可见对侧下肢先屈曲，然后内收、伸直，似要蹬掉这个刺激（图 11-3）。

持续时间：妊娠 28 周～出生后 2 个月。

意义：出生后 2 个月以内呈阳性为正常，2 个月以后仍为阳性者提示神经反射发育迟滞。

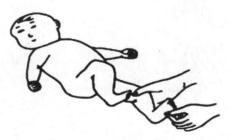

**图 11-3 交叉伸展反射**

### 5. 手握持反射（hand palmar grasp reflex）

检查方法：将手指或其他物品放入婴儿手掌的尺侧并按压（图 11-4a）。

阴性：手指无反应。

阳性：小儿手指屈曲握物（图 11-4b）。

持续时间：妊娠 28 周～出生后 4 个月。

意义：此反射出生后即出现，逐渐被有意识的握物所替代。肌张力低下时不易引出，脑瘫患儿可持续存在，偏瘫患儿双侧不对称，也可一侧持续存在。

**6. 足握持反射**　足握持反射（foot palmar grasp reflex）又称足抓握反射。

检查方法：将手指或其他物品从小儿足掌的外侧放入并按压（图 11-4a）。

阴性：足掌无反应。

阳性：小儿足趾屈曲（图 11-4b）。

持续时间：妊娠 28 周～出生后 10 个月。

意义：此反射出生后即出现，随着独站功能的建立而消失。足握持反射的持续存在将会影响小儿站立功能，脑瘫儿童此反射可持续存在。

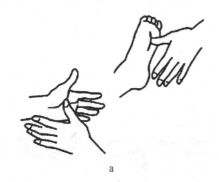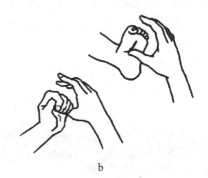

a

b

**图 11-4　握持反射**

a：刺激方法；b：阳性反应

**7. 拥抱反射**　拥抱反射又称莫勒反射（Moro reflex）、惊吓反射。

检查方法：小儿呈仰卧位，有 5 种引出的方法。①托法：平托起小儿，令头部向后倾斜 10°～15°（图 11-5a）。②落法：抬高小儿 15cm 后下落。③声法：用力敲打床边发出声音。④弹足法：用手指轻弹小儿足底。⑤拉手法：拉小儿双手慢慢抬起，当肩部略微离开桌面（头并未离开桌面）时，突然将手松开。

阴性：无反应。

阳性：分为两型。①拥抱型：小儿双上肢对称性伸直外展，下肢伸直，躯干伸直，拇指及示

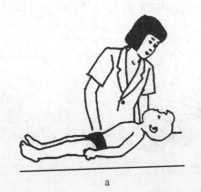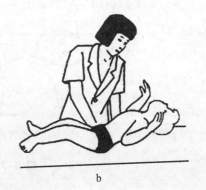

a

b

**图 11-5　拥抱反射（拥抱型）**

a：体位及刺激方法；b：阳性反应

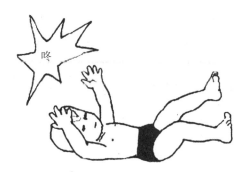

图 11-6　拥抱反射（伸展型）

指末节屈曲，呈扇形张开，然后上肢屈曲内收呈拥抱状态（图 11-5b）。②伸展型：又称不完全型，可见小儿双上肢突然伸直外展，迅速落于床上，小儿有不快感觉，多见于 3 个月以上的婴儿（图 11-6）。

持续时间：拥抱型 0～3 个月（出生后）；伸展型 4～6 个月（出生后）。

意义：由于头部和背部位置关系的突然变化，刺激颈深部的本体感受器可引起上肢变化的反射，亢进时下肢也出现反应，肌张力低下及严重智力障碍患儿难以引出，早产、低钙、核黄疸、脑瘫等患儿此反射可亢进或延长，偏瘫患儿左右不对称。

**8. 放置反射**　放置反射（placing reaction），又称安置反射。

检查方法：扶小儿呈立位，将一侧足背抵于桌面边缘。

阴性：无反应。

阳性：可见小儿将足背抵于桌面边缘侧下肢抬到桌面上。

持续时间：出生时～出生后 2 个月。

意义：偏瘫患儿双侧不对称。

## 二、延髓脑桥水平反射

延髓脑桥水平反射是静止的姿势反射。它是肌肉张力的调整反应，而不是能用肉眼观察到的运动反应。全身的肌张力随着头部与身体的位置变化以及体位变化（兴奋激活前庭系统）而发生变化。事实上，延髓脑桥水平的反射几乎不产生运动，主要是通过调整肌张力对姿势产生影响。

**1. 非对称性紧张性颈反射（asymmetrical tonic neck reflex，ATNR）**

检查方法：小儿取仰卧位，检查者将小儿的头转向一侧（图 11-7a）。

阴性：双侧肢体都无反应。

阳性：小儿颜面侧上下肢因伸肌张力增高而伸展，后头侧上下肢因屈肌张力增高而屈曲（图 11-7b）。

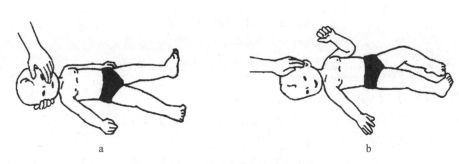

　　　　　　　a　　　　　　　　　　　　　　　　　　　　b

图 11-7　非对称性紧张性颈反射

a：体位及刺激方法；b：阳性反应

持续时间：出生时～出生后 4 个月。

意义：当头部位置变化，颈部肌肉及关节的本体感受器受到刺激时可引起四肢肌张力的变化。去大脑强直及锥体外系损伤时亢进，锥体系损伤也可见部分亢进；6 个月后残存，是脑部受损的常见表现之一。该反射持续存在将影响小儿头于正中位、对称性运动、手口眼协调等运动发育。

**2. 对称性紧张性颈反射（symmetrical tonic neck reflex，STNR）**

检查方法：小儿呈俯悬卧位，使头前屈（图 11-8a）或背伸（图 11-8c）。

阴性：四肢肌张力无变化。

阳性：头前屈时，上肢屈曲，下肢伸展（图 11-8b）；头背伸时，上肢伸展，下肢屈曲（图 11-8d）。

持续时间：出生时～出生后 4 个月。

意义：同非对称性紧张性颈反射。

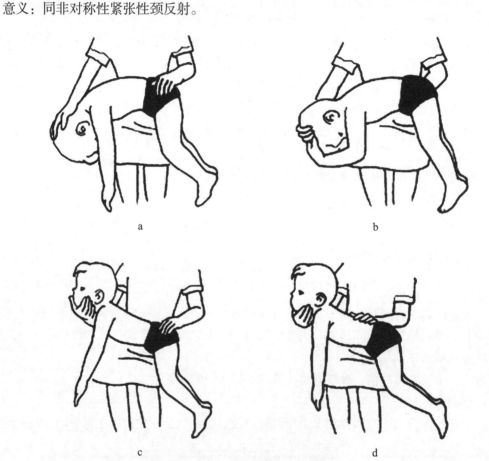

**图 11-8　对称性紧张性颈反射**

a：体位及刺激方法（头前屈）；b：阳性反应（头前屈）；

c：体位及刺激方法（头背伸）；d：阳性反应（头背伸）

**3. 阳性支持反射（positive supporting reaction，PSR）**

检查方法：使患儿保持立位，足底着桌面小跳数次（图 11-9a）。

阴性：下肢自然屈曲，肌张力无变化。

阳性：下肢伸肌张力增高，踝关节跖屈，也可引起膝反张（图 11-9b）。

持续时间：出生时～出生后 2 个月。

意义：出生后 2 个月内呈阳性为正常。2 个月以后仍呈阳性，提示神经反射发育迟滞。

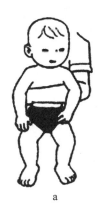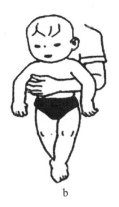

**图 11-9　阳性支持反射**

a：体位及刺激方法；b：阳性反应

**4. 阴性支持反射（negative supporting reaction，NSR）**

检查方法：抱患儿使之保持立位，并减少扶持力量使患儿站立。

阴性：阳性支持反射所产生的伸肌张力增高有所缓解，踝关节 90°，下肢可以屈曲（图 11-10）。

阳性：阳性支持反射所产生的伸肌张力增高没有缓解，阳性支持反应仍然存在。

持续时间：出生时～出生后 2 个月。

意义：同阳性支持反射。

**5. 紧张性迷路反射**　紧张性迷路反射（tonic labyrinthine reflex，TLR），也称前庭脊髓反射。

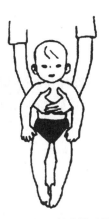

**图 11-10　阴性支持反射**

检查方法：将婴儿置于仰卧位及俯卧位，观察其运动和姿势变化。

阴性：四肢肌张力无变化。

阳性：仰卧位时身体过度伸展，头后仰（图 11-11a）；俯卧位时身体以屈曲姿势为主，头部前屈，臀部凸起（图 11-11b）。

持续时间：出生时～出生后 4 个月。

意义：当头部在空间位置及重力方向发生变化时，躯干和四肢可产生肌张力的变化。该反射持续存在将影响婴儿自主抬头的发育。

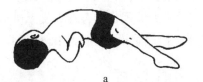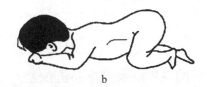

**图 11-11　紧张性迷路反射**

a：TLR 仰卧位；b：TLR 俯卧位

**6. 侧弯反射**　侧弯反射（incurvation reflex）又称躯干内弯反射。

检查方法：婴儿处于俯卧位或俯悬卧位，用手刺激一侧脊柱旁或腰部。

阴性：无反应。

阳性：出现躯干向刺激侧弯曲（图 11-12）。

持续时间：出生时～出生后 6 个月。

意义：肌张力低下难以引出，脑瘫患儿或肌张力增高可持续存在，双侧不对称具有临床意义。

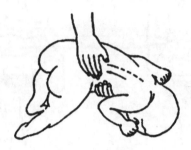

图 11-12　侧弯反射

**7. 联合反应（associated reaction，AR）**　联合反应是指当身体某一部位进行抗阻运动或主动用力时，处于休息状态下的肢体所产生的不随意反应。联合反应是刻板的张力性活动，是一侧肢体姿势对另一侧肢体姿势产生的影响。

检查方法：受试者取仰卧位，身体任何部位做抗阻随意运动。检查脑瘫患儿时，令患儿一只手用力握住物体。

阴性：身体的其他部分无反应或有轻微的反应，或很轻微的肌张力增高（图 11-13a）。

阳性：对侧的肢体出现同样的动作或身体的其他部位的肌张力明显增高（图 11-13b）。

出现时间：出生时～出生后 3 个月。

消失时间：8 ～ 9 岁。

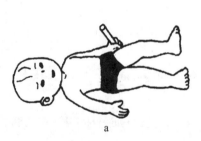 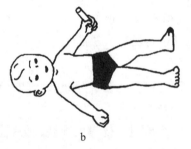

图 11-13　联合反应

a：AR 阴性；b：AR 阳性

意义：偏瘫患者处于痉挛的早期阶段，也可诱发出联合反应。

延髓脑桥水平的反射在正常小儿出生时出现，根据反射的不同，维持 4 个月或至 8 ～ 9 岁不等。反射在该消失的月（年）消失为正常，如超过应当消失的时间仍然存在，提示中枢神经系统发育迟滞，如脑瘫。该反射消失后又出现，提示中枢神经系统损伤，如成人脑卒中。

### 三、中脑及大脑皮质水平的反应

临床上将中脑及大脑皮质水平的反射称为反应。它特指婴幼儿时期出现并终生存在的较高水平的反射。这些反应是正常姿势控制和运动的重要组成部分，包括立直反应及平衡反应。中脑水平的反应是获得性运动发育成熟的标志，其立直反应在此水平被整合并相互作用以影响头与身体在空间的关系。大脑皮质水平的反应是大脑皮质、基底节和小脑相互作用的结果，它的出现标志着平衡反应发育成熟。只有在这种水平上的反应出现时，才可能出现高水平的复杂的运动功能。某种反应在应当出现的时候未出现，提示神经反射发育迟滞，脑损伤患者的各种反应也会因脑组织受到破坏而消失。

**1. 立直反应（righting reflex）** 又称矫正反应，是身体在空间发生位置变化时，主动将身体恢复立直状态的反射，立直反应的中枢在中脑和间脑。其主要功能是维持头在空间的正常姿势，以及头颈和躯干间、躯干与四肢间的协调关系，是平衡反应功能发育的基础。各种立直反应并不独立存在，而是相互影响。立直反应出生后可以见到，但多于出生后 3 ～ 4 个月出现，持续终生。脑发育落后或脑损伤患儿立直反应出现延迟，肌张力异常、原始反射残存可严重影响立直反应的建立。

（1）颈立直反应（neck righting acting on the body，NOB） 又称为颈调整反应，是新生儿期唯一能见到的立直反应，是小儿躯干对头部保持正常关系的反射，以后逐渐被躯干调整反应所取代。

检查方法：小儿取仰卧位，检查者将小儿头部向一侧转动（图 11-14a）。

阴性：身体不旋转。

阳性：小儿的肩部、躯干、骨盆都随头转动的方向而转动（图 11-14b）。

出现时间：出生时。

消失时间：出生后 6 ～ 8 个月。

意义：阳性反应出生时存在，6 ～ 8 个月消失。8 个月以后仍呈现阳性提示反射发育迟滞的征候。

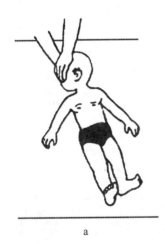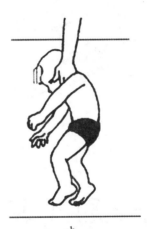

图 11-14 颈立直反应

a：体位及刺激方法；b：阳性反应

（2）躯干立直反应（body righting acting on the body，BOB） 又称为躯干调整反应。

检查方法：小儿呈仰卧位，头中立位，上下肢伸展。检查者握住小儿双下肢向一侧旋转成侧卧位；或使小儿的头主动或被动地向一侧旋转（图 11-15a）。

阴性：身体整个旋转（颈的调整反射），而不是分段旋转。

阳性：此时小儿头部也随着躯干转动，并有头部上抬的动作；身体分节旋转，即头部先旋转，接着两肩旋转，最后骨盆旋转（图 11-15b）。

出现时间：出生后 4 ～ 6 个月。

消失时间：5 岁。

（3）视觉立直反应（optical righting reflex，OR） 又称为视觉调整反应。是头部位置随着视野的变化保持立直的反射，是人类相当发达的反射，是维持姿势的重要反射。延迟出现提示有脑损伤。

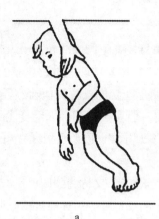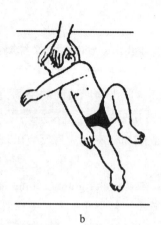

a

b

**图 11-15 躯干立直反应**

注：a：体位及刺激方法；b：阳性反应

检查方法：双手抱起清醒、睁眼的小儿，放于检查者的膝上，然后将小儿身体向前、后、左、右倾斜（图 11-16a、图 11-16b、图 11-16c）。

阴性：头不能主动抬起至正常位置。

阳性：无论身体如何倾斜，小儿头部仍能保持立直位置（图 11-16d、图 11-16e、图 11-16f）。

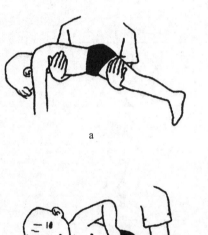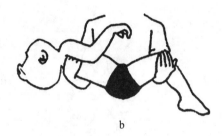

a

b

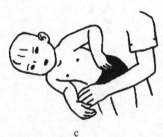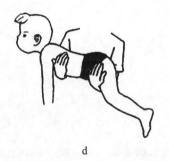

c

d

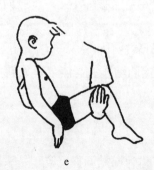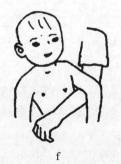

e

f

**图 11-16　视觉立直反应**

a、b、c：体位及刺激方法；d、e、f：阳性反应出现时间：出生时～出生后2个月；5～6个月明显。

消失时间：终生存在。

意义：阳性反应在2个月左右出现，并维持终生。如在2个月后仍呈阴性提示神经反射发育迟滞。

（4）迷路性立直反应（labyrinthine righting acting on the head，LR）　又称为头部迷路调整反射。指当头部位置发生变化时，从中耳发出的信号经过前庭脊髓束刺激支配颈肌的运动神经元，产生头部位置的调节反应。

检查方法：用布蒙住小儿双眼，检查者双手托举或扶持小儿，使小儿身体向前、后、左、右各方向倾斜。检查时注意不要过分倾斜（图11-17a、图11-17b、图11-17c）。

阴性：头不能主动地抬起至正常体位。

阳性：无论身体如何倾斜，小儿头部仍能保持立直位置（图11-17d、图11-17e、图11-17f）。

出现时间：出生后3～4个月开始出现；5～6个月明显。

消失时间：终生存在。

意义：阳性反应在4个月左右出现，并维持终生。如在4个月后仍呈阴性提示神经反射发育迟滞。

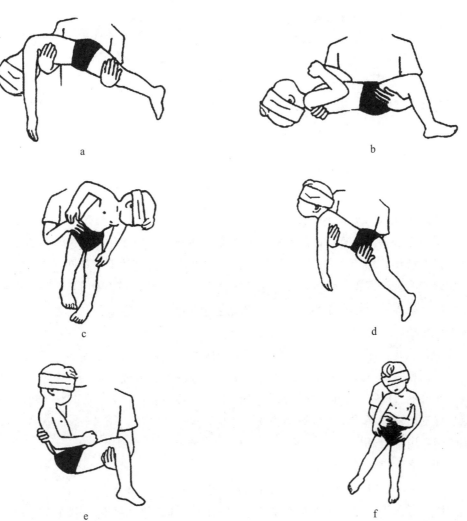

**图11-17　迷路性立直反应**

a、b、c：体位及刺激方法；d、e、f：阳性反应

（5）保护性伸展反应（parachute reflex） 又称降落伞反射。

检查方法：检查者双手托住小儿胸腹部，呈俯悬卧位状态，然后将小儿头部向前下方俯冲一下（图11-18a）。

阴性：上肢无保护头部的动作而出现非对称性或对称性紧张性颈反射的原始反射。

阳性：此时小儿迅速伸出双手，稍外展，手指张开，似防止下跌的保护性支撑动作（图11-18b）。脑瘫患儿此反射也可出现双上肢后伸呈飞机样的特殊姿势，或上肢呈紧张性屈曲状态。

出现时间：出生后6～7个月。

消失时间：终生存在。

意义：保护性伸展反应是在重心超出支撑面时（一种位移的刺激），为了达到稳定和支撑身体的目的而做出的反应。由于其中枢在中脑，因此该反射的意义等同于调整反应。检查时注意观察两侧上肢是否对称，如果一侧上肢没有出现支撑动作，提示臂丛神经损伤或偏瘫；如果此反射延迟出现或缺如，提示脑瘫或脑损伤。

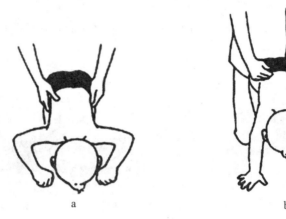

**图 11-18　保护性伸展反应**
a：体位及刺激方法；b：阳性反应

**2. 平衡反应（equilibrium reaction，ER）** 是神经系统发育的高级阶段，出现皮层水平的平衡反应。当身体重心移动或支持面倾斜时，机体为了适应重心的变化，通过调节肌张力以及躯干与四肢的代偿性动作，保持正常姿势。平衡反应是人站立和行走的重要条件，多在立直反射出现不久即开始逐步出现和完善，终生存在。完成平衡反应不仅需要大脑皮质的调节，而且还需要感觉系统、运动系统等综合作用才能完成。平衡反应也称为倾斜反应。

（1）仰卧位倾斜反应（tilting-supine reaction）

检查方法：患儿于倾斜板上取仰卧位，上下肢伸展，倾斜板向一侧倾斜（图11-19a）。

阴性：头部和胸廓不能自我调整，无平衡反应或保护反应出现。

阳性：头部挺直的同时，倾斜板抬高一侧的上、下肢外展，伸展，倾斜板下降一侧的上、下肢可见保护性支撑样伸展动作（图11-19b）。

出现时间：出生后6个月。

消失时间：终生存在。

（2）俯卧位倾斜反应（tilting-prone reaction）

检查方法：患儿于倾斜板上取俯卧位，上下肢伸展，倾斜板向一侧倾斜（图11-20a）。

阴性：头部和胸廓不能自我调整，无平衡反应或保护反应出现。

阳性：头部挺直的同时，倾斜板抬高一侧的上、下肢外展，伸展，倾斜板下降一侧的上、下肢可见保护性地做支撑样伸展动作（图 11-20b）。

出现时间：出生后 6 个月。

消失时间：终生存在。

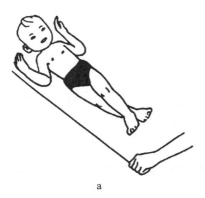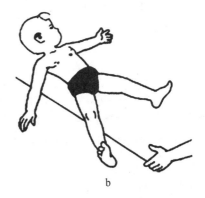

**图 11-19　仰卧位倾斜反应**

a：体位及刺激方法；b：阳性反应

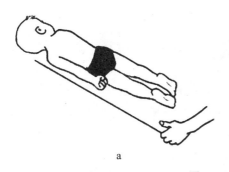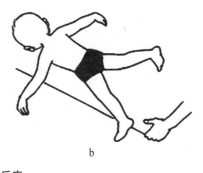

**图 11-20　俯卧位倾斜反应**

a：体位及刺激方法；b：阳性反应

（3）坐位倾斜反应（sitting tilting reaction）　前方坐位倾斜反应可于小儿出生后 6 个月左右出现；侧方坐位倾斜反应可于小儿出生后 7 个月左右出现；后方坐位倾斜反应可于小儿出生后 10 个月左右出现。上述坐位倾斜反应终生存在。坐位后方平衡反应出现，标志着坐位姿势发育成熟，开始向立位方向发展。

检查方法：小儿于坐位，检查者用手分别向前方、侧方方向、后方推拉小儿，使其身体倾斜（图 11-21a）。

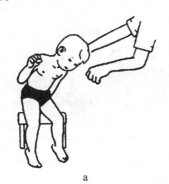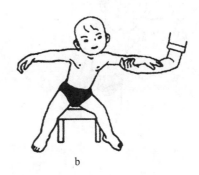

**图 11-21　坐位倾斜反应**

a：体位及刺激方法；b：阳性反应

反应：小儿为了维持平衡，出现头部和胸部立直反应。同时，向前推时出现双上肢迅速向前方伸出；向侧方推时倾斜侧上肢立刻向侧方支撑、另一侧上肢同时伸展；向后推时两手迅速伸向后方做支撑动作。通过上述反应，使身体保持平衡（图 11-21b）。

出现时间：前方反应出现于出生后 6 个月；侧方反应出现于出生后 7 个月；后方反应出现于出生后 10 个月。

消失时间：终生存在。

（4）膝手位 / 四爬位倾斜反应（four-foot kneeling tilting reaction）

检查方法：小儿呈四爬位，检查者推动小儿躯干，破坏其稳定性，或小儿呈四爬位于检查台上，检查者将检查台一侧抬高而倾斜（图 11-22）。

阴性：头部和胸廓不能自我调整，未见平衡反应和保护反应。

阳性：头部和胸廓出现调整，受力的一侧上、下肢或检查台抬高侧上下肢外展、伸直，另一侧出现保护性伸展和支撑动作。

出现时间：出生后 8 个月。

消失时间：终生存在。

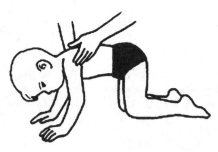

**图 11-22 膝手位 / 四爬位倾斜反应**

（5）跪位倾斜反应（kneeling-standing tilting reaction）

检查方法：小儿取跪位，检查者牵拉小儿的一侧上肢，使其倾斜（图 11-23a）。

阴性：身体不能自我调节维持平衡。

阳性：头部和胸部出现调整，被牵拉的一侧出现保护反应。对侧上、下肢外展，伸展（图 11-23b）。

出现时间：出生后 15 个月。

消失时间：终生存在。

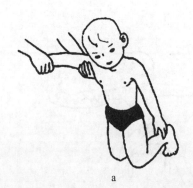
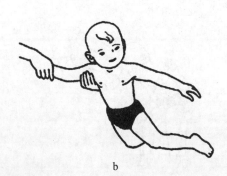

a                                    b

**图 11-23 跪位倾斜反应**
a：体位及刺激方法；b：阳性反应

（6）立位倾斜反应（standing tilting reaction）  前方立位倾斜反应于小儿出生后 12 个月左右出现；侧方立位倾斜反应于小儿出生后 18 个月左右出现；后方立位倾斜反应于小儿出生后 24 个月左右出现，终生存在。

检查方法：小儿于站立位，检查者用手分别向前方、侧方、后方推动小儿，使其身体倾斜（图 11-24a）。

阴性：头部和胸廓不能自我调整，不能跨步维持平衡。

阳性：小儿为了维持平衡，出现头部和胸部立直反应，以及上肢伸展的同时分别出现腰部向前方、侧方、后方弯曲及脚向前方、左右、后方迈出一步（图 11-24b）。

出现时间：前方反应出现于出生后 12 个月；侧方反应出现于出生后 18 个月；后方反应出现于出生后 24 个月。

消失时间：终生存在。

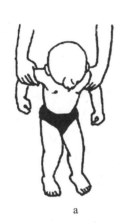 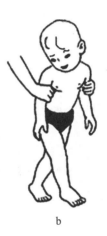

图 11-24  立位倾斜反应

a：体位及刺激方法；b：阳性反应

# 第三节  评定结果分析

Capute 等对脊髓和脑干水平反射的评定结果提出了评分标准（表 11-1）。按等级分为 0、1、2、3、4 分。0 分正常，4 分提示原始反射完全脱抑制。

表 11-1  脊髓和延髓脑桥水平反射评分标准

| 评分 | 标准 |
| --- | --- |
| 0 | 脊髓、延髓脑桥水平的反射消失 |
| 1 | 有轻度、短暂的肌张力变化，无肢体运动 |
| 2 | 可见的肢体运动 |
| 3 | 出现肢体夸张的整体运动 |
| 4 | 强制性反射运动持续时间 > 30 秒 |

系统地检查不同发育水平的反射活动后，治疗师应重点注意患者的反射控制所能达到的最高水平。如果该水平与年龄相适应，则反射发育属正常；若控制水平低于当前年龄正常发育所应有

的水平，提示中枢神经系统损伤。脑损伤发生在发育早期（如脑瘫）时，随意运动控制的发育将迟滞，其结果导致运动行为的控制以脊髓和脑干的反射占优势，而这些反射在正常发育时本应消失。脑损伤发生在成人阶段时，较低水平的反射从较高水平的抑制控制中脱离而被释放，即较高级反射整合中枢（大脑皮质）的障碍表现为原始反射重现。因此，当成年人出现影响和控制运动行为的脊髓或延髓脑桥水平的反射如姿势反射均提示中枢神经系统严重损害。反射整合障碍对于运动功能的影响是多方面的：①将导致躯干的分节运动减少。②分离运动减少或消失。③肌肉对于姿势变化的适应性下降。④抗重力肌的功能下降。⑤联带运动增加。此外，还应注意原始反射的出现对功能活动的影响。例如：非对称性紧张性颈反射阳性时，可阻碍仰卧位至俯卧位的翻身；交叉伸展反射阳性可能是膝反张的一个原因；足抓握反射阳性，患者在行走时会加重足趾的跖屈。

制定治疗计划时需要考虑的因素包括：原始反射的强弱、中枢神经系统损伤（发病）的时间及损伤的程度等。发病时间越短，损伤越轻，反射越弱，则治疗效果越好。脑损伤发生在发育早期（如脑瘫）时，随意运动控制将被延迟，结果表现为运动行为以本应消失的脊髓或延髓脑桥反射占优势。脑损伤发生在成人时，低水平反射脱离了高水平的抑制性控制而被释放。无论哪种病理情况，无论脑损伤发生在何阶段，康复目标均是使患者的反射等级水平与年龄或发育相适应，康复治疗的重点均为抑制较低水平的反射和促进或易化较高级水平的调整反应和平衡反应。

【复习思考题】

1. 非对称性紧张性颈反射的临床意义是什么？

2. 阳性支撑反应的临床应用意义是什么？

3. 中脑水平反应有哪些？

扫一扫，查阅本章数字资源，含PPT、音视频、图片等

协调是指人体产生平滑、准确、有控制的运动能力，平衡是指人体保持稳定的能力。前者保证人体动作的准确性和目的性；后者维持身体稳定，是保持姿势、完成日常生活动作的基本条件。两者关系密切，共同维持着人体正常活动，但是两者的侧重点有所不同：协调强调动作的灵活性、稳定性，以肢体远端关节的精细动作、多关节共同运动为主；平衡强调身体重心的控制，以粗大动作、整体动作为主。

# 第一节　协调功能的评定

## 一、概述

### （一）协调运动

协调运动是指在中枢神经系统的控制下，与特定运动或动作相关的肌群以一定的时空关系共同作用，从而产生平滑、准确和有控制的运动。其特点是以适当的速度、距离、方向、节奏和力量进行运动。正常的随意运动需在大脑皮质、基底神经节、小脑、前庭迷路系统、本体觉、视觉等多系统共同参与下，依靠主动肌、拮抗肌、协同肌和固定肌的相互配合，才能准确地完成一个动作。

人体的协调运动可分为粗大运动与精细活动两大类。粗大运动主要由大肌群参与，用于身体姿势保持与平衡维持，如翻身、坐、站、行走等。精细活动主要由小肌群参与，用于精细动作，如手的灵巧性动作、对细小物品的控制等。

### （二）协调运动障碍

协调运动障碍是指以笨拙的、不平衡的、不准确的运动为特点的异常运动，中枢神经系统不同部位（小脑、基底节、脊髓后索）前庭迷路系统、本体感觉与视觉的异常均可造成协调运动障碍。协调运动障碍的主要表现为共济失调、不随意运动，以及由肌肉的痉挛、肌肉肌腱的挛缩造成的运动异常等。

### （三）协调运动障碍的类型及其表现

人体从事随意运动，需要在大脑皮质、大脑的基底神经节、小脑、前庭迷路系统、本体感觉、视觉等共同作用下，依靠主动肌、拮抗肌、协同肌和固定肌的相互协调来完成，其中任何部

分的损伤都会造成协调运动障碍。中枢神经系统中有三个领域控制协调运动的产生，它们是小脑、基底神经节和脊髓后索，这些部位的功能异常是导致协调运动障碍的主要原因。

根据导致协调障碍的不同原因，可将其分为小脑功能不全所致的协调运动障碍、基底节功能不全所致的协调运动障碍、脊髓后索功能不全所致的协调运动障碍等。

**1. 小脑功能不全所致的协调运动障碍**　小脑的主要功能是调节肌张力、维持身体平衡和调节随意运动。小脑通过传入、传出纤维接受大脑皮质运动区、前庭器官及本体感觉传来的冲动，并发出冲动到达大脑皮质运动区、脑干网状结构，经网状脊髓束到达脊髓，构成椎体外系的大脑－小脑途径，从而在调节肌紧张和随意运动中发挥重要作用。

小脑不同部位发生损伤导致小脑功能不全时，可出现协调运动障碍，表现为小脑性共济失调，此类患者以四肢与躯干协调运动失调为主。四肢和躯干不能灵活、顺利而准确地完成动作。缺乏精细协调及对距离的判断力而影响步态、姿势和运动方式。患者对运动速度、力量和距离的控制障碍而产生辨距不良和意向性震颤，行走时两脚分开较宽、步态不规则、稳定性差。具体表现为：

（1）辨距不良　对运动的距离、速度、力度和范围的判断失误，结果达不到目标或超过目标。

（2）意向性震颤　随意运动时，手足动作越接近目标，震颤越明显。

（3）姿势性震颤　站立时身体前后摇摆，坐椅子时如果手足合拢则躯干和头颈摇晃。

（4）轮替运动障碍　快速重复动作不良，完成快速交替动作有困难，表现出笨拙、缓慢。

（5）运动分律　完成的活动不是平滑的一个活动，而是一连串运动成分。

（6）酩酊步态　向前行走时，举步过高，躯干不能协同前进，有后倾现象。跨步大、足着地轻重不等、不稳定，足间距宽大而摇摆。

**2. 基底节功能不全所致的协调运动障碍**　基底神经节是位于大脑皮质深部的一组核团，在复杂的运动和姿势控制方面起重要作用，主要是控制初始的有规律的粗大随意运动。基底节也是维持正常肌张力的重要部位，其对皮质运动中枢与皮质下中枢的抑制作用是正常肌张力的重要保证。所以，基底神经节功能不全患者主要表现为肌张力发生改变和随意运动功能障碍。此类患者表现为震颤，肌张力过高或低下，随意运动减少或不自主运动增多。具体表现为：

（1）静止性震颤　当肢体维持固定姿势时明显，随着有目的的运动而减轻或消失。如帕金森患者静止时手部出现"搓丸样"或"点钞样"动作，或见腕关节屈伸、前臂旋前和旋后。震颤也可出现在帕金森患者的头部、下颌和下肢。

（2）运动不能　肌张力增高导致的动作缓慢、幅度降低、无力，启动与停止困难等。

（3）手足徐动症　由肌张力异常导致的一种间歇性、缓慢、不规则的手足扭转运动，多见于上肢，如影响面部可出现一连串的鬼脸，常伴随痉挛与舞蹈样动作。情绪紧张时加重，睡眠时消失。

（4）偏身舞蹈症　一侧身体突然出现的无目的、无规则、无节律、有力的鞭打样运动。表现为面部、全身或一侧肢体的远端出现的无秩序、不连续的突然运动，可以影响随意运动的完成。

（5）肌张力障碍　肌张力出现异常增高或以不可预测的形式从高到低无规律变化。表现为"齿轮样"或"铅管样"僵硬改变，或持续扭曲畸形的张力障碍性姿势。

**3. 脊髓后索功能不全所致的协调运动障碍**　脊髓后索对运动的协调性和姿势的保持起重要作用，脊髓后索收集肌肉、关节等的神经末梢传入的本体感觉信息并输入大脑，本体感觉信息主要包括姿势的感觉以及运动觉。

脊髓后索功能不全可造成同侧精细触觉和意识性深感觉障碍，发生感觉性共济失调。此类患者不能辨别肢体的位置和运动方向，闭目或在暗处步行时易跌倒。具体表现为：

（1）闭眼难立 闭上眼睛或环境黑暗时，由于视觉反馈的减弱，增加了平衡紊乱，可见患者站立时身体摇晃倾斜，易跌倒。

（2）步态异常 行走时动作粗大，迈步不知远近、落地不知深浅。常两脚分开、摇摆不定、步距不等、高抬腿、有踩棉花感，并需要视觉补偿，常低头看脚。

（3）辨距不良 不能准确摆放四肢位置或不能准确触及某一特定物体。

## 二、评定协调的目的与结果分析

评定协调的目的在于判断是否存在协调障碍及其严重程度和影响范围，分析造成协调障碍可能的原因，评估协调障碍对动作与日常生活活动的影响，为制定训练方案与评估疗效提供依据。基于以上目的，在协调的康复评定中，需观察分析以下问题：

1. 协调障碍的影响范围，如受累肢体范围、近端或远端等。
2. 协调障碍的发生及其附加运动。
3. 协调障碍的影响因素，如体位等。
4. 完成活动所需的时间。
5. 患者的安全水平。
6. 活动的技能水平及所需的帮助方式与依赖程度。

## 三、协调运动的评定方法

协调运动的评定包括粗大运动和精细运动的评定。粗大运动的评定主要通过观察受试对象在各种体位和姿势下启动和停止动作是否准确、运动是否平滑、顺畅，以及在各种体位和姿势下的姿势控制和平衡能力等。精细运动的评定通常用于评估上肢与手的协调准确性、灵巧性，亦可用于手功能评定。

### （一）非平衡性协调运动试验

非平衡性协调运动试验是评估身体不在直立位时静止和运动的成分，可反映肢体的协调运动和手的精细运动水平（表12-1）。

表 12-1 非平衡性协调运动试验

| 测试方法 | 左侧 | 右侧 | 备注 |
|---|---|---|---|
| 1. 指鼻试验 | | | |
| 2. 指－他人指试验 | | | |
| 3. 指指试验 | | | |
| 4. 指鼻和指－他人指试验 | | | |
| 5. 对指试验 | | | |
| 6. 抓握试验 | | | |
| 7. 前臂旋转试验 | | | |

续表

| 测试方法 | 左侧 | 右侧 | 备注 |
|---|---|---|---|
| 8. 反跳试验 | | | |
| 9. 轻叩手 | | | |
| 10. 轻叩足 | | | |
| 11. 指示准确试验 | | | |
| 12. 交替跟 – 膝、跟 – 趾试验 | | | |
| 13. 趾 – 指试验 | | | |
| 14. 跟 – 膝 – 胫试验 | | | |
| 15. 绘圆或横 "8" 字试验 | | | |
| 16. 肢体保持试验 | | | |

评分标准:5 分，正常;4 分，轻度障碍，能完成指定的活动，但速度和熟练程度比正常稍差;3 分，中度障碍，能完成指定的活动，但协调缺陷极明显，动作慢、笨拙和不稳定;2 分，重度障碍，只能发起运动而不能完成;1 分，不能活动。具体测试要求如下:

**1. 指鼻试验**　受试者肩关节外展 90°，肘关节伸直，然后用示指头触及自己鼻尖。

**2. 指 – 他人指试验**　评测者将示指举在受试者面前，受试者用示指触及评测者示指头；评测者改变示指距离、方向，受试者再用示指触及。

**3. 指指试验**　让受试者双肩外展 90°，肘伸直，然后双手靠近，用一手示指触及另一手示指头。

**4. 指鼻和指 – 他人指试验**　受试者用示指交替地触及自己鼻尖和评测者示指头，后者可改变方向和距离。

**5. 对指试验**　让受试者用拇指头依次触及其他手指头，并逐步增加对指速度。

**6. 抓握试验**　用力握拳、释放并充分伸展各指，速度逐步增加。

**7. 前臂旋转试验**　上臂靠近躯干，肘曲 90°，掌心交替地向上和向下，速度逐步增加。

**8. 反跳试验**　受试者屈肘，检查者让受试者被动伸肘，保持屈肘姿势，检查者突然释手，正常上肢肌肉将控制前臂使之不向受试者头部冲击。

**9. 轻叩手**　屈肘，前臂旋前，在膝上轻叩手。

**10. 轻叩足**　受试者取坐位，足触地，用跖球（足趾球）轻叩地板，膝不能抬起，足跟不能离地。

**11. 指示准确试验**　受试者与测评者面对面站或坐，测评者肩关节屈曲 90°，伸肘、伸出示指，让受试者示指头与测评者示指头相触及；受试者充分屈肩，上肢指向天花板，然后返回原位与测评者示指相触及。

**12. 交替跟 – 膝、跟 – 趾试验**　受试者仰卧位，用对侧下肢足跟交替地触及同侧膝和趾。

**13. 趾 – 指试验**　受试者仰卧，然后用足趾触及测评者手指，后者可改变方向和距离。

**14. 跟 – 膝 – 胫试验**　受试者仰卧，一侧足跟从对侧髌骨（膝）沿胫骨前缘至足部向下滑动。

**15. 绘圆或横 "8" 字试验**　受试者用上肢或下肢在空气中画一圆或横 "8" 字，测评下肢时取仰卧位。

**16. 肢体保持试验** 受试者取坐位，将上肢保持在前上方水平位，将下肢膝关节保持在伸直位。

## （二）平衡性协调运动试验

平衡性协调运动试验是评估身体在直立位时的姿势、平衡及静和动的成分，是粗大协调运动的常用检查项目，反映与平衡控制有关的肌肉协调运动功能（表 12-2）。

表 12-2 平衡性协调运动试验

| 测试方法 | 得分 |
| --- | --- |
| 1. 双足站立：正常舒适位 | |
| 2. 双足站立：两足并拢站 | |
| 3. 双足站立：一足在另一足前方 | |
| 4. 单足站立 | |
| 5. 站立位，上肢交替地放在身旁、头上方或腰部 | |
| 6. 在保护下，出其不意地让受试者失去平衡 | |
| 7. 弯腰，返回直立位 | |
| 8. 身体侧弯 | |
| 9. 直线走，一足跟在另一足尖之前 | |
| 10. 侧方走和倒退走 | |
| 11. 正步走 | |
| 12. 变换速度走 | |
| 13. 突然停止后再走 | |
| 14. 环形走和变换方向走 | |
| 15. 足跟或足尖着地走 | |
| 16. 站立位睁眼和闭眼 | |

评分标准：4 分，能完成活动；3 分，能完成活动，需要较少帮助；2 分，能完成活动，需要较大帮助；1 分，不能完成活动。

## （三）姿势变换的协调运动检查

姿势变换的协调运动检查是评估在各种体位和姿势下启动和停止动作是否准确、姿势和体位变换时运动是否平滑、顺畅，以及在各种体位和姿势下的姿势控制和平衡能力，是粗大协调运动检查的必查项目，对中枢神经系统损伤后协调运动障碍的治疗有重要的临床指导意义。

**1. 从仰卧位到俯卧位** 正常人从仰卧位翻身时，颈部屈曲、旋转，然后上部躯干随之屈曲、旋转。这是基于颈部调整反应并引出躯干分节性旋转的躯干旋转调整反应，即先后产生肩、胸廓、髋与骨盆的旋转。在翻身至侧卧位前脊柱发生轻度伸展，而后转到俯卧位。小脑性共济失调、偏身共济失调患者在仰卧位翻身时，最初颈部和躯干呈伸展运动，使运动继续进行困难。帕金森病患者则表现为双侧对称性屈曲样的异常动作，以躯干与下肢呈过度屈曲似球状转至侧卧，再至俯卧位。偏瘫患者由于患侧肩胛带后撤而无法完成自患侧向健侧的翻身运动。

**2. 从仰卧位到坐位**　正常人从仰卧位至坐位的动作是在颈部屈曲与旋转、躯干旋转、腹肌与髋关节屈肌主动收缩，使髋、膝关节轻度屈曲，肩的屈曲与肩胛带前突的基础上完成的。同时，为防止髋关节屈曲使下肢过度上抬，髋关节伸展肌群为稳定骨盆和下肢也产生收缩运动，即屈髋肌与伸髋肌产生协同运动，并在支撑侧肩关节的辅助下，完成坐起的动作。小脑性共济失调与偏瘫患者由于协同运动功能下降，坐起动作时患侧下肢过度上抬，使坐起动作变得困难，这是小脑性共济失调患者典型的协同运动功能障碍表现。

**3. 坐位保持与坐位平衡协调**　需观察坐位时的稳定性、重心的控制与移动、躯干与肢体的动作关系、失衡后恢复的能力等。正常人坐位时稍许调整重心的位置，会产生向稳定位置回复的平衡反应运动。小脑蚓部的损害使得躯干协调运动失调，坐位保持和坐位平衡困难。

（1）坐位姿势调节的预测性检查　在进行坐位躯干协调性检查前，可先做坐位姿势调节的预测性检查。患者端坐位时，分别进行膝伸展、髋关节屈曲、上肢上抬，观察躯干肌的协同运动与稳定性。

（2）坐位躯干协调性检查　检查时受试者端坐位，双上肢交叉于胸前。患者在无外力作用时，出现躯干摇摆，为轻度功能失调；评定人员轻轻给予外力，患者出现明显摆动，但可恢复到原来的稳定位置，表明有坐位平衡能力低下；如受外力后，躯干的摆动无法回复到稳定的位置，则说明坐位平衡能力明显低下。

**4. 从俯卧位到站立位**　正常人从俯卧位站起须经历从俯卧位至双膝跪位、单膝跪位，然后站起。协调运动功能低下的患者常不能以常规方式完成动作。而是直接以四肢支撑，然后双手扶床，躯干伸展，身体重心随之后移，离床站立，扶床的手在离开床时，身体的晃动幅度会增大，患者在站立时保持髋、膝关节屈曲困难，出现膝关节突然屈曲的异常现象。检查时要注意观察患者身体重心向后移时是否有跌倒的倾向。

**5. 从端坐位到站立位**　正常人从端坐位到站立位须经历躯干前倾重心前移、伸膝、伸髋，然后站起。协调运动功能低下时，臀部在离开床（或椅面）时，由于重心的移动使得身体的晃动幅度增大，为稳定躯干而出现膝关节屈曲现象。检查时注意观察臀部接触床面（或椅面）的面积与身体晃动幅度的关系。

**6. 立位保持与立位平衡协调**　包括对静态站立、动态站立、站立时的移动、站立位的平衡反应的观察。

（1）静态立位保持　患者头部直立，面向前方，双足并拢，双上肢向前平伸，分别在睁眼和闭眼的两种情况下，保持站立姿势30秒。评定人员注意观察其身体晃动的程度和有无跌倒的倾向。

（2）静态立位平衡检查　患者双足分开站立（两足间距20cm）和双足并拢站立，分别检测睁眼与闭眼时身体重心晃动的情况及站立所持续的时间。当小脑性共济失调在闭眼并足可以维持30秒时，有步行的可能。

（3）立位姿势调节的预测性检查　与坐位平衡与协调性检查一样，在站立位施加外力前，可先做立位姿势调节的预测性检查，患者站立位，上肢向前方、侧方、后方上举时，观察躯干肌的协同运动与稳定性。

（4）立位平衡反应　患者站立位，评定人员用手推拉患者，检查调整反应与平衡反应。评定反应出现的时间、反应运动的正确性。当出现反应时间延迟、运动方向与运动幅度异常的情况，说明平衡与协调运动功能障碍。

（5）立位时身体侧方移动　身体侧方移动对行走迈步时重心向支撑腿转移是十分重要的。受试者双足分离 20cm 保持静止站立时，评定人员从侧方对其肩部或骨盆施加外力，使其身体重心向侧方移动达 10cm 处，并保持此姿势数秒。观察运动的速度及达到目标点运动的正确性和运动开始后身体摇摆的情况。

（6）立位躯干屈伸时的协同运动　正常的协同运动是躯干运动伴身体重心移动的最低限度的必要条件。正常的模式是躯干屈曲时，伴骨盆向后方移动（髋关节屈曲，膝伸展位），下肢稍向后方倾斜（足踝关节背屈）；躯干伸展时，骨盆向前方移动（髋关节伸展），膝关节屈曲，下肢向前方移动（足踝关节背屈）。

**7. 步行与上下阶梯平衡协调的检查**　主要观察步行与上下阶梯时的稳定性与姿势控制。对于能够保持立位平衡协调的患者可进行步行平衡协调的检查。检查时要求患者直线行走 2m，观察其身体摇摆或有无倾倒的现象。必要时可在平行杠内行走，注意膝屈曲的发生或辅助下膝屈曲步行的情况，以及步行的中间位保持的稳定性等。也可以进行特殊要求的行走，如：一侧足跟直接置于对侧足趾之前行走，沿着地板上所画的直线行走或按地板上已有的标记行走，侧向走和倒退走，原地踏步，变换步行运动速度的行走，步行时突然停下或起步，用足趾或足跟行走等各项协调性检查。

**8. 步行轨迹测验**　将患者两眼蒙住，向正前方行走 5 步，继之后退 5 步，依法如此行走 5 次。观察其步态，并计算起点与终点之间的偏差角。正常人往返 5 次后不见显著偏斜，偏斜度不超过 10°～15°。

## （四）精细运动的协调评定

### 1. 上肢准确性评定

测试 1：受试者肘悬空，用铅笔对准外径约 6cm 圆的中心（图 12-1），从距离纸面 10cm 高处出发向中心画点，每秒 1 点，画 50 点，左、右手各测试 1 次。记录准确的点数和偏离圆心落在 1～5 圈内的点数。

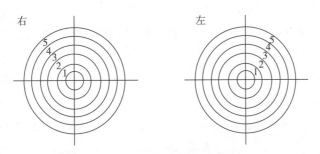

**图 12-1　东京大学康复部协调性试验 I**

测试 2：受试者用笔从左至右通过垂直线的断开处画连续的曲线（图 12-2），肘不能摆动，越快越好，不碰及垂直线。上栏用于右手测试，正常应在 11～16 秒内完成（错 0～2 处）；下栏用于左手测试，正常应在 14～21 秒完成（错 0～2 处）。

测试 3：受试者用铅笔尖从左至右地在圈内点点（图 12-3），肘不移动，越快越准越好。上栏供右手测试用，正常每完成一条需 3～5 秒，画点 5～10 个（错 1 个）；下栏供左手测试用，完成一条需 35 秒，完成 2～8 个（错 1 个）。右方斜线的左方记错误数，右方记画点数，如

1/5～10 表示画了 5～10 个点（错 1 个）。

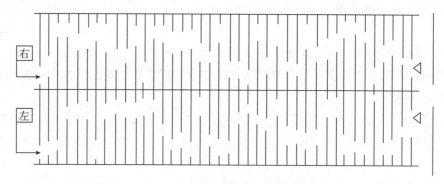

**图 12-2　东京大学康复部协调性试验 Ⅱ**

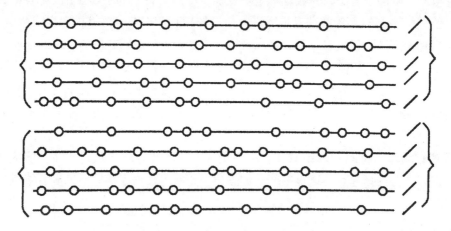

**图 12-3　东京大学康复部协调性试验 Ⅲ**

**2. Jebsen-Taylor 手功能检查**　通过 7 个方面的功能活动检查手功能情况：写字（写一句话）、翻卡片（模仿翻书）、捡拾小件物品、模仿进食、堆叠积木、拿起大而轻的物品、拿起大而重的物品。

**3. Purdue pegboard 测试**　为手的精细动作与协调性检查。检查物品：上有两列、每列 25 个小孔的模板，细铁柱，垫圈，项圈。检查方法：坐位，先分别用左右手单独操作、左右手同时操作捏起细铁柱尽快插入小孔，记录 30 秒内插入数量；将一个垫圈、一个项圈依次套装在铁柱上，记录 1 分钟完成的数量。

**4. Crawford 灵巧性检查**　通过使用镊子、螺丝刀或徒手将细铁柱、项圈、螺钉插入或拧入模板上的小孔，检查使用工具对物品的操作。常用作职业能力评估。

**5. 手灵巧度测定**　常用手指协调 9 孔插板试验，将 9 根细棒快速插入标准模板上的 9 个小孔，记录所需时间。

### （五）其他协调运动试验

**1. 上田氏协调试验**　上田氏协调试验适用于躯干、下肢协调功能障碍的功能评定。评定时需注意观察共济失调的影响范围、动作的准确性，有无辨距不良、震颤或僵硬，完成动作时间是否正常，增加速度或闭眼是否有影响等（表 12-3）。

表 12-3 上田氏协调试验

| 评估项目 | 1 分（分数） | 只供参考不判分 |
|---|---|---|
| 翻身 | 能 | 能或不能抓住某固定物 |
| 坐起 | 能 | 能或不能抓住某固定物 |
| 保持坐位 | 稳定 | 不能或一推即不稳 |
| 保持手膝位 | 稳定 | 一推即不稳 |
| 手膝位做以下动作 | | |
| 举起患侧手 | 3 秒以上能 | 不能或 3 秒以下能 |
| 抬起患侧足 | 3 秒以上能 | 不能或 3 秒以下能 |
| 举起健侧手 | 3 秒以上能 | 不能或 3 秒以下能 |
| 抬起健侧足 | 3 秒以上能 | 不能或 3 秒以下能 |
| 抬起患侧手及患侧足 | 3 秒以上能 | 不能或 3 秒以下能 |
| 抬起患侧手及健侧足 | 3 秒以上能 | 不能或 3 秒以下能 |
| 抬起健侧手及患侧足 | 3 秒以上能 | 不能或 3 秒以下能 |
| 抬起健侧手及健侧足 | 3 秒以上能 | 不能或 3 秒以下能 |
| 由椅坐位起立 | 能 | 能或不能抓住某固定物 |
| 取跪立位 | 能 | 能或不能抓住某固定物 |
| 保持跪立位 | 稳定 | 不能或一推即不稳 |
| 膝行 | 能 | 能或不能抓住某固定物 |
| 跪立位 将一侧膝抬起 | 患肢能 | 患肢能或不能抓住某固定物 |
| | 健肢能 | 健肢能或不能抓住某固定物 |
| 保持一侧跪位 | 患肢稳定 | 患肢不能或一推即不稳 |
| | 健肢稳定 | 健肢不能或一推即不稳 |
| 由一侧跪位起立 | 患肢能 | 患肢不可 |
| | 健肢能 | 健肢不可 |
| 保持站立 | 能 | 不可 |
| 单脚站立 | 患侧可（秒） | 患侧不可 |
| | 健侧可（秒） | 健侧不可 |
| 单腿跳 | 健侧可 | 健侧不可 |
| | 患侧可 | 患侧不可 |
| 共计 | | |

注：以总分数评定。

**2. 依据运动缺陷的协调运动评价** 可根据运动缺陷，选择相应的协调试验方法（表 12-4）。

表 12-4 依据运动缺陷的协调运动评价

| 运动缺陷 | 评价方法 |
| --- | --- |
| Ⅰ. 轮替运动障碍 | 指鼻<br>交替指鼻和指<br>旋前旋后<br>屈伸膝<br>以交替的速度行走 |
| Ⅱ. 辨距不良 | 指示准确<br>绘图或横 8 字<br>跟、膝、胫<br>走路时将足放在地板的标记上 |
| Ⅲ. 运动分解 | 指鼻<br>指检查者指<br>足跟交替地对膝、趾<br>趾对检查者手指 |
| Ⅳ. 意向震颤 | 在功能活动中观察，接近靶心时加重<br>交替指鼻和指<br>指对指<br>指对检查者指<br>趾对检查者指 |
| Ⅴ. 静止震颤 | 在静止时观察患者；在功能活动时观察患者，活动时缺陷减轻或消失 |
| Ⅵ. 姿势性震颤 | 观察正常的站立姿势 |
| Ⅶ. 运动徐动 | 走路中观察手的摆动<br>变换速度和方向走路<br>要求患者突然停止运动或走路<br>观察其功能活动 |
| Ⅷ. 姿势紊乱 | 上、下肢固定或保持在某一位置上<br>在坐或站位上出其不意地使之脱离平衡<br>站位上改变支持的基底站位，一足直接在另一足的前方<br>单足站 |
| Ⅸ. 步态紊乱 | 沿直线走<br>向侧方、后方走<br>正步走<br>步行中变换速度<br>沿圆走 |

# 第二节　平衡功能的评定

　　平衡为所有的技巧性运动提供了稳定的条件。平衡功能障碍常影响人体的整体功能，尤其影响患者的各种转移动作及跑、跳等复杂运动。当各种原因导致维持姿势稳定的感觉运动器官或中枢神经系统受到损伤时，平衡功能便出现异常，需要进行科学的评定。

## 一、概述

### （一）基本概念

平衡是人体在特定可以感觉到的环境中（无论是静态或动态）控制其身体重心在身体支撑面上以保持身体直立姿势不至于跌倒的一种能力。平衡功能正常时，人们就能够保持恰当的体位，在随意运动中正确调整姿势，安全有效地对外来干扰做出反应。当身体重心垂线偏离稳定的支撑面时，人们能立即通过主动的或反射性的活动使重心垂线返回到稳定的支撑面。因此，平衡就是维持人体重心于支撑面上的能力。

支撑面是指人体在各种姿势下所依靠的面，即接触面（图 12-4）。站立时的支撑面为两足底及两足之间的面积。支撑面的大小和质地均影响身体的平衡，支撑面越大越稳定，平衡越容易维持，身体的稳定性就越好。

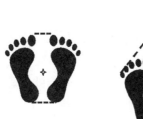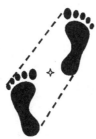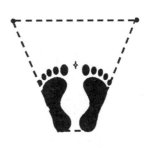

**图 12-4　支撑面**

注：站立、迈步与持双拐站立时的支撑面，标星点为身体重心的垂直投影

稳定极限是指身体在保持平衡的范围内能够倾斜的最大角度，是判断平衡功能的重要指标之一。正常人双足自然分开站立在平整而坚硬的地面上时，稳定极限的前后方向最大倾斜或摆动角度约为 12.5°，左右方向约为 16°。在这个范围内人体的重心始终在双足构成的支撑面上方。而当身体的摆动超过稳定极限的角度时，身体重心将会偏离支撑面上方，为了防止跌倒，人体将通过姿势反射诱导出的跨步反应，形成新的支撑面，并建立新的平衡。

### （二）平衡的分类

平衡一般分为静态平衡、自我动态平衡和他人动态平衡。

**1. 静态平衡**　是指人体在无外力作用下维持某种固定姿势的过程，例如：坐或站等姿势时保持稳定状态的能力。

**2. 自我动态平衡**　是指人体在无外力作用下从一种姿势调整到另外一种姿势的过程，例如：由坐到站或由站到坐等各种姿势转换、行走过程时重新获得稳定状态的能力。

**3. 他人动态平衡**　是指人体在外力作用下调整姿势的过程，例如：对推拉等产生反应、恢复稳定状态的能力。

### （三）平衡的生理学机制

**1. 平衡反应**　平衡反应是当身体重心与支撑面发生改变时，人体为维持、恢复平衡，或建立新平衡而做出的自主反应。平衡反应是一种受大脑皮质控制的高级水平的发育性反应，是后天习得且可以终生保留的，也可以通过有意识的训练获得改善与提高。例如通过训练，体操演员与杂技演员的平衡反应能力可以明显高于普通人。对于平衡能力受损的患者，通过正确积极的康复训练，也有助于平衡反应的改善与恢复。

**2. 平衡的调节机制**　平衡的调节机制十分复杂，目前认为，人体平衡的调节有赖于感觉输入、中枢整合和运动控制3个环节。这3个环节的调节涉及视觉系统、前庭系统、本体感觉系统、小脑系统、大脑平衡反应调节系统，以及肌力、肌张力等。

（1）感觉输入　人体是通过视觉、躯体感觉、前庭觉等感觉传入来掌握身体与周围环境的空间关系并维持平衡的。感觉输入在平衡的维持与调节的前馈与反馈中，都发挥着作用。

1）躯体感觉　与平衡有关的躯体感觉包括皮肤触压觉和本体感觉。前者通过与支撑面相接触的皮肤触压觉感受器，向中枢传递有关身体重量分布情况和中心位置的信息。后者通过分布于肌肉、关节和肌腱等处的本体感受器，经脊髓后索上行通路，向中枢传递身体与支撑面的变化信息。通常在人体平衡的维持中，对来自足底皮肤的触压觉和踝关节周围的本体感觉传入的依赖，多于视觉的传入。

2）视觉　通过视觉输入，平衡反应中所需的身体与环境的时空信息得以向中枢传入。尤其在躯体感觉受到干扰时，人体会更依赖视觉传入引起的颈部肌肉收缩等一系列反应，帮助身体维持或恢复平衡。相反，如果去除或阻断视觉传入，如闭目或在昏暗的环境下，人体的平衡功能将受到显著影响。

3）前庭感觉　前庭中存在5个感受器，包括作为头部空间位置（角度）感受器的3个半规管和能感受头部在三维空间中的重力与线性加速度变化的椭圆囊和球囊。通过这5个传感器的前庭觉输入，大脑可以随时感知头部的位置及其运动，使身体各部随头部做适当的调整，从而保持身体的平衡。通常在躯体感觉和视觉系统正常的情况下，前庭觉输入在控制人体平衡的作用较小。只有当前二者输入异常时，前庭感觉输入才在维持平衡中变得重要。

（2）中枢整合　中枢整合是将上述3种感觉信息在脊髓、前庭核、内侧纵束、脑干网状结构、小脑及大脑皮质等多级平衡觉神经中枢经过整合加工形成运动方案的过程。

（3）运动控制　运动控制是中枢神经系统在对多种感觉信息进行分析整合后，下达运动指令，运动系统通过不同的协同运动模式，调整、恢复或建立新平衡的过程。人体通常采用3种策略和姿势性协同运动控制模式来调整身体重心，应对外界干扰（图12-5）。这3种策略是踝策略、髋策略和跨步策略。

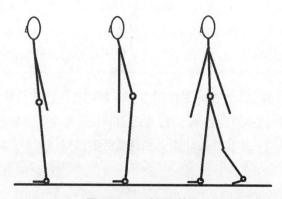

**图 12-5　运动控制策略**

1）踝策略　当正常人站立在一个比较坚固和较大的支撑面上，受到较小的外界干扰时，身体重心以踝关节为轴心进行前后转动或摆动，以调节重心、保持平衡的机制称为踝策略。

2）髋策略 当正常人站立在一个较小的支撑面，受到一个较大外界干扰时，身体的摆动幅度增大，人体通过髋关节的屈伸活动来调整身体、保持平衡的机制称为髋策略。

3）跨步策略 当外力使身体晃动进一步增加使重心超出支撑面时，人体会采用跨步动作，自动向合适方向快速跨步，重新建立身体平衡的机制。

### （四）平衡功能评定的目的

1. 确定是否存在的平衡功能障碍。
2. 确定平衡功能障碍严重程度，并分析其原因。
3. 为制定和实施平衡训练方法提供依据。
4. 评估平衡训练效果，预测发生跌倒的风险。

### （五）平衡功能评定的适应证

对任何可以损害平衡功能的疾患，以及一些与平衡有关的特殊人群，都可以进行平衡功能评定。

**1. 中枢神经系统损害** 可见于脑外伤、脑血管意外、帕金森病、多发性硬化、小脑疾患、脑肿瘤、脑瘫、脊髓损伤等。

**2. 耳鼻喉科疾患** 如各种前庭疾患相关的眩晕症。

**3. 骨关节伤病** 骨折、骨关节炎、截肢、影响姿势的脊柱伤病、运动损伤及周围神经损伤等。

**4. 特殊人群** 老年人、运动员、飞行员、宇航员等。

### （六）平衡功能评定的注意事项

1. 评定顺序由易到难。
2. 注意安全保护，避免跌倒。

## 二、常用评定方法

平衡功能评定的方法很多，可分为量表法与仪器测量法两大类。量表法无需专门设备，实施较简便，可以较接近生活动作的方式评估。仪器测量法可较好地定量评估，准确性、灵敏度较高，测试数据丰富，便于从更深层次研究、探讨平衡障碍及其内在机制。常用的量表法包括三级平衡评定法、Berg 平衡量表、Fugl-Meyer 平衡反应测试、Lindmark 平衡反应测试、MAS 平衡功能评测、日本东京大学康复部平衡评定等。

### （一）三级平衡评定法

三级平衡评定法是临床广为应用的平衡功能评定法，其应用简便，可以对具有平衡障碍的患者进行粗略的筛选，具有一定的敏感性和判断价值。

**1. 一级平衡** 即具备静态平衡的能力。静止状态下，检查受试者在不同体位时能否保持平衡；在睁、闭眼时能否维持姿势稳定；在一定时间内能否对外界变化做出必要的姿势调整反应。

**2. 二级平衡** 即具备自我动态平衡的能力。检查受试者在不同体位时，通过重心的移动，观察其能否精确地完成运动，运动后能否回到初始位置或保持新的体位平衡，如在不同体位下伸手取物完成各种日常生活活动；观察其能否完成不同速度的运动（包括加速和减速），当支撑面发生移动时能否保持平衡，如在行驶的汽车或火车中行走。

**3. 三级平衡**　即具备他人动态平衡的能力。受试者取不同体位，检查者从不同方向给予外力推拉受试者，观察受试者是否出现平衡反应，如保护性伸展反应或跨步反应，以及观察建立新平衡的反应时间和运动时间。

### （二）Berg 平衡量表

由 Katherine Berg 于 1989 年首先发表，最初用来评估老年人跌倒风险。测试包括从坐到站、独立站立、独立走、从站到坐等 14 项，一般可在 20 分钟内完成。

**1. 测试指南**　评定者应熟悉评定标准，应按照说明示范每个项目给受试者。

（1）检查时要求受试者在完成每项任务时必须努力保持平衡。

（2）多数项目要求受试者在所需位置上保持一定时间，如不能达到所要求的时间和标准，或需要提供保护、支持与帮助，则按评分标准给分。

（3）测试一次不成功需要再次测试的项目，记录此项目的较低得分。

（4）测试需要一块秒表、一把直尺、一把高度适中的椅子、一个台阶或高度相当的小凳子。

**2. 评定内容**

（1）由坐到站

1）受试者体位　受试者坐于治疗床上。

2）测试指示　"请站起来"。

3）评分标准　4分：不用手帮助即能够站起且能够保持稳定。3分：用手帮助能够自己站起来。2分：用手帮助经过几次努力后能够站起来。1分：需要他人较少的帮助能够站起来或保持稳定。0分：需要他人中度或较大的帮助才能够站起来。

（2）独立站立

1）受试者体位　站立位。

2）测试指示　"请尽量站稳"。

3）评分标准　4分：能够安全站立2分钟。3分：能够在监护下站立2分钟。2分：能够独立站立30秒。1分：经过几次努力能够独立站立30秒。0分：没有帮助不能站立30秒。

4）说明　如果受试者能够独自站立2分钟，则第3项独立坐得满分，继续进行第4项评定。

（3）独立坐

1）受试者体位　坐在椅子上，双足平放在地上，背部要离开椅背。

2）测试指示　"请将上肢交叉抱在胸前并尽量坐稳"。

3）评分标准　4分：能够安全地做2分钟。3分：能够在监护下坐2分钟。2分：能够坐30秒。1分：能够坐10秒。0分：没有支撑则不能坐10秒。

（4）由站到坐

1）受试者体位　站立位。

2）测试指示　"请坐下"。

3）评分标准　4分：用手稍微帮助即能够安全地坐下。3分：需要用手帮助来控制身体重心下移。2分：需要用双腿后侧抵住椅子来控制身体重心下移。1分：能够独立坐在椅子上但不能控制身体重心下移。0分：需要帮助才能坐下。

（5）床-椅转移

1）受试者体位　受试者坐于治疗床上，双足平放于地面。

2）测试指示　①"请坐到有扶手的椅子上，再坐回床上"。②"请坐到无扶手的椅子上，再坐回床上"。

3）评分标准　4分：用手稍微帮助即能够安全转移。3分：必须用手帮助才能够安全转移。2分：需要监护或言语提示才能安全转移。1分：需要一个人帮助才能完成转移。0分：需要两个人帮助或监护才能完成转移。

4）说明　先在受试者面前摆放带扶手椅子和无扶手椅子各1把。

（6）闭眼站立

1）受试者体位　站立位。

2）测试指示　"请闭上眼睛，尽量站稳"。

3）评分标准　4分：能够安全站立10秒。3分：能够在监护下站立10秒。2分：能够站立3秒。1分：闭眼时不能站立3秒但睁眼站立时能保持稳定。0分：需要帮助以避免跌倒。

（7）双足并拢站立

1）受试者体位　站立位。

2）测试指示　"请将双脚并拢并且尽量站稳"。

3）评分标准　4分：能够独立地将双脚并拢并独立站立1分钟。3分：能够独立地将双脚并拢并在监护下站立1分钟。2分：能够独立地将双脚并拢但不能站立30秒。1分：需要帮助才能将双脚并拢但双脚并拢后能够站立15秒。0分：需要帮助才能将双脚并拢且双脚并拢后不能站立15秒。

（8）站立位上肢前伸

1）受试者体位：站立位。

2）测试指示　"将手臂抬高90°，伸直手指并尽力向前伸，请注意双脚不要移动"。

3）评分标准　4分：能够前伸大于25cm的距离。3分：能够前伸大于12cm的距离。2分：能够前伸大于5cm的距离。1分：能够前伸但需要监护。0分：当试图前伸时失去平衡或需要外界支撑。

4）说明　进行此项测试时，要先将一根皮尺横向固定在墙壁上。受试者上肢前伸时，测量手指起始位和终末位对应于皮尺上的刻度，两者之差为受试者上肢前伸的距离。如果可能的话，为了避免躯干旋转受试者要两臂同时前伸。

（9）站立位从地上拾物

1）受试者体位　站立位。

2）测试指示　"请把你双脚前面的拖鞋捡起来"。

3）评分标准　4分：能够安全而轻易地捡起拖鞋。3分：能够在监护下捡起拖鞋。2分：不能捡起拖鞋但能够到达距离拖鞋2～5cm的位置且独立保持平衡。1分：不能捡起并且当试图努力时需要监护。0分：不能尝试此项活动或需要帮助以避免失去平衡和跌倒。

（10）转身向后看

1）受试者体位　站立位。

2）测试指示　"双脚不要动，先向左侧转身向后看；然后，再向右侧转身向后看"。

3）评分标准　4分：能够从两侧向后看且重心转移良好。3分：只能从一侧向后看，另一侧重心转移较差。2分：只能向侧方转身但能够保持平衡。1分：当转身时需要监护。0分：需要帮助以避免失去平衡或跌倒。

（11）转身1周

1）受试者体位　站立位。

2）测试指示　"请你转1圈，暂停；然后向另一个方向转1圈"。

3）评分标准　4分：能在两个方向用4秒或更短的时间安全地转一圈。3分：只能在一个方向用4秒或更短的时间安全地转一圈。2分：能够安全地转一圈但用时超过4秒。1分：转身时需要密切监护和言语提示。0分：转身时需要帮助。

（12）双足交替踏台阶

1）受试者体位　站立位。

2）测试指示　"请将左、右脚交替放到台阶/凳子上，直到每只脚都踏过4次台阶或凳子"。

3）评分标准　4分：能够独立而安全地站立且在20秒内完成8个动作。3分：能够独立站立，但完成8个动作的时间超过20秒。2分：在监护下不需要帮助能够完成4个动作。1分：需要较少帮助能够完成2个或2个以上的动作。0分：需要帮助以避免跌倒或不能尝试此项活动。

4）说明　先在受试者前面放一个台阶或一只高度与台阶相当的小凳子。

（13）双足前后站立

1）受试者体位　站立位。

2）测试指示　（示范给受试者）将一只脚放在另一只脚的正前方并尽量站稳。如不能站稳则将一只脚放在另一只前面尽量远的地方，即前脚后跟在后脚足趾之前。

3）评分标准　4分：能够独立地将一只脚放在另一只脚的正前方（无间距）且保持30秒。3分：能够独立地将一只脚放在另一只脚的前方（有间距）且保持30秒。2分：能够独立地将一只脚向前迈一小步且能够保持30秒。1分：需要帮助才能向前迈步但能保持15秒。0分：当迈步或站立时失去平衡。

4）说明　要评定3分，步长要超过另一脚的长度且双脚支撑的宽度接近受试者正常的宽度。

（14）单足站立

1）受试者体位　站立位。

2）测试指示　"请单足站立尽可能长时间"。

3）评分标准　4分：能够独立抬起一条腿且保持10秒以上。3分：能够独立抬起一条腿且保持5～10秒。2分：能够独立抬起一条腿且保持3～5秒。1分：经过努力能够抬起一条腿，保持时间不足3秒但能够保持站立平衡。0分：不能够尝试此项活动或需要帮助以避免跌倒。

**3. 评分结果**

共14个项目，每个项目最低分为0分，最高分为4分，总分56分。根据所代表的活动状态，将评分结果分为三组并记于记录表（表12-5）。＜40分：预示有跌倒的危险。

0～20分：平衡能力差，只能坐轮椅。

21～40分：平衡能力可，能辅助步行。

41～56分：平衡能力好，能独立步行。

表 12-5 Berg 平衡量表记录表

姓名：_____ 性别：_____ 年龄：_____ 评定者：_____ 诊断：_____

| 项目 | 第一次评定得分 | | | 第二次评定得分 | | | 第三次评定得分 | | |
|---|---|---|---|---|---|---|---|---|---|
| | 年 | 月 | 日 | 年 | 月 | 日 | 年 | 月 | 日 |
| 1. 从坐到站 | | | | | | | | | |
| 2. 独立站立 | | | | | | | | | |
| 3. 独立坐 | | | | | | | | | |
| 4. 由站到坐 | | | | | | | | | |
| 5. 床－椅转移 | | | | | | | | | |
| 6. 闭眼站立 | | | | | | | | | |
| 7. 双足并拢站立 | | | | | | | | | |
| 8. 站立位上肢前伸 | | | | | | | | | |
| 9. 站立位从地上拾物 | | | | | | | | | |
| 10. 转身向后看 | | | | | | | | | |
| 11. 转身1周 | | | | | | | | | |
| 12. 双足交替踏台阶 | | | | | | | | | |
| 13. 双足前后站立 | | | | | | | | | |
| 14. 单足站立 | | | | | | | | | |
| 总分 | | | | | | | | | |

## （三）Fugl-Meyer 平衡反应测试

此法由瑞典医生 Fugl-Meyer 等人在 Brunnstrom 评定基础上发展而来，是 Fugl-Meyer 偏瘫运动功能评价表的组成部分。检查包括从坐位到站位的 7 项检查，评分标准分 3 个等级，简单易行，常用于测试偏瘫患者（表 12-6）。

表 12-6 Fugl-Meyer 平衡反应测试

| 评定内容 | 评定标准 | |
|---|---|---|
| 支持坐位 | 0 分 | 不能保持平衡 |
| | 1 分 | 能保持平衡，但时间短，不超过 5 分钟 |
| | 2 分 | 能保持平衡，超过 5 分钟 |
| 健侧展翅反应 | 0 分 | 被推动时，无肩外展及伸肘 |
| | 1 分 | 健肢有不完全反应 |
| | 2 分 | 健肢有正常反应 |
| 患侧展翅反应 | 0 分 | 被推动时，患肢无外展及伸肘 |
| | 1 分 | 患肢有不完全反应 |
| | 2 分 | 患肢有正常反应 |

续表

| 评定内容 | | 评定标准 |
| --- | --- | --- |
| 支持站立 | 0分 | 不能站立 |
| | 1分 | 完全在他人帮助下站立 |
| | 2分 | 1人帮助站立1分钟 |
| 无支持站立 | 0分 | 不能站立 |
| | 1分 | 站立少于1分钟或身体摇摆 |
| | 2分 | 站立平衡多于1分钟 |
| 健肢站立 | 0分 | 维持平衡少于1～2秒 |
| | 1分 | 维持平衡4～9秒 |
| | 2分 | 维持平衡多于9秒 |
| 患肢站立 | 0分 | 维持平衡少于1～2秒 |
| | 1分 | 维持平衡4～9秒 |
| | 2分 | 维持平衡多于9秒 |

注：无支撑坐位时双足应落地。检查健侧展翅反应时，评定者从患侧向健侧轻推患者至接近失衡点，观察患者有无外展健侧上肢至90°的伸手扶持支撑面的展翅反应。检查患侧展翅反应同理。7项检查均按照3个等级计分，最高平衡分为14分。少于14分说明存在平衡功能障碍，分数越低功能障碍越严重。

### （四）Lindmark 平衡反应测试

由瑞典学者 Birgitta Lindmark 于1988年在 Fugl-Meyer 方法基础上修订而成，方法更为适用。评定内容共分5项，每项3分，总分15分。评定由 Fugl-Meyer 方法的3级评分增加到4级，对患侧进行评定，能较好反映患者的实际平衡功能，测试不包含动态平衡的内容。评定的内容及评分标准详见表12-7。

表 12-7　Lindmark 平衡反应测试

| 评定内容 | 评定标准 |
| --- | --- |
| 自己坐 | 0分：不能坐 |
| | 1分：稍许帮助（如一只手）即可坐 |
| | 2分：独自坐超过10秒 |
| | 3分：独自坐超过5分钟 |
| 保护性反应：患者闭上眼睛，从左侧向右侧推，再从右侧向左侧推 | 0分：无反应 |
| | 1分：反应很小 |
| | 2分：反应缓慢，动作笨拙 |
| | 3分：正常反应 |
| 在帮助下站立 | 0分：不能站立 |
| | 1分：在2个人中度帮助下才能站立 |
| | 2分：在1个人中度帮助下才能站立 |
| | 3分：稍许帮助（如一只手）即可站立 |
| 独自站立 | 0分：不能站立 |
| | 1分：能站立10秒，或重心明显偏向一侧下肢 |
| | 2分：能站立1分钟，或站立时稍不对称 |
| | 3分：能站立1分钟以上，上肢能在肩水平以上活动 |

续表

| 评定内容 | 评定标准 |
|---|---|
| 单腿站立 | 0分：不能站立 |
|  | 1分：能站立，不超过5秒 |
|  | 2分：能站立，超过5秒 |
|  | 3分：能站立，超过10秒 |
|  | 满分：15分 |

### （五）MAS平衡功能评测

由澳大利亚物理治疗师 Carr 和 Shepherd 提出，关于坐位平衡分为如下 7 个等级。

0分：完全不能完成。

1分：在支持下保持坐位平衡（治疗者给予受试者帮助）。

2分：无支撑下保持坐位平衡 10 秒（受试者不抓握任何物体，膝足并拢，双足平放在地上）。

3分：无支撑下保持坐位平衡，身体前倾，体重均匀分布（头部直立、挺胸、重心在髋关节前，体重分布在双侧下肢）。

4分：无支撑下保持坐位平衡，并能向后转动头部及躯干（双足并拢平放在地上，手放在膝上，不接触身体）。

5分：无支撑下保持坐位平衡，并能身体向前，手摸地面，然后回到坐位平衡（双足平放在地上，不抓任何物体，保持下肢不动，必要时可支撑患侧上肢，手至少接触足前 10cm 的地面）。

6分：无支撑坐在椅上，向侧方弯腰，手摸地面，然后回到坐位平衡（双足平放在地上，不抓任何物体，保持下肢不动，必要时可支撑患侧上肢）。

### （六）Semans 平衡障碍分级法

让患者采取静态体位姿势，并观察其能否保持。检查将平衡功能分为 6 级，适用于脑卒中偏瘫和小儿脑瘫患者表 12-8。

**表 12-8 Semans 平衡障碍分级法**

| 平衡障碍分级 | 评定标准 |
|---|---|
| V | 能单腿站立 |
| IV | 能单膝跪立 |
| III | 双足前后交叉站立时，身体重心能从后足移向前足 |
| II-3 | 能双足站立 |
| II-2 | 能双膝跪立 |
| II-1 | 能手膝位跪立 |
| I | 能在伸直下肢的情况下坐稳 |
| 0 | 伸直下肢时不能坐 |

### （七）日本东京大学康复部平衡评定

是由日本东京大学康复部发表的一种平衡测试方法（表12-9）。

**表 12-9　日本东京大学康复部平衡评定**

| 序号 | 项目 | 1分 | 0.5分 | 0分 |
|---|---|---|---|---|
| I | 翻身 | 能 | 有把持时能 | 不能 |
| II | 坐起 | 能 | 同上 | 不能 |
| III | 保持坐位 | 稳定 | 稍推即不稳 | 不能 |
| IV | 保持手膝位 | 稳定 | 同上 | 不能 |
| V | 在手膝位上做以下动作 | | | |
| V-i | 举起患手 | 持续3s及以上 | 持续3s以下 | 不能 |
| V-ii | 抬起患足 | 持续3s及以上 | 持续3s以下 | 不能 |
| V-iii | 举起健手 | 持续3s及以上 | 持续3s以下 | 不能 |
| V-iv | 抬起健足 | 持续3s及以上 | 持续3s以下 | 不能 |
| V-v | 抬起患手及患足 | 持续3s及以上 | 持续3s以下 | 不能 |
| V-vi | 抬起患手及健足 | 持续3s及以上 | 持续3s以下 | 不能 |
| V-vii | 抬起健手及患足 | 持续3s及以上 | 持续3s以下 | 不能 |
| V-viii | 抬起健手及健足 | 持续3s及以上 | 持续3s以下 | 不能 |
| VI | 从椅坐位站起 | 能 | 有把持时能 | 不能 |
| VII | 取跪立位 | 能 | 有把持时能 | 不能 |
| VIII | 保持跪立位 | 稳定 | 稍推即不稳 | 不能 |
| IX | 用膝行走 | 能 | 有把持时能，但稍推即不稳 | 不能 |
| X | 在跪立位上将一膝立起 | 能 | 有把持时能 | 不能 |
| XI | 保持一侧跪位 | 稳定 | 稍推即不稳 | 不能 |
| XII | 由一侧跪位站起 | 能 | | 不能 |
| XIII | 保持站位 | 能 | | 不能 |
| XIV | 单腿站立 | 能 | | 不能 |
| XV | 单腿跳 | 能 | | 不能 |

注：表中 X、XI、XII、XIII、XIV、XV项需分别测试左、右侧。各项总分相加后，分数越低表示平衡障碍越重。

### （八）脊髓损伤患者的平衡测试

对于能采取坐位的脊髓损伤患者，其平衡功能状况可采用下列分级（表12-10）。

表 12-10　脊髓损伤患者的平衡测试

| 平衡障碍等级 | | 评定标准 |
| --- | --- | --- |
| V | 正常 | 能对抗各个方向的用力推，并保持平衡 |
| IV | 优 | 轻推能保持平衡，用力推则不能保持平衡 |
| III | 良 | 两上肢向前上方举时能保持平衡，轻推则不能保持平衡 |
| II | 尚可 | 能采取坐位，但手不能上举，不能对抗轻推 |
| I | 差 | 能在极短时间内采取坐位，但不能维持 |
| 0 | 不能 | 根本不能采取坐位 |

## （九）平衡仪测试

平衡仪通常由一块内置高精度压力传感器的压力平板和一台计算机构成。它利用高精度压力传感器和计算机软件分析技术可以精确测量与计算分析不同状态下人体重心位置、重心移动轨迹等数据，可以多重定量评估平衡功能。部分设备通过计算机分析数据规律，可以基于不同病因所致的平衡障碍不同的数据特征，给出一定的指向性诊断。平衡仪的测试包括静态平衡功能测试和动态平衡功能测试两种，可分别定量评定人体静态平衡功能和动态平衡功能。

**1. 静态平衡功能测试**　静态平衡功能测试，通过平衡仪（图 12-6）绘制人体重心平面投影与时间的关系曲线，形成静态姿势图。静态平衡功能测试可以广泛用于各种平衡障碍的定量评估。静态平衡功能测试，常用测试条件包括：睁眼、闭眼、软硬支撑面、外界视动光刺激等。常见参数包括：重心位置、重心轨迹、重心移动轨迹总长度、重心移动轨迹总面积、平均左右摆幅、前后平均摆幅、重心位移平均速度、重心摆动功率谱及可用于评定视觉对姿势控制的影响值——Romberg 商（即闭眼与睁眼测试时姿势图面积的比值）等。

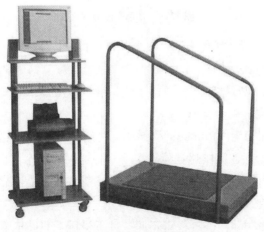

图 12-6　静态平衡测试仪

（1）**重心轨迹**　观察重心轨迹可以从移动的方向、范围及集中趋势判断重心移动或摆动的类型，包括中心型、前后型、左右型、弥漫型、多中心型等。正常人以中心型为主。某些疾病的重心移动存在特征性表现，如偏瘫患者重心摆动多向健侧偏移，小脑障碍导致的运动失调者重心摆动范围增大且呈现弥漫型分布等。

（2）重心移动轨迹长度　反映身体自发摆动的程度，通常用单位面积轨迹长度（总轨迹长度/外周面积）表示，是重心摆动检查指标中最敏感的参数。

（3）重心移动轨迹总面积　重心移动面积的大小可以从整体上判断平衡障碍的程度，面积越小说明平衡的控制越好。

（4）Romberg 商（率）　是指立位下闭眼与睁眼的外周面积比，用于判断平衡障碍的性质，有助于判断平衡（姿势控制）障碍与本体感觉的关系，对病因诊断有重要的价值。如迷路与脊髓后索损害时，Romberg 商会有显著改变。

**2. 动态平衡功能测试**　动态平衡功能测试是在静态平衡功能测试的基础上，通过对压力台施加水平移动或以踝关节为轴的旋转，对被测试者的平衡施加动态干扰，定量评估被测试者在动态条件下的平衡功能。动态平衡仪（图12-7），可以在更接近现实的条件下记录人体在不同运动状态和姿势改变时的重心改变情况，绘出动态姿势图并进行数据分析。动态平衡测试中的感觉整合测试，可以将影响平衡功能的不同感觉系统分别进行研究，从而有助于确定引起平衡障碍的原因，并指导治疗。

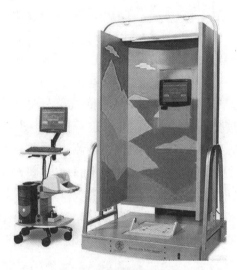

**图 12-7　动态平衡测试仪**

动态平衡功能测试中的感觉统合测试有 6 个测试条件（图12-8），不同测试下的测试结果分析如下：

条件1：睁眼，支撑面视野稳定。此条件下受试者调节平衡依靠视觉和躯体感觉，若有失衡表现，提示受试者躯体感觉、视觉有障碍。

条件2：闭眼，支撑面稳定（Romberg 测试）。此条件下受试者只能利用躯体感觉调节平衡，此时有失衡表现提示受试者存在躯体感觉障碍。

条件3：睁眼，支撑面稳定，视野摆动。此条件下受试者主要依靠躯体感觉调节平衡，若有失衡表现，提示受试者存在躯体感觉障碍。

条件4：睁眼，支撑面摆动，视野稳定。此条件下受试者只能依靠视觉调节平衡，若有失衡表现，提示受试者视觉有障碍。

条件5：闭眼，支撑面摆动。在此条件下受试者只能依靠前庭觉调节平衡，若此时有失衡表现提示受试者前庭觉有障碍。

测试6：睁眼，支撑面摆动，视野摆动。此测试中受试者接受了来自躯体和视觉的不准确信息，主要依靠前庭觉维持平衡，若有失衡表现，提示前庭功能障碍。

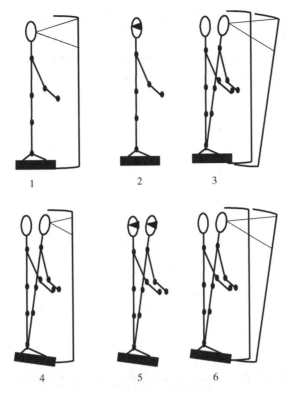

图 12-8 感觉统合测试

常见如下测试表现：

（1）正常 任何位置均可保持平衡。

（2）前庭功能障碍 条件 5、6 存在问题。

（3）视觉–前庭功能障碍，支撑面依赖 条件 4、5、6 存在问题。

（4）视觉优先 条件 3、4 存在问题。

（5）体感–前庭功能障碍，视觉依赖 条件 2、3、5、6 有问题。

（6）重度 有合并问题。

（7）不一致 不同测试条件下的结果提示不一致，如条件 1 比其他测试条件的问题更严重等。

## 【复习思考题】

1. 李奶奶，76 岁，刚确诊帕金森病。请根据本章所学内容，分析一下她有可能存在的协调和平衡功能障碍有哪些？

2. 赵爷爷，脑卒中后遗症期，目前存有平衡功能障碍。请根据本章所学内容，选择一项 30 分钟内可完成的平衡功能评估，并简述该评定方法的特点。

3. 孙奶奶，脑外伤术后出现非平衡性协调障碍。请根据本章所学内容，选择 3 项非平衡性协调障碍的评定方法，并简述其操作。

# 第十三章
# 运动控制障碍评定

扫一扫，查阅本章数字资源，含PPT、音视频、图片等

运动与我们的日常生活和社会生活密切相关，器官系统水平的运动与人体的基本生理功能相关，个体水平的运动与日常生活能力密切相关，而社会水平的运动与人们参与社会的能力和水平相关。康复的核心是功能障碍，而运动是功能的基础，功能与运动相关，运动与动作相关。运动的基本形式是动作，动作受神经控制，动作的本质是一种神经肌肉工作模式，运动控制障碍就是神经肌肉工作模式障碍，会导致功能障碍。

## 第一节　运动控制的理论与模型

从本质上来讲，运动是一种技术动作，是一种神经肌肉工作模式，受神经控制，神经对运动的控制有其特有的模式和内在的规律。

### 一、运动控制的概念

运动控制指的是中枢神经系统对动作的管理、调节和控制，人体对运动的控制主要表现为中枢神经系统对单块肌肉及肌群的控制。协调和募集肌群的参与通过人体感觉器官的信息反馈来调控，形成功能性动作，实现人的运动功能。

### 二、运动控制的本质

运动是功能的基础，运动由一系列动作构成，动作的本质是神经肌肉工作模式。在任务导向下，中枢神经系统发出神经冲动，支配相应的肌肉及整合相关的肌群协同收缩，引起骨骼的运动，完成技术动作，实现运动功能。

### 三、运动控制的影响因素

运动控制主要受个体、任务和环境三个因素的影响。个体因素包括生理因素和心理因素，生理因素主要指的是肌肉、骨骼、关节和神经，心理因素包括认知、行为和动机。任务是一种目标性的功能活动，需要高级神经活动的参与。任务引导功能，功能影响结构，任务导向的功能活动是康复治疗尤其是作业治疗的基础。人的功能活动分为器官系统水平、个体水平和社会水平，社会水平的功能活动除了受到个体主观条件的影响，也与社会环境的限制有关，所以对社会环境的改造也是康复治疗的重要组成部分。

### 四、运动控制理论

#### （一）反射理论

运动控制反射理论认为，人对运动的控制是通过反射活动实现的。反射弧由感受器、传入神经、中枢、传出神经和效应器构成。人对动作的学习是一种动作记忆，本质上就是一种反射活动，是一种神经肌肉工作模式。动作的学习是一种获得性技能，需要通过反复练习才能掌握，运动技能的形成过程包括四个阶段，即泛化过程、分化过程、巩固过程和动作自动化过程，最终形成稳定的动作记忆，实现动作自动化。

#### （二）等级理论

运动控制等级理论认为，人对运动的控制是分层次的，即低级控制、中级控制和高级控制。低级控制指的是脑干和脊髓水平的运动控制，与生命本能相关。脑干有生命中枢，控制人的心跳和呼吸活动；脊髓控制人的本能活动和原始反射，如逃避反射等。中级控制指的是中脑水平的运动控制，具有一定的整合功能，如翻正反射。高级控制指的是大脑水平的运动控制与精细复杂动作有关。运动控制等级一般是上级中枢控制下级中枢，上级中枢对下级中枢的控制主要以抑制作用为主。

#### （三）运动程序理论

运动程序理论认为，人的运动是由一系列的动作按序列编码而成，运动程序存储于大脑，是一种模式化的运动，程序一旦启动，就会自动实现。在运动程序实施的过程中，一般不需要主观意识的参与，但是主观意识可以随时中断程序。例如，拿钥匙开门这个运动程序一旦启动，就会自动实施，不需要主观意识的参与，但是主观意识可以随时中断拿钥匙开门这个动作。

#### （四）运动系统理论

运动控制系统理论将人体的运动控制看作是一个复杂的系统，是系统内外因素综合作用的结果。系统内因素主要有神经分层控制系统、肌群协调系统、生物力学平衡系统等，系统外因素主要是任务导向和外力。

#### （五）动态动作理论

动态动作理论认为，人的动作会随着运动时间和程度的变化而变化，并不完全受神经系统的控制，与力学惯性有关。例如人由慢走、快走、慢跑到快跑，当速度和惯性增加时，人的动作也随之发生变化。

#### （六）生态学理论

运动控制生态学理论认为，人的动作会随着环境的改变而改变，并且不断适应周围环境的变化，这与生物的进化和本能有关，其生理学机制是应激与适应，如觅食、躲避天敌等动作行为。

### 五、运动控制模型

运动控制机理较为复杂，主要包括反射模式、等级控制模式、系统控制模式、肌肉再教育模式、神经促通模式、任务导向模式等。各种运动控制模型归结起来其实就是结构和功能的关系，结构决定功能，功能也影响结构，有什么样的功能需求，就会有什么样的结构与之相适应，即结构具有较强的可塑性，这就是康复的理论基础和价值所在。

## 六、运动控制与康复

### （一）运动控制生理

**1. 运动的神经肌肉工作模式**　运动系统由肌肉、骨骼和关节构成，所有的运动都必须在神经系统的参与下完成，因此，运动是一种神经肌肉工作模式，即运动的各个环节可以看成一种动作记忆，通过一定的程序编码存储于大脑。在运动的学习过程中，需要不断加强和巩固神经肌肉工作模式，形成动力定型，运动时需要启动运动程序，实现动作自动化。

**2. 脊髓对运动的控制**　脊髓是低级中枢，对运动的控制多与人的基本功能和本能活动有关。反射中枢位于脊髓前角运动神经元。脊髓前角运动神经元兴奋时可以引起肌肉收缩。脊髓对运动的调节受高级中枢大脑的调控，这种调控多以抑制作用为主，当大脑受损时，对脊髓前角运动神经元的抑制作用减弱，会出现肌肉紧张痉挛。脊髓对运动的反射调节主要有肌梭反射和腱梭反射，另外还包括屈肌反射和对侧伸肌反射。

（1）肌梭反射　肌梭位于肌腹，对肌肉长度的变化比较敏感。肌梭受到刺激或接受神经冲动，能够引起肌肉收缩，称为肌梭反射或牵张反射。牵张反射分为动态牵张反射和静态牵张反射，动态牵张反射又称腱反射，静态牵张反射又称肌紧张，静态牵张反射对维持人体姿势尤其重要。

（2）腱梭反射　腱梭主要位于肌腱内，对肌腱张力增加敏感，当受到张力增加刺激时可以反射性引起肌肉放松，称为腱梭反射，腱梭反射是一种保护性反射，避免肌肉过度收缩而被拉伤。

（3）屈肌反射　机体受到刺激时，一侧肢体出现屈曲反应，屈肌收缩而伸肌弛缓，称为屈肌反射。屈肌反射与本能保护有关，人体在大多数情况下屈肌收缩较多，往往比较发达，称为屈肌优势。

（4）对侧伸肌反射　当机体受到的刺激强度足够大时，同侧肢体发生屈肌反射的基础上可以出现对侧肢体伸直的反射活动，称为对侧伸肌反射。对侧伸肌反射是姿势反射之一，具有维持人体姿势的作用。

**3. 脑干对人体运动的调节**　脑干对人体运动的调节主要包括姿势反射和肌紧张。

（1）姿势反射　人体姿势的维持需要全身骨骼肌相互协调维持，当姿势平衡被打破后，全身骨骼肌的张力重新调整，即维持新的姿势平衡，这种保持或调整人体空间位置的反射称为姿势反射。姿势反射中枢主要位于脑干，大脑也参与姿势反射的调节。

（2）肌紧张　肌肉在正常情况下保持一定的张力称为肌紧张，肌紧张对维持人体姿势和完成正常生理功能具有重要作用。肌紧张的调节主要靠脑干网状结构，脑干网状结构对肌紧张具有易化作用和抑制作用，二者维持动态平衡，保持正常的肌张力。

**4. 小脑对运动的调节**　小脑是重要的运动调节中枢，对运动起着共济协调的作用，主要通过调节肌紧张、控制躯体姿势和平衡、协调感觉、参与动作学习来实现。小脑损伤可以出现共济失调，表现为随意运动障碍，出现运动过度或不足、乏力、方向偏移，失去运动稳定性，特别是在运动开始、停止和转向时，出现共济失调震颤症状。

**5. 大脑对运动的控制**　大脑是高级中枢，对运动的控制多与人的高级活动和精细动作有关。反射中枢位于大脑皮质运动神经元，大脑皮质运动神经元兴奋时可以引起支配的肌肉收缩，大脑对运动的支配具有交叉支配、精确定位、大脑皮质体积与精细动作程度成正比及可代偿等特点。人体的运动功能需要在大脑的整合下完成。

## （二）运动学习与功能恢复

运动是一种动作技能，需要通过后天的学习才能掌握，对于正常人来说，运动学习指的是运动技能的获得和提高，对于患者来说，从功能康复的角度看，则是指损伤后丧失的运动技能的重新获得。运动技能的形成过程包括四个阶段，即泛化过程、分化过程、巩固过程和动作自动化过程。

**1.泛化过程** 泛化过程指的是动作学习的初期，通过动作示范和动作模仿，对动作建立初步的感性认识，对动作的内在联系和规律尚不完全了解。此阶段大脑皮质内抑制机制尚未建立，条件反射建立尚不稳定，大脑兴奋和抑制出现泛化现象，主要表现为动作僵硬、不协调，容易出现多余动作，动作费力。这个阶段，教学应该强调正确动作的示范和简练的讲解，抓主要环节和动作中存在的主要问题进行纠正。

**2.分化过程** 分化过程指的是通过不断的练习，学习者对运动的内在规律有了初步的了解，动作协调，多余动作减少，大脑兴奋和抑制逐渐集中，分化抑制得到加强，能够顺利完成完整动作，错误动作得到纠正，初步建立动作定型，但是不稳定，遇到新的刺激错误动作和多余动作又会重新出现。这个阶段，应该注意错误动作的纠正，体会细节，促进分化抑制，使动作更加精细准确。

**3.巩固过程** 巩固过程指的是通过反复的练习，运动条件反射建立并进一步巩固，形成了固定的神经肌肉工作模式。这个阶段大脑的兴奋和抑制更加集中和精确，由于动作定型，运动技能的某些环节可以出现动作自动化，在环境条件变化时，动作不易变形。运动的过程中，各个器官系统协调配合，完成动作省力轻松。

**4.动作自动化过程** 动作自动化指的是随着运动技能的巩固和发展，大脑兴奋区域的联系得到进一步巩固，动作可以出现自动化现象，即整套技术动作可以在无意识的情况下自动完成。动作自动化是技术动作训练的终极目标。

## （三）运动学习与功能恢复的生理学基础

康复医学的核心是功能障碍，而功能的基础是运动，可以说没有运动就没有功能。无论器官系统水平、个体水平还是社会水平的功能障碍均与运动功能障碍密切相关。器官系统水平的运动功能障碍会影响人的基本功能，个体水平的运动障碍会影响人的日常生活能力，社会水平的运动功能障碍会影响人的社会参与。

**1.运动对中枢神经的作用** 运动对中枢神经的作用主要包括：①运动可以促进大脑的发育。②运动能够促进大脑兴奋和抑制功能平衡。③运动能够改善神经系统的功能和情绪。④运动可以消除脑细胞疲劳，提高工作学习效率。⑤运动能够促进大脑结构和功能的重建。

**2.脑的可塑性** 大脑是一个复杂的系统，在生长发育的过程中，受学习、经验、训练等因素的影响，其结构和功能逐渐完善，即大脑具有一定的可塑性，主要体现在：①脑功能重组。脑功能重组包括系统内重组和系统间重组。系统内重组包括轴突侧枝发芽、突触更新、轴突离子通道改变、突触效率改变。系统间重组包括古旧脑代替、对侧半球代替、系统代偿、对侧转移、同侧功能代偿等。②脑结构重建。脑结构重建包括轴突发芽、突触重塑、启用潜伏通路、神经细胞再生等。

**3. 运动与脑的可塑性**　运动可以在不同层面对脑的可塑性产生影响，包括系统水平、细胞水平和分子水平。

（1）系统水平脑的可塑性　首先体现在运动可以改变脑的结构。有研究显示，运动可以增加脑前额叶、颞叶及顶叶灰质和白质的体积。其次，运动能够改善相关脑区激活水平，提高人的认知能力。

（2）细胞水平脑的可塑性　首先，细胞水平脑可塑性体现在神经发生上，运动可以增加神经干细胞，神经祖母细胞的增殖、迁移、存活和分化，促进神经发生。其次，细胞水平脑可塑性体现在突触的可塑性。突触的可塑性具体表现为结构的可塑性和传递的可塑性。

（3）分子水平脑的可塑性　在分子水平，运动对脑可塑性的影响与细胞生长因子和神经肽有关，运动能够增加脑源性神经营养因子，还可以引起神经组织的基因表达，影响脑的可塑性。

**4. 脊髓的可塑性**　脊髓具有较强的可塑性，当高级中枢出现缺损以后，脊髓的代偿运动功能增强，表现为以痉挛为主的联合反应和共同运动模式，主要是脊髓失去上位中枢的抑制作用所致。脊髓的可塑性表现为自发性可塑性和训练任务依赖性可塑性两种。

（1）自发性可塑性　自发性可塑性指的是脊髓损伤以后在没有任何干预的情况下可以出现运动功能的恢复，主要表现在脊髓生长发育过程中，神经细胞数量的增加和轴突的生长有关。

（2）训练任务依赖性可塑性　主要表现在通过强化某些常用行为和运动，与之相关的神经会得到进一步发育，使神经网络变得更加有组织和规律。脊髓损伤后，脊髓会启动自发性可塑性和训练任务依赖性可塑性，这是脊髓损伤功能恢复的基础。

**5. 运动与脊髓的可塑性**　运动与脊髓的可塑性主要表现在训练任务依赖性可塑性，训练任务依靠可塑性依赖于特殊的训练方式启动，并需要持续不断的运动刺激来维持，其机理与中枢模式发生器重新激活和脊髓神经回路重组有关。这个阶段，需要不断重复正确的技术动作，强化正确的神经肌肉工作模式，加强神经元之间的结构联系和功能重组。

中枢神经系统的可塑性表现为功能可以影响结构，这是中枢神经系统损伤后功能恢复的重要理论依据，为神经系统康复奠定了科学基础，也为脊髓损伤和脑损伤康复提供了巨大的可能和空间。影响中枢神经系统可塑性的因素很多，其中，功能训练是非常重要的因素。

# 第二节　运动控制障碍评定的内容和方法

运动控制主要包括姿势控制、移动控制及操作控制，因此运动控制障碍评定主要从这三个方面来进行。

## 一、姿势控制的评定

评价姿势控制要求患者进行很多可能引起身体不稳定的活动，因此安全非常重要。所有的患者在测试时必须系上行走安全带，并在严密的监护之下进行。姿势控制的评定方式主要包括自我报告的平衡能力评估和基于表现的平衡评估。

### （一）自我报告的平衡能力评估

平衡测试的一个重要的部分是收集患者自我报告的有关近来摔倒次数和导致摔倒或平衡丧失的环境资料。自我报告的不稳定状态信息能帮助临床工作者推断姿势控制的哪一个方面受损，并决定测试的下一步任务。例如，如果患者报告在弯腰从地上捡起某物时感到身体不稳定，医师可推测出是预期姿势控制受损，而患者在淋浴中洗发时感到平衡丧失，尤其是视觉障碍时，难以保持平衡，则表明控制姿势的感觉成分受到损害。这些推测都能得到验证，例如，观察患者闭眼站立较睁眼站立时，其摇晃幅度可增加甚至需要其他东西来支撑以避免摔倒等。

通过患者关于其日常生活中平衡能力因素的认识，测试者也能得到一些相关线索。患者对平衡的理解可通过自我报告量表，如特定活动平衡信心（ABC）量表或跌倒效能量表来评价。ABC量表有16项测试，要求受试者对他们参加某些日常活动时的信心进行评价，从无信心到完全有信心以0～100%表示（表13-1）。跌倒效能量表包括10项日常生活活动，即患者在参加10项日常活动的过程中，依据他们对摔倒的害怕程度分为1～10级（表13-2）。

表 13-1 特定活动平衡信心（ABC）量表

| 编号 | 项目 | 单项得分（%） |
| --- | --- | --- |
| 1 | 绕着房子走 | |
| 2 | 上下楼梯 | |
| 3 | 从地板上拾起拖鞋 | |
| 4 | 以眼睛的水平线为准向前伸 | |
| 5 | 踮起脚尖向上伸展 | |
| 6 | 站在椅子上伸展身体 | |
| 7 | 清洁地板 | |
| 8 | 走出房子到车旁边 | |
| 9 | 下车或上车 | |
| 10 | 走过停车场 | |
| 11 | 上下斜坡 | |
| 12 | 在热闹的商场中行走 | |
| 13 | 在拥挤的人群中行走 | |
| 14 | 手扶护栏乘自动扶梯 | |
| 15 | 手不扶乘自动扶梯 | |
| 16 | 在结冰的人行道上行走 | |
| 得分 | | |

注：评定有能力完成以上活动的信心（0=无信心；100=完成有信心。分值为0，10，20，30，40，50，60，70，80，90，100），总分是16个项总分的平均分。

表 13-2 跌倒效能量表

| 编号 | 项目 | 单项得分 |
| --- | --- | --- |
| 1 | 清洁房子 | |
| 2 | 穿衣服和脱衣服 | |
| 3 | 准备简单的饮食 | |
| 4 | 盆浴或淋浴 | |

续表

| 编号 | 项目 | 单项得分 |
|---|---|---|
| 5 | 简单的购物 | |
| 6 | 上下车 | |
| 7 | 上下楼梯 | |
| 8 | 在住处周围走动 | |
| 9 | 能伸展够到衣柜或橱柜 | |
| 10 | 匆忙地去接电话 | |
| 总分 | | |

注：评价进行以上每一项活动而不摔倒的信心；（0＝根本没有信心；10＝完全有信心）。总分为10个单项的总和，分值为0（次数少）到100（次数多）之间。

## （二）基于表现的平衡评估

基于患者表现的功能性平衡测试，给临床工作者提供了患者表现水平与标准水平的差距。根据该结果判断是否需要治疗，且可作为患者表现的基线，在规律的间隔时间内反复进行测试能为患者和临床工作者提供关于功能的客观变化。一系列的方法可用来测试与身体姿势控制有关的功能性技巧，其中许多方法还可用来预测摔倒的风险。

**1. 计时起立行走检查（TUG）** 计时起立行走检查（Mathias et al.，1986）是一种快速筛查影响老年人日常移动能力的平衡问题的工具。受试者从椅子上站起来，向前走3m，转身走回。1：正常；2：稍微不正常；3：轻度异常；4：中度异常；5：严重异常。在此试验中得3分者或3分以上的老年人，其摔倒的危险增高。

**2. 伸展测试**

（1）功能性伸展测试　功能性伸展测试（Duncan et al.，1990）是为快速筛查老年人平衡问题和摔倒危险而设计的，仅包含1项测试内容。测试方法如图13-1所示，受试者双足分开与肩

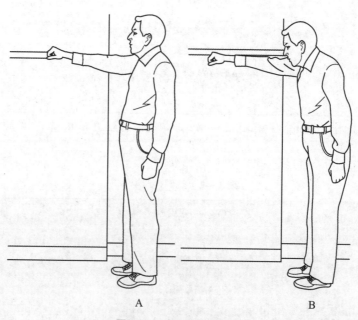

A　　　　　　　　　　　　　　　　B

图13-1　功能性伸展测试

同宽站立，握拳，一侧上肢前屈 90°（图 13-1A），足不移动，令受试者在保持平衡的情况下上肢尽力向前面伸（图 13-1B）。功能性伸展测试有较好的组间信度，可预测无神经功能缺失的老年人的摔倒危险。

（2）多方向伸展测试　多方向伸展测试用来检查身体前方、后方、侧方的稳定性限制。测试方法：一个标尺被固定在可折叠的三脚架上，其垂直高度可以调整，以使标尺与受试者肩峰在同一水平。双脚不能移动，手沿着标尺按指定的方向尽可能伸展（Newton，2001，pM249）。允许受试者自己选定手臂向前或向后伸展；左右臂均要进行测试。

**3. 定向移动表现测试（POMA）**　Mary Tinetti 研究了一种筛查老年人平衡和移动能力、判断摔倒危险性的测试方法。此法采用 3 分制（0，1，2）对受试者的表现进行评分，其最高分值为 28 分。平衡部分的单项检测包含：评价坐与站时的静态平衡（第 1 和第 5 项）、评价主动平衡（第 2、3、6、9 项）、反应性平衡（第 6 项）、感觉成分（第 7 项）（表 13-3）。

当总分少于 19 分时，摔倒危险率较高；总分在 19 ~ 24 分时，具有中等程度摔倒风险。该测试方法的组间信度高，整个测试所需时间仅 10 ~ 15min。

**表 13-3　定向移动表现测试**

| Ⅰ.平衡测试 | Ⅱ.步态的测试 |
| --- | --- |
| 开始说明：受试者坐于硬且无扶手的椅子上进行以下操作。 | 开始说明：受试者和检查者并肩沿着走廊走或穿过房间，先以平常时的节奏，然后以快速但安全的节奏返回（可使用平常使用的助行用具）。 |
| 1. 坐位平衡 ____ | |
| 靠在椅子上或往下滑：0 分 | 10. 第 1 步（被告知"走"后立即）____ |
| 稳定、安全：1 分 | 犹豫，或几次尝试后开始第一步：0 分 |
| 2. 站起 ____ | 没有犹豫：1 分 |
| 没有外界帮助不能站起：0 分 | 11. 步长和高度 |
| 能站起，但需手臂帮助：1 分 | a. 右足迈步时 ____ |
| 能站起，不用手臂帮助：2 分 | 不能越过站立的左足：0 分 |
| 3. 尝试站起 ____ | 越过站立的左足：1 分 |
| 没有帮助不能站起：0 分 | 右足不能完全廓清地面：0 分 |
| 尝试 1 次以上才站起：1 分 | 右足完全廓清地面：1 分 |
| 尝试 1 次即能站起：2 分 | b. 左足迈步时 ____ |
| 4. 即刻站立平衡（头 5 秒内）____ | 不能越过站立的右足：0 分 |
| 不稳（蹒跚，移动足，身体晃动）：0 分 | 越过站立的右足：1 分 |
| 稳定但要用助行器或其他东西支撑：1 分 | 左足不能完全廓清地面：0 分 |
| 不需支撑能稳定站立：2 分 | 左足完全廓清地面：1 分 |
| 5. 立位平衡 ____ | 12. 步伐的对称性 ____ |
| 不稳定：0 分 | 左右足的步长不相等（估计）：0 分 |
| 稳定，但是宽站（两足间水平距离大于 10.16cm），并需手杖或其他支撑：1 分 | 左右腿的步长相等：1 分 |
| 窄站（两足间水平距离较窄），不需其他支撑：2 分 | 13. 步伐的连贯性 ____ |
| 6. 轻推（受试者两足尽可能靠拢站，检查者手掌轻轻地推受试者胸部 3 次）____ | 在步伐之间有停顿或不连贯：0 分 |
| | 步伐表现连贯：1 分 |
| 欲摔倒：0 分 | 14. 路径（在直径为 12 英寸贴有瓷砖的地板上，让受试者走 10 步，观察每 1 步的偏移程度） |
| 摇晃，肢体晃动：1 分 | |
| 稳定：2 分 | 明显偏移：0 分 |
| 7. 闭眼站（受试者两足尽可能靠拢站）____ | 轻或中度偏移，或使用助行用具：1 分 |
| 不稳：0 分 | 很直，且不用帮助：2 分 |
| 稳定：1 分 | |

续表

| Ⅰ.平衡测试 | Ⅱ.步态的测试 |
|---|---|
| 8.身体转动360° ＿＿ | 15. 躯干 ＿＿ |
| 连续迈步：0分 | 使用助行用具并有明显的晃动：0分 |
| 间断迈步：1分 | 不晃动，但行走时膝部弯曲或有背痛或手臂张开：1分 |
| 不稳迈步（抓取、晃动）：2分 | 不晃动，膝部无弯曲，手臂不张开，无须帮助：2分 |
| 9. 坐下来 ＿＿ | 16. 步宽 ＿＿ |
| 不安全（误判与椅子间的距离，跌坐到椅子上）：0分 | 两脚跟分开：0分 |
| 用手臂帮助或动作不连贯：1分 | 当走时脚跟之间几乎接触：1分 |
| 安全，动作连贯：2分 | 步态分：＿＿ /12分 |
| 平衡分：＿＿ /16分 | 平衡和步态总分： /28分 |

**4. Berg 平衡量表** Berg 平衡量表是加拿大的物理治疗师 Kathy Berg 所设计的，包括 14 项内容，采用 0～4 分制计分，测试一般在 20 分钟内完成。该方法具有良好的重复测试和组间信度、内部一致性；与其他的平衡和移动测试方法具有良好的相关性。

评分标准及临床意义：最高分 56 分，最低分 0 分，分数越高平衡能力越强。0～20 分，提示平衡功能差，患者需要坐轮椅；21～40 分，提示有一定平衡能力，患者可在辅助下步行；41～56 分，说明平衡功能较好，患者可独立步行；其中，<40 分者有跌倒的危险。

## 二、移动控制的评定

作业导向方法从三个水平上分析活动功能：①功能性活动水平。②用于完成活动要求的基本策略。③影响活动的潜在感觉、运动和认知功能障碍。

### （一）功能层面的评定

参数：时间和距离。功能活动的评定焦点通常集中于确定患者可步行的距离、需要花费的时间和需辅助的程度。要求患者步行特定的距离（如 150 步）并记录花费的时间。另外一种是要求患者在一定的时间内步行并记录步行距离。

目的：确定正常步行和快速步行情况下的步行速度。

方法：用彩色胶布在起点到终点直线距离为 16m 的平地上标记步行测试的起点、3.0m 点、13.0m 点和终点。检查者以自由步行速度和最大步行速度的评价方法令受试者自起点走至终点，用秒表记录其从 3.0m 点至 13.0m 点所需的时间和步数。记录时间精确到 0.1s。患者测试 3 次，每次测试间隔可以休息，步行速度评测值取患者评测 3 次中最快一次的数值，并以"m/min"描述最大步行速度评测值。低于 30m/min 为低速；30～60m/min 为中速；高于 60m/min 为高速。

### （二）策略层面的评定

定量化测量（如步速）可提供功能的客观评价，但不能描述功能表现的质量（如步行模式偏离正常的方式）。因此，步态检查必须包括系统性描述及患者为了符合步行要求而采取的步行策略。

观察性步态分析（OGA）是临床上评价步态最常用的方法。观察性步态分析是观察步态的运动学模式，以判断主要的步行缺失。然而，非观察性成分的不足，比如无力、协调和痉挛，只能通过观察推断或通过进一步的测试确定。观察性步态分析既可作为评价的工具（如监测步态的变化），也可作为诊断的工具（如确定产生异常步态的原因）。观察性步态分析中，观察者是在无电子设备辅助下描述步态的特点。

### 三、操作控制的评定

在够物、抓握和操作方面的障碍对穿衣、进食、梳洗等很多日常生活活动都会产生影响。对够物、抓握和操作的评定包括功能、运动策略和损伤。进行上述三方面检查以判断上肢功能障碍是否会对患者扮演生活角色的能力产生影响，患者在完成作业任务时使用何种策略和运动单元，认知、视觉、肌肉骨感觉或其他哪些障碍将限制患者完成作业任务。

#### （一）功能水平检查

**1. 大体观察** 开始标准化功能检查前，应对患者所需完成作业任务的背景进行观察了解。如观察患者自我梳洗和进食活动或户外活动的准备工作。大体观察可了解限制功能能力的残损水平有助于治疗师确定检查重点。

**2. 功能量表检查** Wolf 运动功能检查量表（Wolf Motor Function Test，WMFT）是定量上肢单关节或多关节活动能力的检查量表，任务的安排顺序由简单到复杂。研究已发现，该量表的中间可信度高、内部连贯性好、重复检验的可信度高、稳定性好，能区分不同研究场所脑卒中亚急性期患者运动功能的情况。

Wolf 运动功能检查量表（Wolf Motor Function Test，WMFT）任务（计时开始尽快完成下列任务，完成每项任务的最长时间为 120 秒）：

（1）前臂触桌（边） 受试者肩外展试图将前臂置于桌上。

（2）前臂触盒（边） 受试者肩外展试图将前臂置于盒子上。

（3）伸肘（边） 受试者伸肘试图触及桌的对面。

（4）用力伸肘（边） 受试者伸肘试图通过腕背的对抗作用将沙包推至桌对面。

（5）手触桌（面） 受试者试图将患手置于桌上。

（6）手触盒（面） 受试者试图将手置于盒子上。

（7）取回物体（面） 受试者伸肘抬腕试图将 0.45kg 重物拖过桌面。

（8）举罐头（面） 受试者试图举起罐头、采用圆柱状抓握将罐头送至嘴边。

（9）拿笔（面） 受试者试图采用 3 指抓握拿起铅笔。

（10）捡回形针（面） 受试者试图采用夹捏的方法捡起回形针。

（11）叠棋子（面） 受试者试图在棋盘中央叠棋子。

（12）翻牌（面） 使用夹捏动作，患者试图将牌翻过来。

（13）转动钥匙开锁（面） 使用夹捏动作，患者将钥匙插入锁眼后，全范围左右旋转。

（14）叠毛巾（面） 受试者握住毛巾，按长度折叠，用受试手再次对折。

（15）捡篮球（站立） 受试者通过抓握动作捡起篮球，放置于桌边。

#### （二）策略水平的检查

患者成功完成了某项功能任务，但可能仍在运动策略组成成分方面存在问题，限制某些情况下的功能表现。策略水平的检查涉及包括视觉注视、够物、持物和释物在内的抓握各关键要素。上述任一要素出现缺陷时，即使手指力量正常，也会严重限制患者功能。

**1. 注视** 检查与定位所够物体有关的头眼协调能力时要求评估以下三大要素。首先，检查患者对位于中心视野或近周边视野的固定或移动靶目标进行定位和保持稳定注视的能力，按能力未受损、能力部分受损和能力丧失进行 3 分制的评分。要求头部静止不动，仅眼球转动，检查患者眼球扫视固定靶目标和眼球流畅活动跟踪移动靶目标的能力。记录患者是否存在视物模糊或视物不稳定、头晕或恶心等主观感觉。

**2. 够物和抓物**　够物和抓物行为具有不同特点，说明患者在计划和预期控制方面存在问题。握物的姿势或手型通常取决于所够物体的大小、外形及手指张合的能力，可以使用记录功能表现的录像或测定时间的计时器协助够物和抓物行为的检查。

**3. 控制和释放**　一旦完成够物动作后，应保持物体稳定或进行下一步操作。保持物体稳定要求维持手指肌力等长收缩以防止物体滑脱；对物体进行下一步操作是指物体在空间内或参照另一物体的活动。上述动作包括使用笔、剪刀等工具，扣纽扣穿衣，使用刀叉进食，使用钱包等数种不同的任务。这些技巧的完成要求参照物体进行推压、拖拉、摇动、传递、释放等不同的手活动。

### （三）损害水平的检查

限制或提高患者作业能力和特殊任务运动能力的因素可用损害水平的检查。

**1. 知觉和认知**　与上肢控制障碍有关的内容包括选择性注意、视觉忽略、运动启动、失用和视觉认知等。

**2. 骨骼肌和神经肌肉因素**　患者移动能力受限与关节活动范围有限、肌肉力量薄弱及伴或不伴痉挛时完成分离运动的能力有关。为清楚获得骨骼肌肉障碍的情况，需对关节活动度、肌力和肌张力三方面进行评估。

**3. 水肿**　上肢水肿累及很多中枢神经系统损伤患者，与静脉、淋巴管的唧筒作用不充分、正常组织生理学破坏有关。水肿会使腕和手体积变大，主动活动范围明显受限，导致废用综合征，可通过测量同一解剖标志处上肢或手的周径及测量肢体的体积变化来评价患者的水肿情况。

**4. 感觉功能**　上肢感觉功能测试主要着重于测试手和指尖，对上肢异常控制非常重要。

**5. 疼痛**　疼痛与不愉快的感觉和情绪有关，是影响上肢功能恢复的另一主要原因，可通过病史、访谈和问卷、图表或疼痛分级量表来获得患者的主观疼痛信息。视觉模拟量表和面容疼痛分级量表预测性好、在成年人和儿童中的共存可靠性高。

## 四、结果记录与分析

运动控制障碍的记录是康复治疗文件记录的一部分，指的是康复治疗师对患者运动控制障碍的发生、发展、转归及评估、诊断、治疗计划等医疗活动过程的记录，包括病情和诊疗过程所进行的连续性记录。

### （一）治疗文件的内容及指导原则

康复治疗师对每位患者都必须进行初始检查和评估及治疗结束时的检查和评估。在治疗期间，根据患者接受治疗时间的长短，再进行一次或多次的评估。康复治疗师应按照检查评估结果完成治疗结果记录的资料收集。

治疗文件记录撰写的指导原则为准确、简洁、清晰、及时，使用专业术语的缩写词需规范。发现错误时，可使用黑色墨水笔在错误的地方画一条线并在错误上方改正，加上日期并签上姓名。记录完成后要及时签名并注明职称与记录时间。

## （二）评估记录

**1. 主观资料记录**　主观资料（subjective data）记录又称 S 区记录。治疗人员与患者交谈时提出一些有关功能性的问题，治疗师应根据回答侧重记录影响活动的症状及功能不良的叙述。

主观资料记录包含以下内容：

（1）医疗史　患者先前的医疗状况及治疗的相关信息都应记录下来。

（2）环境　包括生活方式、居家位置、工作任务、学校需求及休闲活动。治疗师应与患者交谈，以了解其在家中的需求并协助拟定治疗目标。

（3）情绪或态度　治疗师需记录患者在做检查时的态度或情绪状态。

（4）目标或功能性的结果　目标或功能性的结果应由患者及治疗师在初始评估时设定。

（5）功能的等级　检查者描述患者在检查时功能的初始程度。

**2. 客观资料记录**　客观资料（objective data）记录又称为 O 区，指由专业人员再次加工或加以确认的客观信息。这些信息由测量、测验及观察得到，必须以功能性动作或活动的术语来描述。

记录客观资料包括记录评价及测验的结果和记录对患者功能的描述。

**3. 分析记录**　分析（analysis）记录又称为 A 区，指记录治疗师对主观及客观记录区中所获资料做出的解释、临床判断及设定功能性治疗结果及目标。

分析记录包含以下内容：

（1）诊断　即运动控制障碍的诊断。

（2）目标及治疗结果　患者及治疗师共同制定所要达到的功能性治疗结果及预期目标。目标应显示与患者功能限制有关的损伤及治疗结果，或为患者寻求治疗方案。预期目标包括长期目标和短期目标。

**4. 干预计划**　干预计划（plan）又称为 P 区，指治疗师介绍治疗计划或说明下次治疗的方案。在这个记录区中治疗师应对治疗措施给予详细的记录。

记录应包含对患者功能限制采取的治疗活动。

撰写评估记录应遵循康复治疗处方的要求，尽可能具体，包括治疗的种类、持续的时间、治疗的频度、治疗总次数或疗程、治疗的注意事项、签名和日期等。治疗师应记录下每个治疗活动及干预的理由。

【复习思考题】

1. 若患者表现为动作僵硬、不协调，容易出现多余动作，动作费力。此患者属于运动技能的什么阶段？这个阶段的教学应该怎么做？

2. 为了预防老年人跌倒，现对一位 70 岁老年人进行基于患者表现的平衡能力评估，请列举 2 个合适的方法，并简要介绍测试方法。

3. 王某，男，车祸导致运动感觉及二便障碍，诊断为颈 4 不完全性损伤。此患者进行运动学习与功能恢复的生理学基础是什么？

# 第十四章
# 言语 – 语言功能评定

扫一扫，查阅本章数字资源，含PPT、音视频、图片等

## 第一节　言语 – 语言功能概述

在人们平时的日常交往中，"言语（speech）"和"语言（language）"两个词往往混用而不会影响表达和理解，但从言语治疗学的角度，这两个词有着不同的含义。

### 一、言语与语言

言语是表达语言思维的一种方式，是音声语言（口语）形成的机械过程，是神经和肌肉组织参与的发声器官机械运动的过程，其表现即口语表达。言语是以语音为代码的语言，是人们最常用、最快捷、最基本的交流工具。

语言是思维的"外壳"，是人类社会约定俗成的符号系统，包括口头语、书面语、姿势语（手势、表情及手语）等，人们通过应用这些符号达到交流的目的。其表现包括符号的运用（表达）和接受（理解）。不同国家、地区、民族的语言不同，应用的符号系统和符号组合的规则也不相同。

言语 – 语言障碍（speech-language disorders）是指个体语言的产生、理解及应用等方面出现困难的情况，是一种表现较为稳定的、在一定时期内持续存在的言语功能异常，包括失语症、构音障碍、儿童语言发育迟缓、口吃等。

### 二、听力与听觉

听力是人们听到声音的能力，主要依赖完整的听觉传导通路：外界声波通过介质传到外耳道，再传到鼓膜，鼓膜振动，通过听小骨放大之后传到内耳，刺激耳蜗内的纤毛细胞（也称听觉感受器）而产生神经冲动，由听神经向听觉中枢传导。

听觉或称为听觉能力则是人们听清、听懂声音的能力，是人们对听到的声音进行理解、记忆、选择后，形成声音概念的能力。声音具有四个属性，即音长、音强、音高和音色。对于人类来说，音长、音强、音高等声音特征的辨别似乎是在听觉中枢的低级水平上进行；而听觉是在具备听音能力的基础上，协调运用多种感官功能、认知心理功能等，在大脑皮质高级中枢的参与下对声音进行综合处理的过程。

听力是先天具有的，而听觉需要后天的发育及学习，只有这样才能不断地成熟和完善。在语言发育和语言交流的过程中，听力是听觉的基础和前提，只有听到声音才能进一步听清、听懂声音，特别是言语声，以此来进行有效的交流。听力损失越大，听觉剥夺效应的发生率也越高，或者说言语识别率下降的程度也越重。

### 三、言语听觉链

言语包括从语音表象到发出语音、听到语音、感知和理解语音的全过程。在言语的产生和感知过程中，连接说话人大脑和听话人大脑的、依次发生的一系列心理学、生理学、物理学事件的链条，称为言语听觉链（speech and hearing chain）。在言语听觉链中，依次发生言语编码、发出言语、言语传递、接受言语和言语解码几个过程。为了便于理解，我们将言语听觉链分为三个水平（图 14-1）。

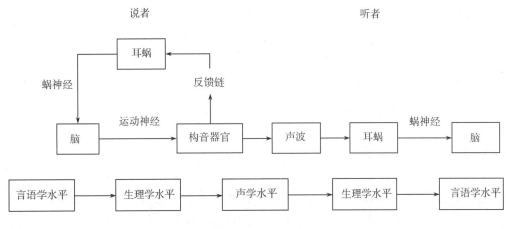

**图 14-1　言语听觉链**

**1. 言语学水平**　言语学水平是在大脑内完成的。说话人首先产生一种交流的愿望和表达的意识，然后利用大脑语言库中储存的信号进行编码，形成要说的内容，即内部语言。在进行语言编码时，人脑利用具体的手段、方式把一个个语言符号组织起来，以表达自己的想法。听话人将听觉神经传入的生物电化学信号不断地传到大脑的听觉语言中枢，听觉语言中枢把传来的语言信号进行解码，形成声音概念，于是便理解了说话人表达的内容。

**2. 生理学水平**　说话人的听觉语言中枢进行语言编码后，形成内部语言。听觉语言中枢又将这些内部语言信号传给运动中枢，运动中枢发出神经冲动，沿着运动神经传向呼吸、发声、共鸣、构音等器官，通过这些器官的协调运动，内部语言便物化成有规律的语音流，即外部语言。内部语言在大脑中是带有意义的声音的心理印象，外部语言则是把这些声音的心理印象转换为可以听见的声音——振动的空气波。振动的空气波在空间传播后，通过听话人的外耳、中耳、内耳、听神经传到听话人的听觉中枢，同时也通过同样途径传到说话人的听觉中枢，说话人由此调节和控制自己说话的音调和音量。换句话说，说话人发出的声音，不仅听话人在听，同时说话人自己也在监听。在监听时，他不断地将实际发出的声音与他想要发出的声音作比较，并随时做出必要的调整，使说话的效果符合自己的意图。这些均属于复杂的生理过程。

**3. 声学水平**　通过说话人发音器官的协调运动，内部语言便物化成了有规律的外部语言，我们称之为语音。语音以振动的空气波为载体在空间传播，传到听话人和说话人的耳朵里，这个过程就是言语的声学水平。

言语听觉链中每一个水平都很复杂，任何一个水平出现问题，都可能导致言语、听力和（或）语言障碍，如常见的言语障碍包括嗓音障碍、构音障碍、听力障碍、口吃等；语言障碍则主要包括失语症、儿童语言发育迟缓等。

### 四、言语 – 语言障碍的主要分类

#### （一）言语障碍的分类

**1. 病因分类**　从病因的角度看，言语障碍可以分为器质性、功能性及神经运动性言语障碍三大类。

（1）器质性言语障碍　是指言语器官因肿瘤、先天性结构缺损、炎性粘连等原因使发音功能受限，此类言语障碍的治疗策略应首选手术治疗，然后再进行言语功能训练。

（2）功能性言语障碍　指无明显器质性和神经运动性损伤，在言语治疗策略方面，仅考虑言语功能训练。

（3）神经运动性言语障碍　主要是因中枢和（或）周围神经系统疾病所致，言语功能训练的同时还需结合神经肌肉本身的促通训练。采用病因分类的方法有助于确定言语治疗的整体方向。

**2. 临床分类**　从临床的角度看，言语障碍主要分为四大类：构音障碍、嗓音障碍、口吃和听力障碍所致言语障碍。

（1）构音障碍　构音障碍是指由于构音器官先天性和后天性的结构异常，神经、肌肉功能障碍所致的发音障碍，也有无任何结构、神经、肌肉、听力异常所致的言语障碍，临床上常见于脑血管意外、脑肿瘤、脑瘫、肌萎缩性侧索硬化症、重症肌无力、小脑损伤、帕金森病、多发性硬化等。构音障碍又分为运动性构音障碍、器官结构异常所致的构音障碍和功能性构音障碍。运动性构音障碍是指由于神经病变、与构音有关的肌肉麻痹、收缩力减弱或运动不协调所致的言语障碍，可分为痉挛型、弛缓型、失调型、运动过强型、运动过弱型、单侧上运动神经元损伤型、混合型。器官结构异常所致的构音障碍是指由于先天和后天原因的结构异常所致，临床常见于唇腭裂、舌系带短缩。功能性构音障碍是指原因不明的固定发音错误，临床上多见于学龄前儿童。

（2）嗓音障碍　发声（phonation）是指由喉部声门发出声波，通过喉以上的共鸣腔产生声音，这里所指的"声"是嗓音（voice）。多数情况下，发声障碍是由于呼吸系统及喉存在器质性（organic）、功能性（functional）、神经性（neurogenic）异常所致，常见于喉和声带炎症、新生物及神经的功能失调，发声异常作为喉部疾病的表现之一在临床上具有重要意义。

（3）口吃　口吃（stutter）是言语流畅性障碍（fluency disorder）。口吃的确切原因目前还不十分清楚，部分儿童是在言语发育过程中不慎学习了口吃，或与遗传及心理障碍等因素有关，口吃可表现为重复说初始的单词或语音、停顿、拖音等。部分儿童可随着成长而自愈；没有自愈的口吃常伴随其至成年或终生，通过训练大多数可以得到改善。

（4）听力障碍所致言语障碍　儿童一般在 7 岁左右言语即发育完成，这时可以称获得言语，获得言语之后的听力障碍处理只是听力补偿的问题；获得言语之前，特别是婴幼儿时期的中度以上听力障碍所导致的言语障碍（hearing-impaired speech disorder）需要接受听力言语训练。

**3. 功能分类**　从言语功能的角度看，言语障碍主要分为呼吸障碍、发声（嗓音）障碍、共鸣障碍、构音障碍、音韵障碍五类。也就是说，任何一种类型的言语障碍（病因分类、临床分类）都可以归为一种或几种言语子功能障碍的组合。言语障碍的功能分类有助于细化言语治疗技术。

### （二）语言障碍的分类

语言障碍主要分为两大类：成人语言障碍（失语症为主）、儿童语言障碍（以儿童语言发育迟缓为代表）。

**1. 失语症（aphasia）**　是指脑损伤后原有口头或书面语言表达和（或）理解功能受损或丧失。表现为说话不流利、费力，语法功能受损；表达内容杂乱，理解缺陷；复述障碍；命名不能（anomia）及读写障碍等症状。根据失语症的发病部位及临床特点，将其分为两大类：皮质性失语和皮质下失语。前者又分为 Broca 失语、Wernicke 失语、传导性失语、完全性失语、经皮质运动性失语、经皮质感觉性失语、经皮质混合性失语、命名性失语八类；后者又分为丘脑性失语、基底节性失语。

**2. 儿童语言发育迟缓（delayed language development）**　是指由于各种原因所致的儿童在发育过程中语言发育没有达到与其年龄相应水平的一种儿童语言障碍。儿童在预期的时期内不能够用语言符号进行语言理解、表达和交流。这类儿童遵循语言发展的正常顺序，但比正常速度要慢。最常见的病因有大脑功能发育不全、脑瘫、自闭症等。大多数患儿通过言语训练，不仅言语障碍会有很大程度的改善，还能促进患儿的社会适应能力。

### 五、评定目的

1. 了解被评定者有无言语 – 语言功能障碍，判断其性质、类型、程度及可能的原因。

2. 了解各种影响患者交流的因素，精确评价患者残留的交流能力，记录听、说、读、写等言语功能的受损情况。

3. 根据患者残存的语言能力，预测患者言语 – 语言功能障碍恢复的可能性，设定康复目标，制定有效可行的治疗方案，评估治疗效果。

### 六、评定注意事项

1. 评定环境需安静，气氛要融洽，避免干扰。
2. 最好采取"一对一"形式评定，陪伴人员在旁时不可暗示、提示患者。
3. 评定前准备好评定用具，如录音机、图片等。
4. 评定时注意观察患者的情况、是否合作、疲劳等。
5. 评定过程中不要随意纠正患者的错误，注意记录患者各种反应（如替代语、手势、肢体语言、书写表达等）。
6. 对于意识障碍，情感、行为异常及精神病患者不适合进行语言功能评定。

## 第二节　失语症的评定

失语症（aphasia）是指由于大脑语言中枢病变造成的后天习得性语言功能受损或丧失，表现为阅读、理解、会话、书写等不同程度的语言交流功能障碍。常见的语言症状包括听理解障碍、口语表达障碍、阅读障碍及书写障碍，脑血管病是其最常见的病因。

### 一、失语症的主要症状

失语症患者的症状各不相同，但总的来说都从听、说、读、写四个方面表现出来。

## （一）听理解障碍

听理解障碍是指患者对口语的理解能力降低或丧失，主要表现为对字词、短语、长句和文章等不同程度的理解障碍。

**1. 语音辨识障碍** 患者能听到声音，但不能正确辨认听到的语音，给人一种似乎听不见的感觉，但听力检查无明显缺陷。患者除口语理解、复述和听写不能外，无其他言语功能和神经生理异常的情况，典型者为纯词聋，临床较少见。

**2. 语义理解障碍** 患者能正确辨认语音，但部分或完全不能理解词义或语义，临床上常表现为：①对常用物品名称或简单的问候语不能理解。②对常用的名词能理解，对不常用的名词或动词不能理解。③对长句、内容和结构复杂的句子不能完全理解。

## （二）口语表达障碍

口语表达障碍是失语症患者由于口语表达能力受损或丧失而表现的常见病症。

**1. 口语的流畅性障碍** 是指失语症患者语言的流利程度发生障碍。一般根据患者口语表达的特点，将失语口语分为非流畅性和流畅性。非流畅性失语症的口语语量显著减少、说话费力、句子短、语调障碍，常表现为低的单音调，但口语多为关键词，提供的信息量多。而流畅性失语症的口语量多、句子长、不费力，语调正常且发音清晰，但多为无意义的语言，提供的信息量少，且语句中混有大量的错语和新语。

**2. 发音障碍（articulatory disorders）** 又称皮质性构音障碍或言语失用，表现为咬字不清、说话含糊或发单音有困难，模仿语言发音不如自发语言，通常指的是运动性失语，与周围神经、肌肉结构损害时的构音障碍有本质区别，这种错误大多由言语失用所致。失语症患者的发音错误往往多变，可有韵律失调和四声错误，且有随意与有意表达的分离现象，当患者努力试图改善发音时，发音障碍却加重。

**3. 说话费力** 一般常与发音障碍有关。表现为说话时语言不流畅并伴有全身及面部用力。

**4. 错语** 亦称替代语，即语音错语、词义错语和新语。语音错语是音素之间的置换，如声母置换、韵母置换和声调置换。词义错语是词与词之间的置换。新语则是用无意义的词或新创造的词代替说不出的词。

**5. 杂乱语** 也称奇特语，表现为患者能说很长很流畅的话，但缺乏实质词，并且夹杂大量错语、混有新词，以致说出的话让他人无法理解。

**6. 找词困难和命名障碍** 是指患者在谈话过程中，欲说出恰当词时有困难或不能，特别是名词、动词和形容词。在谈话中患者因找词困难表现中断，甚至沉默或表现为重复结尾词、介词和其他功能词。当患者面对实物及图片时，不能说出名称为命名障碍。所有失语症患者都有不同程度的找词困难和命名障碍。

**7. 持续言语** 在表达中持续重复同样的词或短语，通常在找不到恰当的表达方式或疲劳时出现。如患者在检查时，已经更换了图片，但仍不停地说前面的内容。

**8. 刻板语言** 常见于重症失语症患者。只能说出几个固定的词或短语，如"吃""妈妈"等，表现为对任何问句均以刻板语言回答。

**9. 语法障碍** 构句中只有词的堆砌而无语法结构，不能很完整地提供信息，类似电报文体称电报语言；或句子中有实意词和虚词，但用词错误、结构及关系紊乱。

**10. 复述障碍** 是指患者在重复别人的言语时，不能准确重复别人说出的内容。

**11. 模仿语言** 表现为患者机械性地重复检查者所说的话，如问"你几岁了？"回答也是"你几岁了？"多数有模仿语言的患者还会有完成现象，即语言的补完现象，如检查者说"好好学习"，患者会接着说"大大向上"，实际上患者并不了解自己补全的内容。

### （三）阅读障碍

阅读障碍又称失读症，是大脑损伤导致对已经获得的文字（书面语言）的阅读能力丧失或受损，可伴或不伴有朗读障碍。阅读包括朗读和文字的理解两方面，两者可出现分离现象。阅读理解障碍也被称为形义失读，朗读障碍也被称为形音失读。

**1. 形、音、义失读** 患者既不能正确朗读文字，也不能理解文字的意义，表现为词与图的匹配错误，或完全不能用词与图或实物的匹配。

**2. 形、义失读** 能够正确朗读文字，却不能理解文字的意义。

**3. 形、音失读** 不能正确朗读文字，却能理解文字的意义，可表现为词意错语现象，如将"水稻"读成"米饭"等。此类患者可以完成字与图或实物匹配。

### （四）书写障碍

书写是一种语言表达方式。书写障碍又称失写症，指大脑功能受损而致的书写能力受损或丧失。它不仅涉及语言本身，还涉及视觉、听觉、运动觉、视空间功能和运动的参与。临床上有以下几种常见表现：

**1. 书写不能** 完全性书写障碍只能简单地画上一两笔、无规律地点或涂鸦，不能写出任何可以辨认的偏旁或汉字。

**2. 构字障碍** 主要表现为书写字形结构的各种缺陷。如笔画有增添或遗漏，偏旁部首缺失或替代，甚至与目标字毫无相似之处，但符合汉语构字规则而汉字系统中又没有的新字。

**3. 象形书写** 表现为以画图来代替写不出的字，如画圆形代替"太阳"，画水杯代替"喝水"等。

**4. 镜像书写** 表现为书写的文字虽笔画正确，但左右逆转，如镜子里的字，见于右侧偏瘫而用左手书写患者。

**5. 惰性书写** 表现为患者不能随着书写指令的变化而进行相应的书写变化。患者往往能按要求执行第一个书写指令，但在执行随后的指令时，仍不停地重复书写前面的词，与口语表达中的持续症相似。

**6. 书写过多** 表现为书写中混着一些无关字、词或造句。

**7. 错误语法性书写** 书写句子时出现语法错误。

## 二、失语症的分类

### （一）国外失语症的分类

一个多世纪以来，国外许多学者对失语症提出了不同的分类法，但到目前为止，临床应用上亦未统一。近代国外临床较通用的失语症分类方法有美国 Bensonwv 分类法和 Schnell 分类法。Bensonwv 分类法是以解剖部位为基础的分类方法。Schnell 分类法是以症状为基础的分类方法（表 14-1）。

表 14-1　国外失语症分类法

| Bensonwv 分类法 | Schnell 分类法 |
| --- | --- |
| 1.Broca 失语 | 1. 单纯性失语 |
| 2.Wernicke 失语 | 2. 伴有视觉过程障碍的失语症 |
| 3. 传导性失语 | 3. 伴有构音不流畅的失语症 |
| 4. 经皮质运动性失语 | 4. 散发性病灶性失语症 |
| 5. 经皮质感觉性失语 | 5. 伴有感觉运动障碍的失语症 |
| 6. 经皮质混合性失语 | 6. 伴有间歇性听觉失认的失语症 |
| 7. 完全性失语 | 7. 不可逆性失语症 |

## （二）国内失语症的分类

我国学者以 Benson 失语症分类为基础，根据失语症临床特点及病灶部位，结合我国具体情况，制定了汉语的失语症分类方法（表 14-2）。

表 14-2　国内失语症分类法

| 失语症临床特点 | 病灶部位 |
| --- | --- |
| 1. 外侧裂周失语综合征 | （1）Broca 失语<br>（2）Wernicke 失语<br>（3）传导性失语 |
| 2. 分水岭区失语综合征 | （1）经皮质运动性失语<br>（2）经皮质感觉性失语<br>（3）经皮质混合性失语 |
| 3. 完全性失语 | |
| 4. 命名性失语 | |
| 5. 皮质下失语 | （1）基底节性失语<br>（2）丘脑性失语 |
| 6. 纯词聋 | |
| 7. 纯词哑 | |
| 8. 失读症 | |
| 9. 失写症 | |
| 10. 交叉性失语 | |
| 11. 儿童获得性失语 | |
| 12. 原发性进行性失语 | |

### 三、各类失语症的特点

#### （一）外侧裂周失语综合征

**1. Broca 失语（broca aphasia，BA）** 又称运动性失语。以口语表达障碍突出为特点，无构音肌瘫痪，自发语言呈非流利性、语量少，言语表达能力丧失或仅能说出个别单字，复述和书写也同样困难。发音和语调障碍，错语常见，特别是音韵性错语。Broca 失语常伴有颜面失用，即颜面部自主运动不能听从命令随意进行，病灶部位位于优势半球额下回后部（Broca 区）。

**2. Wernicke 失语（wernicke aphasia，WA）** 又称感觉性失语。以严重的听理解障碍为突出特点，患者语调正常，自发语言呈流利性，言语流畅，但用字错误，他人听不懂，也不能正确复述和书写，对言语和书写文字（阅读）的理解能力丧失。病灶部位位于优势半球颞上回后部（Wernicke 区）。

**3. 传导性失语（conduction aphasia，CA）** 以复述不成比例受损突出为特点。患者自发语言呈流利性，但找词困难，用字发音不准，复述障碍与听理解障碍不成比例，患者能听懂词和句却不能正确复述。病灶部位位于优势半球缘上回或者深部白质内的弓状纤维。

#### （二）分水岭区失语综合征

**1. 经皮质运动性失语（transcortical motor aphasia，TMA）** 非流畅性失语，但自发语言少，与 Broca 失语的最大区别在于可以复述较长的句子，构音失用现象较少。病灶部位位于优势半球 Broca 区的前、上部。

**2. 经皮质感觉性失语（transcortical sensory aphasia，TSA）** 自发语言流畅，错语较多，命名严重障碍，复述较好，但有学语现象。与 Wernicke 失语的最大区别在于复述保留，可以朗读但不理解其真正意义。病灶部位位于优势半球颞、顶叶分水岭区。

**3. 经皮质混合性失语（mixed transcortical aphasia，MTA）** 自发语言严重障碍，完全不能组织构成和表达自我意思。以除口语复述稍好外，所有语言功能均有严重障碍为其特点。病灶部分大多在优势半球分水岭区，病灶较大。

#### （三）完全性失语（global aphasia，GA）

完全性失语是最严重的一种失语类型，是听、说、读、写所有语言模式受到严重损害的一种失语。主要表现为自发性语言极少，命名、复述、读词不能、听觉理解、文字理解严重障碍。病灶部位位于外侧裂周围语言区域。

#### （四）命名性失语（anomic aphasia，AA）

命名性失语又称健忘性失语，以命名不能为主要特征的流畅性失语，常可接受选词提示，口语流利、言语理解基本正常、复述好，主要表现为找词困难，缺实质词，语言表现为赘语和空话较多。病灶位于优势半球颞中回后部或颞枕结合区。

#### （五）皮质下失语（subcortical aphasia，SA）

主要由丘脑、基底核、内囊、皮质下深部白质等部位病损所致。丘脑受损出现丘脑性失语，表现为音量较小、语调低，可有语音性错语，找词困难，语言扩展能力差，呼名有障碍，复述保留相对较好，听理解和阅读理解有障碍，书写大多数有障碍。如基底节受损，特别是尾状核和壳核受损，可以引发基底节性失语，多表现为非流利性语音障碍、呼名轻度障碍，复述相对保留，听理解和阅读理解可能不正常，容易出现复合句子的理解障碍，书写障碍明显。

## （六）纯词聋（pure word deafness，PWD）

患者听力正常，口语理解严重障碍，症状持久，简单的测试也会产生错误。患者虽然对词的辨认不能完成，但是可能在犹豫后完成简单的指令，这是此症的典型表现，纯词聋存在对语音和非语音的辨识障碍，即患者可以不理解词语的信息，但是对非语音的自然音仍能辨识；复述严重障碍，口语表达正常或仅有轻度障碍，命名、朗读和抄写正常，病变部位不清。

## （七）纯词哑（pure word dumbness，PWD）

发病急，早期常表现为哑，或者仅有少量构音不清和低语调的口语，恢复后说话慢、费力、声调较低。在临床上真正的纯词哑是一种相当罕见且独特的语言障碍临床综合征，此类患者口语表达能力严重障碍，而文字表达及理解等其他功能均正常。纯词哑与 Broca 失语的差别在于，Broca 失语有失语法、听理解障碍和命名障碍，而纯词哑则是单纯的发音障碍。病变部位多位于中央前回下部或其下的传出纤维。

## （八）失读症

没有视觉障碍或智能障碍的患者，由于大脑病变导致对语言文字的阅读能力丧失或减退，为失读症。

## （九）失写症

由于大脑损害所引起原有的书写功能受损或丧失，称为失写症。

## （十）交叉性失语（crossed aphasia，CA）

交叉性失语是指任何与惯用于同侧的大脑半球病变引起的失语，但现在一般仅指右利手右侧半球病变后发生的失语。交叉性失语发生率很低，多出现于脑外伤累及右侧大脑半球者。患者听理解损害较少见，书面语言比口头语言易受影响。语言表现为听理解轻度障碍，命名及复述轻度障碍、阅读理解轻度障碍和表达、自发性书写明显障碍。

## （十一）儿童获得性失语（acquired childhood aphasia，ACA）

儿童获得性失语是指儿童在部分获得或者已经获得口语能力以后所造成的失语症。主要病因是脑外伤。在语言表现方面，多数儿童初期表现为缄默，缄默消失后表现为发音异常，语言速度慢，说话量少，声音低弱及韵律失常。另外，几乎所有儿童失语症患者的口语表达均为非流畅性，很少出现杂乱语。部分儿童获得性失语预后较好。

## （十二）原发性进行性失语（primary progressive aphasia，PPA）

原发性进行性失语是一种由不同的神经病理学改变引起的临床综合征。患者隐匿性发病，在病程的早期阶段有突出、孤立的语言缺陷，语言产生、物体命名、句法或单词理解等损害逐渐进展，复述、朗读能力下降相对较轻，而命名、复杂语句的理解执行能力损害突出，除与语言相关的功能活动以外，患者的日常生活活动能力维持正常。病灶位于优势半球额颞叶。

### 四、失语症的评定

失语症评定方法很多，包括综合性失语症评定、单项语言功能评定和实用语言交流能力评定等，现介绍常用的几种：

#### （一）国际常用的失语症评定方法

**1. 波士顿诊断性失语症检查（boston diagnostic aphasia examination，BDAE）**　是目前英语国家普遍应用的标准失语症检查。此检查由 27 个分测验组成，分为 5 个大项目：会话和自发性言语、听理解、口语表达、书面语言理解、书写。该测验在 1972 年标准化，1983 年修订后再版（Goodglass & Kaplan，1983）。此检查能详细、全面测出语言各种模式的能力，但此检查法有检查时间长和评分困难的缺点。

**2. 西方失语症成套测验（western aphasia battery，WAB）**　该测验是 Kertesz 于 1982 年参考波士顿诊断性失语症检查法（boston diagnostic aphasia examination，BDAE）制定的短缩版，它克服了 BDAE 检查用时长的缺点，在 1 个小时内检查可完成而且可单独检查口语部分。包括：①自发言语：以对话及图片叙述的形式，检测患者自发言语的信息量、流畅度及语法功能等。②听理解：回答是非题；听词辨认，即指出所听单词对应物体、图片或具体部位等；执行口头指令等。③复述：复述字、词、句及数字等。④命名：物体命名，即说出事物的名称；列名，即 1 分钟内说出动物的名称；以名称完成（填充）句子；反应命名，即以名称应答。⑤阅读：理解句子并选择填空；朗读并执行文字指令；词 – 物（图）匹配，字母辨别等。⑥书写：按要求书写（姓名、地址）；书写表情表达情景画；听写词句、数字、字母；抄写等。⑦相关认知功能：运用能力、结构能力、视空间能力和计算能力；可应用 Raven 彩色推理测验。

通过上述 7 项的前 4 项检查结果（5 个评分项目，包括信息量、流畅度、听理解、复述、命名，每项满分 10 分，共 50 分。然后乘以 2）可求出失语商（aphasia quotient，AQ），以反映口语障碍程度和失语症的严重程度。若 AQ < 93.8 可诊断为失语症，并以流畅度、听理解、复述的评定结果诊断出失语症类型。通过上述 7 项的后 3 项检查（阅读、书写、相关认知功能）可求出操作商（performance quotient，PQ），反映大脑的非口语功能。综合各项结果求出大脑皮质商（cortical quotient，CQ），反映大脑认知功能全貌。

**3. Token 测验**　是 De Renzi 和 Vignolo 于 1962 年编制，也称代币测验、表征测验，是检查失语症患者言语理解能力的单项检查方法，测验内容包括大量难度不等的言语性指令，要求患者根据指令去完成。这项测验是为那些在正常交谈中言语障碍轻微或完全没有失语症的患者设计的。测验得分与听理解测验的得分高度相关，也涉及语言次序的短时记忆度和句法能力，可鉴别那些由于其他能力的低下而掩盖了伴随语言功能障碍的患者，或那些在处理符号过程中仅存在轻微的不易被觉察出问题的患者。但患者有色盲、视觉空间认识障碍、色觉认知障碍时不适合使用该项测验。

**4. 日本标准失语症检查（standard language test of aphasia，SLTA）**　此检查是日本失语症研究会设计完成的。检查包括听、说、读、写、计算 5 个项目，共包括 26 个分测验，按 6 阶段评分，在图册检查设计上以多图选一的形式避免了患者对检查内容的熟悉，使检查更加客观。此方法易于操作，而且对训练有显著的指导作用。

### （二）国内常用的失语症评定方法

**1. 汉语标准失语症检查** 此检查是中国康复研究中心听力语言科以日本的标准失语症检查（standard language test of aphasia，SLTA）为基础，同时借鉴国外有影响的失语症评定量表的优点，按照汉语的语言特点和中国人的文化习惯所编制，亦称中国康复研究中心失语症检查法（CRRCAE），1990 年由李胜利等编制完成。此检查方法适用于我国不同地区使用汉语的成人失语症患者。包括两部分内容：第一部分是通过患者回答 12 个问题了解其言语的一般情况。第二部分由 30 个分测验组成，分为 9 个大项目，包括听理解、复述、说、出声读、阅读理解、抄写、描写、听写和计算。为不使检查时间太长，未将身体部位辨别、空间结构等高级皮层功能检查包括在内，此检查只适合成人失语症患者。另外，此检查在患者的反应时间和提示方法上都有比较严格的要求，并且还设定了终止标准。因此，检查前必须掌握正确的检查方法，此检查法在国内应用较广泛。

**2. 汉语失语症成套测验（aphasia battery of chinese，ABC）** 此测验是由北京大学第一医院高素荣等参考 WAB 法，结合中国国情修改制定的，为 WAB 的中国化版本。全部测验完毕后，分别以言语正常对照组的均值作为 100%，计算出患者各项得分相当于正常对照组的百分率，诊断流程类似 WAB，分别通过流畅度、听理解和复述能力来诊断 8 种类型失语症。ABC 由会话、理解、复述、命名、阅读、书写、结构与视空间、运用、计算、失语症总结十大项目组成，于 1988 年开始用于临床。此检查法按规范化要求制定统一指导语、统一评分标准、统一图片、文字卡片及统一失语症分类标准。与 WAB 不同的是，可以根据命名能力的高下区分出经皮质运动性失语（词命名能力好）和皮质下失语综合征（基底节失语症和丘脑性失语症，词命名能力差）。

**3. 北京医院汉语失语症检查法** 此检查法是王新德、高素荣等人提出的，于 1994 年进行了修订。其中包括口语表达、听理解、阅读、书写等几大项目的检查。

**4. 汉语波士顿失语症检查法** 此检查法是由河北省人民医院康复中心对波士顿诊断性失语症检查法进行翻译并按照汉语特点编制而成并用于临床的，已通过标准化研究，客观有效。

### （三）失语症严重程度的评定

失语症严重程度的评定，国际上多采用波士顿诊断性失语症检查法（BDAE）中的失语症严重程度分级（表 14-3）。

**表 14-3　BDAE 中的失语症严重程度分级**

| 级别 | 程度 |
| --- | --- |
| 0 级 | 无有意义的言语或听理解能力 |
| 1 级 | 言语交流中有不连续的言语表达，但大部分需听者去推测、询问或猜测，可交流的信息范围有限，听者在言语交流中感到困难 |
| 2 级 | 在听者的帮助下，可以进行熟悉话题的交谈，但对陌生话题常不能表达出自己的思想，使患者与检查者都感到言语交流有困难 |
| 3 级 | 在仅需少量帮助下或无帮助下，患者可以讨论几乎所有的日常问题，但由于言语和（或）理解能力的减弱，使某些谈话出现困难或不大可能 |
| 4 级 | 言语流利，可观察到有理解障碍，但思想和言语表达尚无明显限制 |
| 5 级 | 有极少可分辨出的言语障碍，患者主观上可能有点困难，但听者不一定能明显觉察到 |

# 第三节 构音障碍的评定

构音障碍（dysarthria）是指在言语活动中，由于构音器官的运动或形态结构异常，环境或心理因素等原因所致的语音不准确的现象。主要表现为发声困难，发音不准，咬字不清，声响、音调及速度、节律等异常和鼻音过重等言语听觉特征的改变。构音障碍是口语的语言障碍，但表达词义和语法正常，听觉理解也无障碍。

## 一、构音障碍的类型

广义的构音障碍包括运动性构音障碍、器官结构异常所致的构音障碍和功能性构音障碍三种类型。狭义的构音障碍指运动性构音障碍（dysarthria）。

### （一）运动性构音障碍

运动性构音障碍是指由于参与构音的诸器官（肺、声带、软腭、舌、下颌、口唇等）的肌肉系统或神经系统的疾患所致肌肉麻痹、运动不协调等，致使言语障碍。多见于脑卒中、脑瘫、多发性硬化、帕金森病等疾患。临床工作中，应区分失语症与运动性构音障碍的不同（表14–4）。

**表14–4 失语症与运动性构音障碍的区别**

| 项目 | 失语症 | 运动性构音障碍 |
|---|---|---|
| 定义 | 脑部语言功能受损致获得性语言功能损害 | 神经、肌肉病变引起发音、韵律等异常，语言功能正常 |
| 病变部位 | 优势半球语言中枢 | 皮质延髓束、脑神经核、脑神经、神经肌肉接头及肌肉病变 |
| 临床表现 | 语言表达、听理解、复述、命名、书写、阅读障碍 | 语言功能正常，声响、音调及速度、节律等异常 |
| 伴随症状 | 偏瘫、偏身感觉障碍等 | 真、假性延髓性麻痹，吞咽困难等 |
| 辅助检查 | 头颅CT/MRI等可显示语言中枢受损 | 头颅CT/MRI可显示皮质下白质、脑干病变，神经电生理检查可反映神经、接头、肌肉病变 |

### （二）器官性构音障碍

是指由于构音器官先天和后天的形态、结构异常导致功能异常从而出现的构音障碍。临床上最常见的是先天性唇腭裂所致的构音障碍，其次是舌系带的短缩。

### （三）功能性构音障碍

是指发音错误表现为固定状态，但找不到明显原因的构音障碍。构音器官无形态、结构异常和运动功能异常，听力在正常水平，语言发育已达4岁以上水平，构音错误已经固定化。临床多见于儿童，特别是学龄前儿童，大多数患儿通过构音训练可以完全治愈。

### 二、构音障碍的评定

#### （一）评定目的

1. 判定构音障碍有无、种类和程度。
2. 确定原发疾病及损伤部位，为制定治疗计划提供依据。

#### （二）构音器官评定

**1. 目的**　通过构音器官的形态和粗大运动检查来确定构音器官是否存在器官异常和运动障碍。常常需要结合医学、实验室检查、言语评定才能做出诊断。另外，病史、交往史、听觉和整个运动功能的检查可促进诊断的成立。

**2. 范围**　包括肺（呼吸情况）、喉、面部、口部肌肉、硬腭、腭咽机制、下颌、反射。

**3. 用具**　压舌板、笔式手电筒、长棉棒、指套、秒表、叩诊槌、鼻息镜等。

**4. 方法**　在观察安静状态下构音器官的同时，通过指示和模仿，使其做粗大运动并对以下方面做出评定：

（1）部位　判断构音器官哪个部位存在运动障碍。

（2）形态　确认各器官的形态是否正常。

（3）程度　判定异常程度。

（4）性质　判断异常是中枢性、周围性或失调性。

（5）运动速度　判断是单纯运动，还是反复运动，是否速度低下或有无节律变化。

（6）运动范围　判断运动范围是否受限，协调运动控制是否低下。

（7）运动的力　判断肌力是否低下。

（8）运动的精确性、圆滑性　可通过协调运动和连续运动判断。

**5. 检查说明**　做每项检查前应向患者解释检查目的，按检查表和构音器官检查方法的要求记录在构音器官检查记录表上（附录9）。

#### （三）构音评定

构音评定是以普通话语音为标准音，结合构音类似运动，对患者的各个言语水平及其异常的运动障碍进行系统评定。

**1. 房间及设施要求**　房间内应安静，光线充足，通风良好，椅子的高度以检查者与患者处于同一水平为准。检查时，为避免患者注意力分散，除非是年幼儿童，患者的亲属或护理人员不要在室内陪伴。

**2. 评定用具**　单词检查用图卡50张、记录表、压舌板、卫生纸、消毒纱布、吸管、录音机、鼻息镜。上述检查物品应放在一清洁小手提箱内。

**3. 评定范围及方法**

（1）会话　可以通过询问患者的姓名、年龄、职业等观察其是否可以会话，音量、音调变化是否清晰，有无气息音、粗糙声、鼻音化、震颤等。一般5分钟即可，需录音。

（2）单词评定　此项有50个单词组成，根据单词的意思制成50张图片，将图片按记录表中词的顺序排好，或在背面注上单词的号码，检查时可以节省时间。

（3）音节复述评定　此表是按照普通话发音方法设计，共140个音节，均为常用和比较常用的音节，目的是在患者复述时，在观察发音点的同时注意患者的异常构音运动，发现患者的构音特点及规律。同时把患者异常的构音运动记入构音操作栏，确定发声机制，以利制定训练计划。

（4）文章水平评定　是指在限定连续的言语运动中，观察患者的音调、音量、韵律、呼吸运动。选用的文章通常是一首儿歌，患者有朗读能力者自己朗读，不能朗读的由复述引出，记录方法同前。

（5）构音类型运动评定　依据普通话的特点，选用有代表性的 15 个音的构音类似运动如：［f］（f），［p］（b），［p'］（p），［m］（m），［s］（s），［t］（d），［t'］（t），［n］（n），［1］（1），［k］（g），［k'］（k），［x］（h）等。

由检查者示范，患者模仿，观察患者执行情况，并在结果栏标出。此检查可发现患者构音异常的运动基础，对指导训练有重要意义。

（6）结果分析　将前面单词、音节、文章、构音运动评定发现的异常分别记录加以分析，确定类型。

（7）总结　归纳分析患者的构音障碍特点，总结并指导下一步构音运动的训练计划。

### （四）Frenchay 评定法

Frenchay 构音障碍评定法在构音器官功能检测方面分级较细、评分方便，能为诊断分型以及疗效判定提供量化的客观依据，亦可用于科研统计，故在临床中应用广泛。其检查内容包括反射、呼吸、唇、颌、软腭、喉、舌、言语 8 个大项，每项又分为 2 ～ 6 个分项，共 29 个分项目（附录 10）。

### （五）语音清晰度测试

用于构音障碍患者评价的一种方法，此方法不但可以用于运动性构音障碍，也可以用于器质性和功能性构音障碍，用于训练之前患者语言的清晰度程度评价，以及训练之后患者语言改善的程度来评价疗效。

**1. 测试用具**　语音清晰度测试图片。分为两组（每组 25 张图）：

第一组：白菜　菠萝　拍球　飞机　毛巾　头发　太阳　电话　脸盆　萝卜　牛奶　公鸡火车　黄瓜　气球　西瓜　浇花　树叶　唱歌　照相机　手绢　自行车　扫地碗　月亮

第二组：苹果　拍球　冰糕　沙发　门　太阳　弹琴　电视　女孩　绿色　脸盆　蝴蝶喝水　看书　汽车　熊猫　浇花　茶杯　唱歌　照相机　手绢　擦桌子　扫地牙刷　碗

**2. 测试方法**　本测试采用三级人员测试方法，即依测试人员与被测试者接触密切程度分为三个等级，一级 1 名，二级 1 名，三级 2 名。一级测试人员为直接接触人员：测试对象的父母、兄弟或者语训治疗师及教师；二级测试人员为间接接触人员：测试对象的亲属或者本地残疾人工作干部；三级测试人员为无接触人员。要求测试人员的听力正常。测试时受试者（患者）从两组图片中任意取一组图片，受试者看图片说出名称。如果患者不能正确说出图片代表的词语，主试者可以贴近受试者的耳朵，小声提示说出该词语，注意不要让测试人员听到，由以上四名测试人员听受试者说的词或者受试者的录音记录，然后与主试者对照正确答案，最后将 4 名测试人员记录的正确数累积，算出百分数即受试者的语音清晰度。

注：可以认字的受试者可以直接读图片背面的文字进行测试。

【复习思考题】

1. 简述标准化失语诊断测验语言评估的一般内容。
2. 简述言语 – 语言功能障碍主要的形式。
3. 简述构音障碍的评估内容。
4. 简述失语症、运动性构音障碍和言语失用的鉴别诊断。

扫一扫，查阅本章数字资源，含PPT、音视频、图片等

吞咽是指通过口腔、咽和食管把食物和饮料以适宜的频率和速度送入胃中的功能。吞咽困难是由于下颌、双唇、舌、软腭、咽喉、食管上括约肌或食管功能受损，不能安全有效地把食物和水送到胃内。吞咽障碍是一个总的症状名称，轻者仅感吞咽不畅，重者滴水难进。

# 第一节　吞咽功能概述

## 一、吞咽过程

正常的吞咽是一个流畅、协调的过程，它是通过口腔、咽、食管这些上消化道的括约肌序贯收缩和舒张作用，分别在食团前后产生负性吸引力及正性压力将食团推进入胃。正常人的吞咽运动可分为以下五个阶段。

### （一）口腔前期

在口腔前期，患者通过视觉和嗅觉感知食物，包括对将要摄取食物的硬度、一口量、温度、味道、气味的认知，决定进食的速度及食量，同时预测口腔内处理方法，直至入口前的阶段。这一阶段包含了对食物的认知、摄食的程序、纳食动作，是下一阶段要进行的食物咀嚼吞咽的必要前提。

### （二）口腔准备期

口腔准备期（oral preparatory phase）是指摄入食物到完成咀嚼的过程，发生于口腔。在口腔准备期，正常的味觉、触觉、温度觉、本体觉及唇舌等肌肉的协调运动，把食物加工成可吞咽状态的食物团块，为开始吞咽做准备。在这一阶段，患者要充分张口，接受食团并将其保持在口腔内，在口腔感知食物，品评食团的味道与质地。软腭位于舌后部以阻止食物或流质流入咽部。如果是固体食物，需要咀嚼肌、下颌及面颊运动操作，准备食团使其适于吞咽。

### （三）口腔期

口腔期（oral phase）是指咀嚼形成食团后运送至咽的阶段。此时唇封闭，舌上举，口腔内压上升，舌将食物或液体沿硬腭推至咽入口，触发咽反射；唇及颊肌收缩向后传递食团，驱动食团通过口腔到达舌根部。此期包括纳食、食物的加工处理、食团形成、送入咽部等步骤。

## （四）咽期

咽期（pharyngeal phase）是指食团由咽处到食管入口段的快速、短暂的反射运动。食物或液体刺激咽部反射性地引起腭肌收缩，软腭（腭垂）抵咽后壁，鼻咽关闭防止食物反流入鼻咽部和鼻腔；继之咽提肌收缩，上提咽喉使喉入口关闭，避免食物误入气管；然后食管入口开放，咽缩肌依次收缩使咽腔缩小、闭合，食团或液体被挤入食管中。在此期间，伴有呼吸运动的瞬间停止。如果没有完好的喉保护机制，此期最容易发生误吸。

## （五）食管期

食管期（esophageal phase）是指食物通过食管进入胃的过程。此期食管平滑肌和横纹肌收缩产生蠕动波推动食团或液体由食管入口移动到胃，食管期开始于食团通过环咽肌。食管产生顺序蠕动波推动食团通过食管，位于食管下端的下食管括约肌随之放松，使食团进入胃。

## 二、参与吞咽过程的肌肉和神经

## （一）口腔肌肉的作用及其神经支配

面部及口腔内肌肉（面肌、咀嚼肌、腭肌、舌骨肌）在吞咽中的作用及其神经支配如表15-1 所示。

表 15-1　口腔肌肉作用及其神经支配

| 肌肉名称 | | 功能作用 | 支配神经 |
|---|---|---|---|
| 面部肌肉 | 口轮匝肌 | 闭合口唇 | 面神经 |
| | 颊肌 | 闭合口唇，向外拉口角 | |
| | 笑肌 | 笑时向外拉口角 | |
| 咀嚼肌 | 咬肌 | 上提下颌 | 三叉神经 |
| | 颞肌 | 下颌前后运动 | |
| | 翼内肌 | 双侧同时运动时上提下颌，一侧运动时下颌偏向对侧 | |
| | 翼外肌 | 双侧同时运动时上提和前突下颌，一侧运动时下颌偏向对侧 | |
| 腭肌 | 腭帆张肌 | 收紧软腭，扩张口峡 | 三叉神经 |
| | 腭帆提肌 | 抬高软腭，扩张口峡 | 舌咽迷走神经 |
| | 腭垂肌 | 抬高并收紧软腭，扩张口峡 | |
| | 腭咽肌 | 降低腭帆，收缩口峡 | |
| | 腭舌肌 | | |
| 舌肌 | 舌内肌 | 改变舌的形态 | 舌下神经 |
| | 舌外肌 | 改变舌的位置 | |
| 舌骨肌 | 舌骨上肌 | 提高舌骨 | 三叉神经、面神经、舌下神经 |
| | 舌骨下肌 | 降低舌骨 | 舌下神经、下颌神经 |

口腔内感觉神经中，硬腭、上腭齿、牙龈、上唇的知觉由上腭神经支配，舌、下腭齿、牙龈、口腔下面及脸颊黏膜由下腭神经支配，这些神经均由三叉神经组成。舌前部 2/3 的味觉由面神经支配，后部 1/3 的味觉由舌咽神经支配。舌咽神经同时支配咽后壁的感觉。

### （二）咽部肌肉的作用及其神经支配

发挥咽部功能的肌肉分纵行肌与环状肌，其作用和神经支配如表 15-2 所示。

**表 15-2　咽部肌肉的作用及其神经支配**

| 肌肉名称 | | 支配神经 | 功能作用 |
|---|---|---|---|
| 缩咽肌组 | 咽上缩肌 | 迷走神经 | 1. 依次收缩，挤压食团进入食管 |
| | 咽中缩肌 | | 2. 咽下缩肌的环咽肌平时处于收缩状态，食团到达时开放，进入后则关闭，避免食团进入气管，起到保护作用 |
| | 咽下缩肌 | | |
| 提咽肌组 | 腭咽肌 | 除茎突咽肌由舌咽神经支配外，其余肌肉均由迷走神经支配 | 3. 上提咽及喉 |
| | 咽鼓管咽肌 | | 4. 舌根后压使会咽封闭喉口 |
| | 茎突咽肌 | | 5. 开放梨状隐窝 |

咽部的感觉神经主要是舌咽神经，它分布于咽鼓管咽口平面以下大部分的咽腔壁。此平面以上的鼻咽部有上腭神经蝶腭节的分支供给，咽的下部由迷走神经的喉上分支分布。

### （三）食管肌肉的作用及其神经支配

上部食管壁的肌肉由横纹肌构成，下部则由平滑肌组成。其主要作用是自上而下蠕动用以向下输送食团。食管的神经支配由迷走神经和交感神经支配。

# 第二节　吞咽障碍的评定

## 一、评定目的

吞咽障碍评定的目的是筛查患者有无误吸或误咽的危险因素，明确吞咽困难是否存在，找出引起吞咽困难的原因，分析吞咽功能的障碍程度，判断其代偿能力，制定康复目标并提出合适的康复治疗方案，并对预后进行评估。

## 二、临床评估

吞咽障碍临床检查法（clinical examination for dysphagia，CED），包括患者主观上吞咽异常的详细描述、相关的既往史、有关的临床观察和物理检查。检查目的是提供解剖和生理学依据，确定吞咽困难是否存在，确定有关误吸的危险因素，确定是否需要改变提供营养的方式，为进一步检查和治疗提供依据。吞咽障碍临床检查法评定项目和内容如表 15-3 所示。

表 15-3　吞咽障碍临床检查法（CED）

| 评定项目 | 评定内容 |
|---|---|
| Ⅰ.主述 | A.吞咽困难的持续时间<br>B.吞咽困难的频度<br>C.间断与连续的吞咽困难<br>D.加重与缓解因素（固体、半固体和流食及热冷的影响）<br>E.症状（梗阻感、口与咽喉痛、鼻腔反流、口腔气味、吞咽时伴噎和咳嗽、既往肺炎史、其他呼吸系统症状、胃食管反流、胸痛等）<br>F.继发症状（体重减轻、饮食习惯改变、食欲改变、味觉变化、口腔干燥或唾液黏稠、言语和嗓音异常、睡眠不好等） |
| Ⅱ.既往史 | A.一般状况<br>B.家族史<br>C.以前的吞咽检查<br>D.神经病学状况<br>E.肺部情况<br>F.外科情况 G.X 线检查<br>H.精神、心理病史<br>I.目前的治疗<br>J.服药情况（现在和既往服药情况，以及服用处方药、非处方药等） |
| Ⅲ.临床观察 | A.胃管<br>B.气管切开术（种类）<br>C.营养、脱水情况<br>D.流涎<br>E.精神状态（注意力、定向、接受/表达语言、视知觉/运动功能、记忆障碍等） |
| Ⅳ.临床检查 | A.言语功能（嗓声、共鸣、发音）<br>B.体重<br>C.吞咽肌和结构（面部表情肌、咀嚼肌、口腔黏膜、牙齿、腭咽肌、舌、喉内肌、喉外肌、病理反射、感觉及吞咽测试） |

当怀疑患者有吞咽功能失常时，CED 作为最基本的评定，其方法和过程包括下面几方面：

#### （一）与吞咽有关的临床表现

**1.病史**　任何大脑损伤导致神经性吞咽障碍及影响口腔活动障碍的疾病或损伤均可导致吞咽障碍，主要包括神经系统疾病史，如脑卒中、脑外伤、神经系统感染、脱髓鞘性神经疾病、阿尔茨海默病、帕金森病、肌萎缩侧索硬化症、重症肌无力等。患者的高级脑功能和意识状态对吞咽过程也有影响，对定向力、理解力、记忆力、计算力及其他相关测试有助于确定患者的认知功能。

吞咽障碍的患者常有食物误吸的现象。如果患者在进食过程中呼吸急速，咀嚼时用口呼吸或吞咽瞬间呼吸，均容易引起误吸。下列症状之中有三项即为有肺炎的征兆：①白细胞增高。②X线有肺炎的表现。③长期不明原因低热不退。④带有脓性分泌物的咳嗽。⑤血氧分压降低（$PO_2 <$ 70mmHg）。⑥呼吸道检查异常（如支气管音、大小水泡音）。

**2.服药史**　镇静剂可影响精神状态，利尿剂会使患者感觉口干，肌松剂使肌力减退，有些药物使腺体分泌减少等，也会导致吞咽障碍。

**3. 营养状态**　由于患者营养摄入不足，常有贫血、营养不良及体重下降。患者抵抗力下降，伤口愈合减慢，容易疲劳，食欲也由于吞咽困难的影响而减退。可通过检查体重（6个月内可下跌10%）、三头肌皮褶厚度、上臂围、血清蛋白浓度等判断是否为营养不良。

### （二）与吞咽有关的口颜面功能评估

**1. 直视观察**　观察唇结构及黏膜、两颊黏膜有无破损，唇沟和颊沟是否正常，硬腭（高度和宽度）的结构，软腭和悬雍垂的体积，腭、舌咽弓的完整性，舌的外形及表面是否干燥、结痂，牙齿及口腔分泌物状况等。

**2. 唇、颊部的运动**　静止状态唇的位置，有无流涎，露齿时口角收缩的运动、闭唇鼓腮、交替重复发"u"和"i"音、观察会话时唇的动作。

**3. 颌的运动**　静止状态下颌的位置，言语和咀嚼时颌的位置，是否能抗阻力运动。

**4. 舌的运动**　静止状态下舌的位置，伸舌运动、舌抬高运动、舌向双侧的运动、舌的交替运动、言语时舌的运动及抗阻运动。舌的敏感程度，是否过度敏感及感觉消失，舌肌是否有萎缩，是否有震颤。

**5. 软腭运动**　发"a"音观察软腭的抬升、言语时是否有鼻腔漏气，刺激腭弓是否有呕吐反射出现。

**6. 喉的运动及功能**　观察发音的音高、音量、言语的协调性、空吞咽时喉上抬的运动。正常吞咽时，甲状软骨能碰及中指（2cm）。通常从屏气和闭气后发声两方面来检查喉功能。

### （三）吞咽功能评估

**1. 反复唾液吞咽测试（repetitive saliva swallowing test，RSST）**　本评估法由才藤荣一在1996年提出，是一种评定吞咽反射能否诱导吞咽功能的方法。被检查者取坐位或卧位。检查者将手指放在患者的喉结及舌骨处，让其尽量快速反复吞咽，喉结和舌骨随着吞咽运动，越过手指，向前上方移动再复位，确认这种上下运动，下降时刻即为吞咽完成时刻。观察在30秒内患者吞咽的次数和活动幅度。健康成人在规定时间内至少完成5~8次，若少于3次，则提示需要做进一步检查。如果患者口腔干燥无法吞咽时，可在舌面上注入约1mL水后再让其吞咽。高龄患者30秒内完成3次即可。

**2. 饮水试验**　本评估方法由洼田俊夫在1982年提出。先让患者像平常一样喝下30mL水，然后观察和记录饮水时间、有无呛咳、饮水状况等，并记录患者是否会出现啜饮、含饮、水从嘴唇流出，其进行分级及判断标准如表15-4所示。

表 15-4　饮水试验分级及判断标准

| 分级 | 判断 |
|---|---|
| Ⅰ级：可一次喝完，无呛咳 | 正常：Ⅰ级，5s内完成 |
| Ⅱ级：分两次以上喝完，无呛咳 | 可疑：Ⅰ级，5s以上完成；Ⅱ级 |
| Ⅲ级：能一次喝完，但有呛咳 | 异常：Ⅲ、Ⅳ、Ⅴ级 |
| Ⅳ级：分两次以上喝完，且有呛咳 | |
| Ⅴ级：常常呛住，难以全部喝完 | |

如饮用一茶匙水就呛住时，可休息后再进行，两次均被呛住属异常。饮水试验不但可以观察到患者饮水的情况，而且可以作为能否进行吞咽造影检查的筛选标准。

### （四）摄食 - 吞咽过程的评估

观察时使用的食物有：①流质：如水、清汤、茶等。②半流质：如稀粥、麦片饮料、加入加稠剂的水等。③糊状食物：如米糊、浓粥等。④半固体：如烂饭，需要中等咀嚼能力。⑤固体，如正常的米饭、面包等，需要较好的咀嚼力。一般从下列几个方面进行评估：

**1. 是否对食物认识障碍**　给患者看食物，观察其有无反应。将食物触及其口唇，观察是否张口或有张口的意图。意识障碍的患者常有这方面的困难。

**2. 是否入口障碍**　三叉神经受损患者舌骨肌、腹肌失支配张口困难，食物不能送入口中。面神经受损时口轮匝肌失支配，不能闭唇，食物往往由口腔外流。鼻腔反流是腭咽功能不全或无力的伴随症状。

**3. 进食所需时间及吞咽时间**　正常的吞咽包括了一些要求肌肉精确控制的复杂的运动程序，这些运动快速产生，仅需要 2～3 秒把食物或液体从口腔送到胃中，吞咽困难时吞咽时间延长。

**4. 送入咽部障碍**　主要表现为流涎、食物在患侧面颊堆积或嵌塞于硬腭、舌搅拌运动减弱或失调致使食物运送至咽部困难或不能。

**5. 经咽部至食管障碍**　主要表现为哽噎和呛咳，尤其是试图吞咽时尤为明显。这是由于环咽肌不能及时松弛所致。

**6. 与吞咽有关的其他功能**　①进食的姿势：当患者不能对称地坐直时，常躯干前屈，向后伸颈，颈前部肌肉被牵拉，舌头与咽喉的运动困难，难以将食物置于口腔中，更无法控制食物。②呼吸状况：正常吞咽需要暂停呼吸一瞬间（会厌关闭呼吸道 0.3～0.5 秒），让食物通过咽部；咀嚼时，用鼻呼吸。如果患者在进食过程中呼吸急速，咀嚼时用口呼吸或吞咽瞬间呼吸，均容易引起误吸。此时主要观察呼吸节律、用口呼吸还是用鼻呼吸、咀嚼和吞咽时呼吸的情况等。

### （五）吞咽失用的检查

吞咽失用的主要表现为没有给患者任何有关进食和吞咽的语言提示，给予患者盛着食物的碗筷，患者能正常地拿起进食，吞咽正常。但给予患者口头指示进食吞咽时，患者意识到需要吞咽的动作，却无法启动，无法完成整个进食过程。有些患者，给予其食物，会自行拿勺子舀食物张口送入口中，但不会闭唇、咀嚼，或舌头不会搅拌运送食物，不能启动吞咽，但患者唇舌各种运动功能都正常。吞咽失用可能与认知功能有关。

通过完善以上各项检查，可对患者摄食 - 吞咽障碍等级进行评定（表 15-5），并把总体评定结果记录于临床吞咽功能评估记录表中（附录 11），检查者可获得以下第一手资料：①患者采取何种姿势吞咽最适合。②食物放于口中的最佳位置。③最容易吞咽的是哪种食物。④患者吞咽异常可能的原因。⑤需要进一步完善哪些检查。

### 三、实验室评价

目前吞咽障碍实验室检查有影像学检查与非影像学检查，影像学检查包括：吞咽 X 线荧光透视检查、吞咽电视内镜检查、超声检查、放射性核素扫描检查；非影像学检查包括：测压检查、表面肌电图检查、脉冲血氧定量法等。

表 15-5 摄食 - 吞咽功能等级评定（藤岛一郎，1993）

| 障碍等级 | 评定内容 |
| --- | --- |
| Ⅰ.重度：无法经口腔进食，完全辅助进食 | 1. 吞咽困难或无法进行，不适合吞咽训练 |
| | 2. 误咽严重，吞咽困难或无法进行，只适合基础性吞咽训练 |
| Ⅱ.中度：经口腔和辅助混合进食 | 3. 条件具备时误咽减少，可进行摄食训练 |
| | 4. 可以少量、兴趣性进食 |
| | 5. 一部分（1～2餐）营养摄取可经口腔进行 |
| Ⅲ.轻度：完全口腔进食，需辅以代偿和适应等方法 | 6. 三餐均可经口腔摄取营养 |
| | 7. 三餐均可经口腔摄取吞咽食品 |
| | 8. 除特别难吞咽的食物外，三餐均可经口腔摄取 |
| Ⅳ.正常：完全口腔进食，无须代偿和适应等方法 | 9. 可以吞咽普通食物，但需要临床观察和指导 |
| | 10. 摄食 - 吞咽能力正常 |

## （一）电视荧光吞咽造影检查

电视荧光吞咽造影检查（video fluoroscopic swallowing study，VFSS）是在 X 线透视下，针对口、咽、喉、食管的吞咽运动所进行的造影检查，是目前公认最全面、可靠、有价值的吞咽功能检查方法。被认为是吞咽障碍检查的"理想方法"和诊断的"金标准"。此项检查可对整个吞咽过程进行详细的评估和分析，通过观察侧位及正位成像对吞咽的不同阶段（包括口腔准备期、口腔期、咽期、食管期）的情况进行评估，同时对舌、软腭、咽喉的解剖结构和食团的运送过程进行观察。这种检查不仅可以显示咽部快速活动的动态细节，对研究吞咽障碍的机理和原因具有重要价值，可以发现吞咽障碍的结构性或功能性异常的病因、部位、程度、代偿情况、有无误吸等，为选择有效治疗措施和观察治疗效果提供依据。

## （二）电视内镜吞咽功能检查

电视内镜吞咽功能检查（video endoscopy swallowing study，VESS）是使用喉镜，经过咽腔或鼻腔观察下咽部和喉部，直接在直视下观察会厌软骨、杓状软骨、声带等咽及喉的解剖结构和功能状况，如梨状窝的泡沫状唾液潴留、唾液流入喉部的状况、声门闭锁功能的程度、食管入口处的状态、有无器质性异常等。还可以让患者吞咽经亚甲蓝染色技术染成蓝色的液体、浓汤或固体等不同黏稠度的食物，可更好地观察吞咽启动的速度、吞咽后咽腔（尤其在会厌谷和梨状窝）残留，以及是否出现会厌下气道染色，由此评估吞咽能力及估计吸入的程度。联合应用电视内镜对吞咽的解剖结构、运动功能和咽喉感觉功能进行测定，能对吞咽的运动和感觉功能进行较全面的评估。但 VESS 着重于对局部的观察，对吞咽的全过程、解剖结构和食团的关系及环咽肌和食管的功能等方面得到的信息不多，需要 VFSS 及其他检查的补充。

## （三）其他辅助检查

**1. 测压检查（manometry）** 测压技术是目前唯一能定量分析咽部和食管力量的检查手段。由于吞咽过程中咽期和食管期压力变化迅速，使用带有环周压力感应器的固态测压导管进行检查。每次吞咽过程，压力传感器将感受到的信息传导到电子计算机进行整合及分析，得到咽收缩峰值压及时间、食管上段括约肌（upper esophageal sphincter，UES）静息压、松弛率及松弛时间。根据数据，分析有无异常的括约肌开放、括约肌的阻力和咽推进力。

**2. 食管荧光核素扫描检查（bolus scintigraphy）** 通过在食团中加入半衰期短的放射性核素如：$^{99m}$ 锝胶态硫，用伽马照相机获得放射性核素浓集图像，从而对食团的平均转运时间及清除率即吞咽的有效性和吸入量做定量分析，并且可以观察到不同病因所致吞咽障碍的吞咽模式。

**3. 超声检查（ultrasonography）** 超声检查是通过放置在颏下的超声波探头（换能器）对口腔期、咽期吞咽时口腔软组织的结构和动力、舌的运动功能及舌骨与喉的提升，食团的转运情况及咽腔的食物残留情况进行定性分析。超声检查是一种无射线辐射的无创性检查，能在床边进行检查，并能为患者提供生物反馈治疗。与其他检查比较，超声检查对发现舌的异常运动有明显的优越性，尤其在儿童患者中。但是，超声检查只能观察到吞咽过程的某一阶段，而且由于咽喉中气体的影响对食管上括约肌的观察不理想。

**4. 肌电图检查** 用于咽喉部的肌电图检查一般使用表面肌电图（surface electromyography，SEMG），即用电极贴于吞咽活动肌群（上收缩肌、腭咽肌、腭舌肌、舌后方肌群、舌骨肌、颏舌骨肌等）表面，检测吞咽时肌群活动的生物电信号。口咽部神经肌肉功能障碍是吞咽障碍的主要病因，SEMG 可以提供一种直接评估口咽部肌肉在放松和收缩时引起的生物电活动的无创性检查方法，并且能鉴别肌源性或神经源性损害，判定咀嚼肌和吞咽肌的功能，同时可以利用肌电反馈技术进行吞咽训练。

**5. 脉冲血氧定量法（pulse oximetry）** 约三分之一吞咽障碍患者会将水和食物误吸入呼吸道，其中 40% 的患者吸入是无症状的。近年来除使用内镜及 X 线检查患者有无发生误吸外，越来越多的研究人员提倡应用脉冲血氧定量法。脉冲血氧定量法无创伤、可重复操作，是一种较可靠的评估吞咽障碍患者吞咽时是否发生误吸的方法。但是由于血氧饱和度受多种因素影响，因此当用于检测老年人、吸烟者、慢性肺部疾病患者时，需要谨慎、综合考虑其结果。

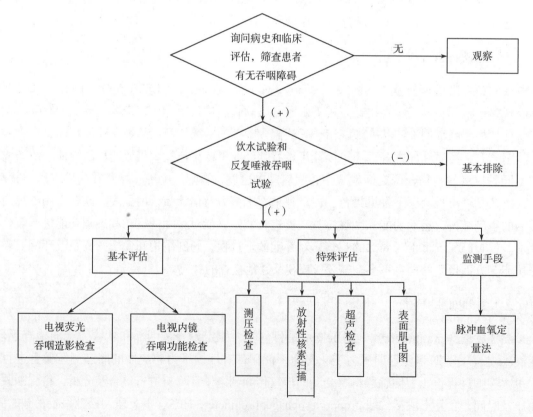

**图 15-1　吞咽障碍的评估流程图**

## 四、吞咽障碍评价流程

　　临床医生通过询问病史和临床评估，筛查患者是否有吞咽障碍；无吞咽障碍者可做临床观察，有吞咽障碍者可做饮水试验和反复唾液吞咽试验。如上述评价无异常则基本排除；如上述评价有异常则根据患者病情需要做进一步实验室检查评价，包括 VFSS、VESS、测压检查、放射性核素扫描、超声检查、SEMG 及脉冲血氧定量法等（图 15-1 ）。

【复习思考题】

1. 简述口腔期、咽期、食管期吞咽障碍的症状与体征。
2. 简述真性延髓性麻痹吞咽障碍与假性延髓性麻痹吞咽障碍的区别。
3. 吞咽障碍的筛查方法有哪些？反复唾液吞咽试验和洼田饮水试验如何操作？

# 第十六章

# 心理功能评定

扫一扫，查阅本章数字资源，含PPT、音视频、图片等

在康复医学范畴中，心理功能评定指应用心理学理论与技术对各类躯体功能障碍者的心理状况进行量化评估的过程。其范围包括认知功能、情绪情感、人格、行为等多方面。本章主要讨论情绪情感障碍的评定。

临床上，常重视肢体运动功能障碍，而忽略心理障碍对患者的影响，心理健康是人民健康的重要组成部分。心理障碍严重影响康复进程，甚至是残疾人回归社会的主要障碍，因此心理功能评定与干预在康复各个阶段中不可或缺。

## 第一节 概 述

康复医学服务对象是各种原因引起的机体功能障碍者。急性伤病导致躯体功能障碍的患者常并发心理障碍，而老年人、慢性病患者、残疾人也有不同于常人的心理问题。这些心理问题主要基于突然的躯体结构与功能丧失，也可能是脑损伤后引发的器质性改变的后果，抑或是长期躯体功能障碍状态与心理社会因素交互影响的结果。

### 一、严重伤病后的心理变化过程

任何人遭遇严重伤病均会产生一种"丧失"的心理体验，这种体验会引发强烈的情绪反应，其心理变化过程一般经历以下几个阶段：

**1. 心理休克期** 也称震惊期。是对突然面临的严重伤病的即刻反应。对突如其来的变故患者还未能理解、领悟，尚不知发生了什么、又会有什么后果，主要表现为震惊；患者的注意力多集中在对事故情景的回顾中，而对外界其他刺激的反应能力降低。部分患者面对突然发生的严重伤病在初始阶段会处于无恰当应答反应的状态，主要表现情感麻木、茫然失措、思维混乱，甚至出现意识蒙眬、晕厥、差错行为。心理休克期常持续数小时或数天，其本质上为一种自我心理保护机能，可以暂缓极度痛苦情绪的出现。

**2. 否认期** 心理休克期过后，严重伤病所造成的后果作为一个必须面对的问题无法回避地呈现在患者面前，患者领悟到自己身体遭受了严重伤病，并可能导致终身残疾。基于此而产生对未来的不确定感，此时患者会自觉或不自觉地否认伤病的现实、表现为对严重伤病及其带来的各种可能后果一概否认，不去了解预后，甚至曲解病情、坚信自己能够很快恢复正常。否认是心理防卫机制的体现，可避免因难以承受的痛苦而导致精神崩溃。

**3. 抑郁期** 随着时间延长，数日或数月后患者发现否认不能改变严重伤病带来的后果，身体并没有像自己预期的那样很快恢复正常，于是开始关注严重伤病问题，关心医务人员对自己伤病

的评价和预后的估计。当切实领悟到自己确定会终身残疾或伤病导致的后果会严重影响今后生活时，患者情绪常会发生剧烈变化，出现抑郁和焦虑的情绪反应，陷入抑郁期。此期常出现一系列情绪、行为反应，如情绪低落、悲观失望、焦虑、自我评价降低、自责；出现丧失感、无助感；同时会伴有自我封闭，不愿与他人交流，对人与事物兴趣减低或丧失，并常伴随失眠。有些患者还会出现愤怒情绪和攻击性行为。部分对前途完全失望的患者会有自杀观念或行为；部分患者会表现为敏感、退缩。此期可持续数周至数月。

**4. 对抗独立期** 当患者接受治疗与康复训练一段时间后，发现所有的努力都不能完全满足自己的期待或实现完全康复的愿望，患者失去自信心，不相信自己还能独立，从而产生消极情绪，对治疗与康复训练"消极怠工"，日常生活严重依赖他人。进入对抗独立期的患者最明显的表现就是情绪相对平稳，但是消极对待治疗与康复训练、消极对待生活。此期持续数周至数月，个别甚至持续数年。

**5. 重新适应期** 是患者开始接受严重伤病结果并面对现实而改变原来的生活预期与计划，重新评价自己，主动调整自己的心理状态与行为来适应伤病后现实的阶段。患者会逐渐采取措施去适应伤病后的生活，积极参与治疗与康复训练，努力争取生活自理，希望通过自己的努力摆脱依赖，改善结局，回归家庭，回归社会。

此后在漫长的病程及康复过程中个体仍需要面对各种现实问题，其心理反应多以情绪障碍为主，同时也会伴有行为及社会功能的改变。

## 二、情绪的基本分类

### （一）情绪的相关概念与情绪的功能

**1. 情绪（emotion）与情感（feeling）** 情绪与情感在本质上并没有截然分界，分别描述了一种心理现象的两个不同方面，均可认为是个体对客观事物与其需要之间关系的内心体验及相应行为反应。个体的愿望与需要作为中介，客观事物符合个体的愿望与需要时引起积极、肯定的情绪；否则产生消极、否定的情绪。

情绪与情感既相互联系又相互区别，彼此依存、相互交融。情绪心理现象包括主观体验、外显表现与神经生理反应三种成分。情绪是与个体的生理需要或本能活动能否得到满足相联系的心理行为反应；而情感是在现实社会环境中与社会需要相联系的比较复杂的心理行为反应。情绪由事物的表面现象所引发，具有情境性、激动性、暂时性的特点；而情感与对事物的深刻认识相联系，具有稳定性、深刻性、持久性的特点。情感基于情绪而发展，通过情绪得以表达；情绪发生蕴含着情感的因素，情绪变化则反映了情感的深度。情绪具有两极性，如肯定－否定、爱－恨、喜悦－悲哀等。情绪的两极性可以表现为正性的或增力的、负性的或减力的。正性的情绪可以提高个体的活动能力，负性的情绪则反之。

**2. 情绪状态（emotional state）** 是指在某种事件或情境的影响下，在一定时间内所产生并存在的某种情绪。较典型的情绪状态为心境、激情、应激。心境是一种相对平静、持久、具有渲染性的情绪状态；激情是一种爆发式的热烈而短暂的情绪状态；应激是面对意料之外的紧张或危险情境时个体迅疾产生的高度紧张的情绪状态，是个体对紧张性环境刺激所做出的适应性反应。心境对个体的生活、工作、学习及健康具有较大影响。

**3. 情绪的功能**

（1）情绪具有信息传递功能及适应功能 情绪信息的传递是言语交际的重要补充。个体借助各种情绪表达进行情感传递、思想交流，建立人际情感联结，求得生存与发展；人际交往中的情绪表达促成亲情、友情、爱情的情感联结。情绪还具有服务于人际交往、适应社会环境的功能，个体通过对他人情绪的判定以帮助个体了解其自身和他人的处境与状态，从而调整行为以适应环境。

（2）情绪具有动机功能　情绪构成了个体基本的动机系统，为个体的各种活动提供心理和行为的动机，能够驱策机体放大生理内驱力、驱动个体行为。情绪的动机功能不仅体现在生理活动中，也体现在认识活动中。

（3）情绪具有组织其他心理活动的功能　情绪是独立的心理过程，对其他心理活动具有组织作用。其正面情绪起协调、组织作用，而负性情绪则会起到破坏、瓦解作用。

### （二）情绪的基本分类

情绪可分为基本情绪和复合情绪。基本情绪是人与动物共有的，为先天预成并能自动运用的情绪。中医学对基本情绪有七情之说，即怒、喜、忧、思、悲、恐、惊。现代心理学把基本情绪分为快乐、愤怒、恐惧、悲哀。美国心理学家普拉特切克将人的基本情绪分为 8 种：恐惧、惊讶、悲痛、厌恶、愤怒、期待、快乐、接受。而美国心理学家伊扎德采用因素分析方法提出人类的基本情绪有 11 种：兴趣、惊奇、痛苦、厌恶、愉快、愤怒、恐惧、悲伤、害羞、轻蔑、自罪感。

复合情绪的分类方法有多种。依照伊扎德的分类方法把复合情绪分为 3 类，第一类为 2 ～ 3 种基本情绪的混合，如厌恶 - 轻蔑、恐惧 - 悲伤等；第二类为基本情绪与内驱力的混合，如疼痛 - 恐惧 - 愤怒等；第三类为基本情绪与认知的混合，如多疑 - 恐惧 - 自罪感。依此分类，复合情绪则会有上百种之多。

## 第二节　情绪情感障碍的评定

在躯体功能障碍者中常见的情绪情感障碍主要为抑郁与焦虑。长期存在的情绪障碍势必影响其康复效果及康复结局，因此对焦虑与抑郁的识别、评估、干预具有重要意义。

### 一、焦虑的评定

焦虑（anxiety）是在缺乏明显的客观依据的前提下个体预期发生某种不良后果时产生的一种紧张情绪。由于担心出现不良后果，常表现为不安、恐惧、易激动等，伴有运动性不安，如手颤、搓手、踱步等表现，此外可以出现心悸、出汗、四肢发冷、胃肠道功能失调等自主神经症状。严重的焦虑可以表现为惊恐发作。

适度的焦虑有助于提高个体的警觉水平，促使其投入行动，以适当的方式应对事件或周围环境变化，从而帮助个体适应环境；但过度焦虑妨碍个体准确认识、分析和考量自己所面临的问题与环境条件，以致难以做出理性判断与决定，从而产生不利影响。

焦虑症状的评定量表很多，在此介绍精神科临床应用最为广泛的汉密尔顿焦虑量表与 Zung 焦虑自评量表。

### （一）汉密尔顿焦虑量表法

汉密尔顿焦虑量表（Hamilton anxiety scale，HAMA）共有 14 个项目，由 Hamilton 于 1959

年编制，适用于有焦虑症状的成年人，尤其适用于焦虑性神经症的评定。HAMA 能较好地反映焦虑症状的严重程度（表 16-1）。

**1. 评定方法** HAMA 评定最近 1 周内的情况。评定时由经过训练的两名评定员采用交谈与观察方式对被评定者进行联合检查。检查结束后两名评定员分别独立评分，可采用二者评分的算术平均数算最后得分。若需比较干预前后的病情变化，则于入组时评定当时或入组前 1 周的情况，干预后 2～6 周进行再次评定比较。一次评定需要 10～15 分钟。

**2. 评定标准** HAMA 所有项目采用 0～4 分的五级评分法，各级的标准为：

0 分：无症状。

1 分：轻，有轻微症状。

2 分：中等，有肯定症状，但尚不影响生活与活动。

3 分：重，需加以处理，或已影响生活和活动。

4 分：极重，严重影响生活。

**表 16-1 汉密尔顿焦虑量表（HAMA）**

| 项目 | 项目释义 | 评分 |
|---|---|---|
| 焦虑心境 | 担心、担忧，感到有最坏的事情将要发生，容易激惹 | 0 1 2 3 4 |
| 紧张 | 紧张感、易疲劳、不能放松、情绪反应、易哭、颤抖、感到不安 | 0 1 2 3 4 |
| 害怕 | 害怕黑暗、陌生人、一人独处、动物、乘车或旅行及人多的场合 | 0 1 2 3 4 |
| 失眠 | 难以入睡、易醒、觉浅、多梦、梦魇、夜惊、醒后感疲倦 | 0 1 2 3 4 |
| 记忆或注意障碍 | 注意力不能集中、记忆力差 | 0 1 2 3 4 |
| 抑郁心境 | 丧失兴趣、对以往爱好缺乏快感、忧郁、早醒、昼重夜轻 | 0 1 2 3 4 |
| 肌肉系统症状 | 肌肉酸痛、活动不灵活、肌肉抽动、肢体抽动、牙齿打颤、声音发抖 | 0 1 2 3 4 |
| 感觉系统症状 | 视物模糊、发冷发热、软弱无力感、浑身刺痛 | 0 1 2 3 4 |
| 心血管系统症状 | 心动过速、心悸、胸痛、血管跳动感、昏倒感、心搏脱漏 | 0 1 2 3 4 |
| 呼吸系统症状 | 胸闷、窒息感、叹息、呼吸困难 | 0 1 2 3 4 |
| 胃肠道症状 | 吞咽困难、嗳气、消化不良（进食后腹痛、胃部烧灼痛、腹胀、恶心、胃部饱感）、肠动感、肠鸣、腹泻、体重减轻、便秘 | 0 1 2 3 4 |
| 生殖泌尿系统症状 | 尿意频数、尿急、停经、性冷淡、过早射精、勃起不能、阳痿 | 0 1 2 3 4 |
| 自主神经系统症状 | 口干、潮红、苍白、易出汗、易起"鸡皮疙瘩"、紧张性头痛、毛发竖起 | 0 1 2 3 4 |
| 会谈时行为表现 | ①一般表现：紧张、不能松弛、忐忑不安、咬手指、紧紧握拳、摸弄手帕、面肌抽动、不停顿足、手发抖、皱眉、表情僵硬、肌张力高、叹息样呼吸、面色苍白。②生理表现：吞咽、打嗝、安静时心率快、呼吸快（20 次／分以上）、腱反射亢进、震颤、瞳孔放大、眼睑跳动、易出汗、眼球突出 | 0 1 2 3 4 |

**3. 评定结果分级（表格）** HAMA 共 14 项，最高总分 56 分。＜7 分：无焦虑症状；＞7 分：可能有焦虑；＞14 分：肯定有焦虑；＞21 分：肯定有明显焦虑；＞29 分：可能为严重焦虑。分界值为 14 分。

评估项目分为躯体性焦虑和精神性焦虑两大类因子结构，其中躯体性焦虑因子由项目 7～13

构成；精神性焦虑因子由项目 1～6 组成。

因子分 = 组成该因子各项目的总分 / 该因子的项目数。通过因子分析可以进一步区分被评定者的焦虑特点，即主要表现为躯体性焦虑或精神性焦虑。

**4. 注意事项**

（1）此量表为他评量表，评定员需事先接受培训。

（2）HAMA 特别强调被评定者的主观体验，故评定时除第 14 项需结合观察外，其余项目均根据患者的口头叙述评分。

（3）不适用于评估各种精神病时的焦虑状态。

（4）由于 HAMA 与 HAMD 的项目内容有交叉，故对于焦虑症与抑郁症不能进行很好的鉴别。

## （二）Zung 焦虑自评量表法

Zung 焦虑自评量表（self-rating anxiety scale，SAS）由 Zung 于 1971 年编制，包含 20 个项目，为 20 个与焦虑有关的症状，由被评定者自行评定其主观感受（表 16-2）。

**1. 评定方法**　自评者依据个人当前或近 1 周的实际情况自行作答填表，之后自行计分或由专业人员计分。Zung 焦虑自评量表有利于被评定者在不受其他因素干扰的情况下较准确地反映自身状态。

**2. 评定标准**　SAS 每一个评定项目文字后有四个方格，代表按时间频度分级的四个评分等级，由自评者根据自己最近 1 周症状出现的频率选择符合自身情况的等级对应的方格处做标记。评定标准：没有或很少时间有、小部分时间有、相当多时间有、绝大部分或全部时间有在正向评分时分别为 1、2、3、4 分，反向评分时分别为 4、3、2、1 分。

**3. 填表指导语**　下面的表格中有 20 条文字，请仔细阅读每一条，把意思弄清楚。在每条文字后有四个方格，分别代表没有或很少时间有、少部分时间有、相当多时间有、绝大部分时间或全部时间有。根据你最近 1 周的实际情况在对应的方格处画"√"。

### 表 16-2　Zung 焦虑自评量表（SAS）

| 评定项目 | 没有或很少时间有 | 少部分时间有 | 相当多时间有 | 绝大部分或全部时间有 |
|---|---|---|---|---|
| 1. 我感到比平常容易紧张和着急（焦虑） | □ | □ | □ | □ |
| 2. 我无缘无故感到害怕（害怕） | □ | □ | □ | □ |
| 3. 我容易感到心里烦乱或觉得惊恐（惊恐） | □ | □ | □ | □ |
| 4. 我觉得我可能将要发疯（发疯感） | □ | □ | □ | □ |
| 5*. 我觉得一切都很好，也不会发生什么不幸（不幸预感） | □ | □ | □ | □ |
| 6. 我手脚发抖打颤（手足颤抖） | □ | □ | □ | □ |
| 7. 我因为头痛，颈痛和背痛而苦恼（躯体疼痛） | □ | □ | □ | □ |
| 8. 我感觉容易衰弱和疲乏（乏力） | □ | □ | □ | □ |
| 9*. 我觉得心平气和，并且容易安静坐着（静坐不能） | □ | □ | □ | □ |
| 10. 我觉得心跳很快（心悸） | □ | □ | □ | □ |

续表

| 评定项目 | 没有或很少时间有 | 少部分时间有 | 相当多时间有 | 绝大部分或全部时间有 |
|---|---|---|---|---|
| 11. 我因为一阵阵头晕而苦恼（头昏） | ☐ | ☐ | ☐ | ☐ |
| 12. 我晕倒发作或觉得要晕倒似的（晕厥感） | ☐ | ☐ | ☐ | ☐ |
| 13*. 我呼气吸气都感到很容易（呼吸困难） | ☐ | ☐ | ☐ | ☐ |
| 14. 我手脚麻木和刺痛（手足刺痛） | ☐ | ☐ | ☐ | ☐ |
| 15. 我因为胃痛和消化不良而苦恼（胃痛或消化不良） | ☐ | ☐ | ☐ | ☐ |
| 16. 我常常要小便（尿意频数） | ☐ | ☐ | ☐ | ☐ |
| 17*. 我的手常常是干燥温暖的（多汗） | ☐ | ☐ | ☐ | ☐ |
| 18. 我脸红发热（面部潮红） | ☐ | ☐ | ☐ | ☐ |
| 19*. 我容易入睡并且一夜睡得很好（睡眠障碍） | ☐ | ☐ | ☐ | ☐ |
| 20. 我做噩梦（噩梦） | ☐ | ☐ | ☐ | ☐ |

注：1.* 为反向评分题。正向评分题按 1、2、3、4 分顺序计分；反向评分题按 4、3、2、1 顺序计分。

　　2. "（ ）" 内为每一条文项目所希望引出的症状，在正式量表中省略。

自评后将 20 项条文对应所得分相加即为总粗分，总粗分乘以 1.25 取整数，即得标准分。SAS 分值越小越好。按中国常模结果，SAS 总粗分的分界值为 40 分，标准分分界值为 50 分。

**4. 注意事项**

（1）评分前自评者要充分了解量表中每条问题的含义及量表填写方法。对无法理解自评表内容者，可由工作人员逐条读出项目内容，再由自评者按评定标准自行评分。

（2）每个项目评分只能单选。

## 二、抑郁的评定

抑郁（depression）是一组明显增强的负性情感活动，为不同程度的情绪低落，如悲观、悲哀、失望、绝望和无助等。表现为愁闷、沮丧、寡言少语、兴致索然；对周围事物关注减弱，自我评价过低、不愿与人交往、自卑自责、对生活失去兴趣及自信心下降。严重者可表现为绝望、有罪恶感，甚至出现自伤、自杀意念或行为。

抑郁在躯体功能障碍者中多见，严重阻碍康复进程。因严重抑郁者可能有自伤、自杀行为，故抑郁的识别非常重要。

抑郁的评定量表很多，在此介绍应用最为广泛的汉密尔顿抑郁量表与 Zung 抑郁自评量表。

### （一）汉密尔顿抑郁量表法

汉密尔顿抑郁量表（Hamilton depression scale HAMD）由 Hamilton 于 1960 年编制，是临床应用最为普遍的经典的抑郁评定量表，适用于抑郁症、躁郁症、神经症等多种疾病的抑郁状态评定。HAMD 共有 17 项、21 项、24 项 3 种版本，本教材介绍的版本为 24 个项目，包括抑郁所涉及的各种症状（表 16-3）。

**1. 评定方法**　HAMD 一般评定最近 1 周内的情况。评定时由经过训练的两名评定员采用交谈与观察方式对被评定者进行联合检查。检查结束后两名评定员分别独立评分，可采用二者评分的算术平均数做最后得分。若需比较干预前后的抑郁症状的变化，则于入组时评定当时或入组前1周的情况，干预2～6周后进行再次评定比较。一次评定需要10～15分钟。评定时间主要取决于被评定者的病情严重程度与配合程度。

**2. HAMD工作用评定标准**　与HAMA不同，HAMD有工作用评定标准作为评分依据。HAMD大部分项目采用0～4分的五级评分法；少数项目采用0～2分三级评分法。

五级评分项目的评分标准为：0分：无症状；1分：轻度；2分：中度；3分：重度；4分：极重。

三级评分项目的评分标准为：0分：无症状；1分：轻度；2分：中度。

**表16-3　汉密尔顿抑郁量表（HAMD）**

| 项目 | HAMD工作用评分标准 | 无 | 轻度 | 中度 | 重度 | 极重度 |
|---|---|---|---|---|---|---|
| 1. 抑郁情绪 | 1. 只在问到时才诉述<br>2. 在访谈中自发地描述<br>3. 不用言语也可以从表情、姿势、声音或欲哭中流露出这种情绪<br>4. 患者的自发言语和非语言表达（表情、动作）几乎完全表现为这种情绪 | 0 | 1 | 2 | 3 | 4 |
| 2. 有罪感 | 1. 责备自己，感到自己已连累他人<br>2. 认为自己犯了罪，或反复思考以往的过失和错误<br>3. 认为目前的疾病是对自己错误的惩罚，或有罪恶妄想<br>4. 罪恶妄想伴有指责或威胁性幻想 | 0 | 1 | 2 | 3 | 4 |
| 3. 自杀 | 1. 觉得活着没有意义<br>2. 希望自己已经死去，或常想与死亡有关的事<br>3. 消极观念（自杀念头）<br>4. 有严重自杀行为 | 0 | 1 | 2 | 3 | 4 |
| 4. 入睡困难 | 1. 主诉入睡困难，上床半小时后仍不能入睡（要注意平时患者入睡的时间）<br>2. 主诉每晚均有入睡困难 | 0 | 1 | 2 | | |
| 5. 睡眠不深 | 1. 睡眠浅，多噩梦<br>2. 半夜（晚12点钟以前）曾醒来（不包括上厕所） | 0 | 1 | 2 | | |
| 6. 早醒 | 1. 早醒，比平时早醒1小时，但能重新入睡（应排除平时的习惯）<br>2. 早醒后无法重新入睡 | 0 | 1 | 2 | | |
| 7. 工作和兴趣 | 1. 提问时才诉说<br>2. 自发地直接或间接表达对活动、工作或学习失去兴趣，如感到没精打采，犹豫不决，不能坚持或需强迫自己去工作或劳动<br>3. 活动时间减少或成效下降，住院患者每天参加病房劳动或娱乐不满3小时<br>4. 因目前的疾病而停止工作，住院患者不参加任何活动或者没有他人帮助便不能完成病室日常事务（注意不能凡住院就打4分） | 0 | 1 | 2 | 3 | 4 |

续表

| 项目 | HAMD 工作用评分标准 | 无 | 轻度 | 中度 | 重度 | 极重度 |
|---|---|---|---|---|---|---|
| 8. 阻滞 | 1. 精神检查中发现轻度阻滞<br>2. 精神检查中发现明显阻滞<br>3. 精神检查进行困难<br>4. 完全不能回答问题（木僵） | 0 | 1 | 2 | 3 | 4 |
| 9. 激越 | 1. 检查时有些心神不定<br>2. 明显心神不定或小动作多<br>3. 不能静坐，检查中曾起立<br>4. 搓手、咬手指、咬头发、咬嘴唇 | 0 | 1 | 2 | 3 | 4 |
| 10. 精神焦虑 | 1. 问及时诉述<br>2. 自发地表达<br>3. 表情和言谈流露出明显忧虑<br>4. 明显惊恐 | 0 | 1 | 2 | 3 | 4 |
| 11. 躯体性焦虑 | 指焦虑的生理症状，包括口干、腹胀、腹泻、打嗝、腹绞痛、心悸、头痛、过度换气、叹气、尿频和出汗等<br>1. 轻度<br>2. 中度，有肯定的上述症状<br>3. 重度，上述症状严重，影响生活或需要处理<br>4. 严重影响生活和活动 | 0 | 1 | 2 | 3 | 4 |
| 12. 胃肠道症状 | 1. 食欲减退，但不需他人鼓励便自行进食<br>2. 进食需他人催促或请求和需要应用泻药或助消化药 | 0 | 1 | 2 | | |
| 13. 全身症状 | 1. 四肢，背部或颈部沉重感，背痛、头痛、肌肉疼痛、全身乏力或疲倦<br>2. 症状明显 | 0 | 1 | 2 | | |
| 14. 性症状 | 0. 不能肯定，或该项对被评者不适合（不计入总分）<br>1. 轻度<br>2. 重度 | 0 | 1 | 2 | | |
| 15. 疑病 | 1. 对身体过分关注<br>2. 反复考虑健康问题<br>3. 有疑病妄想<br>4. 伴幻觉的疑病妄想 | 0 | 1 | 2 | 3 | 4 |
| 16. 体重减轻 | 一、按病史评定<br>1. 患者述可能有体重减轻<br>2. 肯定体重减轻<br>二、按体重记录评定<br>1. 1 周内体重减轻超过 0.5kg<br>2. 1 周内体重减轻超过 1kg | 0 | 1 | 2 | | |
| 17. 自知力 | 0. 知道自己有病，表现为忧郁<br>1. 知道自己有病，但归咎伙食太差、环境问题、工作过忙、病毒感染或需要休息<br>2. 完全否认有病 | 0 | 1 | 2 | | |

续表

| 项目 | HAMD 工作用评分标准 | 无 | 轻度 | 中度 | 重度 | 极重度 |
|---|---|---|---|---|---|---|
| 18. 日夜变化 | 若症状在早晨或傍晚加重，先指出是哪一种，然后按其变化<br>程度评分<br>一、早晨变化<br>1. 轻度变化<br>2. 重度变化<br>二、晚上变化<br>1. 轻度变化<br>2. 重度变化 | 0 | 1 | 2 | | |
| 19. 人格解体或现实解体（指非真实感或虚无妄想） | 1. 问及时才诉述<br>2. 自然诉述<br>3. 有虚无妄想<br>4. 伴幻觉的虚无妄想 | 0 | 1 | 2 | 3 | 4 |
| 20. 偏执症状 | 1. 有猜疑<br>2. 有牵连观念<br>3. 有关系妄想或被害妄想<br>4. 伴有幻觉的关系妄想或被害妄想 | 0 | 1 | 2 | 3 | 4 |
| 21. 强迫症状（指强迫思维或强迫行为） | 1. 问及时才诉述<br>2. 自发诉述 | 0 | 1 | 2 | | |
| 22. 能力减退感 | 1. 仅于提问时方引出主观体验<br>2. 患者主动表示有能力减退感<br>3. 需鼓励、指导和安慰才能完成病室日常事务或个人卫生<br>4. 穿衣、梳洗、进食、铺床或个人卫生均需他人协助 | 0 | 1 | 2 | 3 | 4 |
| 23. 绝望感 | 1. 有时怀疑"情况是否会好转"，但解释后能接受<br>2. 持续感到"没有希望"，但解释后能接受<br>3. 对未来感到灰心、悲观和失望，解释后不能解除<br>4. 自动地反复诉述"我的病好不了啦"诸如此类的情况 | 0 | 1 | 2 | 3 | 4 |
| 24. 自卑感 | 1. 仅在询问时诉述有自卑感（我不如他人）<br>2. 自动地诉述有自卑感<br>3. 患者主动诉述"我一无是处"或"低人一等"，与评2分者只是程度上的差别<br>4. 自卑感达到妄想的程度，例如"我是废物"或类似情况 | 0 | 1 | 2 | 3 | 4 |

注：汉密尔顿抑郁量表有工作用评分标准，为方便评分，一并整合到评定量表中，此内容正式量表中省略。

**3. 评定结果分级**　在计分上分别计总分与因子分。总分能较好地反映病情的严重程度，分值越高，症状越重。HAMD 总分评分结果分级如下：< 8 分：无抑郁症状；8～20 分：轻度抑郁；20～35 分：肯定有抑郁；> 35 分：严重抑郁。分界值为 20 分。

汉密尔顿抑郁量表可归纳为 7 类因子结构：①焦虑 / 躯体化 6 项，为第 10、11、12、13、15、17 项；②体重 1 项，为第 16 项；③认识障碍 6 项，为第 2、3、9、19、20、21 项；④日夜变化 1 项。为第 18 项；⑤迟缓 4 项，为第 1、7、8、14 项；⑥睡眠障碍 3 项，为第 4、5、6 项；⑦绝望感 3 项，为第 22、23、24 项。每个因子结构内项目得分的算术和即为因子分。通过因子分析，可以反映被评估者抑郁症状的特点，同时也可以反映干预后靶症状的变化特点。

**4. 注意事项**

（1）此量表为他评量表，评定员需事先接受培训。

（2）第8、9、11项，需依据对被评定者的观察进行评分。除第1项外其他各项需根据被评定者的口头叙述评分；第1项需两者兼顾。在对第7和22项评定时，尚需被评定者家属或病房工作人员收集资料。第16项，最好根据体重记录评定，也可根据被评定者主诉或其家属、病房工作人员所提供的资料评定。

（3）同HAMA一样，HAMD对于焦虑症与抑郁症不能进行很好的鉴别。

### （二）Zung 抑郁自评量表法

Zung抑郁自评量表由（self-rating depression scale，SDS）于1965年编制，也包含20个项目，由被评定者自行填表。同Zung焦虑自评量表一样，其有利于被评定者在不受其他因素干扰的情况下较准确地反映自身状态。

**1. 评定方法** 自评者依据个人当前或近1周内的实际情况自行作答填表，之后自行计分或由专业人员计分。

**2. 评定标准** 同SAS一样，SDS每一个评定项目文字后有四个代表不同等级的时间频度词，其轻重等级也分为4级，由自评者根据自己最近1周的症状出现频率在符合自身情况的方格中做标记。SDS的20个项目中有10项正向评分题和10项反向评分题（表16-3）。

评定标准为：1分：没有或很少有（过去1周内出现这类情况的时间不超过1天）；2分：少部分时间有（过去1周内出现这类情况的时间有1~2天）；3分：相当多时间有（过去1周内出现这类情况的时间有3~4天）；4分：绝大部分或全部时间有（过去1周内出现这类情况的时间有5~7天）。

**3. 填表指导语** 下面的表格中有20条文字，请仔细阅读每一条，把意思弄清楚。在每条文字后有四个方格，分别代表没有或很少有、少部分时间有、相当多时间有、绝大部分时间或全部时间有。根据你最近1周的实际情况在对应的方格处画"√"。

同SAS一样，自评后将各项所得分相加即为总粗分，总粗分乘以1.25取整数，即得标准分。SDS分值越小越好。按中国常模结果，SDS总粗分的分界值为41分，标准分分界值为53分。抑郁指数为总分80分；此指数的范围为0.25~1.0，指数越高，抑郁程度越严重。

**表16-4 抑郁自评量表（SDS）**

| 评定项目 | 没有或很少时间有 | 少部分时间有 | 相当多时间有 | 绝大部分或全部时间有 |
|---|---|---|---|---|
| 1. 我觉得闷闷不乐，情绪低落（忧郁） | □ | □ | □ | □ |
| 2*. 我觉得一天之中早晨最好（晨重晚轻） | □ | □ | □ | □ |
| 3. 我一阵阵哭出来或觉得想哭（易哭） | □ | □ | □ | □ |
| 4. 我晚上睡眠不好（睡眠障碍） | □ | □ | □ | □ |
| 5*. 我吃得与平常一样多（食欲减退） | □ | □ | □ | □ |
| 6*. 我与异性密切接触时和以往一样感到愉快（性兴趣减退） | □ | □ | □ | □ |

续表

| 评定项目 | 没有或很少时间有 | 少部分时间有 | 相当多时间有 | 绝大部分或全部时间有 |
|---|---|---|---|---|
| 7. 我发觉我的体重在下降（体重减轻） | ☐ | ☐ | ☐ | ☐ |
| 8. 我有便秘的苦恼（便秘） | ☐ | ☐ | ☐ | ☐ |
| 9. 我心跳比平时快（心悸） | ☐ | ☐ | ☐ | ☐ |
| 10. 我无缘无故地感到疲乏（易倦） | ☐ | ☐ | ☐ | ☐ |
| 11*. 我的头脑跟平常一样清楚（思考困难） | ☐ | ☐ | ☐ | ☐ |
| 12*. 我觉得经常做的事情并没有困难（能力减退） | ☐ | ☐ | ☐ | ☐ |
| 13. 我觉得不安而平静不下来（不安） | ☐ | ☐ | ☐ | ☐ |
| 14*. 我对将来抱有希望（绝望） | ☐ | ☐ | ☐ | ☐ |
| 15. 我比平常容易生气激动（易激惹） | ☐ | ☐ | ☐ | ☐ |
| 16*. 我觉得做出决定是容易的（决断困难） | ☐ | ☐ | ☐ | ☐ |
| 17*. 我觉得自己是个有用的人，有人需要我（无用感） | ☐ | ☐ | ☐ | ☐ |
| 18*. 我的生活过得很有意思（生活空虚感） | ☐ | ☐ | ☐ | ☐ |
| 19. 我认为如果我死了别人会生活得好些（无价值感） | ☐ | ☐ | ☐ | ☐ |
| 20*. 平常感兴趣的事我仍然感兴趣（兴趣丧失） | ☐ | ☐ | ☐ | ☐ |

注：1.* 为反向评分题，反向评分题按 4、3、2、1 计分；正向评分题按 1、2、3、4 分计分。

2. "（ ）"内为每一条文项目所希望引出的症状，在正式量表中可省略。

**4. 注意事项**

（1）评分前自评者要充分了解量表中每条问题的含义及量表填写方法。对无法理解自评表内容者，可由专业人员逐条解读项目内容，再由自评者按评定标准自行评分。

（2）每个项目评分只能单选。

## 【复习思考题】

1. 严重伤病后的心理变化过程，一般经历哪几个阶段？请具体说明。

2. 简述抑郁的主要表现。

3. 简述焦虑的主要表现。

4. 简述情绪的功能和分类。

5. 常用的抑郁和焦虑评定量表有哪些？

扫一扫，查阅本章数字资源，含PPT、音视频、图片等

心功能和肺功能是人体的基本生理功能，是人体新陈代谢的基础。它们反映心脏泵血及肺部吸入氧气的能力，两者联系紧密，对维持人体生命不可或缺。在康复治疗时必须重视心肺功能，只有这样才能使康复治疗达到事半功倍的效果。

# 第一节　心脏功能评定

心脏功能评定对了解心脏功能储备和适应能力、制定康复处方及判断预后具有重要的价值。常用的心功能评定方法除了胸片、心电图、超声心动图、心导管插入术和磁共振成像等，康复常用的方法还包括对体力活动的主观感觉分级（如心脏功能分级、自觉用力程度分级）、心脏负荷试验（如心电运动试验、超声心动图运动试验、核素运动试验、6分钟步行试验）等。心脏负荷试验中最常用的是心电运动试验。

## 一、代谢当量在康复评定中的应用

代谢当量（metablic equivalent，MET）是一个表示相对能量代谢水平和运动强度的重要指标。健康成年人坐位安静状态下耗氧量为 3.5mL/（kg·min），将此定为 1MET，根据其他活动时的耗氧量可推算出其相应的 METs 值。尽管不同个体在从事相同的活动时其实际的耗氧量可能不同，但不同的人在从事相同的活动时其 METs 值基本相等。故 METs 值可用于表示运动强度、制定个体化运动处方、指导日常生活和职业活动、判定最大运动能力和心功能水平等。临床中，可参考各种体力活动的 METs 值指导患者的各种活动和康复训练（表 17-1）。

表 17-1　主要日常生活、职业及娱乐活动的代谢当量

| 项目 | 活动 | METs | 活动 | METs |
|---|---|---|---|---|
| 生活活动 | 修面、站立 | 1.0 | 步行 1.6km/h | 1.5 ～ 2.0 |
| | 坐椅、坐床 | 1.2 | 步行 2.4km/h | 2.0 ～ 2.5 |
| | 坐位自己进食 | 1.4 ～ 1.5 | 散步 4.0km/h | 3.0 |
| | 上下床 | 1.65 | 步行 5.0km/h | 3.4 |
| | 洗手、穿衣、坐床边 | 2.0 | 步行 6.5km/h | 5.6 |
| | 挂衣 | 2.4 | 步行 8.0km/h | 6.7 |

续表

| 项目 | 活动 | METs | 活动 | METs |
|------|------|------|------|------|
| 生活活动 | 穿脱衣 | 2.3～2.5 | 下楼 | 5.2 |
| | 备饭 | 3.0 | 上楼 | 9.0 |
| | 擦窗 | 3.4 | 骑车（慢速） | 3.5 |
| | 站立热水沐浴 | 3.5 | 骑车（中速） | 5.7 |
| | 坐厕 | 3.6 | 慢跑 9.7km/h | 10.2 |
| | 铺床 | 3.9 | 园艺工作 | 5.6 |
| | 床上用便盆 | 4.0 | 劈木 | 6.7 |
| | 扫地 | 4.5 | 拖地 | 7.7 |
| | 擦地（跪姿） | 5.3 | | |
| 职业活动 | 秘书、缝纫（坐） | 1.6 | 机器组装、砖瓦工 | 3.4 |
| | 织毛线 | 1.5～2.0 | 油漆、轻木工活 | 4.5 |
| | 写作（坐） | 2.0 | 挖坑 | 7.8 |
| | 开车 | 2.8 | | |
| 娱乐活动 | 打牌 | 1.5～2.0 | 长笛 | 2.0 |
| | 桌球、手风琴 | 2.3 | 弹钢琴 | 2.5 |
| | 小提琴 | 2.6 | 交际舞（慢）、排球 | 2.9 |
| | 击鼓 | 3.8 | 游泳（慢）、乒乓球 | 4.5 |
| | 羽毛球、交际舞（快） | 5.5 | 网球、有氧舞蹈 | 6.0 |
| | 游泳（快） | 7.0 | 跳绳 | 12.0 |

## 二、心脏功能分级

心功能分级可用于评价心脏疾病患者的心功能，并指导患者的日常生活活动和康复治疗。对心脏功能进行初步评定时，常应用美国纽约心脏病学会（NYHA）心功能分级方法。该法由患者根据自身感受到的心悸、呼吸困难、乏力等主观症状的轻重进行评定分级，具有简便易行，无创可重复的优点，目前广泛应用于临床、科研，对于病情分析、功能鉴定、疗效判定等有实用价值（表17-2）。

表17-2 心脏功能分级方法（纽约心脏病学会）

| 级别 | 表现 | METs |
|------|------|------|
| Ⅰ级 | 体力活动不受限，一般的体力活动不引起过度的乏力、心悸、气促和心绞痛 | ≥7 |
| Ⅱ级 | 轻度体力活动受限，一般的体力活动即可引起心悸、气促等症状 | 5～7 |
| Ⅲ级 | 体力活动明显受限，休息时尚正常，低于日常 | 2～5 |
| Ⅳ级 | 体力活动完全丧失，休息时仍有心悸、气促 | <2 |

### 三、心电运动试验

心电运动试验（ECG exercise testing）就是通过观察受试者运动时的各种反应（呼吸、血压、心率、心电图、气体代谢、临床症状与体征等）来判断其心、肺、骨骼肌等的储备功能（实际负荷能力）和机体对运动的实际耐受能力。

#### （一）心电运动试验的目的

心电运动试验可以为疾病诊断、指导治疗和日常生活活动、判定预后及疗效提供客观依据。

**1. 冠心病的早期诊断**　以往运动试验曾是冠心病早期诊断最有效和最常用的方法，有较高的灵敏性和特异性。近年来尽管有了冠状动脉造影和心脏核素运动试验等更准确的诊断方法，但由于后者的价格昂贵、具有创伤性，所以心电运动试验对冠心病的早期诊断仍然具有重要的价值。其主要是通过运动增加心脏工作负荷和心肌耗氧量，根据心电图 ST 段偏移情况诊断冠心病。

**2. 判定冠状动脉病变的严重程度及预后**　运动中发生心肌缺血的运动负荷越低、心肌耗氧水平越低（即心率、血压越低）、ST 段下移的程度越大，冠心病的严重程度就越重，预后也越差。

**3. 发现潜在的心律失常和鉴别良性及器质性心律失常**　如运动诱发或加剧的心律失常则提示为器质性心脏病，应该避免运动或调整运动量；如运动使心律失常减轻甚至消失多提示为良性心律失常，日常生活活动和运动不必限制。

**4. 确定患者进行运动的危险性**　低水平运动试验中诱发心肌缺血、心绞痛、严重心律失常、心力衰竭等症状，均提示患者进行运动的危险性大。

**5. 为制定运动处方提供依据**　心功能和体力活动能力与运动试验时的可耐受的运动负荷呈正相关，故通过了解受试者可耐受的运动负荷，可判断其心功能，指导日常生活活动和工作强度，并制定运动处方，以确保康复训练的有效性和安全性。

**6. 评定运动锻炼和康复治疗的效果**　重复进行运动试验，可根据其对运动耐受程度的变化，评定运动锻炼和康复治疗的效果。

**7. 其他**　根据运动试验的反应，选择手术适应证，判断窦房结功能等。

#### （二）心电运动试验的种类

运动试验所需设备包括心电、血压监测设备，通气量、呼气中 $O_2$ 和 $CO_2$ 浓度的测量分析装置及运动计量设备。根据所用设备、终止试验的运动强度等的不同，运动试验可分为不同的种类。

**1. 按所用设备分类**

（1）活动平板（treadmill）试验　又称跑台试验。令受检者按预先设计的运动方案，在能自动调节坡度和速度的活动平板上随着活动平板坡度和速度（运动强度）的提高进行走–跑运动，以逐渐增加心率和心脏负荷，最后达到预期的运动目标。目前已经有一些器械可以在行心电测试的同时测定肺功能（图 17–1）。

（2）踏车试验（bicycle ergometer）　令受试者如同骑自行车一样骑在自行车功率计上进行踏车运动，采用机械的或电动的方式逐渐增加踏车的阻力，以逐步加大受试者的运动负荷，直至达到预期的运动目标。坐位和卧位踏车试验为下肢用力的试验，用于下肢运动障碍者的手摇功率计（臂功率计）试验为上肢用力的试验。

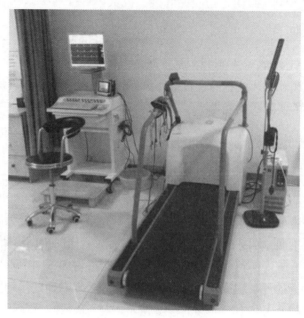

图 17-1 活动平板试验设备

（3）台阶试验（step test） 常用 3 分钟踏台阶试验测试运动后心率恢复情况以评估其心肺功能。运动后心率越低，其心肺功能越好。男性良好者为 89～97 次/分，女性良好者为 98～106 次/分。

**2. 按终止试验的运动强度分类**

（1）极量运动试验（maximal exercise testing） 运动强度逐级递增直至受试者感到筋疲力尽，或心率、摄氧量继续运动时不再增加为止，即达到生理极限。由于极量运动试验有一定的危险性，故只适用于运动员及健康的青年人，以测定个体最大做功能力、最大心率和最大摄氧量。极量运动试验可按性别和年龄推算的预计最大心率（220-年龄）作为终止试验的标准。

（2）亚（次）极量运动试验 运动至心率达到亚极量心率，即按年龄预计最大心率（220-年龄）的 85% 或达到（195-年龄）时结束试验。亚极量运动试验比较安全方便，但由于预计最大心率个体变异较大，故其可靠性受到影响。此试验可用于测定非心脏病患者的心功能和体力活动能力。

（3）症状限制运动试验 是临床上最常用的方法，用于冠心病诊断，评定正常人和病情稳定的心脏病患者的心功能和体力活动能力，为制定运动处方提供依据。运动进行至出现必须停止运动的指征（症状、体征或心电图改变等）为止。

停止运动的指征包括：①出现呼吸急促或困难、胸闷、胸痛、心绞痛、极度疲劳、下肢痉挛、严重跛行、身体摇晃、步态不稳、头晕、耳鸣、恶心、意识模糊、面部有痛苦表情、面色苍白、发绀、出冷汗等症状和体征。②运动负荷增加时收缩压不升高反而下降，低于安静时收缩压 1.33kPa（10mmHg）以上；运动负荷增加时收缩压上升，达到 29.33～33.33kPa（220～250mmHg）；运动负荷增加时舒张压上升，达到 14.7～16.0kPa（110～120mmHg）；或舒张压上升，超过安静时 2.00～2.67kPa（15～20mmHg）。③运动负荷不变或增加时，心率不增加，甚至下降超过 10 次/分。④心电图显示 S-T 段下降或上升≥1mm；出现严重心律失常，如异位心动过速、频发、多源或成对出现的期前收缩、室性期前收缩的发生过早提前，落至前一个心动周期的 T 波上（R-on-T）、房颤、房扑、室扑、室颤、二度以上房室传导阻滞或窦房传导阻滞、完全性束支传导阻滞等。⑤患者要求停止运动。

（4）低水平运动试验（low level exercise testing）　低水平运动试验是临床上常用的方法，适用于急性心肌梗死后或心脏术后早期康复患者，以及其他病情较重者，作为出院评价、决定运动处方、预告危险及用药的参考。

低水平运动试验运动至特定的、低水平的靶心率以及血压和运动强度为止。即运动中最高心率达到 130 ～ 140 次 / 分，或与安静时比增加 20 次 / 分；最高血压达 160mmHg，或与安静时比增加 20 ～ 40mmHg、运动强度达 3 ～ 4METs 作为终止试验的标准。此法目的在于检测从事轻度活动及日常生活活动的耐受能力。

**3. 按试验方案分类**

（1）单级运动试验　是指运动试验过程中运动强度始终保持不变的运动试验，如台阶试验。

（2）多级运动试验　是指运动试验过程中运动强度逐渐增加的运动试验，如活动平板试验、踏车试验又称分级运动试验、递增负荷运动试验（graded exercise testing，GXT）。

## （三）运动试验的禁忌证

**1. 绝对禁忌证**　运动试验的绝对禁忌证包括急性心肌梗死、药物未控制的不稳定型心绞痛、引起症状或血流动力学障碍的未控制的心律失常、严重主动脉瓣狭窄、未控制的症状明显的心力衰竭、急性肺动脉栓塞和肺梗死、急性心肌炎或心包炎、急性主动脉夹层。

**2. 相对禁忌证**　运动试验的相对禁忌证包括左右冠状动脉主干狭窄和同等病变、中度瓣膜狭窄性心脏病、明显的心动过速或过缓、肥厚型心肌病或其他原因所致的梗阻性病变、电解质紊乱、高度房室传导阻滞及高度窦房传导阻滞、严重高血压（收缩压 ≥ 200mmHg 或舒张压 ≥ 120mmHg）、精神障碍或肢体活动障碍，不能配合进行运动。

## （四）运动试验方案

根据受试者的个体情况及试验目的不同，选择不同的方案。运动试验的起始负荷必须低于受试者的最大承受能力，方案难易应适度，每级运动负荷最好持续 2 ～ 3 分钟，运动试验总时间在 8 ～ 12 分钟为宜。

**1. 平板运动试验方案**　根据运动负荷量的递增方式（变速变斜率、恒速变斜率、恒斜率变速等）不同，设计不同的试验方案，如 Bruce 方案、Naughton 方案、Balke 方案等。国内最常用的是 Bruce 方案。

（1）Bruce 方案　Bruce 方案应用最早，也最广泛（表 17-3）。其优点是通过同时增加速度和坡度（变速变斜率）来增加负荷，每级之间耗氧量和运动负荷增量都比较大（一般为 2.5 ～ 3MET），易于达到预定心率，最高级别负荷量最大，一般人均不会超过其最大级别。其缺点主要是运动负荷增加不规则，起始负荷较大（4 ～ 5METs），运动增量较大，老年人和体力差者往往不能耐受第一级负荷或负荷增量，难以完成试验；每级之间运动负荷增量较大，不易精确确定缺血阈值；此外，在走 - 跑速度临界时，受试者往往难以控制自己的节奏，心电图记录质量也难以得到保证。

表 17-3　活动平板改良 Bruce 方案

| 分级 | 速度（km/h） | 坡度（%） | 运动时间（min） | 耗氧量 mL/（kg·min） | 代谢当量（METs） |
|---|---|---|---|---|---|
| 0 | 2.7 | 0 | 3 | 5.0 | 2 |
| 2/1 | 2.7 | 5 | 3 | 10.2 | 3.5 |

续表

| 分级 | 速度（km/h） | 坡度（%） | 运动时间（min） | 耗氧量 mL/（kg·min） | 代谢当量（METs） |
|---|---|---|---|---|---|
| 1 | 2.7 | 10 | 3 | 16.5 | 5 |
| 2 | 4.0 | 12 | 3 | 24.8 | 7 |
| 3 | 5.5 | 14 | 3 | 35.7 | 10 |
| 4 | 6.8 | 16 | 3 | 47.3 | 13 |
| 5 | 8.0 | 18 | 3 | 60.5 | 16 |
| 6 | 8.9 | 20 | 3 | 71.4 | 19 |
| 7 | 9.7 | 22 | 3 | 83.3 | 22 |

（2）Balke 方案　Balke 方案系恒速变斜率方案，即运动速度保持不变，仅依靠增加坡度来增加运动负荷（表 17-4）。此方案运动负荷递增较均匀、缓慢，受试者比较容易适应。其速度宜设定在 32mph（5.47km/h）。本方案适用于心肌梗死后的早期、心力衰竭或体力活动能力较差的患者进行检查。

表 17-4　Balke 平板运动试验方案

| 级别 | 速度（mph） | 坡度（%） | 持续时间（min） | 耗氧量 mL/（kg·min） | 代谢当量（METs） |
|---|---|---|---|---|---|
| 1 | 3.2 | 2.5 | 2 | 15.1 | 4.3 |
| 2 | 3.2 | 5.0 | 2 | 19.0 | 5.4 |
| 3 | 3.2 | 7.5 | 2 | 22.4 | 6.4 |
| 4 | 3.2 | 10.0 | 2 | 26.0 | 7.4 |
| 5 | 3.2 | 12.5 | 2 | 29.7 | 8.5 |
| 6 | 3.2 | 15.0 | 2 | 33.3 | 9.5 |
| 7 | 3.2 | 17.5 | 2 | 36.7 | 10.5 |

（3）Naughton 方案　其主要特点是运动的起始负荷低，每级运动时间为 2 分钟，耗氧能增加 1METs（表 17-5）。它的总做功量较小，对健康人或可疑冠心病患者显得运动量较轻，需较长时间才能达到预期心率。但重病患者较易耐受，也能较精确判定缺血阈值。

表 17-5　活动平板 Naughton 方案

| 速度（mph） | 坡度（%） | 代谢当量（METs） |
|---|---|---|
| 1.609 | 0 | 1.6 |
| 3.218 | 0 | 2 |
| 3.218 | 3.5 | 3 |
| 3.128 | 7.0 | 4 |
| 3.128 | 10.5 | 5 |

续表

| 速度（mph） | 坡度（%） | 代谢当量（METs） |
|---|---|---|
| 3.128 | 14.0 | 6 |
| 3.128 | 17.5 | 7 |

**2. 踏车运动试验方案** 最常用的是 WHO 推荐方案（表 17-6）。每级 3 分钟，蹬车的速度一般选择 50 ～ 60 周 / 分。

表 17-6 WHO 推荐方案

| 分级 | 运动负荷（kg·m/min） | | 运动时间（min） |
|---|---|---|---|
| | 男 | 女 | |
| 1 | 300 | 200 | 3 |
| 2 | 600 | 200 | 3 |
| 3 | 900 | 600 | 3 |
| 4 | 1200 | 800 | 3 |
| 5 | 1500 | 1000 | 3 |
| 6 | 1800 | 1200 | 3 |
| 7 | 2100 | 1400 | 3 |

**3. 手摇功率计试验方案** 根据患者情况选择不变的手摇速度，一般可选择 40 ～ 70 转 / 分。运动起始负荷一般为 12.5W，每级负荷增量为 12.5W，每级持续时间为 2 分钟，直至疲劳至极而终止。

### （五）运动试验操作的具体要求

运动试验前应禁食和禁烟 3 小时，12 小时内需避免剧烈体力活动等。尽可能在试验前停用可能影响试验结果的药物，但应注意 β 受体阻滞剂骤停后的反弹现象。

**1. 试验开始前**

（1）测基础心率和血压，并检查 12 导联心电图和 3 通道监测导联心电图，测量体位应与试验体位一致。测量血压时为了避免干扰，被测手臂应暂时离开车把或扶手；为了减少运动时的干扰、避免伪差，12 导联心电图的肢体导联均移至胸部，并避开肌肉和关节活动部位。放置电极之前，应用酒精擦拭局部皮肤以减少皮肤和电极界面之间的电阻，减少干扰。

（2）应配备除颤器和必要的抢救药品，以便出现严重问题时能给予及时的处理。

（3）连接监测导联后做过度通气试验，方法是大口呼吸 30 秒或 60 秒后立即描记监测导联心电图，出现 ST 段下移为阳性，但没有病理意义，提示运动中诱发的 ST 段改变不一定是心肌缺血的结果。

**2. 试验过程中**

（1）在试验中应密切观察和详细记录心率、血压、心电图及受试者的各种症状和体征。每级运动结束前 30 秒测量并记录血压，试验过程中除用心电示波器连续监测心电图变化外，每级运动结束前 15 秒记录心电图。系统在试验过程中收集并自动分析、打印各种生理指标和气体代谢指标如通气量、呼吸频率、最大耗氧量、氧脉搏、心率、呼吸交换率、代谢当量等。

（2）如果没有终止试验的指征，在受试者同意继续增加运动强度的前提下，将负荷加大至下一级，直至到达运动终点。如出现终止试验的指征，应及时终止试验，并密切观察和处置。

**3. 试验终止后**

（1）达到预定的运动终点或出现终止试验的指征时，应逐渐降低跑台或功率自行车速度，受试者继续行走或蹬车。

（2）异常情况常会发生在运动终止后的恢复过程中。因此，终止运动后，应于坐位或卧位描记即刻（30 秒以内）、2 分钟、4 分钟、6 分钟的心电图并同时测量血压。以后每 5 分钟测定 1 次，直至各项指标接近试验前的水平或患者的症状或其他严重异常表现消失为止。

## （六）运动试验的终点

极量运动试验的终点为达到生理极限或预计最大心率；亚极量运动试验的终点为达到亚极量心率；症状限制运动试验的终点为出现必须停止运动的指征；低水平运动试验的终点为达到特定的靶心率、血压和运动强度。

## （七）运动试验的结果及其意义

**1. 心电图 ST 段改变**

（1）在排除了心室肥大、药物、束支阻滞或其他器质性心脏病的情况下，ST 段下移出现在胸前导联最有意义，尤其 V5 导联是诊断冠心病的可靠导联，Ⅱ导联较易出现假阳性，诊断价值有限。

（2）不同 ST 段形态阳性诊断标准不一致。一般认为下斜型、水平型和上斜型 ST 段阳性标准分别为 J 点后 60mm 处下移 ≥ 1mm、≥ 1.5mm 及 ≥ 2mm。ST 段改变持续时间长，涉及导联多及伴有血压下降是反映病变严重的可靠指标。

（3）ST 段抬高的意义则依出现在有病理 Q 波的导联与否而不同。运动诱发 ST 段抬高若出现于既往有心肌梗死的区域是左室室壁运动异常的标志，提示心肌无活动或室壁瘤存在，预后不佳。也有学者认为，存在 Q 波的导联若出现运动诱发的 ST 段抬高，强烈提示有存活心肌，并可能从血管重建术中获益。如果静息心电图无 Q 波，运动诱发 ST 段抬高应考虑有可能存在因冠状动脉痉挛或高度狭窄所致的透壁性心肌缺血。

**2. 运动中发作典型心绞痛**　运动中发作典型心绞痛也是运动试验阳性的标准之一。

**3. 运动试验中血压未能相应升高**　正常运动试验的血压反映为收缩压随运动量增加而进行性增加，舒张压改变相对较小。如运动负荷逐渐加大的过程中收缩压不升高（收缩压峰值 < 120mmHg 或收缩压上升 < 20mmHg），或较运动前或前一级运动时持续降低 ≥ 10mmHg，或低于静息水平提示冠状动脉多支病变。以上情况与 ST 段等其他指标同时出现时，常提示严重心肌缺血引起左室功能障碍及心脏收缩储备功能差，可以作为冠心病的重要诊断依据。出现异常低血压反应的工作荷量越低，反映病情越重。

**4. 运动诱发心律失常**　运动试验可出现频发、多源、连发性期前收缩或阵发性室性心动过速伴缺血型 ST 段改变者则提示有多支冠脉病变，发生猝死的危险性大，但若不伴缺血型 ST 段改变者则不能作为判断预后不良的独立指标。

**5. 心脏变时功能不全**　当人体运动或者受到各种生理或病理因素作用时，心率可以随着机体代谢需要的增加而适当增加的功能称为变时性功能，当心率不能随着机体代谢需要的增加而增加并达到一定程度或者不能满足机体代谢需求时称为心脏变时功能不全。运动试验是检测变时性功能的最重要方法。

判定标准为：①最大心率：当受试者极量运动时最大心率达到最大预测心率（220- 年龄）的 85% 时，则认为心脏变时性正常。若运动时的最高心率值小于最大预测心率值的 75% 时为明显的变时性功能不全。最大预测心率受年龄、静息心率及身体状况等因素影响。②变时性指数：变时性指数等于心率储备与代谢储备的比值。其中，心率储备 =（运动时最大心率 - 静息心率）/（220- 年龄 - 静息心率），代谢储备 =（运动时代谢值 -1）/（极量运动的代谢值 -1）。变时性指数正常值大约为 1，正常值范围为 0.8 ～ 1.3。当变时性指数＜ 0.8 时为变时功能不全；当变时性指数＞ 1.3 时为变时性功能过度。变时性是心脏重要的功能之一，不仅与受检者可能存在的多种疾病有关，也和受检者的运动耐量、心功能密切相关。变时性不良不仅是冠心病独立的相关因素，也是其重要的预后判定指标。运动试验中变时性不全可为诊断冠脉病变的一个独立而敏感的阳性指标。

**6. 心率收缩压乘积**　是反映心肌耗氧量和运动强度的重要指标。心绞痛的发生既因心肌耗氧量超过了冠状动脉的供血、供氧量，故可用心肌耗氧量的大小来评价心脏功能。

**7. 自觉用力程度分级（Rating of Perceived Exertion，RPE）**　又称主观劳累程度分级，是瑞典科学家 Borg 根据运动者自我感觉疲劳程度衡量相对运动强度的指标，是运动中持续强度下体力水平可靠的指标，可用来评定运动强度（表 17-7）。在修订运动处方时，可用来调节运动强度。主观劳累程度分级与心率、运动程度之间有很好的相关性，主观劳累程度分级计分值乘以10 即为该用力水平时的心率（次 / 分）。注意应用影响心率药物者除外。

表 17-7　Borg 主观劳累程度分级

| 15 级计分法 | | 改良的 10 级计分法 | |
| --- | --- | --- | --- |
| 计分 | 主观感觉 | 计分 | 主观感觉 |
| 6 | 非常轻 | 0 | 不用力 |
| 7 | | 0.5 | 极轻 |
| 8 | | 1 | 很轻 |
| 9 | 很轻 | 2 | 轻 |
| 10 | | 3 | 中 |
| 11 | 较轻 | 4 | 较强 |
| 12 | | 5 | 强 |
| 23 | 稍累 | 6 | |
| 14 | | 7 | 很强 |
| 15 | 累 | 8 | |
| 16 | | 9 | 极强 |
| 17 | 很累 | 10 | 极量 |
| 18 | | | |
| 19 | 非常累 | | |
| 20 | | | |

**8. 六分钟步行试验判断心衰程度**　要求患者在 6 分钟时间内尽可能快速行走，测定其步行的距离。测试前先使患者熟悉测试环境，然后在安静的 20 ～ 30m 长的走廊上以尽可能快的速度来回行走，必要时可自行调整步速，最后测量 6 分钟行走的距离，一般需重复进行多次。试验中若出现头晕、心绞痛、气短等不适症状应立即终止试验。患者行走的距离越长，其体力活动能力越好。6 分钟步行试验主要用于体能无法进行活动平板或踏车试验的患者。

由于日常体力活动的强度小于最大运动量，通过 6 分钟步行试验测定亚极量的运动能力可为评定患者心脏储备功能、评价药物治疗和康复治疗的疗效提供信息，是一种简便、易行、安全有效的方法。6 分钟步行试验的结果可以独立地预测心衰致残率和病死率（表 17-8）。

表 17-8　六分钟步行试验判断心衰程度

| 6 分钟内步行距离 | 心衰程度 |
| --- | --- |
| ＜ 150m | 严重心衰 |
| 150 ～ 425m | 中度心衰 |
| 426 ～ 550m | 轻度心衰 |

# 第二节　肺功能评定

肺的功能是进行气体交换，从外环境中摄取氧，并排出二氧化碳。肺循环和肺泡之间的气体交换称为外呼吸，其包括肺与外环境之间进行气体交换的通气功能和肺泡内的气体与肺毛细血管之间进行气体交换的换气功能。体循环和组织细胞之间的气体交换称为内呼吸。细胞代谢所需的氧和所产生的二氧化碳靠心脏的驱动经血管由血液携带在体循环毛细血管和肺循环毛细血管之间运输。肺功能检查对临床康复具有重要的价值。肺功能检查一般包括通气功能检查，呼吸力学检查和小气道功能检查等（图 17-2）。它目前不仅用于康复治疗中，也用于职业评定中。本节就康复医学常用的评定项目进行介绍。

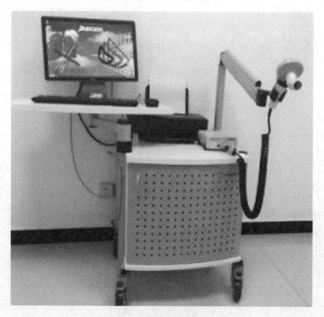

图 17-2　肺功能检测仪

### 一、呼吸困难分级

呼吸困难分级可用于评价呼吸系统疾病患者的肺功能，并指导患者的日常生活活动和康复治疗。比较常用的是伯格测量表改良版（表17-9）。伯格测量表改良版即 Borg 评分，是通过0～10分渐进描述呼吸困难强度的量表。要求受试者对呼吸不适的总体感觉进行分级：0分代表完全没有感觉；10分代表想象得到的最严重感觉。

表 17-9　气短指数（伯格测量表改良版）

| 指数 | 表现 | |
| --- | --- | --- |
| 0 | 完全没有气短 | |
| 0.5 | 非常非常轻微（刚发觉） | |
| 1 | 非常轻微 | |
| 2 | 轻微 | |
| 3 | 中度 | 适宜运动训练 |
| 4 | 有点严重 | 适宜运动训练 |
| 5 | 严重 | |
| 6 | 严重 | |
| 7 | 非常严重 | |
| 8 | 非常严重 | |
| 9 | 非常非常严重（接近最大极限） | |
| 10 | 最大极限 | |

### 二、肺容积与肺通气功能测定

#### （一）肺容积

肺容积是指安静状态下测定一次呼吸所出现的容积变化。其组成包括8项，其中潮气量、补吸气量、补呼气量和残气量称为基础肺容积；深吸气量、肺活量、功能残气量和肺总量称为基础肺活量。除残气量和肺总量需先测定功能残气量后求得外，其余指标可用肺量计直接测定。

**1. 潮气量（TC）** 指1次平静呼吸，进出肺内的气量。正常成人约500mL。

**2. 补吸气量（IRV）** 指在平静吸气之后，一次尽力所能再吸入的气量，正常男性约2100mL，女性约1500mL。

**3. 补呼气量（ERV）** 指平静呼气末，再用力呼气所呼出的气量。正常男性约910mL，女性约560mL。

**4. 深吸气量（IC）** 指平静呼气末尽力吸气所吸入的最大气量，即潮气量与补吸气量之和。正常人深吸气量应占肺活量的2/3，约为补呼气量的2倍，是肺活量的主要组成部分。正常男性约2600mL，女性约1900mL。

**5. 肺活量（VC）**　肺活量为潮气量、补吸气量和补呼气量三者之和。有两种测定方法：①一期肺活量：为深吸气末尽力呼出的全部气量。正常男性约3500mL，女性约2500mL。②分期肺活量：在慢性阻塞性肺疾病患者行一期肺活量测定时，常由于胸膜腔内压增高使小气道陷闭，致肺泡呼气不尽而使ERV减少。故欲准确测定，应测分期肺活量，即将相隔若干次平静呼吸所分别测得的深吸气量加补呼气量。

**6. 功能残气量（FRC）及残气量（RV）测定**　功能残气量及残气量分别是平静呼气后和最大深呼气后残留于肺内的气量。均不能用肺量计直接测得，而需应用气体分析方法间接测算，测定气要求不能与肺进行气体交换，一般常用氦气、氮气。正常男性FRC为（2270±809）mL，女性为（1858±552）mL；男性RV为（1380±631）mL，女性为（1301±486）mL。FRC及RV增加见于肺气肿；减少见于弥漫性肺间质纤维化等病。

### （二）通气功能

通气功能是指在单位时间内随呼吸运动进出肺的气量和流速，又称动态肺容积。呼吸深度和呼吸频率是决定肺通气量的因素，凡能影响呼吸频率和呼吸幅度的生理、病理因素均可影响通气量。进入肺的气量，部分存留在气道内不参与气体交换，称无效腔气即死腔气（VD）；部分进入肺泡参与气体交换，称为肺泡通气量（VA）。

**1. 每分通气量（VE）**　是指静息状态下每分钟出入肺的气量，等于潮气容积×呼吸频率。正常男性每分钟为（6663±200）mL，女性为（4217±160）mL。

**2. 最大通气量（MVV）**　是以最快呼吸频率和最大呼吸幅度呼吸1分钟的通气量。实际测定时，测定时间一般取15秒，将测得通气量乘4即为MVV。正常男性为（104±2.71）L，女性为（82.5±2.17）L。实测值占预计值的百分比低于70%为异常。临床上常用的通气功能障碍判定指标受呼吸肌肌力和体力强弱及胸廓、气道及肺组织的病变的影响。判定通气功能储备能力多以通气储量百分比表示，正常值应大于95%，低于86%提示通气功能储备不佳。其可用于胸部手术前肺功能评价及职业病劳动能力鉴定等。

**3. 用力肺活量（FVC）**　又称时间肺活量，是深吸气后以最大用力、最快速度所能呼出的气量。正常人FVC约等于VC，有通气阻塞时FVC＞VC。根据用力呼气肺活量描记曲线可计算出第1、2、3秒所呼出的气量及其各占FVC的百分率。正常值分别为83%、96%、99%。正常人在3秒内可将肺活量几乎全部呼出。阻塞性通气障碍者，其每秒呼出气量占FVC百分率减少；限制性通气障碍者百分率增加。临床也常采用1秒率（FEV1%）作为判定指标，其正常值应大于80%。

**4. 肺泡通气量（VA）**　是指单位时间每分钟进入呼吸性细支气管及肺泡的气量，只有这部分气量才能参与气体交换。正常人潮气量为500mL，其中在呼吸性细支气管以上气道中的气量不参与气体交换，称解剖无效腔即死腔气，约150mL。进入肺泡中气体，若无相应肺泡毛细血管血流与其进行气体交换，也会产生死腔效应，称为肺泡死腔，其与解剖死腔合称生理无效腔。呼吸越浅，无效腔占潮气量的比率越大，故浅快呼吸的通气效率较深慢呼吸差。

临床上主要根据VC或MVV实测值占预计值的百分比和FEV1%判断肺功能情况（表17-10）和通气功能障碍类型（表17-11）。

表 17-10　肺功能不全分级

| 临床表现 | （VC 或 MVV）实 / 预 % | FEV1% |
|---|---|---|
| 基本正常 | > 80 | > 70 |
| 轻度减退 | 80 ~ 71 | 70 ~ 61 |
| 显著减退 | 70 ~ 51 | 60 ~ 41 |
| 严重减退 | 50 ~ 21 | ≤ 40 |
| 呼吸衰竭 | ≤ 20 | |

表 17-11　肺通气功能障碍分型

| 项目 | | 阻塞性 | 限制性 | 混合性 |
|---|---|---|---|---|
| 肺容量 | 肺活量 | 正常或减少 | 明显减少 | 减少 |
| | 功能残气量 | 明显增加 | 明显减少 | 不一定 |
| | 肺总容量 | 正常或增加 | 明显减少 | 不一定 |
| | 残气量 / 肺总容量 | 增加 | 不一定 | 不一定 |
| 肺通气量 | 用力肺活量 | 正常或减少 | 明显减少 | 明显减少 |
| | 第 1 秒用力呼气量 | 明显减少 | 减少 | 明显减少 |
| | 第 1 秒用力呼气率 | 明显减少 | 正常或增加 | 正常或减少 |
| | 最大通气量 | 明显减少 | 减少 | 明显减少 |
| | 最大呼气中期流速 | 明显减少 | 减少 | 明显减少 |
| | 气速指数 | < 1 | > 1 | 不一定 |

## （三）运动气体代谢测定

运动气体代谢测定是通过呼吸气分析，推算体内气体代谢情况的一种检测方法，因无创、可反复、动态观察，因此在康复医学功能评定中应用价值较大。

**1. 摄氧量（oxygen uptake，$V_{O_2}$）** 又称耗氧量、吸氧量，是指机体所摄取或消耗的氧量，是反映机体能量消耗和运动强度的指标，也反映机体摄取、利用氧的能力。摄氧量为 20 ~ 30mL/（kg·min）者可从事重体力劳动；摄氧量为 15mL/（kg·min）者可从事中等体力劳动；而摄氧量为 5 ~ 7mL/（kg·min）者仅能从事轻体力劳动。

**2. 最大摄氧量（maxinmal oxygen uptake，$V_{O_2max}$）** 又称最大耗氧量、最大吸氧量或最大有氧能力，是指运动强度达到最大时机体所摄取并供组织细胞消耗的最大氧量，是综合反映心肺功能状况和最大有氧运动能力的最好生理指标。正常人最大摄氧量取决于心输出量和动静脉氧分压差，即 $V_{O_2max}$= 心输出量 ×（动脉氧分压 – 静脉氧分压）。受心肺功能、血管功能、血液携氧能力和肌肉细胞有氧代谢能力的影响，如果氧的摄入、弥散、运输和利用能力下降则最大摄氧量降低，反之则提高。运动训练（尤其是耐力训练）可通过中心效应（心肺功能改善）和外周效应（骨骼肌代谢能力改善）提高最大摄氧量。按每公斤体重计算的最大摄氧量（相对最大摄氧量）

有明显的性别和年龄差异，女性为男性的 70% ～ 80%，男性在 13 ～ 16 岁最高，女性在 12 岁左右最高。

最大摄氧量可通过极量运动试验（以平板运动试验最为准确）直接测定，运动达到极量时呼吸气分析仪所测定的摄氧量即为最大摄氧量。判定达到最大摄氧量的标准为：①分级运动中两级负荷的摄氧量差值小于 5% 或小于每分钟每公斤体重 2mL。②呼吸商大于 1.1（成人）或 1.0（儿童）。③继续运动时摄氧量开始降低。④受试者精疲力竭或出现其他停止运动试验的指征。

无经常锻炼习惯的正常人最大摄氧量的参考值见表 17-12。最大摄氧量可作为确定运动强度的参考指标，其与其他运动强度的对应关系见表 17-13。也可根据运动时的心率推测该运动强度相当的最大摄氧量的百分比，即 $V_{O_2 max}$%=（实测心率 – 安静心率）/（最大心率 – 安静心率）×100%。

**表 17-12 正常人的最大摄氧量**

| 年龄（岁） | 最大摄氧量 | |
| --- | --- | --- |
| | L/min（男性 / 女性） | mL（kg·min）（男性 / 女性） |
| 20 ～ 29 | 3.10 ～ 3.69/2.00 ～ 2.49 | 44 ～ 45/35 ～ 43 |
| 30 ～ 39 | 2.80 ～ 3.39/1.90 ～ 2.39 | 40 ～ 47/34 ～ 41 |
| 40 ～ 49 | 2.50 ～ 3.09/1.80 ～ 2.29 | 36 ～ 43/32 ～ 40 |
| 50 ～ 59 | 2.20 ～ 2.79/1.60 ～ 2.09 | 32 ～ 39/29 ～ 36 |

**表 17-13 不同运动强度指标的对应关系**

| $V_{O_2 max}$（%） | 最大心率（%） | 自觉用力程度分级 | 强度分类 |
| --- | --- | --- | --- |
| < 20% | < 35% | < 10 | 很轻松 |
| 20% ～ 39% | 35% ～ 54% | 10 ～ 11 | 轻松 |
| 40% ～ 59% | 55% ～ 69% | 12 ～ 13 | 稍费力 |
| 60% ～ 84% | 70% ～ 89% | 14 ～ 16 | 费力 |
| > 85% | > 90% | 17 ～ 18 | 很费力 |
| 100% | 100% | 19 | 最费力 |

**3. 无氧阈（anaerobic threshold，AT）** 是指人体在逐级递增负荷运动中，有氧代谢已不能满足运动肌肉的能量需求，开始大量动用无氧代谢供能的临界点。此时，血乳酸含量、肺通气量、二氧化碳排出量急剧增加。无氧阈是测定有氧代谢能力的重要指标，无氧阈值越高，机体的有氧供能能力越强。无氧阈相当于一般人心率在 140 ～ 150 次 / 分或最大摄氧量的 50% ～ 60% 时的运动强度。如主要目的是训练有氧耐力，则运动强度应在 AT 以下，此时内环境稳定，循环系统负荷较轻，对中老年人及心血管疾病患者较安全；如主要目的是训练机体的无氧耐力，则运动强度应在 AT 以上。无氧阈测定通常采用有创的乳酸无氧阈（乳酸阈）和无创的通气无氧阈（通气阈）测定法。

乳酸无氧阈（LAT）的测定就是测定递增负荷运动中乳酸的变化。此即在运动中每间隔一定时间取一次受试者的静脉血，将血乳酸浓度变化与运动强度或做功能力变化的关系绘制成乳酸动力学曲线。血乳酸值从平稳值转为明显增加值的拐点，即机体供能方式由有氧供能为主转为无氧供能为主的临界点，即为乳酸无氧阈。个体乳酸无氧阈的变化范围很大，一般人的乳酸无氧阈平均值约为 40mmol/L。乳酸法准确性较高、应用最为广泛，但其为有创操作，故应用受到一定的限制。

通气无氧阈（VAT）的测定是通过测试气体代谢指标的变化来反映供能代谢的变化。在递增负荷运动过程中，随着运动负荷的增加，无氧供能比例也增加，乳酸的积累也不断增加，而乳酸的增加需要靠血液中的碱储备来缓冲，因此产生的二氧化碳大量增加，这会刺激呼吸中枢使肺通气量增多，使气体代谢指标发生变化。在运动强度未达到无氧阈时肺通气量的增加与机体的需求成正比；而到无氧阈以后，通气量不成比例增加，远远超过机体正常代谢需要，其主要作用为清除体内多余的二氧化碳和乳酸。通气无氧阈的测定需要使用气体分析仪，通常测定的气体代谢指标有：肺通气量（VE）、摄氧量（$V_{O_2}$）、二氧化碳的排出量（$V_{CO_2}$）、呼吸商（R）等。用通气无氧阈测试无氧阈判定标准为：逐级递增负荷运动时，$VE/V_{CO_2}$ 出现非线性增加的拐点，或运动负荷达到一定功率后，$VE/V_{O_2}$ 出现陡峭升高点，同时 $VE/V_{CO_2}$ 未见降低。一般人通气阈平均值约为40L/min。用通气阈测定无氧阈，最大优点是无创，有较高的重复性，且测定结果与运动时间的长短无关。

**4. 氧脉搏（$O_2$ Pulse）**　是指氧摄取量和心率之比值，其代表体内氧运输效率，即每次心搏所能输送的氧量，在一定意义上反映了每搏心输出量的大小，氧脉搏减小表明心脏储备功能下降。心输出量的增加主要靠心率代偿。

**5. 氧通气当量（$VE/V_{O_2}$）**　又称氧通气比量，是指消耗 1L 摄氧量所需要的通气量，是确定无氧阈的最敏感指标。

**6. 呼吸储备（BR）**　为最大通气量与最大运动通气量差（$MVV-VE_{max}$）的绝对值或以最大运动通气量占最大通气量的百分比表示。正常的呼吸储备功能值 > 15L/min。阻塞性肺疾病患者的BR 可减小。

**7. 呼吸商（RQ）**　为每分钟二氧化碳排出量（$V_{CO_2}$）与每分钟耗氧量（$V_{O_2}$）之比，其反映体内能量产生的来源（有氧供能或无氧供能）和酸碱平衡状况。有氧供能为主转为无氧供能为主及代谢性酸中毒时 RQ 明显增高。

**8. 代谢当量**　详见本章第一节。

### （四）动脉血气分析

血气分析是对呼吸生理功能的综合评定。因静脉血的气体随身体各组织成分、代谢率、血流灌注量的不同有所不同，而全身动脉血的气体及其他成分相同，故多以动脉血为分析对象评定肺功能。动脉血气分析的基本方法是抽取动脉血，测定血液中的气体分压及其含量，并以此推算全身的气体代谢和酸碱平衡状况（表 17-14）。

表 17-14　动脉血气分析常用指标及其临床意义

| 指标 | 含义 | 正常参考值 | 临床意义 |
| --- | --- | --- | --- |
| PH | 体液内氢离子浓度的负对数 | 7.35～7.45 | 反映体液总酸度，受呼吸和代谢双重因素影响 |
| $PaCO_2$ | 血浆中物理溶解的 $CO_2$ 分子所产生的压力 | 35～45mmHg | 基本上反映肺泡中 $CO_2$ 情况，是酸碱平衡呼吸因素的唯一指标，是反映呼吸性酸碱平衡的重要指标；增多表示通气不足，为呼吸性酸中毒；降低表示过度换气，为呼气性碱中毒 |

续表

| 指标 | 含义 | 正常参考值 | 临床意义 |
|---|---|---|---|
| $PaCO_2$ | 血浆中物理溶解 $O_2$ 分子所产生的压力 | 80～100mmHg | 正常值随着年龄增加而下降 |
| $SaO_2$ | 单位血红色蛋白的含氧百分数 | 97% | 当 $PaO_2$ < 60mmHg，血红蛋白氧解离曲线处于陡直段时，$SaO_2$ 才反映出缺氧状态 |
| $HCO_3^-$ | 即实际碳酸氢盐，是指隔绝空气的血液标本在试验条件下所测得的血浆 $HCO_3^-$ 值 | 2～27mmol/L，平均值 24mmol/L | 是反映酸碱平衡代谢因素的指标。在代偿性呼吸性酸中毒时，$HCO_3^-$ 可继发性升高 |
| 碱剩余 | 表示血浆碱储量增加或减少的量 | ±3mmol/L | 是反映酸碱平衡代谢性因素的指标。正值时表示缓冲碱增加；负值时表示缓冲碱减少或缺失 |

　　动脉血气分析虽然可以测定人体气体代谢，但由于此方法只能反映采血瞬间的情况、不能做运动试验及长时间观察，且动脉血气分析为有创性检查，多次重复检查不易被患者接受，因此在康复功能评定中受到一定的限制。

## （五）呼吸气分析

　　呼吸气分析是通过测定通气量及呼出气体中氧气和二氧化碳的含量，并据此推算吸氧量、二氧化碳排出量等各项气体代谢参数的方法。较之动脉血气分析而言，呼吸气分析有较大优势：呼吸气分析无创、无痛、可多次重复及长时间观察，可以进行运动试验和动态观察，可用于测定基础代谢率、运动能力等，故在康复功能评定中具有较大的实用价值。呼吸气分析的方法一般分为化学法和物理法两种。

　　通过呼吸气分析仪可直接测得的参数包括每分通气量、氧吸收率（呼气与吸气氧含量的差值或呼气与空气中氧含量的差值）、二氧化碳排出率（呼气与吸气二氧化碳含量的差值或呼出气中二氧化碳含量与空气中二氧化碳含量的差值）。另外，根据公式可进一步推算出吸氧量、二氧化碳排出量等相关推算参数（表 17-15）。

表 17-15　呼吸气分析推算参数

| 参数 | 含义 | 计算公式 | 临床意义 |
|---|---|---|---|
| 吸氧量 | 人体吸收或消耗氧的数量。一般表达为每分钟容量，也可进行体重校正，采用 mL/（kg·min）作为单位 | 吸氧量=每分通气量×氧吸收率 | 反映人体能量消耗的情况，也可反映人体摄取、利用氧的能力 |
| 二氧化碳排出量 | 通过肺排出的代谢产物即二氧化碳的数量 | 二氧化碳排出量=每分通气量×二氧化碳排出率 | 绝对数值代表人体能量代谢的强度，与有氧代谢状态有关 |
| 氧当量 | 代表通气与换气效率的代偿关系 | 氧当量=每分通气量–氧吸收率 | 数值越大，说明气体交换的效率越低 |
| 二氧化碳当量 | 代表通气与换气效率的代偿关系 | 二氧化碳当量=每分通气量/二氧化碳排出率 | 数值变化反映的是无氧代谢所占的比重与通气反应关系 |
| 氧脉搏 | 每次心搏所能携带的氧量，代表体内氧运输效率 | 氧脉搏=吸氧量/心率 | 数值降低说明心血管功能不良，心率代偿性增加太明显 |

续表

| 参数 | 含义 | 计算公式 | 临床意义 |
|---|---|---|---|
| 呼吸商 | 二氧化碳排出量与摄氧量之比，标志体内能量产生的来源和体内酸碱平衡状况 | 呼吸商＝二氧化碳排出率/氧吸收率＝二氧化碳排出量/吸氧量 | 代谢性酸中毒时，或体内代谢的主要方式由有氧代谢转化为尤氧代谢时，呼吸商可明显升高 |
| 恢复商 | 运动中吸氧量增值和运动后氧债的商 | 恢复商＝（运动中吸氧量－安静吸氧量）－（运动后吸氧量－安静吸氧量） | 作为体力评定的重要指标，恢复商升高说明运动后氧债增加，可能为氧运动系统功能不良或细胞内呼吸功能障碍 |

【复习思考题】

1. 什么是代谢当量?

2. 运动试验的禁忌证有哪些?

3. 什么是最大摄氧量?

# 第十八章
# 作业活动评定

扫一扫，查阅本章数字资源，含PPT、音视频、图片等

## 第一节 概 述

作业活动是人们利用自己时间所做的一切事情，一般被视为在一个人的生活里有独特的目的和意义的活动。人类的生活主要由作业活动构成，作业活动是生活的重要组成部分，两者密不可分。个体躯体结构与功能层面的受损势必会影响患者完成各项作业活动的能力，降低生活质量及独立性。作业治疗选择作业活动作为治疗媒介，目的是使患者在生活的各方面达到最高程度的功能水平和独立性。通过作业评定，对患者的作业表现障碍进行评定、分析，是促进制定作业治疗计划及实施作业治疗方案的前提。

### 一、作业活动

作业（occupation）是作业活动的总称。作业是人们利用自己的时间所做的一切事情，没有特定的形式，任何活动只要对人类个体有意义即视为作业活动，包括日常生活活动（activities of daily living，ADL）、工作与生产力（work and productivity）及休闲活动（leisure）三个方面。

**1. 日常生活活动** 日常生活活动，是指人们每天为了生存而必须进行的作业活动，包括自我照料及家务活动。

（1）自我照料 包括进食、洗脸、刷牙、梳头、剃须、化妆、如厕、洗澡、更衣、基本的起居移位等。

（2）家务活动 包括室内及室外家务活动。室内家务活动又可分为轻松的家务活动和繁重的家务活动，轻松的家务活动如烹饪前准备、烹饪、简单的清洁打扫、家庭理财等；繁重的家务活动如大扫除、晾晒、照顾子女和老人等。室外家务活动可包括购物活动，外出处理相关事宜及交通往返等活动。

（3）睡眠活动 包括短暂、间歇的休息，午睡及夜间睡眠等。

**2. 工作与生产力**

（1）工作 包括有酬劳的工作（如全日制工作或业余打工等）和无酬劳的工作（如义工等）。

（2）学业活动 包括校内和校外学业活动。校内学业活动如上课、参加运动会、参加社团活动等；校外学业活动如家中自学或预习、参加补习班等。

**3. 休闲活动** 包括主动式休闲、被动式休闲、交际活动及艺术活动。主动式休闲包括养生类活动（如打太极拳、气功、茶道等），运动和游戏类活动（如跑步、游泳、游戏比赛等），放松类活动（如钓鱼、散步、下棋等）；被动式休闲包括看电视、听广播、读书、听音乐、看影碟等活

动；交际活动主要指与家人、朋友、亲属等的交际、交往活动，如约会、闲聊、打电话、聚会等；艺术活动包括音乐家弹琴、画家绘画、摄影师摄影等。

## 二、作业活动的意义

作业活动是人的属性，是人类生活的重要组成部分。作业活动与人类生活密不可分，人类的生活离不开每时每刻的作业活动。日常生活中只有合理地分配及使用自己的生活时间完成好各项作业活动、保持良好的作业平衡才能满足自己的内心需求、促进健康、提高生活质量。

**1.作业与人生**　人类不同生命阶段的作业活动有着不同的演变和作业取向。如婴儿期需要依靠他人的照料才能完成日常生活活动，主要靠感知来探索自己的身体和外面的世界，如用手去摸周边的物体、用牙齿啃咬玩具等；成年期的主要作业活动为工作，工作占据了他们的大部分时间；老年期的作业活动以日常生活活动和休闲活动为主，在这个阶段他们会重拾兴趣，找寻生活的意义，过充实的晚年。

**2.作业与生活**　人们生活需要在日常生活中保持良好的作业平衡。所谓作业平衡是指在日常生活中，必须合理地分配和使用自己的时间，合理地分配完成各项活动的时间与强度，安排好工作及休息的时间，做到劳逸结合。平衡和令人满意的日常作业满足核心需求，有助于健康和幸福，并为压力源提供缓冲。

**3.作业与个人身份**

（1）人类通过作业活动建立个人的社会地位　个人的社会地位需要通过一定的作业活动才能建立。如教师的角色或地位，需要通过教学类的活动体现；学生需要通过学业类的活动来建立他们的角色或地位。

（2）人类通过作业活动找到认同感　通过在活动中的成就显示个人身份与地位。

**4.作业与健康**

（1）人类具有作业的本能，通过作业活动可以增进健康。

（2）如果作业的本能不能得到满足，人类自身就会在精神及躯体方面出现问题，不利于健康。

**5.作业与文化素质**

（1）社会文化素质体现了生活模式及其附加的意义、理念；文化素质的提升需要作业活动者进行更高层次的作业活动。

（2）作业活动者的文化背景及社会文化的背景会影响其作业活动的表现。

**6.作业与环境**

（1）环境（environments）　可分为物理环境和社会环境。物理环境包括自然环境、人工建造的环境和物件。社会环境由社团组织和作业方式两部分组成。

（2）处境　与环境有所不同，处境是指生活处境，是影响作业的重要外在因素，包含了时间因素，包括年纪、发展、生命周期、残疾情况等。每个人身处同一环境表现会有所不同，即使同一人身处同一环境也会因时间不同而有不同的表现。

（3）环境对作业活动的影响　包括供给和限制两方面。供给是指环境对作业活动的促进因素，可为作业活动的进行提供一定程度的选择和机会；限制指的是环境对个体在进行某项作业活动时会有一定的要求和期望。

### 三、作业活动评定是作业治疗的前提

作业活动评定是康复评定的重要组成部分，主要是针对患者在作业活动方面存在的问题，功能障碍的程度，尤其是对患者在日常生活、工作和休闲娱乐等活动中的独立性情况进行评定，发现作业表现障碍，分析障碍的原因，确定作业治疗目标和治疗方案的评定过程。作业活动评定强调患者整体功能状况和环境因素对作业活动的影响，是作业治疗的前提和基础，是制定作业治疗计划、选择作业治疗方法的重要依据。

### 四、评定目的

1. 了解在作业活动方面的独立程度和能力受限的范围。
2. 结合其他康复评定结果，分析活动受限的原因。
3. 根据对评定结果的分析，结合患者及家属的康复需求，拟定合适的治疗目标，确定适当的治疗方案。
4. 评价作业治疗效果，为寻找更有效的治疗方案提供依据。
5. 判断功能预后。
6. 通过评定结果反馈，增强患者和治疗师的信心。
7. 通过评定采集客观数据，利于康复科学研究与卫生经济学研究。

### 五、评定方法

**1. 直接观察法** 是评定者通过直接观察患者各项作业活动的实际完成情况来进行评定的方法。评定应尽量在患者实际进行相关活动时进行，如在患者早上起床时观察其穿衣、洗漱、修饰等活动，在进餐时间观察其进食活动。也可由评定人员向患者发出动作指令，要求患者按指令完成动作，评定人员根据完成情况进行评定。评定地点可选择患者实际生活环境或在 ADL 评定训练室内，ADL 评定训练室的设计应尽量接近患者实际生活环境，设置卧室、浴室、厕所、厨房等场所，摆放家具、家用电器、餐具、炊具等生活用具。直接观察法能使评定者详细观察患者的每一项活动完成细节，评定结果较为可靠、准确，但所需评定时间较长，对于体弱的患者，为避免疲劳可分次进行。

**2. 间接评定法** 是通过访谈来收集资料和进行评定的方法，有口头询问和问卷两种。评定时应尽量使患者本人接受调查，若患者不能回答问题（如体力虚弱、认知障碍等）可请患者家属或护理人员回答。间接评定法有利于评定一些不便直接观察的较私密活动（如穿脱内衣、大小便、洗澡等），可以在较短时间内得到评定结果，评定较为简便，但准确性不如直接观察法。

在实际评定过程中，通常将两种方法结合起来应用。

### 六、评定步骤

作业活动的评定应贯穿作业治疗的全过程。具体的评定步骤如下：
1. 首先确定作业活动障碍的性质、部位和损害程度。
2. 根据评定结果得出作业治疗的诊断，预测治疗潜力。
3. 制定出合适的作业治疗方案，选择正确的治疗手段。
4. 治疗中定期评估患者情况，对治疗方案及时调整。
5. 治疗结束时，应对活动和功能改善程度进行评估，以确定疗效，并为患者回归家庭、社会

提出指导性建议。

### 七、评定注意事项

**1. 评定重点应突出**　作业活动评定的重点为与生活自理、学习和工作活动有关的综合性功能，如 ADL 的评定、手部操作能力的评定等。

**2. 所选方法应熟悉**　应选择技术可靠、准确度高、重复性好的无创伤性的方法。

**3. 评定结果应客观**　选择的评定方法应具备可信性、有效性、灵敏性及合理性等条件，另外还应结合病史、临床体检结果及其他资料进行全面分析。

**4. 重视疾病专用评定量表**　针对不同疾病所导致的功能障碍，拟定不同评定方案。如手外伤对其操作能力进行评估时，可以选用 Jebsen 手功能试验、明尼苏达操作等级试验等量表。

**5. 鼓励患者积极配合**　评定开始前应向患者说明操作过程及注意事项，取得患者的信任与合作，保证评定的有效实施。

**6. 考虑环境和时间因素**　评定时的环境应保持安静、整洁、温度适中等，时间上应遵循患者的生活习惯，尽可能减少环境和时间因素对评估结果的影响。

## 第二节　日常生活活动能力评定

日常生活活动能力属于个体活动层面的范畴，反映了人们在家庭和社区中最基本的能力。日常生活活动能力评定是康复评定的重要内容之一，也是作业治疗活动开展的基础。日常生活活动能力是维持一个人达到某种程度上独立生活所必需的基本技能，是决定患者康复程度及回归社会的重要因素之一。ADL 能力对于健全人来说，无任何困难；但对于病、伤、残者来说，简单的穿衣、如厕、洗漱、起床等活动则可能成为相当艰巨的任务，他们可能因无力完成而丧失自尊心、自信心，进而严重影响其生活质量。日常生活活动能力评定从实际角度出发，通过科学的方法全面而准确地了解患者日常生活的基本能力，着重了解功能障碍对日常活动的影响，可为解决实际生活中的能力障碍提供科学的依据，为患者尽快回归社会提供帮助。

### 一、概述

日常生活活动是指人们为了维持独立的日常生活而每天必须反复进行的、最基本的、具有共性的一系列活动，包括衣、食、住、行、个人卫生等方面内容，以及与人交往、社区生活和社会活动等。

**1. 日常生活活动的分类**　根据 ADL 的性质可分为基础性日常生活活动（basic activities of daily living，BADL）和工具性日常生活活动（instrumental activities of daily living，IADL）。

（1）基础性日常生活活动　又称躯体性日常生活活动（physical activities of daily living，PADL），是指人们为了维持基本的生存、生活需要而每天必须反复进行的基本活动，包括进食、更衣、个人卫生等自理活动和转移、行走、上下楼梯等身体活动。

（2）工具性日常生活活动　是指人们为了维持独立的社会生活所需完成的较高级的活动，完成这些活动需借助工具，包括购物、炊事、洗衣、使用交通工具、处理个人事务、休闲活动等。

IADL 是在 BADL 的基础上发展起来的、体现人的社会属性的一系列活动。BADL 评定反映较粗大的运动功能，适用于较重的残疾，常用于住院患者；IADL 评定反映较精细的功能，适用于较轻的残疾，常用于社区残疾患者及老年人。

**2. 日常生活活动的主要内容**

（1）自理方面

1）进食　包括摄食动作（使用筷子、汤勺、刀叉等餐具摄取食物、用杯子和吸管喝水、用碗喝汤）、咀嚼和吞咽能力。

2）穿衣　包括穿脱上身衣物（内衣、开衫、套头衫）、下身衣物（内裤、长裤、裙子、鞋袜）、解系纽扣、拉拉链、解系鞋带、穿脱矫形器、假肢等。

3）个人卫生　包括刷牙、洗脸、洗澡、洗头、梳头、化妆、剃须、剪指甲等。

4）如厕　包括进出厕所、穿脱衣裤、控制大小便、便后清洁、厕所冲洗。

（2）运动方面

1）床上运动　包括床上的体位转换（仰卧位、侧卧位、俯卧位之间的转换）、位置移动（上、下、左、右）、坐起、躺下等。

2）转移　包括床与轮椅之间，轮椅与座椅之间，轮椅与浴盆、淋浴室、坐厕之间的转移等。

3）行走　包括室内行走（水泥路面、地板、地毯）、室外行走（如泥土路面、碎石路面、水泥路面等）、上下楼梯（有扶手或无扶手）、使用辅助器械（如包括手杖、腋杖、助行器、矫形器、假肢等）行走。

4）交通工具的使用　包括骑自行车、摩托车，上下公共汽车，驾驶汽车等。

（3）家务劳动方面　包括购物、炊事、洗衣、打扫卫生、使用家具及家用电器、安排家庭财务等。

（4）交流方面　包括理解、表达、阅读、听广播、看电视、书写、打电话、使用电脑等。

（5）社会认知方面　包括记忆、解决问题、社会交往等。

**3. 日常生活活动能力评定的步骤**　日常生活活动能力评定的实施包括收集资料、首次交谈、开始评定、记录与报告。

（1）收集资料　患者的性别、年龄、职业、诊断，所处的环境；患者以往的社会角色、疾病史；患者的功能状况；患者的主动性、依从性；患者使用辅助器、支具和设备的实际的或潜在的能力等。

（2）首次交谈　正式评定前应首先与患者交谈，以进一步确认最初收集到的关于患者的背景资料。交谈时最好有患者家属参加，以防止由于患者言语交流障碍、认知障碍等造成的表述内容不准确。

（3）开始评定　通常采用间接评定法，根据量表的内容，了解患者日常生活活动能力。

（4）记录与报告　根据完成的评定量表，记录评定内容，分析总结与报告。

## 二、日常生活活动能力的常用评定量表

ADL 评定主要通过各种标准化量表来进行。这些量表经过信度、效度检验，其统一和标准化的检查和评分方法使得评定结果更具科学性和可分析性。

**1. BADL 标准化量表**　常用的 BADL 标准化量表有 Barthel 指数、改良 Barthel 指数、PULSES、Katz 指数、修订的 Kenny 自理评定和功能独立性评定等。

（1）Barthel 指数　Barthel 指数评定（Barthel index，BI）由美国 Florence Mahoney 和 Dorothy Barthel 于 20 世纪 50 年代中期设计并用于临床，是康复医疗机构应用最广、研究最多的 BADL 评估方法。BI 方法简单，可信度、灵敏度高，不仅可以用来评定患者治疗前后的功能状态，还可以用于预测治疗效果、住院时间和预后。

1）评定内容　包括日常生活活动的十项内容，根据患者能否独立及需要帮助的程度分为自理、稍依赖、较大依赖、完全依赖四个功能等级，总分为 100 分（表 18–1）。

表 18–1　Barthel 指数评定内容与评分标准

| ADL 项目 | 自理 | 稍依赖 | 较大依赖 | 完全依赖 |
|---|---|---|---|---|
| 进食 | 10 | 5 | 0 | 0 |
| 洗澡 | 5 | 0 | 0 | 0 |
| 修饰（洗脸、刷牙、梳头、刮脸） | 5 | 0 | 0 | 0 |
| 穿衣（系鞋带） | 10 | 5 | 0 | 0 |
| 控制大便 | 10 | 5（偶尔失控） | 0（失控） | 0 |
| 控制小便 | 10 | 5（偶尔失控） | 0（失控） | 0 |
| 上厕所（擦拭、整理衣裤、冲洗） | 10 | 5 | 0 | 0 |
| 床椅转移 | 15 | 10 | 5 | 0 |
| 平地行走 45 米 | 15 | 10 | 5（用轮椅） | 0 |
| 上下楼梯 | 10 | 5 | 0 | 0 |

2）评定标准

①进食：10 分：能在合适的时间内独立进食各种正常食物，可使用必要的辅助器具，不包括取饭、做饭。5 分：需要部分帮助（如夹菜、切割、搅拌食物等）或需要较长时间。0 分：较大或完全依赖他人。

②洗澡：5 分：无须指导和帮助能独立进出浴室并完成洗澡全过程（可为池浴、盆浴或淋浴）。0 分：不能独立完成，需依赖他人。

③修饰：5 分：独立完成刷牙（包括固定假牙）、洗脸、梳头、剃须（如使用电动剃须刀者应会插插头）等。0 分：不能独立完成，需依赖他人。

④穿衣：10 分：能独立穿脱全部衣服，包括系扣、开关拉链、穿脱鞋、系鞋带、穿脱支具等。5 分：需要部分帮助，但在正常时间内至少能独自完成一半。0 分：较大或完全依赖他人。

⑤控制大便：10 分：能控制，没有失禁，如需要能使用栓剂或灌肠剂。5 分：偶尔失禁（每周少于 1 次），或需要在帮助下用栓剂或灌肠剂。0 分：失禁或昏迷。

⑥控制小便：10 分：能控制，没有失禁，如需要使用器具，可无须帮助自行处理。5 分：偶尔失禁（每日少于 1 次，每周多于 1 次）。0 分：失禁或昏迷。

⑦上厕所：10 分：能独立进出厕所或使用便盆，能解、穿衣裤和进行便后擦拭、冲洗或清洁便盆。5 分：在保持平衡、解穿衣裤或处理卫生等方面需要帮助。0 分：依赖他人。

⑧床椅转移：15 分：能独立完成床到轮椅、轮椅到床的转移全过程，包括从床上坐起，锁住车闸，移开脚踏板。10 分：需较少帮助（1 人帮助）或语言的指导、监督。5 分：可以从床上坐起，但在进行转移时需较多帮助（2 人帮助）。0 分：不能坐起，完全依赖他人完成转移过程。

⑨平地行走 45 米：15 分：能独立平地行走 45 米，可以使用矫形器、假肢、拐杖、助行器，但不包括带轮的助行器。10 分：在 1 人帮助（体力帮助或语言指导）下能平地行走 45 米。5 分：如果不能走，能独立使用轮椅行进 45 米。0 分：不能完成。

⑩上下楼梯：10分：能独立完成，可以使用辅助器械。5分：活动中需要帮助或监护。0分：不能完成。

3）结果分析　BI得分越高，表示功能越好，依赖性越小；得分越低，表示功能越差，依赖性越大。BI评分为100分，表示患者各项基本日常生活活动能力良好，无需依赖他人；61～99分表示患者虽有轻度功能障碍，但日常生活基本能够自理；41～60分表示患者有中度功能障碍，日常生活需要一定帮助；21～40分表示患者有重度功能障碍，日常生活明显依赖他人；＜20分表示完全残疾，日常生活完全依赖他人。＞40分的患者康复治疗效益最大。

4）改良Barthel指数　Barthel指数虽然有较高的信度和效度，评定简单易行，临床应用广泛，但其设定的评定等级较少，而相邻等级之间的分数值差距较大，评估不够精确细致。后有学者在Barthel指数的基础上进行改良，称为改良Barthel指数（modified Barthel index，MBI），评定项目与每项的满分值不变，而将每一项的评定等级进行细化，MBI也被证实具有良好的信度、效度和更高的敏感度，能较好地反映等级间变化和需要帮助的程度（表18-2）。

表18-2　改良Barthel指数评定内容与评分标准

| ADL项目 | 完全依赖 | 较大帮助 | 中等帮助 | 最小帮助 | 完全独立 |
|---|---|---|---|---|---|
| 进食 | 0 | 2 | 5 | 8 | 10 |
| 洗澡 | 0 | 1 | 3 | 4 | 5 |
| 修饰 | 0 | 1 | 3 | 4 | 5 |
| 穿衣 | 0 | 2 | 5 | 8 | 10 |
| 控制大便 | 0 | 2 | 5 | 8 | 10 |
| 控制小便 | 0 | 2 | 5 | 8 | 10 |
| 上厕所 | 0 | 2 | 5 | 8 | 10 |
| 床椅转移 | 0 | 3 | 8 | 12 | 15 |
| 平地行走45米 | 0 | 3 | 8 | 12 | 15 |
| 使用轮椅* | 0 | 1 | 3 | 4 | 5 |
| 上下楼梯 | 0 | 2 | 5 | 8 | 10 |

注：* 只有在行走评定为完全依赖时才需评定使用轮椅。

改良Barthel指数评定标准：①完全依赖：完全依赖别人完成整项活动。②较大帮助：某种程度上能参与，但在整个活动中（一半以上）需要别人提供协助才能完成。③中等帮助：能参与大部分的活动，但在某些过程中（一半以下）需要别人提供协助。④最小帮助：除了在准备和收拾时需要协助，患者可以独立完成整项活动，或进行活动时需要别人从旁监督或提示，以保安全。⑤完全独立：可以独立完成整项活动而不需别人的监督、提示或协助。

（2）PULSES评定　PULSES评定方法于1957年提出，是一种总体功能评定方法，除躯体状况、运动功能外还包括言语、视听、心理等方面的内容，可信度较高。1975年Granger等对此量表进行了应用研究，肯定了该方法的实用价值，并在此基础上对各项评定的具体内容进行修改。

1）评定内容　包括六大方面的内容，每项内容的英语缩写组成PULSES一词。

①躯体状况（physical condition，P）：指内科疾病如心血管、呼吸、胃肠道、泌尿、内分泌、神经系统疾患。

②上肢功能（upper limb functions，U）：指进食、穿衣、穿戴假肢或矫形器、梳洗等。

③下肢功能（lower limb functions，L）：指步行、上楼梯、使用轮椅、身体从床移动至椅、从椅移动至床、如厕的情况。

④感官成分（sensory components，S）：指与语言交流（听、说）和视力有关的功能。

⑤排泄功能（excretory functions，E）：指大小便自理和控制程度。

⑥精神和情感状况（mental and emotional status，S）：指智力和情绪对家庭、社会环境的适应能力。

2）评定标准　每一项评定内容分为4个功能等级，分别评为1～4分，1分为功能最好，4分为功能最差。具体评分标准如下：

P——躯体状况：1分：内科情况稳定，只需每隔3个月复查一次。2分：内科情况尚属稳定，每隔2～10周需复查一次。3分：内科情况不大稳定，最低限度每周需复查一次。4分：内科情况不稳定，每日需严密进行医疗监护。

U——上肢功能：1分：生活自理，上肢无残损。2分：生活自理，但上肢有一定残损。3分：生活不能自理，需别人扶助或指导，上肢有残损或无残损。4分：生活完全不能自理，上肢有明显残损。

L——下肢功能：1分：独自步行移动，下肢无残损。2分：基本上能独自行动，下肢有一定残损，需使用步行辅助器具、矫形器或假肢，或利用轮椅能在无梯级的地方充分行动。3分：在扶助或指导下才能行动，下肢有残损或无残损，利用轮椅能做部分活动。4分：完全不能独自行动，下肢有严重残损。

S——感官成分：1分：能独自作语言交流，视力无残损。2分：基本上能进行语言交流，视力基本无障碍，但感官及语言交流功能有一定缺陷。例如轻度构音障碍、轻度失语，要戴眼镜或助听器，或经常应用药物治疗。3分：在别人帮助或指导下能进行语言交流，视力严重障碍。4分：聋、盲、哑，不能进行语言交流，无有用视力。

E——排泄功能：1分：大小便完全自控。2分：基本上能控制膀胱括约肌及肛门括约肌，虽然有尿急或急于解便，但尚能控制，因此可参加社交活动或工作；或虽要插导尿管，但能自理。3分：在别人帮助下能处理好大小便排泄问题，偶尔有尿床或溢粪。4分：大小便失禁，常有尿床或溢粪。

S——精神和情感状况：1分：能完成日常任务，并能尽家庭及社会职责。2分：基本上能适应，但需在环境上、工作性质和要求上稍做调整和改变。3分：适应程度差，需在别人指导、帮助和鼓励下才稍能适应家庭和社会环境，进行极少量的、力所能及的家务或工作。4分：完全不适应家庭和社会环境，需长期住院治疗或休养。

3）结果分析　按照上述标准对各项内容进行评分，相加后得到总分。总分的评判标准为：6分为功能最佳，各项功能均基本正常；＞12分提示独立自理能力严重受限；＞16分提示有严重残疾；24分为功能最差。

（3）Katz指数

1）评定内容　Katz指数（Katz index）又称ADL指数（the index of ADL），由Katz于1959年提出，并于1976年修订。Katz指数根据人体功能发育学的规律将ADL分为洗澡、穿着、如厕、转移、大小便控制、进食，6项评定内容按照由难到易的顺序进行排列。Katz认为，病伤残者 ADL 能力的丧失是遵循从难到易的顺序，最先丧失的是最复杂的活动能力，最后丧失的是最简单的活动能力，表现为洗澡能力最先丧失，其后能力丧失的顺序依次为衣着、如厕、转移、大小便控制，最后丧失的是进食能力。当患者通过康复训练逐渐恢复日常生活活动能力时，则是按相反的顺序由易到难逐渐恢复。Katz 指数评定在临床应用范围广泛，成人和儿童均可使用，但对其信度、效度研究较少。评定可参照 Katz 指数具体评定内容进行（表 18-3）。

**表 18-3　Katz 指数评定记录表**

| 按下列各项功能进行检查（"帮助"一词表示监督指导和他人帮助） | | |
| --- | --- | --- |
| 洗澡（海绵擦浴、盆浴、淋浴）<br>☐<br>无需帮助，能独立进出浴室，独立洗澡 | ☐<br>仅身体一个部位需要帮助 | ☐<br>超过身体一个部位需要帮助 |
| 穿着（从衣柜或抽屉内取内、外衣，扣纽扣）<br>☐<br>能独立从衣柜中拿取衣物，穿着并扣好纽扣 | ☐<br>除系鞋带外无需帮助 | ☐<br>拿取衣物及穿衣需要帮助 |
| 上厕所（去厕所、排便、便后清洁、整理衣裤）<br>☐<br>能独立进出厕所、用厕、处理便后卫生及整理衣裤（可能使用手杖或轮椅） | ☐<br>需要帮助（上述内容之一） | ☐<br>不能去厕所排便 |
| 转移<br>☐<br>上、下床，椅上起、坐无需帮助 | ☐<br>上、下床，椅上起、坐需要帮助 | ☐<br>不能离床 |
| 大小便控制<br>☐<br>完全控制 | ☐<br>偶尔有失控 | ☐<br>需监护、用导管或完全失控 |
| 进食<br>☐<br>无需帮助 | ☐<br>除切肉、涂抹果酱外无需帮助 | ☐<br>需帮助，或完全用管，或静脉营养 |

注：评定时按照每一项完成的情况在相应的方框内打钩。

2）评定标准及结果分析　Katz 指数把 ADL 功能状态分为 A ～ G 7 个功能等级，该分级简单有效：A 级为完全自理，G 级为完全依赖，从 A 级到 G 级独立程度依次下降。按照上述评定项目进行评定后，统计出被评定者能完全独立完成的项目，按如下标准进行分级：

A 级：全部 6 项活动均能独立完成。

B 级：能独立完成 6 项活动中的任意 5 项，只有一项不能独立完成。

C 级：只有洗澡和其他任意一项不能独立完成，其余 4 项活动均能独立完成。

D 级：洗澡、穿着和其他任意一项不能独立完成，其余 3 项活动均能独立完成。

E 级：洗澡、穿着、上厕所和其他任意一项不能独立完成，其余两项活动均能独立完成。

F 级：洗澡、穿着、上厕所、转移和其他任意一项不能独立完成，其余一项可独立完成。

G 级：所有 6 项活动均不能独立完成。

在 7 级的基础上，又可归纳为良、中、差三级：A 与 B 合并为良，可独立完成 5 项以上的活动；C 与 D 合并为中，可独立完成 3 ～ 4 项活动；E、F 与 G 合并为差，只能独立完成 1 ～ 2 项活动或6项活动皆不能独立完成。

（4）功能独立性评定 1983年美国物理医学与康复学会制定了医学康复统一数据系统，功能独立性评定（functional independence measure，FIM）是其中的主要组成部分，它包括供成人使用的FIM和供儿童使用WeeFIM。FIM量表的信度、效度已得到大量研究的证实，具有相当的可靠性。它可用于记录入院、出院、随访时的功能评分，观察动态变化，综合反映患者功能及独立生活能力，评估各阶段治疗效果，比较不同治疗方案的优劣。FIM适用于多种疾病引起的功能独立障碍的评定，包括脑卒中、脊髓伤病、骨科疾病、心肺疾病、肿瘤等。在临床康复工作中，FIM有助于确定康复需求、预测康复结局、有针对性地选择治疗方案、节约康复费用，并可作为评定医疗机构管理水平和效率的客观指标，对康复工作进行费用 – 效益分析。

1）评定内容 内容包括躯体运动功能和认知功能两大部分，涉及日常生活的六个方面，分别是自理活动、括约肌控制、转移、行走、交流和社会认知。每个方面又分为2～6项，总共18个评定项目（表18-4）。

表18-4 FIM评定内容

| 分类 | 具体项目 |
| --- | --- |
| 自理活动 | 1.进食；2.梳洗修饰；3.洗澡；4.穿上身衣物；5.穿下身衣物；6.上厕所 |
| 括约肌控制 | 7.膀胱管理；8.直肠管理 |
| 转移 | 9.床、椅、轮椅间转移；10.如厕；11.浴盆、淋浴室转移 |
| 行走 | 12.步行/轮椅；13.上下楼梯 |
| 交流 | 14.理解；15.表达 |
| 社会认知 | 16.社会交往；17.解决问题；18.记忆 |

2）评定标准 FIM量表的每个评定项目分为7个功能等级，分别评为1～7分。根据患者活动中独立的程度、对辅助器具的使用需要以及对他人帮助的依赖程度进行评分。FIM的7个功能等级可分为独立、有条件的依赖及完全依赖3个层次，评分的基本原则如下：

①独立：7分：完全独立。能在合理的时间内规范、安全地完成活动，无需修改或使用辅助器具。6分：有条件的独立。活动无需他人帮助，但需要使用辅助器具（假肢、矫形器、辅助具等），或活动超过合理的时间，或有安全方面的顾虑。

②有条件的依赖：5分：监护或准备。活动无需身体接触性的帮助，但需要他人的监护、提示或规劝，或帮助准备必需用品，或帮助穿戴矫形器。4分：最小量帮助。活动需要身体接触性的帮助，但只限于扶助，在活动中患者主动用力程度＞75%。3分：中等帮助。活动需要更多的身体接触性帮助，活动中患者主动用力程度为50%～75%。

③完全依赖：2分：最大帮助。活动需要大量身体接触性帮助才能完成，活动中患者主动用力程度仅为25%～50%。1分：完全依赖。活动基本依赖他人身体接触性帮助完成，活动中患者主动用力程度＜25%或完全由他人帮助完成活动。

3）结果分析 FIM量表涵盖运动功能（1～13项）和认知功能（14～18项）两方面的能力，18个项目的总分最高分为126分，最低分为18分，得分越高，表示独立性越好，得分越低，表示依赖性越强。总分的评价标准：126分：完全独立；108～125分：基本独立；90～107分：极轻度依赖；72～89分：轻度依赖；54～71分：中度依赖；36～53分：重度依赖；19～35分：

极重度依赖；18 分：完全依赖。

（5）修订的 Kenny 自理评定　Kenny 自理评定（the Kenny selfcare evaluation）是 Schoening 和 Kenny 护理研究所人员于 1965 年提出的，并于 1973 年进行了修订，是一种经过标准化的躯体功能评定方法。

1）评定内容　包括床上活动、体位转移、移动、穿着、个人卫生、二便、进食 7 个方面内容。每个方面的内容又分为若干项（表 18-5）。

2）评定标准　Kenny 自理评定的每个方面内容分为 5 个功能等级，计分标准为 0 ～ 4 分，前 6 项总分为 0 ～ 24 分。0 分表示完全依赖，24 分表示完全独立。0 分：各项均不能独立完成。1 分：只有一项能独立完成，或在帮助、监督下完成 1 ～ 2 项，其他各项均不能独立完成。2 分：能独立完成 2 项，或在监督、帮助下完成 3 项，其他各项均不能独立完成。3 分：只有 1 ～ 2 项需要监督或帮助。4 分：各项均能独立完成。

**表 18-5　Kenny 自理评定记录表**

| 评定项目 | | 评定次数 | | | |
| --- | --- | --- | --- | --- | --- |
| | | 1 | 2 | 3 | 4 |
| 床上活动 | 床上移动<br>床上坐起 | | | | |
| 体位转移 | 坐位<br>站位<br>进厕所<br>进浴盆 | | | | |
| 移动 | 行走<br>上下楼梯<br>驱动轮椅 | | | | |
| 穿着 | 衣<br>裤<br>鞋袜 | | | | |
| 个人卫生 | 洗脸、头发、手臂<br>洗躯干、会阴<br>洗下肢 | | | | |
| 二便 | 大便控制<br>小便控制<br>照料导尿管 | | | | |
| 进食 | | | | | |
| 合计 | | | | | |

**2. IADL 标准化量表**　常用的 IADL 标准化量表有功能活动问卷、快速残疾评定量表等。

（1）功能活动问卷　功能活动问卷（the functional activities questionnaire，FAQ）是 Pfeffer 于 1982 年提出的，1984 年进行了修订，主要用于研究社区老年人的独立性和轻症阿尔茨海默病。表由票证使用、票据支付、自行购物、技巧性活动、使用炉子、准备饭菜、新鲜事物了解、注意和理解、遵守编写、独自外出共 10 项问题组成。评定由访问员或受试者家庭完成。此表目前在

IADI 表中效度最高，且所有评定项目均为 IADL 内容，故在评定 IADL 时可以作为首选。

（2）快速残疾评定量表 快速残疾评定量表（rapid disability rating scale，RDRS）是 Linn 于 1967 年提出的，1982 年进行修订，用于住院和在社区中生活的患者，对老年患者尤为合适。表中共计 18 项，每项得分最高为 3 分，最低为 0 分，总分最高为 54 分。分数越高表示残疾越重。完全正常应为 0 分。此表在信度方面是 IADL 表中最可靠的，效度仅次于 FAQ，故值得推广应用。

# 第三节 作业活动分析

活动分析是逐步分析一种活动中所需的基本技能成分，观察和了解每个活动的基本动作组成和顺序。根据患者的功能评定结果，结合患者的需求、兴趣、爱好和生活习惯及环境因素等情况，选择适合患者个体的作业治疗活动，使作业治疗内容与患者的功能状况及日常生活、工作、休闲、娱乐等活动协调一致，让患者能积极主动参与作业活动的角色，熟悉和掌握活动技能，形成适合患者自身的行为模式，从而使患者达到自理生活、独立工作、重返社会的目标。

## 一、分类

活动分析包括一般分析和特定分析。

**1. 一般分析**

（1）完成活动的过程情况 包括是否借助器具，要求的位置、运动、反应、认知功能如何等。

（2）分析活动类型 主要分析何种类型的活动适合患者需要，并能解决问题、引起患者的兴趣等。

（3）选择该活动的原因 选择的活动应与治疗目的、目标一致，不仅要满足患者躯体需求，还要满足患者心理、认知和社会的需要。

（4）活动的环境如何 活动将在哪里进行，相关的环境如何等。

（5）活动的时间安排 进行活动的时间是怎样安排的，应遵循患者的需要和生活习惯。

（6）主要的参与人员 分析有什么人参与，还需要其他哪些人员的参与。

一般分析的注意事项包括注意是否需要一般的感觉、是否必须重复同样的动作、是否能够分级及活动量大小（持续时间、活动度、抗阻能力、复杂性或独立水平）、是否有难以忍受的噪声、是否能引起患者的兴趣、是否有职业和教育的价值。

**2. 特定分析** 此法较复杂，除考虑年龄、性别、职业、环境、文化教育背景、适应性、时间和经费、安全性外，还要按活动技能从运动、感觉、认知、心理、社交多方面进行综合分析。主要内容包括：

（1）运动、感觉功能 分析活动过程中参与的神经肌肉情况（反射、关节活动度、肌力、肌张力、耐力、姿势控制与对线、软组织的健全）及所做的运动类型（粗大运动、精细运动、跨中线运动、侧方运动、单侧运动、双侧运动、运动控制、协调、视觉–运动整合、口腔运动控制）；所需感觉的处理（触觉、本体觉、前庭觉、视觉、听觉、嗅觉、味觉）；所需的知觉的处理（如实体觉、运动觉、痛觉反应、体像、左右区分、空间的位置、视知觉、背景辨别觉、深度觉、空间关系等）。

（2）认知功能 分析活动对认知功能的要求，包括清醒的程度、定向力、注意力、记忆力、启动和结束活动的能力、次序、分类能力、解决问题的能力、认识力、学习能力、概括能力、概念化的能力、空间感。

（3）心理因素　活动能否满足患者情绪的宣泄、内心的需求、兴趣，是否能够实现独创性、独立性等。

（4）社会性　活动是单独完成还是集体完成，能否培养患者的社会交往能力，体现一定的社会角色等。

（5）背景因素　所需的文化背景如何，活动能否提供与患者一致的价值观等。

## 二、活动分析及举例

**1. 活动分析的步骤**　根据患者性别、年龄、文化程度、个人兴趣、设备条件等选择合适的作业活动，例如，女性患者可以选择家务、车缝、针织等活动；儿童患者可以选择游戏类的活动；老年患者则不宜做劳动强度较大的作业活动，可以选择打太极拳等养生活动；对选择的作业活动做分析时要结合患者一般性情况的分析；然后明确该活动的动作组成成分并逐一分析患者完成这些动作所需要的技能和素质（运动、感觉、认知、心理）。具体步骤如下：

（1）选择合适的治疗性活动。

（2）分析该项活动的具体步骤，将每一步继续分解成若干个动作。

（3）分析完成该项活动所必需的条件，如需要的肌力、耐力等如何，对认知功能的要求如何等。

（4）分析完成该项活动所需要的材料、工具等。

（5）明确使该活动有难度递增的分级：活动的量和强度是可调节的。

（6）明确该项活动的注意事项：清楚地了解进行该项作业治疗活动的注意事项、安全预防措施及禁忌证。

**2. 活动分析的应用**　日常生活活动是作业活动的重要内容之一。对日常生活活动的每一个项目进行活动分析并进行有针对性的训练是作业治疗师必须具备的核心技能。

（1）一般分析　以偏瘫患者穿开襟上衣活动为例。

主动性：因无人辅助欲穿上衣活动。

一些相关因素：如年龄、性别、独立性如何。

时间：遵循平时的生活习惯。

环境：椅子、穿衣自助具的选择。

安全性：较为安全。

情绪：乐意做。

社会性：患者单独完成。

（2）分析步骤

1）放好上衣　健侧上肢将上衣里面朝外，衣领向上置于其膝上。患者完成该步骤应具备的功能主要包括：①运动：能坐有靠背的椅子，具备动态坐位平衡能力，坐位下双足能平放于地上，躯干诸关节和肌肉能活动，能保持直立的姿势，健侧上肢诸关节和肌肉正常。②感知：包括本体感觉、视觉、触觉，以及对空间结构、图形与背景的辨别力。③认知功能：包括注意力、理解力、逻辑思维能力、操作能力。

2）把患侧上肢和手穿进正确袖管　用健手帮助露出里面的袖口，把患手穿进相应的袖口。患者完成该步骤应具备的功能主要包括：①运动：能坐有靠背的椅子，具备动态坐位平衡能力，坐位下双足能平放于地上。②感知：包括本体感觉、视觉、触觉，以及对空间结构、图形与背景的辨别力。③认知功能：包括注意力、记忆力、理解力、逻辑思维能力、操作能力。

3）把衣领拉到健肩 将上衣沿患侧上肢拉至健侧肩和颈部。患者完成该步骤应具备的功能主要包括：①运动：动态坐位平衡能力，坐位下双足能平放于地上。②感知：包括本体感觉、视觉、触觉，以及对空间结构、图形与背景的辨别力。③认知功能：包括注意力、理解力、操作能力。

4）系上纽扣 整理上衣使其对称并使纽扣对准相应的扣眼。包括患者用健手抓住上衣的后襟将其拉开展平，稳定纽扣边缘，用健侧拇指撑开扣眼套上纽扣。患者完成该步骤应具备的功能主要包括：①运动：能坐有靠背的椅子，具备动态坐位平衡能力，坐位下双足能平放于地上，患侧上肢辅助稳定时关节的屈伸及手指关节的功能如何。②感知：包括本体感觉、视觉、触觉，对空间结构、图形与背景的辨别力。③认知功能：包括注意力、理解力、思维能力、操作能力。④心理：成功后的满足感。

**3. 活动分析的原则及注意事项**

（1）应用原则 了解患者的功能水平、病程阶段，找出主要问题，治疗师与患者共同制定目标；以目标为中心，活动应满足患者的社会角色与个人需求；尽量与患者的兴趣一致，需要患者身心投入；循序渐进，突出重点，为预防和改善功能障碍而设计活动；发展可提高生活质量的活动技能；具有适应性，易于分析，与年龄相适宜；了解患者及其家属对日常生活活动训练的要求，充分调动患者及家属参与训练的积极性。

（2）注意事项 活动必须培养和维持良好的姿势与位置；应让患者理解为什么要以不同于正常的方式从事一项活动；必须确定对患者产生的影响是积极的还是消极的；必须考虑到改进和维持功能所采用的活动、所需要的时间；活动最好在真实的、有家具设备的环境中进行。

# 第四节 作业活动行为评估

## 一、概述

作业活动行为评估通常采用由加拿大作业治疗学会推广实施的加拿大作业表现测量表（the Canadian occupational performance measure，COPM）。COPM 强调以患者为中心并将患者的意愿作为主要治疗目标，COPM 的实施标志着作业治疗学临床思想体系的变革，将以医师和治疗师为中心的作业治疗模式逐渐转向以患者为中心的治疗模式。

1991 年加拿大作业治疗师学会认定并出版发行了由作业治疗师 Law 博士确立的 COPM 测量体系。COPM 测量体系已成为加拿大和美国作业活动行为评估的主要方法之一，并在欧美等地传播开来。通常的作业治疗过程由治疗师作为主体确立治疗目标，但 COPM 则是把患者作为主体确立治疗目标。通过该类测量表发现问题从而确立临床治疗目标，这一过程的实施，强调了患者的主体性，应该也必须让他们参与治疗决策的全过程。

COPM 以患者发现的作业表现问题为起点，涉及作业活动三大范围的内容包括日常生活活动、工作与生产力和休闲活动，在诸多的作业表现问题中找出最重要及极其想解决的问题，然后对完成这些活动的表现和满意度分别评价，并将患者发现的最重要的作业表现问题作为主要治疗目标，这样的实施过程极大地缩短了治疗师与患者之间的距离，使作业治疗的临床应用更加有的放矢，促进目标性作业治疗的完善。

## 二、方法

COPM 评定的项目涉及日常生活活动、工作与生产力和休闲活动，如个人自理、功能性行走、社区生活、工作、家务活动、学业活动、社交活动、体育活动等。以这些具体的活动项目为基础，询问患者存在问题的作业活动，并令患者对存在问题的活动的重要性进行打分，根据打分结果选择 5 项活动，并对这 5 项活动的表现和满意度分别打分，得出评分结果，并以此作为进行作业治疗的目标。具体操作步骤如下：

步骤一：确定作业表现方面的问题。鼓励患者想象日常生活中有代表性的一天，询问关于自理、生产和休闲活动方面的问题。让患者确定想做、需要做或期望去做的活动。然后要求他们确定哪些活动的完成情况难以令其满意，并将这些活动方面的问题记录下来。

步骤二：令患者对每一项活动的重要性进行打分，分数从 1 到 10，并把得分记录下来。

步骤三和步骤四：评分，包括初次评估和再评估。令患者确定 5 个重要的有问题的活动并记录在下面的表格中，令患者根据评分标准就每个问题对自己的表现和满意度进行打分，然后计算总分。总分的计算是将所有问题的表现分或满意度分累积后除以问题的总数。再评估的分数以同样的方法计算，同时计算两次评估的分数差值（表 18-6）。

作业表现评分：令患者在 1 ～ 10 分的范围内为其确认活动受限程度评分，其中 1 分是完全受限、全部依赖，10 分是完全不受限（完全独立）。

作业活动满意度评分：患者对每项活动的满意度，评分亦从 1 分（完全不满意）到 10 分（完全满意）。

表 18-6　COPM 评分

| 重要的有问题的作业活动 | 初次评估 | | 再次评估 | |
| --- | --- | --- | --- | --- |
| | 表现评分 1 | 满意度评分 1 | 表现评分 2 | 满意度评分 2 |
| 1. | | | | |
| 2. | | | | |
| 3. | | | | |
| 4. | | | | |
| 5. | | | | |
| 评分： | 表现总分 1 | 满意度总分 1 | 表现总分 2 | 满意度总分 2 |
| 总分 = 表现或满意度总分 / 问题数 | | | | |

表现总分差值 = 表现总分 2 _____ − 表现总分 1 _____ = _____ 。
满意度总分差值 = 满意度总分 2 _____ − 满意度总分 1 _____ = _____ 。

结果分析：依据评分标准，得出初次评分的表现总分和满意度总分，然后将患者提出的 5 项重要的有问题的作业活动作为治疗目标开始治疗，治疗一段时期后重新进行评估，比较前后表现总分和满意度总分差异，评价治疗效果，调整治疗方案或终止整个治疗。

# 第五节　手部操作能力评定

　　手功能康复是作业治疗学中的重要内容，手功能的评估是作业治疗师采用的专用评估方法之一。手功能的评定包括临床检查和功能评估。临床检查包括病史的采集，望诊（望手部皮肤、指甲、姿势、畸形、围度、体积等）和触诊（瘢痕、硬结和肌肉柔韧度、触痛）。功能评估包括运动功能的评估（肌力、捏力、关节活动度、握力等），感觉功能的评估（痛觉、触觉、温度觉、两点辨别觉和振动觉等），以及手部操作功能的评估。运动和感觉功能的评估参考本教材相关章节。本节重点介绍手部操作能力的评定方法。

　　手的操作功能包括粗大运动功能和精细运动功能。手部操作能力的评定可以采用直接观察法和专用评定量表。

## 一、评定方法的选择

　　**1. 直接观察法**　在标准环境下令患者做某项活动，在患者从事该项活动的过程中，观察患者手部功能状况。例如，让患者做拉抽屉、系纽扣、穿衣服、书写、拿纸张、抓握不同大小的球体等活动，在患者做上述活动的过程中观察患者手的钩状抓握、圆柱状抓握、球状抓握和指腹捏、指尖捏、侧捏、三指捏等功能的状况。

　　**2. 专用评定量表**　临床中亦可采用专用测试量表进行评估，常用的有普度钉板试验（Purdue pegboard test）、明尼苏达手灵巧度测验（Minnesota manual dexterity test，MMDT）、Jebsen 手功能试验（Jebsen hand function test）、Moberg 拾物试验、9 孔插板试验和 Carroll 手功能评估法等。

## 二、常用的评定量表

　　**1. 普度钉板试验**　主要用于评估患者手部精细运动、手眼协调性及手的灵活性。测试时需要一块木板，木板上有两列小孔，每列 25 孔，同时配有 50 个小铁棍、40 个垫圈、120 个项圈。测验包括 4 个分测验：右手操作，左手操作，左、右手同时操作，并装配。测试内容如下：

　　测试时，嘱患者坐位，并嘱其在一定时间内完成以下操作：

　　（1）用右手将铁棍按顺序依次插入木板的两列小孔上。

　　（2）左手将铁棍按顺序依次插入木板的两列小孔上。

　　（3）左、右手同时操作。

　　（4）双手将不同的零件组合成一个完整的组件，按顺序和位置的要求将其插入木板的小孔中。

　　结果：以在规定的时间内插入的铁棍或组件个数计算结果。

　　**2. 明尼苏达手灵巧度测验**　是指通过一系列的操作，评估手部及上肢活动的协调与灵活性的评定方法。测试内容包括：

　　（1）上肢和手前伸放置大物件。

　　（2）翻转大物件。

　　（3）拿起大物件。

　　（4）单手翻转和放置大物件。

　　（5）双手翻转和放置大物件。

　　结果：测试结果以操作的速度和放置物件的准确性表示。

　　**3. Jebsen 手功能试验**　用于评估手日常生活活动能力，由 7 个分试验组成，具体内容如下：

（1）写字　给患者一支笔，选取 4 张白纸（20cm×28cm）夹在书写板上，桌子左方书架上放有数张小于白纸规格的写有句子但扣置的卡片（13cm×20cm）。嘱患者每翻开一张卡片，即尽快抄完卡上的句子。

（2）翻卡片　在距离桌边 12～13cm 处的左方一字排开 5 张卡片（大小为 13cm×18cm），每片相距一定距离（5cm），左手翻时放右方，嘱患者听到口令后，尽快地从最后一张翻转，计算翻完 5 张所需的时间。

（3）拾起小物品放入容器内　在桌子上放一高 11.5cm 左右、直径 8.5cm 左右的空罐头筒，在筒的左方间隔（约 5cm）排列两个回形针、两个一分硬币、两个小瓶盖（直径约 2.5cm，口向上摆放），嘱患者听到指令后，尽快逐一地将上述物品放入筒内，计算放完所需的时间。

（4）模仿进食　在桌子中央放一个一定规格的空罐头筒（高 11.5cm 左右、直径 8.5cm 左右），在实验板立板的左方每隔一定距离（约 5cm）靠立一颗花生，一共 5 个，嘱患者听到口令后尽快用匙子逐一将花生舀起放入筒内，计算放完所需的时间。

（5）堆放棋子　在桌子上放四个一定规格的木棋子（厚 1cm，直径 3cm，），两个在右、两个在左，嘱患者听到口令后尽快将棋子往中线处堆成一堆，计算时间。

（6）移动大而轻的物体　在桌上放 5 个一定规格的空罐头筒（高 10cm，直径 8cm），开口朝下，间隔一定距离（约 5cm），距桌缘上肢远处放上一实验板。嘱患者听到口令后尽快将筒逐一移至实验板的水平板上，计算时间。

（7）移动大而重的物品　在桌面上放 5 个一定规格的空罐头筒（高 10cm，直径 8cm），筒口朝上放，并在每罐放入一定重量（约 450g）的物品，嘱患者听到口令后尽快将筒逐一移至实验板的水平板上，计算时间。

结果：以时间评价测量结果（测出结果后，根据患者的性别、年龄、利手和非利手参考值，判断是否正常）。

**4. Moberg 拾物试验**　用于评估手的精细运动及手部感觉。选取 9 个标准化的物品（回形针、螺母、硬币、尖头螺丝、钥匙等），要求患者尽可能快地用患手捡起上述物品并将其放在一定规格的盒子里，嘱患者睁、闭眼各做一次，再用健手各做一次，然后对测试结果进行分析。

**5. 九孔插板试验**　用于快速、简单的检查。设置一块有 9 个孔（孔的深度为 1.3cm、直径为 0.71cm）的木板（13cm×13cm），且孔和孔之间间隔一定的距离（约为 3.2cm）；选取 9 根一定规格的插棒（长 3.2cm，直径 0.64cm）。患者坐位下测试，将插板置于身体前方的桌子上，9 根木棒放于测试手一侧的浅盒子中。让患者依次逐一地将木棒插入 9 个孔中，完成后再逐一将 9 根木棒拔出放至浅盒子中。先测定健侧手再测定患侧手。测量结果以患者完成该项活动的总时间为标准。

**6. 上肢功能测试**　又称 Carroll 手功能评估法，该测试将与日常生活活动有关的上肢动作分成 6 大类，共 33 项，具体内容如下：

（1）用于检查抓握功能　主要步骤：①抓起 4 块不同大小的正方形木块。②握住 2 个不同大小的圆柱体铁管。③用拇指和示指侧捏起石板条。④捏起木球。⑤分别用拇指和示指、中指、环指、小指捏起 4 个不同的玻璃球或钢珠。

（2）用于检查上肢功能及协调性　主要步骤：①将一个钢垫圈套在钉子上。②将熨斗放在架子上。③将壶里的水倒进一个杯子里。④将杯子里的水倒进另一个杯子里（旋前）。⑤再将杯子里的水倒进前一个杯子里（旋后）。⑥将手依次放在脑勺、头顶、嘴上。⑦写上自己的名字。

（3）评分标准　0 分：手部活动不能完成，包括将物品推出其原来位置、推出板外、推到桌上，或虽拿起笔，但写不出可以辨认的字。1 分：只能完成一部分活动，能拿起物品，但放不到指定位置上或能拿起水壶和杯子，但不能倒水等。2 分：能完成活动，但动作较慢或笨拙。3 分：能正常完成活动。

（4）结果　将各项的分数相加得出总分，总分 0～25 为功能微弱、26～50 为很差、51～75 为差、76～89 为功能不完全、90 以上为功能完全；利手满分为 99 分，非利手满分为 96 分。

# 第六节　职业能力评定

作业治疗的范围和内容是日常生活活动、工作与生产力和休闲娱乐活动，工作（职业）是谋生的主要手段，职业康复（vocational rehabilitation，VR）是作业治疗的重要内容之一，通过与工作有关的康复手段，使残疾人或伤病者就业或再就业，从而促进他们参与或重新参与并贡献社会。

职业能力评定（assessment of professional ability）主要是指对伤残者能否参与工作或工作能力高低的评定，主要包括身体功能评定、心理功能评定、职业适应性评定等。本节主要介绍在卫生或工伤康复机构所进行的职业能力评定。

## 一、评定目的

职业能力评定包括功能性能力评定（functional capacity evaluation，FCE）和工作分析（job analysis）。

**1. 功能性能力评定**　是对受伤工人的身体体能和功能进行系统的评定，以确认其目前的体能状况和功能缺陷。通过评定所获取的信息可用于：①评定受伤工人残存能力与具体工作要求之间的差距。②提供制定康复目标和训练计划的依据。③提供选择重返合适的工作或工作场所进行适应性改造的依据。④提供评定工伤的伤残等级和赔偿标准的依据。

**2. 工作分析**　是一种收集工作职位信息的方法，可以找出组成一份工作的各种工作细节，以及包含的相关知识、技巧和工人完成工作任务所需的能力；可以根据工人身体功能、工作范畴、机器或工具、物料和产品、工人的才智和性格特征之间的关系，系统地分析一份工作。

工作分析的目的：①使残疾者保持并获得适当的职业，从而促进他们参与或重新参与社会。②确定对骨骼肌肉系统的危险因素、匹配个人功能与工作要求，选择合适的功能性能力评定。③分析并改良设备、工作方法或工作场所，保障残疾者工作的安全性和效率。

## 二、评定方法

残疾人职业能力评定的内容主要包括工作分析、功能性能力评定、工作模拟评定和工作行为评定。

**1. 工作分析**　工作分析的方法主要有加拿大 GULHEMP 工作分析系统、国家职业分类大典（DOT）在线工作分析系统和评估对象的现场工作分析等。

**2. 功能性能力评定**　具体分为躯体功能评定、社会心理功能评定、智能评定。

（1）躯体功能评定　是利用不同的仪器评定患者局部及整体的功能状况，包括肌力、肌耐力、关节活动范围、协调平衡功能、手部精细功能、感觉功能、日常生活活动能力等。具体评定方法参见本教材其他章节内容。

（2）社会心理评定　主要是对伤残者的就业意向和处理社会问题的能力进行评定。常采用心理测试的方法，如利用残疾人就业意向调查表、残疾人就业动机调查表等。

（3）智能评定 包括注意力、记忆力、计算能力、空间判断能力、形体知觉能力、思维能力、组织能力、学习能力、执行任务能力、交流能力、解决问题能力等。从而评定出其工作上的智能，尤其对于脑部受损的患者更为重要。常用韦氏智力测验，从常识、领悟、算术、相似性、背数、词汇、数字符号、填图、积木图案、图片排列、物体拼凑等11个方面进行智能评定，评定结果经过转换成标准分，进一步换算成智商。以智商表示被评定者智力发展水平，以智力剖面图表示被试者智力结构上的特点。

**3. 工作模拟评定** 主要根据各种基于工作任务而涉及的身体活动，尽量设计和模仿现实工作生活中实际的工作任务进行评估，从而得出是否能重返工作岗位、是否存在再受伤害的风险及其职业能力建议，提供指导职业康复服务。包括 Valpar 工作模拟样本评估、器械模拟评估、模拟工作场所。

**4. 工作行为评定** 是利用不同的方法，客观地测试及反映患者在工作上的行为表现，也可评定其工作意向及工作上所需的精神状态，加上工作场所的现场观察，从而评定出患者的实际工作行为情况。内容包括工作动力、自觉性、守时性、计划性、仪表、自信心、服从管理能力、接受批评能力、创造力、承受压力能力、行为 – 反应一致性等。

【复习思考题】

1. 作业活动分析和评定时需要考虑哪些因素的影响？
2. 简述 PADL 与 IADL 的区别和联系。
3. 简述 ADL 的常用评定量表。

扫一扫，查阅本章数字资源，含PPT、音视频、图片等

基于 ICF 的观点，残疾人所遇到的活动受限和参与限制是由于其自身功能和（或）结构的损伤与环境障碍交互作用的结果。对于残疾人的某些功能障碍，一部分是可以通过康复医疗得以改善的，还有一部分障碍却很难有所改变。这时进行主动的环境评定与改造，以适应残疾人的功能水平，发挥其残存功能，显得尤为重要。所以，无论是研究分析，还是评估和处理残疾及其相关问题，都应当将环境因素考虑在内。

# 第一节　概　述

在进行环境评定前，需要了解环境、障碍及无障碍环境等基本概念。

## 一、定义

**1. 环境（environment）**　环境因素是 ICF 的重要组成成分，指构成个体生活背景的外部或外在世界的所有方面，并对个体功能发生影响。处于个体以外并对个体功能发生影响的一切事物可统称为"环境"，主要有物理环境、社会环境和态度环境等方面。

（1）物理环境（physical environment）　指客观存在的事物，包括自然环境和人造环境。

（2）社会环境（social environment）　指人类社会、经济、文化等外在的非物质环境，主要由社会制度、法律法规及语言文字等构成。

（3）态度环境（attitudinal environment）　指人们的相互关系、对事物的看法，为内在非物质环境，如对待亲戚朋友、上下级和陌生人的态度等。

**2. 障碍（barriers）**　障碍是个人环境中限制功能发挥并形成残疾的各种因素。其包括有障碍的物质环境、缺乏相关的辅助技术、人们对残疾的消极态度，以及社会现存不合理的生活领域中的服务、体制和政策等。

无障碍（barrier-free 或 no barrier）是相对障碍而言，即没有障碍。

在联合国相关文献中，无障碍环境被描述为进入、接近、利用一种境遇或与之联系的选择自由，是想获得的境遇的全部或部分。基于对残疾人的研究，可将无障碍环境的特点归纳为：①可得性——你能到达你想去的地方吗？②便利性——你能做你想做的事吗？③资源可供性——你的特殊要求能满足吗？④特殊支持——你能被周围的人所接受吗？⑤平等——你能与其他人一样被平等相待吗？

## 二、环境的分类

环境包括物理环境、社会环境和态度环境。物理环境又包括自然环境和人造环境。影响患者活动和参与能力的主要以人造物质环境为主,故在进行环境评定时多数情况下只需进行人造环境的评定。

与人类活动密切相关的人造环境包括生活环境、行动环境、交流环境、教育环境、就业环境、文体环境、宗教环境、居家环境和公共环境。

从属性来看,可将以上这9个人造环境再分为3个层次:第一层次是人类基本活动环境,即生活环境、行动环境和交流环境;第二层次是人类技能活动环境,即教育环境和就业环境;第三层次是人类社会活动环境,即文体环境、宗教环境、居家环境、公共环境。

## 三、无障碍环境的作用

创建无障碍环境的实质是帮助残疾人克服自身功能和环境障碍,以便其能更好地进行活动和参与。

**1. 帮助功能障碍者融入社会**　在以健全人为主体的社会里,日常生活、学习、工作和公共场所中的绝大部分人造环境是为健全人建立的,只有小部分供残疾人使用,故影响其参与社会活动。

**2. 帮助功能障碍者就学、就业及提高生活质量**　通过改造物质环境后,建立不同程度的无障碍环境,使残疾人能共享人类的物质文明和精神文明并提高生活质量。

**3. 帮助功能障碍者发挥潜能作贡献**　功能障碍者虽有躯体功能与结构障碍,但仍有潜能,只是因为环境的障碍束缚了潜能的发挥。改造为无障碍环境后,许多残疾人和老年人不仅提高了尊严和信心,而且激发了潜能,提高了他们参与社会活动的能力,也为和谐社会作出一定的贡献。

此外,创建无障碍环境还能完善健全人的正常生活。

# 第二节　环境的评定

## 一、定义

环境评定(environment evaluation)是指对残疾者所处环境的评定。通过环境评定,有助于更好地了解残疾者在家庭、社区及工作环境中的实际功能水平、独立性、安全性、舒适性、感受性和方便程度等,找出影响其实际活动水平的主要环境因素,为治疗决策(如环境改造)提供依据,也有助于患者、家属、政府有关部门提供符合实际的解决方案。

## 二、环境评定的目的

1. 了解残疾者在家庭、社区及(或)工作环境中的功能水平,安全性及舒适和方便程度等。
2. 找出影响残疾者功能活动的环境因素。
3. 针对影响患者功能活动的环境因素,结合其自身恢复愿望,确定康复目标,制定有针对性的康复治疗方案,并为患者、家属、雇主甚至政府有关部门提供符合实际的解决方案。
4. 通过环境评估,确定患者辅助用具或设备的装配与训练方案,确定环境改造方案。
5. 协助患者和家属为出院做好合理安排与准备。

### 三、环境评定方法

环境评定可通过问卷调查或实地考察的方式完成。

问卷调查主要是通过与患者或家属交谈来了解患者将要回归的生活或工作环境的各方面情况，以及从事各种日常活动已经或可能会遇到的情况，了解有哪些环境障碍已经或可能会对患者活动构成障碍。问卷调查主要针对尚未出院的患者，便于实施，但结果易受各种因素影响，准确性较差。有时可以利用医院的模拟环境进行评估以弥补不足。

实地考察是指评估者亲自走访患者的居住环境，实地收集患者所处环境的信息，观察患者在实际环境中进行各种活动的表现。实地考察可以避免患者及家属主观判断的影响，结果较真实可靠，有助于治疗师做出判断并制定出更有针对性的训练计划。但实地考察的实施难度较大，并可能受到如患者居住地远离医院等客观条件的限制。

无论是问卷调查还是实地考察，在进行评定前，需要了解环境评定的分级和环境评定内容的选择，从而更好地开展工作。

#### （一）环境评定分级

对环境进行评定时要根据 ICF 量表提出的环境因素限定值和分级，限定值用"障碍"或"辅助"来判断，每项环境因素都按 5 级来评定。对环境的评定，若根据环境的障碍程度来判断时，则分值从无障碍的 0 到完全障碍的 4；若根据在该环境下需要辅助的程度来判断时，则在分值前冠以"+"号，从无需辅助的 0 到完全辅助的 +4（表 19-1）。

表 19-1　环境评定分级

| 级别 | 障碍状况 | 障碍分值 | 辅助状况 | 辅助分值 | 百分比 |
|---|---|---|---|---|---|
| 0 | 无障碍（没有，可忽略） | 0 | 无需辅助 | 0 | 0%～4% |
| 1 | 轻度障碍（一点点，低） | 1 | 轻度辅助 | +1 | 5%～24% |
| 2 | 中度障碍（中度，一般） | 2 | 中度辅助 | +2 | 25%～49% |
| 3 | 重度障碍（高，很高） | 3 | 重度辅助 | +3 | 50%～95% |
| 4 | 完全障碍（全部） | 4 | 完全辅助 | +4 | 96%～100% |

#### （二）根据残疾类别选择评定的环境

不同类别的功能障碍者，其活动和参与困难不同，需要辅助和评定的环境也不同。如视力功能障碍者多评定行动环境，听力和言语功能障碍者多评定交流环境，肢体功能障碍者多评定生活环境和行动环境，而视障者的声音交流环境和听障者的视觉交流环境则无需评定。

#### （三）根据活动与参与的实际困难来评定具体环境

深入到个案残疾人有障碍的环境里，按评定内容评定每一项具体活动在真实环境里是否需要辅助。

## 四、环境评定内容

与残疾人日常生活密切相关的人造环境主要有生活环境、行动环境、交流环境、居家环境和公共环境等 5 个方面。评定时根据各环境对残疾者的具体活动影响进行评定，分别以"障碍"或"辅助"分值进行计算，并算出个案在此环境中的障碍和辅助平均值。

### （一）生活环境评定

生活环境是人类进行日常生活活动的基本环境。参照 ICF "活动和参与"第 5 章自理的 d510～d570，主要有 7 类共 18 项生活自理的活动，分别为：

1. 自己清洗和擦干身体（部分身体、全身）。
2. 护理身体各部（皮肤、牙齿、毛发、手指甲、脚趾甲）。
3. 如厕（控制小便、控制大便）。
4. 穿脱（衣裤、鞋袜）。
5. 进食（进餐、使用餐具）。
6. 喝水（用杯子、用吸管）。
7. 照顾个人健康（确保身体舒适、控制饮食、维持个人健康）。

### （二）行动环境评定

行动是人类生存的重要活动功能。参照 ICF "活动和参与"第 4 章行动的 d410～d475，主要有 12 类共 47 项的行动活动，分别为：

1. 维持和改变身体姿势（卧姿、蹲姿、跪姿、坐姿、站姿及体位变换）。
2. 移动自身（坐姿和卧姿移动自身）。
3. 举起和搬运物体（举起、用手搬运、用手臂搬运、用肩和背搬运及放下物体）。
4. 用下肢移动物体（用下肢推动和踢）。
5. 精巧手的使用（拾起、抓握、操纵和释放）。
6. 手和手臂的使用（拉、推、伸、转动或扭动手或手臂、投掷及接住）。
7. 行走（短距离、长距离、不同地表面及绕障碍物）。
8. 到处移动（爬行、攀登、奔跑、跳跃及游泳）。
9. 不同场所移动（住所内、建筑物内、住所和建筑物外）。
10. 使用器具移动（助行器、轮椅、乘坐交通工具及驾驶车辆等）。

### （三）交流环境评定

互相交流是人类生活的重要活动功能，无交流能力的人会失去与社会的联系，从而可能导致情绪障碍。参照 ICF "活动和参与"交流的 d310～d360，主要有 3 类共 17 项交流活动，分别为：

1. 交流 – 接收（听懂口语和非口语交流，包括理解肢体语言、理解信号和符号、理解图画和图表及相片、理解正式手语及书面信息）。
2. 交流 – 生成（讲话；生成非语言信息包括肢体语言、信号和符号、绘画和照相、正式手语及书面信息）。
3. 交谈和使用交流设备及技术（交谈、讨论、通讯器具如电话或手机或传真机、书写器具如打字机或电脑或盲文书写器等、使用交流技术如盲文软件和因特网等）。

### （四）居家环境评定

居家环境是从事家务活动的环境，包括居家活动环境和居家建筑环境两方面。前者是动态环境，后者是静态环境。

居家活动环境参照 ICF "活动和参与"第 6 章家庭生活中的 d620～d660，分为获得必需品、家庭任务、照顾居室物品和帮助别人等共 6 类 26 项居家活动。可将其简化为以下 11 项：准备膳食、清洗和晾干衣服、清洁餐厅和餐具、清洁生活区、使用家用电器、贮藏日用品、处理垃圾、缝补衣服、维修器具、照管室内外植物及照管宠物。

居家建筑环境则参照 ICF "环境因素"的 e155 私人建筑物的设计、施工及建造的产品和技术，内容有 3 项，分别为私人建筑物的出入口设施、建筑物内的设施，以及私人建筑物为指示道路、行进路线和目的地而建造的标识。参考 2012 年发布的中华人民共和国国家标准 GB50763–2012《无障碍设计规范》及 2001 年中华人民共和国行业标准《城市道路和建筑物无障碍设计规范》（以下简称《行标》）的内容，具体实操时可以归纳为 6 项建筑环境的评定：住宅门口、客厅和走廊、浴室和厕所、厨房和餐厅、卧室和书房及阳台和窗户。

### （五）公共环境评定

公共环境是从事公共活动的环境，包括参加公共活动的环境和公共建筑环境两方面。参加公共活动可以参照 ICF "活动和参与"第 9 章社区、社会和公民生活中的 d910 社区生活，包括非正式社团活动、正式社团活动和典礼。能否参加这 3 项活动，不仅取决于个人的行动和交流环境是否有障碍，也与公共建筑环境是否存在障碍密切相关。

公共建筑环境可参照 ICF "环境因素"的 e150 公共建筑物的设计、施工及建造的产品和技术进行评定。其内容包括公共建筑物的出入口设施、建筑物内的设施，以及公共建筑物为指示道路、行进路线和目的地而建造的标识。

最后，根据上述常用的 5 个环境评定报告进行汇总，并取平均值得出个案残疾人环境的总体辅助分，评定环境的总体障碍属于 5 级中的哪一级。

# 第三节　环境的改造

环境改造（environmental modification），是针对环境评定中发现的影响残疾人活动和参与的环境（主要是指物质环境）障碍，通过改造环境或创建新的物质环境，最大限度地减少或消除对残疾者活动和参与构成的环境障碍。环境改造是康复治疗尤其是作业治疗的重要工作之一，也是患者能否真正回归家庭和社会的重要条件。对于部分重度伤残患者，环境改造可以是改善其自理与回归家庭和社会的难以替代的重要手段。

## 一、环境改造的要求

1. 环境改造应优先满足残疾者个人需求。
2. 环境改造应服务于康复目标。
3. 环境改造应有的放矢。
4. 环境改造应兼顾各类残疾。

## 二、环境改造的流程

1. 对环境和患者的功能状况进行详细的评估。

2. 分析环境因素为活动带来的影响。

3. 出具环境改造方案。

4. 实施环境改造。

5. 再评估。

6. 随访。

## 三、环境改造实例

在实际工作中，依照相关国家标准，对公共环境的改造有着固定的标准与方法。而对个人环境的改造，尤其是家居环境的改造，要依据残疾者个人的实际功能水平、残疾者个人的要求、实际生活环境、经济能力等多方面因素，立足实际，制定切实可行的方案，以达到最大限度减少和消除影响残疾者活动与参与的环境障碍。以下依据 2012 年中华人民共和国住房和城乡建设部与国家质量监督检验检疫总局联合发布的 GB50763-2012《无障碍设计规范》的内容，以家居环境中的门及门口改造为例做如下介绍。

1. 门前要有不小于 1.50m×1.50m 的轮椅活动面积；门前有台阶时，要建坡道且符合坡道规范；门口及坡道两侧相应位置安置扶手，单层扶手的高度应为 0.85～0.90m，双层扶手的上层扶手高度应为 0.85～0.90m，下层扶手高度应为 0.65～0.70m；扶手的材质宜选用防滑、热惰性指标好的材料。

2. 不宜采用弹簧门和玻璃门；自动门宽度为 1.00m，其他门不小于 0.80m；门扇应设距地 0.90m 的把手，门把手一侧的墙面应留有不小于 0.40m 的墙面宽度；门扇宜设视线观察玻璃，并宜在距地 0.35m 范围内安装护门板；门槛高度不应大于 1.50cm，当门槛高于 4.00cm，需修坡道。

环境评定和环境改造的目的在于满足残障人士功能障碍的需求，从而提高他们活动与参与的能力。目前环境评定和环境改造更多的是针对残障人士居家生活环境进行的，其他方面还有待于进一步的研究设计。

【复习思考题】

1. 请列举生活中的无障碍设施。

2. 简述进行环境改造的基本流程。

3. 思考脑卒中偏瘫患者在居家环境中可能面临的障碍点，如何进行环境改造？

现代医学模式已经由简单的生物医学模式转变为生物－心理－社会医学模式，人们追求的健康标准也变成了生理、心理、社会等全方位的良好状态。在这种形势下，作为一名医疗工作者，要树立"以人为本"的价值观，不仅让患者的疾病得到更有效的治疗，更要考虑患者今后的生活质量，让患者有尊严地活着。这就要求对生存质量进行准确的评定。生存质量评定能够反映普通人群及患者在维持躯体功能、精神心理、社会功能等方面的能力和素质，并能评估患者康复治疗的效果及在康复治疗中生活质量发生的变化，能反映具有生物、心理、社会属性的人的整体性，并已被广泛应用于临床康复治疗的评估和科学研究中。

# 第一节 概 述

## 一、生存质量的含义

生存质量（quality of life，QOL）又称生活质量、生命质量、生活素质等，是康复医学针对患者康复工作中不可或缺的方面，在患者疾病转归后，更应关注的方面。这也是康复医学学科有别于临床医学学科的特点之一。它不仅是指消除疾病和改善物质生活方面的质和量，更涵盖了精神生活方面的质量状况，即"对人生和生活的个人满意度"。近年来，关注患者存活后的功能恢复和生活质量的保持与提高已成为康复医学的最终目标。

生存质量的概念起源于 20 世纪 30 年代的美国，在 20 世纪 70 年代末期已发展成为医学研究领域的热门，而我国开始关注生存质量是在 20 世纪 80 年代中期。生存质量是在 WHO 提倡的健康新概念"人们在躯体上、精神上及社会生活中处于一种完好的状态，而不仅是没有患病和衰弱"的基础上构建的，是医学模式由单纯生物医学模式向生物－心理－社会综合医学模式转变的体现。关于生存质量的定义目前尚无定论，从医学角度来看，它是以健康概念为基础，但范围更广泛，内容包括国民收入、健康、教育、营养、环境、社会服务及社会秩序等方面，是生物医学和社会、心理等内容的集合概念，能够更全面地反映健康状况。

1993 年 WHO 将生存质量定义为在不同的文化背景及价值体系中，生活的个体对他们的目标、愿望、标准及与自身相关的事物的生存状况的认识体验，即主观性幸福的程度是由个人生活质量决定的。实际上，生存质量的内涵相当丰富，是一个多维度的概念，但目前普遍认为生存质量包括两方面内容，即社会学与经济学领域的生存质量和医学领域与健康相关的生存质量，康复医学主要关注的是后者。健康相关生存质量是指患者对于自身疾病与治疗产生的躯体、心理和社会反应的一种实际的、日常的功能性描述。

健康相关生活质量（health-related quality of life，HRQOL）是从医学角度探知疾病对于患者的影响及医疗干预措施的成效出发，借用社会科学提出的生存质量概念开展研究的一种方式。基于对健康相关生存质量概念的理解，可以看出生存质量可以分为与健康有关的和与健康无关的两个方面，前者包括与被评定者健康有关的主要因素，比如身体、心理、精神健康等方面；后者则包括社会环境和生活环境等方面。医学领域与健康相关的生活质量能够更全面地反映健康状况，适用于各种患者和残疾人。因此在医学领域中，生存质量被定义为个体生存水平和体验，它反映了病、伤、残患者在不同程度的伤残情况下，维持自身躯体、精神及社会生活处于一种良好状态的能力和素质。它的评定也体现了人们对健康更加科学和完整的认识，即关注的不仅为是否患病和衰弱，而是人们在躯体、精神及社会生活中是否处于一种完好的状态。

## 二、生存质量评定在康复医学中的意义

**1. 生存质量评定是康复评定的重要内容**　康复医学是一门以改善各类疾病患者生活质量为目的的医学学科。生存质量评定作为康复评定中的重要组成部分与其他康复评定方法具有本质上的区别。生存质量的评定虽然不具体关注患者某一方面或身体某一特定结构的功能状况，而是对患者总体结局的综合性评价，能更全面反映疾病及其导致的躯体、心理和社会功能等方面在康复干预等作用下产生的影响，更着重于体现患者自身的主观感受。

**2. 生存质量评定有助于了解影响患者生存质量的主要因素**　生存质量评定是制定康复措施的重要依据，了解患者的生存质量状况有利于从康复总体目标入手，有针对性地制定康复计划。同时，患者康复治疗过程中进行生存质量的评定有助于了解各项指标的变化情况，并可获得通过患者主观评定得到的重要信息，更全面地评价康复治疗的综合性效果，为调整康复计划和后续治疗提供依据。通过生活质量的评定，有助于了解分析影响患者康复的主要因素，阐明生活质量与损伤或残疾程度之间的关系，从而有利于发现问题，做出针对不同疾病成因机制的全面且较客观的解释。

**3. 有利于综合评价和比较各种康复干预措施的疗效**　国内外生存质量的研究提示，根据生存质量评定的结果，可以制定更加有效的康复干预方案及治疗措施，能够显著提高残疾人或慢性病、老年病患者的康复疗效，进而改善患者的生存质量。生存质量评价为康复的最终目标评估提供了切实可行的有效途径和方法，这将有利于综合评价和比较各种康复干预措施的疗效。

总的来说，康复医学中开展生存质量评定的目的是了解患者的综合健康状况、疾病相关病情对生存质量的影响、发现导致障碍的原因、确定患者的需求，并根据评定结果确立康复治疗的各阶段目标、制定或调整康复治疗计划；还有利于收集与患者康复有关的资料，进行科学研究等。

# 第二节　生存质量的评定

## 一、生存质量评定的实施

**1. 生存质量评定的分类**　生存质量的评定可根据患者的主观、客观两方面的情况分为两类：

（1）实际指标的客观调查　是以提出生活中的具体问题的形式收集被调查者的有关资料。如对旅行的次数及洗澡的次数、时间等进行调查，把握生活内容作为社会指标。

（2）患者主观意识的调查　是对个人的主观、心理情况进行调查，按记述式或重要度的顺序

进行，可参照目前国际上惯用的视觉模拟尺度评定法，即借用一条标有刻度的直线（长度一般为10cm）来评定患者的主观症状或障碍的严重程度或缓解程度，患者根据主观意识在直线上进行标定以反映其主观症状。

**2. 生存质量评定的内容**　生活质量评定的内容主要是围绕主、客观因素来选取特定的指标进行的，具体内容包括以下四方面：①躯体功能、生活能力的评定：包括睡眠、饮食、行走、大小便自我控制、自我料理、家务操持、休闲等。②精神心理功能的评定：包括抑郁、焦虑、孤独感、自尊、记忆力、推理能力和应变能力等。③社会功能评定：包括家庭关系、社会支持、与他人交往、就业情况、经济状况、社会整合、社会角色等。④疾病特征与治疗：包括疾病的症状、治疗的副作用、身体上的不适感等方面。

临床实际应用中，要结合实际情况选择使用合适的生活质量量表。通常普适性量表涉及的内容较为全面，涵盖的条目也较多，但是也因此增加了工作量，评定花费的时间更长，这样有可能导致患者不能集中注意力，产生信息偏倚。所以，针对各类疾病时可选用疾病专表，比如用于脑卒中患者的中风专用量表 –30（SA–SIP30）。

**3. 生存质量的评定方法**　在对生存质量进行评定实施过程中，按照评定的目的和内容要求，常用的评定方法有以下几种。

（1）**访谈法**　也称晤谈法，是研究者通过与研究对象面对面的交谈、询问来了解受访人的心理特点、行为方式、健康状况、生活水平等，进而对其生存质量做出综合性评价。

根据访谈进程的标准化程度，可将它分为结构型访谈和非结构型访谈。结构性访谈，是按定向的标准程序进行的，通常采用问卷或调查表，对所问的条目和可能的反应都有一定的准备；非结构性访谈是指没有定向标准化程序的自由提问和进行大的访谈形式。访谈法运用面广，能够简单而迅速地收集多方面的评定分析资料，因而常在日常工作中使用。

访谈法的优点：①运用范围广：可用于不同类型的人员，包括文盲、儿童、因病不能活动者，并且可通过被测人员简单的叙述收集多方面的信息和资料。②使用灵活：双方可以根据交谈情况灵活改变交谈和询问的方式，有助于了解到一些量表无法反映的信息。③结果较准确：通过访谈可以对某些信息进行证实和确认，还可通过访谈进行中对患者的观察，帮助评定者了解更多潜在的信息，有助于对结果做出综合、客观的评定。

访谈法的缺点：①访谈法，特别是进行结构性访谈，需要专门的技巧，对评定人员要进行专门的培训。②主观性强：访问者的价值观、偏向、情绪，甚至是诱导性措辞可能会影响被访者的反应及判断，收集到的信息有可能失真。③花费较大：完成访谈需要投入大量的时间和精力，工作成本较高。④结果的分析处理较难。

（2）**观察法**　由评定人员按量表项目，用自己的感官和辅助工具直接观察被研究对象，根据被观察者的心理行为、活动表现、症状及不良反应等判断其综合的生活质量。观察法适用于一些特殊患者，如精神病患者、阿尔茨海默病患者、植物人或危重病患者等。

科学的观察具有目的性、计划性、系统性和可重复性。评定人员可利用眼睛、耳朵等感觉器官去感知观察对象，并且允许借助现代化的仪器和手段，如照相机、摄像机、录音机等辅助观察。

观察法的优点：①观察的资料比较真实，评定者可直接获得资料，不需要通过其他中间环节。②观察法获得的资料具有及时性，能反映被观察者当时的实际状况。③能获得一些无法用语言表达的资料信息。

观察法的缺点：①观察结果会受到评定者主观意识的影响。②观察到的信息可能是表面现象，不能完全反映事物的本质和被观察者的主观思想意识。③观察法不适于大范围使用。

（3）主观报告法 被调查者根据自己的健康状况和对生活质量的理解直接填写量表，回答有关问题。这是一种操作简便的、一维的全局评价法，能直接反映被调查者的思考方式，若出现对调查项目的内容不能被理解的情况，可由评定人员用中性的语言进行解读。

该方法的优点是评定结果易分析处理，但缺点是得到的生活质量主观报告缺乏可靠性、客观性和综合性。因此，该方法常与其他评定方法共同使用，作为其他方法的补充。

（4）标准化的量表评价法 这是目前使用最广泛的方法，即通过使用具有较好信度、效度和反应度的标准化生存质量量表对被测者进行综合评价，再根据量表的评分方法对评定结果进行统计和分析，以确定生活质量的等级。根据评价主体的不同，该评价法可分为自评法和他评法两种。本方法具有客观性较强、可比性好、程式易标准化和易于操作等优点。是临床使用，特别是科研中常采用的方法。

（5）症状定式检查法 是用于测定疾病的症状和治疗的毒副作用的生存质量评定。该法将各种可能的症状或毒副作用列出来，由评定者或患者选择，选项为"有""无"两项，也可为程度等级选项。比如常用的鹿特丹症状定式检查（Rotterdam symptom checklist，RSCL）。

## 二、常用的生存质量评定量表

生存质量评定的重要工具就是生存质量评定量表，医学领域目前关于生存质量评定的量表可大致分为三类。

### （一）普适性量表

普适性量表适用于所有人群，包括健康人群及不同疾病类型的一般人群。其优点有：①具有适用于多种疾病的特点，可以借此明确影响生活质量的其他相关因素。②适用于多病种、不同条件下的研究。③便于资料的采样、搜集与管理。

当然，普适性量表应用在不同疾患患者的生活质量研究时也有以下缺点：①部分患者因伴有不同程度的认知、语言功能或心理障碍，会在一定程度干扰测量结果，如果排除这一部分患者，将会失去一大部分测试对象。②个别量表会出现封底效应（floor effect）或封顶效应（ceilng effect），影响评估的准确性。③内容的有效性，如脑卒中患者常见的问题是交流障碍，而众多量表中只有疾病影响量表（sickness impact profile，SIP）拥有这方面的内容。

常用生存质量评定的普适性量表主要有健康状况调查简表（SF-36）、WHOQOL-100 或WHOQ0L-BREF、EuroQOL、生活满意指数 A（LSIA）、生活质量指数评分（QLI）等。

**1. 健康状况调查简表** 健康状况调查问卷 SF-36（the short form-36 health survey，SF-36）又称简化 36 医疗结局研究量表。该量表主要用于 14 岁以上普通人群的健康测量，量表共包括 36 个条目，8 个领域（躯体功能 10 项、生理职能 4 项、身体疼痛 2 项、一般健康状况 6 项、活力 4 项、社会功能 2 项、情感职能 3 项、精神健康 5 项）。从定量化的角度，该表比较直观、全面地反映人群的健康状况，且易于管理和操作（表 20-1）。SF-36 是目前世界上公认的具有较高信度和效度的普适性生活质量评价量表之一。

**表 20-1　健康状况调查简表（SF-36）**

下面的问题是要了解您对自己健康情况的看法、您的感觉如何及您进行日常活动的能力如何。如果您没有把握回答问题，也尽量给出您的批评和建议，并写在第 10 个问题之后的空白处

1. 总体来讲，您的健康状况是？

非常好□　　很好□　　好□　　一般□　　差□

2. 与一年前相比，您觉得您现在的健康状况是？

比一年前好多了□　　比一年前好一些□　　和一年前差不多□　　比一年前差一些□　　比一年前差多了□

3. 健康和日常活动：以下这些问题都与日常活动有关。您的健康状况是否限制了这些活动？如果有限制，程度如何？

| | 有很多限制 | 有一点限制 | 根本没限制 |
| --- | :---: | :---: | :---: |
| （1）重体力劳动（如跑步、举重物、激烈运动等） | □ | □ | □ |
| （2）适度活动（如移桌子、扫地、做操等） | □ | □ | □ |
| （3）手提日杂用品（如买菜、购物等） | □ | □ | □ |
| （4）上几层楼梯 | □ | □ | □ |
| （5）上一层楼梯 | □ | □ | □ |
| （6）弯腰、屈膝、下蹲 | □ | □ | □ |
| （7）步行 1500 米左右的路程 | □ | □ | □ |
| （8）步行 800 米左右的路程 | □ | □ | □ |
| （9）步行 100 米左右的路程 | □ | □ | □ |
| （10）自己洗澡、穿衣 | □ | □ | □ |

4. 在过去的 4 个星期里，您的工作和日常活动有没有因为身体健康的原因而出现以下这些问题？

| | 有 | 没有 |
| --- | :---: | :---: |
| （1）减少了工作或其他活动的时间 | □ | □ |
| （2）本来想要做的事情只能完成一部分 | □ | □ |
| （3）想要做的工作或活动的种类受到限制 | □ | □ |
| （4）完成工作或其他活动有困难（如需要额外的努力） | □ | □ |

5. 在过去 4 个星期里，您的工作和日常活动有没有因为情绪（如感到消沉或者忧虑）而出现以下问题？

| | 有 | 没有 |
| --- | :---: | :---: |
| （1）减少了工作或其他活动的时间 | □ | □ |
| （2）本来想要做的事情只能完成一部分 | □ | □ |
| （3）做工作或其他活动不如平时仔细 | □ | □ |

6. 在过去 4 个星期里，您的身体健康或情绪不好在多大程度上影响了您与家人、朋友、邻居或集体的正常社交活动？

根本没有影响　□

很少有影响　□

有中度影响　□

有较大影响　□

有极大影响　□

7. 在过去 4 个星期里，您身体疼痛吗？

根本没有疼痛　□

有很轻微疼痛　□

有轻微疼痛　□

有中度疼痛　□

有严重疼痛　□

有很严重疼痛　□

8. 在过去 4 个星期里，身体上的疼痛影响您的正常工作吗？（包括上班工作和家务活动）

| | |
|---|---|
| 根本没有影响 | □ |
| 有一点影响 | □ |
| 有中度影响 | □ |
| 有较大影响 | □ |
| 有极大影响 | □ |

9. 以下这些问题是关于过去 1 个月里您的感觉及情况的，请选出每一条问题最接近您感觉的那个答案。

| | 全部时间 | 大部分时间 | 比较多的时间 | 一部分时间 | 少部分时间 | 没有此感觉 |
|---|---|---|---|---|---|---|
| （1）您觉得生活充实吗 | □ | □ | □ | □ | □ | □ |
| （2）您是一个精神紧张的人吗 | □ | □ | □ | □ | □ | □ |
| （3）您感到垂头丧气，什么事都不能使您振作起来吗 | □ | □ | □ | □ | □ | □ |
| （4）您觉得平静吗 | □ | □ | □ | □ | □ | □ |
| （5）您精力充沛吗 | □ | □ | □ | □ | □ | □ |
| （6）您的情绪低落吗 | □ | □ | □ | □ | □ | □ |
| （7）您觉得筋疲力尽吗 | □ | □ | □ | □ | □ | □ |
| （8）您是个快乐的人吗 | □ | □ | □ | □ | □ | □ |
| （9）您感觉疲劳吗 | □ | □ | □ | □ | □ | □ |
| （10）您的健康限制了您的社交活动（如走亲访友）吗 | □ | □ | □ | □ | □ | □ |

10. 总体健康情况：选出下面每一句话最符合您情况的答案。

| | 绝对正确 | 大部分正确 | 不能肯定 | 大部分错误 | 绝对错误 |
|---|---|---|---|---|---|
| （1）我好像比别人容易生活 | □ | □ | □ | □ | □ |
| （2）我跟我认识的人一样健康 | □ | □ | □ | □ | □ |
| （3）我认为我的健康状况在变坏 | □ | □ | □ | □ | □ |
| （4）我的健康状况非常好 | □ | □ | □ | □ | □ |

您的批评或建议：

您的一般情况：您的性别：1. 男□　　2. 女□　　年龄：（　　）岁

感谢您的合作！

SF-36 得分的计算应首先根据患者对 8 个方面所包含问题的回答情况给出初得分，然后进行一定的转换得到终得分，终得分在 0～100 之间，可以用于维度间的相互比较，换算公式如下：终得分 = ［（实际得分 – 理论最低初得分）/（理论最高初得分 – 理论最低初得分）］×100。初得分和终得分的高低能够直接反映被测者健康状况的好坏，得分越高说明健康状况越好。

SF-36 评定自身感受，属于主观评定。评定项目可由受试者自行填写，或通过电话访谈、面对面访谈完成该量表的测试。评定开始前，评定人员要向受试者说明该量表的填写方法，然后请受试者根据自己对每个条目的理解，独立地、不受任何人影响地进行自我评定。如果有特殊情况（如视力问题等），评定人员可以把 SF-36 的内容逐条念给受试者听，请他们根据自己对条目的理解独立地做出评定，调查员不能给予提示性的诱导。

SF-36 测试需要特别注意：①应强调条目的评定时间。有的条目为过去的 1 年；有的为过去 4 周。②要受试者认真理解反向评分条目的含义及填表方法。③在受试者完成评定时要注意检查条目是否均已完成，如未填写完整，应询问其理由，以免影响评分结果。

**2. 世界卫生组织生存质量评定量表**　世界卫生组织生存质量评定量表 WHOQOL-100 是 WHO 组织 15 个不同文化背景的国家编制的一套用于评定个体与健康相关的普适性生存质量量表，并已在 37 个地区进行了考核。WHOQOL-100 测定的是最近 2 周的生活质量情况，主要为生理、心理、独立性、社会关系、环境、精神或宗教信仰、总的生活质量及健康状况的评价，它包含 100 个问题（表 20-2）。

表 20-2　WHOQOL-100 评定结构

| 领域 | 项目 |
| --- | --- |
| 生理领域 | 疼痛与不适<br>精力与疲倦<br>睡眠与休息 |
| 心理领域 | 积极感受<br>思想、学习、记忆和注意力<br>自尊<br>身材与相貌<br>消极感受 |
| 独立性领域 | 行动能力<br>日常生活能力<br>对药物及医疗手段的依赖性<br>工作能力 |
| 社会关系领域 | 个人关系<br>所需社会支持的满足程度<br>性生活 |
| 环境领域 | 社会安全保障<br>住房环境<br>经济来源<br>医疗服务与社会保障：获取途径与质量<br>获取新信息、知识、技能的机会<br>休闲娱乐活动的参与机会与参与程度<br>环境条件（污染、噪声、交通、气候）<br>交通条件 |
| 精神支柱、宗教、个人信仰 | |

　　WHOQOL-100 能够详尽地评估与生活质量有关的各方面，但题目太多、费时较长。鉴于此，WHO 在该量表的基础上制定了世界卫生组织生存质量评定简表（WHOQOL-BREF）。通过对简表的信效度等计量心理指标考核后发现，简表具有较好的内部一致性、良好的区分效度和结构效度。该量表中问题的顺序、说明和格式原则上未进行改动，只是量表中的问题按回答的格式进行了分组，用于评价回答者所生活的文化和价值体系范围内与他们的目标、期望、标准及与所关心的事情有关的生活状况。

　　世界卫生组织生存质量评定简表包括躯体功能、心理状况、社会生活、环境条件及综合等 5 个领域的 26 个项目。每一项的被选答案分 5 个等级，如"很不满"至"很满意""很差"至"很好"（附录 13）。

　　该量表各个领域和方面的得分均为正向得分，即得分越高，被测者的生活质量越好。各个方面的得分是通过累加其下的问题条目得到的，并且每个条目对该方面得分的贡献相等。条目的计分是根据其所属方面的正负方向而定，对于正向结构的方面，所有负向问题的条目需反向计分。同时，每个方面对该领域得分的贡献也相等，各个领域的得分是通过计算其下属方面得分的平均数得到的。

　　在实际应用中，当一份问卷中有20%的数据缺失时，该份问卷便作废。如果一个领域中有不多于两个问题条目缺失，则以该领域中另外条目的平均分代替该缺失条目的得分。如果一个领域中有多于两个条目缺失，那么就不再计算该领域的得分。但是社会关系领域除外，该领域只允许不多于一个问题条目的缺失。

　　**3. 生活满意指数 A（life satlsfaction index A，LSIA）**　该量表是患者进行主观生活质量评定的常用量表，要求患者根据自己的主观意见进行选择（附录14）。

　　该量表包含的20个条目中有12个正向问题，8个负向问题；表格中A为正序计分项目，D为反序计分项目。同意正向问题为1分，不同意为0分；同意负向问题为0分，不同意为1分；不能确定则记为"?"。总分为20分，评分越高说明生活满意度越高。根据177名受试者的LSIA评分结果统计，其正常值为（12.4±4.4）分。

　　**4. 生活质量指数评分（the quality of life index，QLl）**　该量表最早编制是用于测量患者活动水平、社会支持和精神健康状况的量表之一，属于客观生活质量评定的范畴。该量表主要由医务人员根据患者近1周内发生的情况进行评分（附录15）。

　　该量表可帮助估计患者疾病的治疗效果和疾病减轻程度。典型的评估方法是每隔数周或数月对患者进行一次评定。最高分为10分，最低分为0分，评分越高，生活质量越好。

## （二）疾病专用量表

　　疾病专用量表是针对某一种疾病患者而建立的生存质量评定。其优点包括：①量表内容针对性强，各领域普适性强的量表更能反映各类疾病的功能特点。②完成量表耗时短，不易因患者疲劳或注意力不集中而影响测量结果。③适用于患者自答、访问、电话访问和书信访问等形式。其缺点包括：①有些疾病专用量表多为最近几年研制而成，还未经大量研究使用，其信度和效度尚未得到完全证实，特别是缺乏使用国的文化调适时。②部分条目的语句不一定能真实地描述患者的反应。

　　**1. 脑卒中专用生活质量量表（SS-QOL）**　该量表是由美国学者研制的专门针对脑卒中患者生存质量评价的量表（附录16）。量表共包括体能、家庭角色、语言、活动能力、心情、个性、自理、社会角色、思想、上肢功能、视力和工作能力等12个方面。此量表的最大优点就是针对性较强、覆盖面较广，弥补了其他量表的不足，特别是在语言及认知方面。

　　**2. Oswestry 功能障碍指数**　Oswestry 功能障碍指数（Oswestry disability index，ODI）作为腰痛特异性评分系统，被认为是腰痛患者进行自我功能状态主观评价的"金标准"。1976年John O'Brien 和 Fairbank 开始研究设计ODI；后来经过专家的多次修改于1980年进行了公开发表；目前广泛使用的版本是1989年英国医学研究委员会修订后的版本。ODI简单易懂，患者可在5分钟内完成测试并可在1分钟内计算出分数。鉴于中国国情，患者可能对某些问题较为忌讳，因此，郑光新等学者于1992年对ODI进行了修订，并同时将"行走"一项的距离进行了修改以更加符合中国国情，最终形成了汉化ODI（附录17）。汉化ODI的得分为受试者实际得分占9项最高分（45分）的百分比，得分越高说明患者的功能障碍越严重。

## （三）领域专用量表

是用于测量生活质量构成各领域的量表，专注于评估患者某一方面的生存质量存在的障碍。如：日常生活独立活动指标（ADL）、Barthel 指数（Barthel index）、Frenchay 活动指数（Frenchay activity index）等。领域专用量表在研究某一领域时比较方便，但其测定结果不能说明总的生活质量状况，可参考相应章节。

以上量表可根据被测者的具体情况及测量的目的为临床疗效评价使用或科学研究使用而具体选用。现列举几种常用典型的普适性量表和疾病专用量表以参考。

### 三、生存质量评定注意事项

**1. 选取 QOL 量表应注意指标的选择**　在选择量表进行 QOL 评定时，应根据测试对象、测试目的及量表本身的特点进行筛选。量表选择应注意以下特征：可测量性、灵敏度高、接受范围广、理解性强。在编制新量表或引进国外量表时，均需对量表进行信度、效度的检验。

**2. 选择 QOL 量表要注意量表的本土化和民族化**　QOL 量表，特别是一些普适性 QOL 量表，既需具备国际通用性和可比性，又需兼顾各个国家、地区的某些特点（文化背景、风俗习惯、经济发展水平等）。评定时，最好能使用将量表翻译成本国语言的版本，必要时可对部分内容做小的改动，以更好地适应本国的文化背景。

**3. 要针对性地使用 QOL 量表**　针对不同的疾患，尽量选择该疾患的生活质量专表，以便测得患者特有的问题。并且在康复治疗实施期间还能了解患者的恢复情况和障碍产生的原因。比如脑卒中专用生活质量量表（SS–QOL）；用于慢性关节炎患者的关节炎影响测量量表 2（arthritis impact measurement scales 2，AIMS2）等。

**4. 评定 QOL 应注意综合方法的运用**　主观量表的评定在 QOL 的测评中使用最多，但量表的主观性较强，应在患者的测评中注意综合使用访谈法、观察法等其他评定方法，以互相补充，加强 QOL 评定结果的准确性。

【复习思考题】

1. 对脑卒中偏瘫的患者进行生存质量评定时，应该如何选用量表？
2. 在选择量表评价患者生存质量时，如何在普适性量表和疾病专用量表中进行选择？
3. 生活质量评定的注意事项有哪些？
4. 生活质量的评定应包括哪些内容？
5. 简述生活质量评定的意义。

# 第二十一章
# 脑卒中主要功能障碍评定

脑卒中是指由于脑部血管突然破裂或阻塞导致脑组织损伤的一种急性脑血管疾病，包括缺血性和出血性两大类。脑卒中具有发病率高、致残率高的特点，可单独出现运动、感觉、认知、言语、吞咽、心理等方面的障碍，也可同时存在多种功能损害，并引起患者活动和参与受限。脑卒中患者功能状况主要与病变的部位、范围和损伤程度有关。本章主要介绍脑卒中后主要功能障碍的专项综合评定方法和脑卒中后常见并发症的评定。

## 第一节　概　述

人体的随意运动都是由大脑支配的。在生理情况下，大脑皮质发出随意冲动，中间接受基底节、脑干、小脑和脊髓多层次的协调而下行。其中皮质脑干束止于脑干的不同水平，支配脑神经运动核，皮质脊髓束止于脊髓不同节段的脊髓前角神经元细胞，支配相应节段的肌肉活动。

从人体发育学的角度来看，随着大脑的发育成熟，与之相应的随意运动也随之获得。运动的产生是通过自上而下的中枢性方式控制的，即大脑皮质、中脑、脑干和脊髓按照高、中、低水平由上一级对下一级依次进行控制。该理论认为运动发育是中枢神经系统从低级到高级发育的结果，高级中枢发育成熟后会对低级中枢进行整合与抑制，表现为高级的随意运动取代低级的原始的反射性运动和粗大刻板的联带运动。

### 一、脑卒中后主要功能障碍

#### （一）运动功能障碍

偏瘫是脑卒中后的主要功能障碍。脑卒中所致的偏瘫在发病早期因锥体束休克而表现为弛缓性瘫痪，出现偏瘫侧肢体随意运动障碍并伴有明显的肌张力低下，随着锥体束休克的恢复，肌张力逐渐增高而表现为痉挛性瘫痪。

脑卒中所致的偏瘫与锥体束、锥体外系功能损害密切相关，其实质是上运动神经元损伤所致中枢性运动控制障碍。脑卒中引起的与运动控制相关的障碍主要有异常肌张力、异常肢体运动模式、不对称姿势、躯干控制障碍、平衡与协调功能下降和功能性活动能力减退或丧失等。

大脑损伤后，低位运动中枢失去高位中枢的抑制，正常反射被破坏，各种被抑制的、原始的低位中枢（脑干和脊髓水平）的反射重新释放，导致异常的姿势反射、联合反应和联带运动出现，从而取代了正常的随意运动。

著名物理治疗师 Brunnstrom、Bobath 及 Carr 和 Shepherd 对大脑损伤后中枢性运动控制障碍提出了各自的见解。

**1. Brunnstrom 的观点**　Brunnstrom 依据运动控制等级模型提出了自己的观点，他认为正常运动发育过程中低位中枢因受高位中枢的抑制而不被表现；脊髓和脑干水平的反射和肢体整体运动模式是发育早期的必然阶段；脑卒中发生后，患者会出现发育"倒退"，原始反射和异常运动模式由于脑损伤导致脱抑制而被释放出来；在脑卒中后恢复初期阶段可利用各种原始反射和运动模式诱发出联带运动进而促进随意运动恢复。

**2. Bobath 的观点**　Bobath 总结了导致异常姿势和运动模式的三种因素：肌张力异常、姿势控制能力丧失、运动协调性异常。

肌张力正常是维持各种姿势和正常运动的基础，而肌张力异常在中枢神经系统损伤患者中普遍存在。脑卒中患者急性期过后可出现肌张力增高且各肌群存在差异，上肢屈肌肌张力高于伸肌，下肢伸肌肌张力高于屈肌。肌张力异常可严重干扰正常姿势和运动模式的恢复。

姿势控制指维持姿势和平衡的能力，是运动的基础，涉及各种姿势反应，包括肌群对姿势变化的自主调整、调整反应和平衡反应。当人体失去平衡时，肌群对姿势变化的自主调整与调整反应是防止跌倒的第一道防线，而平衡反应则构成了第二道防线。脑卒中患者姿势控制系统受损，患者可出现异常姿势模式。

正常运动中，主动肌、拮抗肌与协同肌相互协调产生平滑、省力又有效的运动模式。中枢神经系统损伤患者运动协调性出现异常可表现为低效、无功能的运动。肌肉兴奋的时间选择、顺序排列及协调性被破坏，导致运动模式和协调性异常。

**3. Carr & Shepherd 的观点**　与 Brunnstrom 和 Bobath 的观点不同，Carr 和 Shepherd 认为，异常的运动模式并不是脑损伤患者恢复过程中的必然阶段；相反，偏瘫患者的异常、刻板的运动模式只是一种代偿，是偏瘫患者不适当的努力活动导致的结果。当患者试图运动时，由于各种阻碍有效运动的障碍存在，如平衡功能损害、姿势不安全并引起的固定姿势模式、特定肌群的肌力下降及软组织的延展性下降等，导致患者以一些"代偿性运动对策"来完成运动，长时间反复地实践这些不适当的代偿对策，最终可导致异常运动模式的形成。

Carr 和 Shepherd 提出，治疗的目标应是指导患者采用最适当的运动方式，确保代偿性运动不发生。为防止代偿性运动出现，发病早期应针对可能干扰正常运动模式出现的因素采取预防对策，指导患者采用适宜的运动方式，促进正常运动的出现。

### （二）其他功能障碍

脑卒中后除运动功能障碍以外，还可出现感觉、认知、意识、言语、吞咽及心理等方面的障碍。

## 二、常用术语

### （一）联合反应

联合反应是指当身体某一部位进行抗阻运动或主动用力时，诱发身体患侧肌群不自主的肌张力增高或出现运动的反应，是丧失随意运动控制的肌群出现的一种张力性姿势反射，常以固定的模式出现，包括对称性联合反应和同侧性联合反应。联合反应伴随着患侧肌群肌张力的增高而出现。痉挛的程度越高，联合反应就越强、越持久；随着痉挛程度的减弱，联合反应也逐渐减弱。

## （二）联带运动

联带运动又称共同运动，也称异常的协同运动模式，是指不同的肌群以错误的时空关系被组织在一起，导致分离运动消失，患者不能随意、独立地进行单关节运动，以肢体异常的、刻板的整体运动模式代之。

## （三）分离运动

分离运动是相对于联带运动来说的，是指脑损伤运动恢复过程中脱离了异常的联带运动模式而出现的选择性的单关节运动，是可随意控制、独立进行的单关节运动。根据运动的需要，关节可进行独立运动，以达到省力有效的目的。

## （四）痉挛模式

因痉挛的存在，脑卒中患侧肢体在静止时表现为典型的异常姿势模式，即痉挛模式。一般情况下，脑卒中患侧上肢表现为屈肌痉挛模式；下肢表现为伸肌痉挛模式。

## （五）姿势反射

体位改变而引起四肢屈肌、伸肌的张力按一定的模式改变，称为姿势反射，为脑干、脊髓所控制，是中枢性瘫痪的特征性变化。

# 第二节　脑卒中后主要功能障碍的康复评定

## 一、脑卒中后主要功能障碍康复评定的主要内容

### （一）患者一般情况评定

一般包括患者性别、年龄、职业、家庭成员等，以及致病因素、发病时间、现病史与既往史、临床诊断、主要脏器的功能状态、残疾评级、患者所期望的康复目标等。

### （二）躯体功能评定

一般包括运动功能评定、感觉功能评定、意识障碍的评定、认知功能的评定、泌尿功能的评定。其中运动功能评定项目有肌张力、关节活动度、反射、协调与平衡评定；异常运动模式的评定包括联合反应、联带运动、特定痉挛姿势、功能性活动障碍、躯干控制能力、步行能力、手功能的评定等。

### （三）言语吞咽功能评定

一般包括失语症的评定，构音障碍的评定，吞咽功能的评定。

### （四）心理功能评定

一般包括抑郁症、无欲状态、焦虑状态、患者个性等的评定。此项评定应由心理医师主持。

## （五）脑卒中后并发症的评定

一般包括肩－手综合征、肩痛、肩关节半脱位、肌肉萎缩、关节挛缩、骨质疏松等的评定。

## （六）社会功能评定

一般包括生活能力评定，以及就业能力评定、独立能力（FIM）评定、生活质量的评定等。

## （七）个人因素与环境因素评定

基于作业治疗的评定，对患者个人及所处环境进行评定，分析引起其作业受限的个人及环境因素，从而可针对性地对个人和环境采取干预措施，促进患者的作业表现。一般包括患者爱好、职业、所受教育、经济条件、家庭环境、患者同家属的关系等。

本节重点介绍运动功能障碍相关项目和脑卒中后肩部并发症的评定。

## 二、异常运动模式的评定

### （一）联合反应的评定

脑卒中患者健侧肢体进行抗阻运动或主动用力时，诱发患侧肢体出现不自主的肌张力增高或出现运动的反应，即联合反应。联合反应的诱发因素除肌肉的用力收缩之外，常见的还有精神紧张、明显的疲劳、打哈欠、疼痛、费力或不舒适的姿势、咳嗽或喷嚏等原因。联合反应不是严格意义上的生理运动，而是肌张力改变引起的不随意的姿势反射。诱发刺激去除后，联合反应并不会马上消失。

联合反应常以固定的模式出现。一般来说，联合反应诱发出对侧上肢相同运动方向的运动，如屈曲诱发屈曲，伸展诱发伸展；而诱发出对侧下肢相反方向的运动，如一侧下肢抗阻或用力伸展诱发出对侧下肢屈曲。联合反应还有一些特殊的反应形式，偏瘫上肢上抬可诱发出手指的伸展和外展被称为 Souques 现象；健侧上肢或下肢内收或外展抗阻力运动诱发出对侧肢体相同反应被称为 Raimiste 现象；屈曲偏瘫上肢可诱发出偏瘫下肢屈曲，被称为单侧肢体联带运动（或同侧联合反应）。诱发不同部位联合反应的表现有如下几种（表 21-1）。

表 21-1　联合反应

| 类型 | 表现 |
| --- | --- |
| 对称性联合反应 | 上肢（对称性）：健肢屈曲，引起患肢屈曲；健肢伸展，引起患肢伸展<br>下肢（对称性）：健肢内收内旋，引起患肢内收内旋；健肢外展外旋，引起患肢外展外旋<br>下肢（相反性）：健肢屈曲，引起患肢伸展；健肢伸展，引起患肢屈曲 |
| 同侧性联合反应 | 上肢屈曲，引起同侧下肢屈曲<br>下肢伸展，引起同侧上肢伸展 |

脑卒中后偏瘫患者的许多异常反应、姿势均与联合反应有关，故在进行治疗和指导患者活动时，应时刻注意控制其诱因。

### （二）联带运动的评定

联带运动是中枢神经系统损伤后偏瘫肢体在运动时出现的典型特征，表现为当患者在完成上肢或下肢的某一个关节活动时，不能选择性地控制所需的肌群，从而引发相邻的关节甚至整个肢体同时进行粗大、刻板、整体的不随意运动，并形成特有的运动模式（即联带运动模式）。这些运动是固定的，虽然由意识引发，但不随意识改变。

联带运动是脊髓水平的原始粗大运动，是脊髓中支配屈肌的神经元和支配伸肌的神经元之间的交互抑制关系失衡的表现。脑卒中患者联带运动模式包括屈肌联带运动模式和伸肌联带运动模式。上、下肢均存在伸、屈肌联带运动两种模式（表21-2、表21-3）。

表21-2　上肢联带运动模式

| 上肢部位 | 屈肌共同运动 | 伸肌共同运动 |
| --- | --- | --- |
| 肩胛带 | 上抬、后撤 | 前突 |
| 肩关节 | 屈曲、外展、外旋 | 伸展、内收*、内旋 |
| 肘关节 | 屈曲 | 伸展 |
| 前臂 | 旋后 | 旋前* |
| 腕关节 | 掌屈、尺偏 | 背伸 |
| 手指 | 屈曲内收 | 伸展 |

注：*指最强的成分。

表21-3　下肢联带运动模式

| 下肢部位 | 屈肌共同运动 | 伸肌共同运动 |
| --- | --- | --- |
| 骨盆 | 上提、后撤 | |
| 髋关节 | 屈曲*、外展、外旋 | 伸展、内收*、内旋 |
| 膝关节 | 屈曲 | 伸展* |
| 踝关节 | 背伸、内翻（外翻） | 跖屈、内翻 |
| 足趾 | 伸展 | 屈曲 |

注：*指最强的成分。

### （三）痉挛模式的评定

脑卒中患者发病后早期由于肌张力低下表现为弛缓性瘫痪，但这种状态持续的时间较短，可持续几个小时、几天或几周。此后大约90%的患者会出现痉挛。痉挛主要发生在抗重力肌群，即上肢为屈肌型痉挛，下肢为伸肌型痉挛。当患者处于某一静止姿势时，患侧上肢表现为典型的屈肌痉挛模式，下肢表现为典型的伸肌痉挛模式。若患者下肢长期处于屈曲位，也可表现为屈肌模式（表21-4）。

**表 21-4　典型的痉挛模式**

| 部位 | 表现 |
| --- | --- |
| 头部 | 头部旋转，向患侧屈曲面向健侧 |
| 上肢 | 肩胛带后撤、下沉；肩关节内收、内旋；肘关节屈曲；前臂旋后（某些病例前臂旋前）；腕关节掌屈、尺偏；手指屈曲、内收；拇指屈曲内收 |
| 躯干 | 向患侧侧屈并旋后 |
| 下肢 | 患侧骨盆旋后；髋关节伸展、内收、内旋；膝关节伸展 |
| 踝 | 跖屈、内翻 |
| 足趾 | 屈曲、内收（偶有跖趾伸展，表现为明显的 Babinski 征阳性） |

#### （四）姿势反射的评定

姿势反射在脑卒中患者瘫痪早期出现，随着病情的好转，姿势反射逐渐减弱，但很少完全消失。主要评定紧张性颈反射、紧张性迷路反射等，评定方法可参考发育性反射的评定。

### 三、整体运动功能的评定

脑卒中整体运动功能评定常用的方法包括 Brunnstrom 评定法、Fugl-Meyer 评定法、上田敏法、Lindmar 法、MAS 法、Rivermead 法。Brunnstrom 法是历史最悠久且沿用至今的脑卒中运动功能评定的方法，是评定的基础；Fugl-Meyer 法、Lindmar 法、上田敏法均是根据 Brunnstrom 评定法的原则细化而来的方法；MAS 则是依据运动再学习理论制定的；Rivermead 法是以日常生活活动中的运动功能为依据而制定。

#### （一）Brunnstrom 运动功能评定法

根据 Brunnstrom 的观点，脑卒中后偏瘫肢体的功能基本遵循一个大致相同的发展和恢复过程，并将其分为六个阶段，即弛缓期、痉挛期（联合反应期）、联带运动期、部分分离运动期、分离运动期、正常期。恢复过程因人而异，恢复进程或快或慢，也可停止在某一阶段不再进展。该观点对脑卒中的评定、治疗、预后等都有积极的指导意义（图 21-1）。

第 I 阶段（弛缓期）：为发病后急性期，约数日至两周，患侧肢体失去控制，运动功能完全丧失，呈弛缓性瘫痪，是由于锥体束休克所致。

第 II 阶段（痉挛期）：为发病后约 2 周，患肢肌张力增加，联合反应、痉挛和联带运动开始出现。

第 III 阶段（联带运动期）：痉挛进一步加重，患者可随意引起联带运动，联带运动达到高峰。第 II、III 阶段约持续 2 周。

第 IV 阶段（部分分离运动期）：痉挛程度开始减轻，开始脱离联带运动的控制，出现了部分分离运动的组合。

第 V 阶段（分离运动期）：痉挛程度明显减轻，运动逐渐失去联带运动的控制，出现了难度较大的分离运动的组合。第 IV、V 阶段约相当于病后第 5 周到 3 个月。

第 VI 阶段（正常期）：痉挛基本消失，各关节均可完成随意运动，协调性与速度均接近正常。

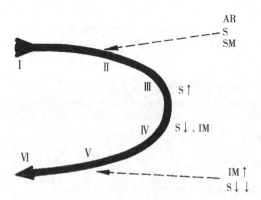

**图 21-1 Brunnstrom 偏瘫恢复六阶段**

AR：联合反应；S：痉挛；SM：联带运动；IM：分离运动

Brunnstrom 评定法能客观反映中枢性瘫痪的本质恢复过程，成为评定偏瘫患者运动功能的基本依据，为临床治疗提供思路，具体评定方法见表 21-5。Brunnstrom 评定法操作简便，但敏感度、精确度相对较差。

**表 21-5  Brunnstrom 评定法**

| 阶段 | 上肢 | 手 | 下肢 |
|---|---|---|---|
| I | 弛缓，无随意运动 | 弛缓，无随意运动 | 弛缓，无随意运动 |
| II | 出现痉挛，开始出现共同运动或其成分 | 稍出现手指的联合屈曲 | 开始出现共同运动或其成分 |
| III | 痉挛加剧，可随意发起共同运动 | 能全指屈曲、钩状抓握，不能伸指 | 随意发起共同运动；坐位和站位时，有髋、膝、踝共同性屈曲 |
| IV | 痉挛开始减弱，出现脱离共同运动模式的运动：屈肘 90°时前臂能旋前和旋后；肘伸直情况下肩可屈曲 90°；手背可触及腰骶部 | 能侧捏及松开拇指，手指能半随意地小范围伸展 | 坐位可使足后滑达到屈膝 90°以上；在足跟不离地的情况下能使踝背伸 |
| V | 痉挛减弱，出现相对独立于共同运动的活动：肘伸直肩可外展 90°；肘伸直肩前屈 30°～90°时前臂可旋前和旋后；肘伸直前臂取中立位时上肢可上举过头 | 可作球状和圆柱状抓握，但不熟练；手指可同时伸展，但不能单独伸展 | 健腿站立时患腿可先屈膝后伸髋；在伸膝下作踝背伸；可将踵放在向前迈一小步的位置上 |
| VI | 痉挛基本消失，运动协调接近正常，V级动作的运动速度达健侧 2/3 以上 | 所有抓握均能完成，可进行单指活动，但速度和准确性比非受累侧差 | 在站立位可使髋外展超过该侧骨盆上提所能达到的范围；坐位下伸直膝可内、外旋下肢，同时能完成足内、外翻 |

## （二）Fugl-Meyer 法

该量表是瑞典学者 Fugl-Meyer 等在 Brunnstrom 的基础上设计出的一种累加积分量表。评定内容包括肢体运动、平衡、感觉、关节活动度及疼痛五个部分，共 113 个小项目，每个小项目最高计 2 分，总分为 226 分，其中运动功能总积分为 100 分（上肢 66 分、下肢 34 分），平衡 14

分，感觉 24 分，关节活动度和疼痛各 44 分。

Fugl-Meyer 法是将上下肢、腕和手运动、感觉功能、平衡能力、关节活动度、痛觉等与偏瘫后身体运动功能恢复密切关系的内容综合起来的一种定量评定方法（表 21-6～表 21-12）。

表 21-6 上肢运动功能 Fugl-Meyer 评定法

| 部位及体位 | 运动功能评定（该项最高分） | 评定标准 |
|---|---|---|
| 上肢（坐位） | **Ⅰ. 上肢反射活动** | 0 分：不能引出反射活动<br>2 分：能够引出反射活动 |
| | ⅰ. 肱二头肌腱反射（2） | |
| | ⅱ. 肱三头肌反射（2） | |
| | **Ⅱ. 屈肌协同运动** | 0 分：完全不能进行<br>1 分：部分完成<br>2 分：无停顿充分完成 |
| | ⅰ. 肩关节上提（2） | |
| | ⅱ. 肩关节后缩（2） | |
| | ⅲ. 外展（至少 90°）（2） | |
| | ⅳ. 外旋（2） | |
| | ⅴ. 肘关节屈曲（2） | |
| | ⅵ. 前臂旋后（2） | |
| | **Ⅲ. 伸肌协同运动** | 0 分：完全不能进行<br>1 分：部分完成<br>2 分：无停顿充分完成 |
| | ⅰ. 肩关节内收 / 内旋（2） | |
| | ⅱ. 肘关节伸展（2） | |
| | ⅲ. 前臂旋前（2） | |
| | **Ⅳ. 伴有协同运动的活动** | |
| | ⅰ. 手触腰椎（2） | 0 分：无明显活动<br>1 分：手必须通过髂前上棘<br>2 分：能顺利进行 |
| | ⅱ. 肩关节屈曲 90°（肘关节伸直）（2） | 0 分：开始时手臂立即外展或肘关节屈<br>1 分：再接近规定位置时肩关节外展或肘关节屈曲<br>2 分：能顺利进行充分完成 |
| | ⅲ. 肩位于 0 位，肘屈 90°，前臂旋前旋后（2） | 0 分：不能屈肘或前臂不能旋前<br>1 分：肩、肘位正确，基本上能旋前、旋后<br>2 分：顺利完成 |
| | **Ⅴ. 分离运动（指与协同运动分离的运动）** | |
| | ⅰ. 肩关节外展 90°，肘关节伸直，前臂旋前（2） | 0 分：一开始肘关节就屈曲、前臂偏离方向不能旋前<br>1 分：可以部分完成这个动作或在活动时肩关节屈曲或前臂不能旋前<br>2 分：顺利完成 |
| | ⅱ. 肩关节屈曲 90°～180°，肘于伸直位，前臂于中立位（2） | 0 分：开始时肘关节屈曲或肩关节发生外展<br>1 分：在肩部屈曲时，肘关节屈曲，肩关节外展<br>2 分：顺利完成 |

续表

| 部位及体位 | 运动功能评定（该项最高分） | 评定标准 |
|---|---|---|
| 上肢<br>（坐位） | iii.肩关节屈曲30°～90°、肘关节伸直位时前臂旋前旋后（2） | 0分：前臂旋前旋后完全不能进行或肩肘位不正确<br>1分：能在要求肢位上部分完成旋前旋后<br>2分：顺利完成 |
| | Ⅵ.正常反射活动（2） | |
| | i.肱二头肌腱反射 | 0分：至少2～3个反射明显亢进 |
| | ii.指屈肌反射 | 1分：一个反射明显亢进或至少2个反射活跃 |
| | iii.肱三头肌腱反射 | 2分：活跃反射不超过一个并且无反射亢进<br>（患者只要在Ⅴ项得6分，第Ⅵ项才有可能得2分） |
| | Ⅶ.腕稳定性 | |
| | i.肩关节不动，肘关节屈曲90°时腕的活动（2） | 0分：关节患者不能背屈腕关节达15°<br>1分：可完成腕背伸，但不能抗拒阻力<br>2分：施加轻微阻力仍可保持腕背伸 |
| | ii.肩关节不动，肘关节90°时腕关节屈伸（2） | 0分：不能随意运动<br>1分：患者不能在全关节范围内主动活动腕关节<br>2分：能平滑地不停顿地进行 |
| | iii.肘关节伸直，肩关节前屈30°时（2） | 评定方法同i |
| | iv.肘关节伸直，肩关节前屈30°屈伸腕（2） | 评定方法同ii |
| | v.环形运动（2） | 0分：不能进行<br>1分：活动费力或不完全<br>2分：正常完成 |
| | Ⅷ.手 | |
| | i.手指集团屈曲（2） | 0分：不能屈曲<br>1分：能屈曲但不充分<br>2分：（与健侧比较）能完全主动屈曲 |
| | ii.手指集团伸展（2） | 0分：不能伸<br>1分：能放松主动屈曲的手指（能够松开拳）<br>2分：能充分地主动伸展 |
| | iii.钩状抓握：掌指关节伸展并且近端和远端指间关节屈曲，检测抗阻握力（2） | 0分：不能保持要求位置<br>1分：握力微弱<br>2分：能够抵抗相当大的阻力抓握 |
| | iv.侧捏：所有指关节伸直时，拇指内收（2） | 0分：不能进行<br>1分：能用拇食指捏住一张纸，但不能抵抗拉力<br>2分：可牢牢捏住纸 |
| | v.对捏：患者拇食指可夹住一支铅笔（2） | 评定标准参照iv |
| | vi.圆柱状抓握：患者能握住一个圆筒状物体（2） | 评定标准参照iii |
| | vii.球形抓握：抓握球形物体，如网球（2） | 评定标准参照iii |

续表

| 部位及体位 | 运动功能评定（该项最高分） | 评定标准 |
| --- | --- | --- |
| 上肢（坐位） | IX.协调性与速度：指鼻试验（快速连续进行 5 次） | |
| | i.震颤（2） | 0分：明显震颤 |
| | | 1分：轻度震颤 |
| | | 2分：无震颤 |
| | ii.辨距不良（2） | 0分：明显的或不规则辨距障碍 |
| | | 1分：轻度的或不规则辨距障碍 |
| | | 2分：无辨距障碍 |
| | iii.速度（2） | 0分：较健侧长 6 秒 |
| | | 1分：较健侧长 2～5 秒 |
| | | 2分：两侧差别少于 2 秒 |

注：上肢共 33 项，最高总积分 66 分。

表 21-7　下肢运动功能 Fugl-Meyer 评定法

| 部位及体位 | 运动功能评定（该项最高分） | 评定标准 |
| --- | --- | --- |
| 仰卧位 | I.反射活动 | |
| | i.跟腱反射（2） | 0分：无反射活动 |
| | ii.（髌）膝腱反射（2） | 2分：反射活动 |
| | II.协同运动 | |
| | i.屈肌协同运动：髋关节屈曲（2） | 0分：不能进行 |
| | ii.屈肌协同运动：膝关节屈曲（2） | 1分：部分进行 |
| | iii.屈肌协同运动：踝关节背屈（2） | 2分：充分进行 |
| | iv.伸肌协同运动：髋关节伸展（2） | 0分：没有运动 |
| | v.伸肌协同运动：髋关节内收（2） | 1分：微弱运动 |
| | vi.伸肌协同运动：膝关节伸展（2） | 2分：几乎与对侧相同 |
| | vii.伸肌协同运动：踝关节跖屈（2） | |
| 坐位 | III.伴有协同运动的活动 | |
| | i.膝关节屈曲大于 90°（2） | 0分：无主动活动 |
| | | 1分：膝关节能从微伸位屈曲，但不超过 90° |
| | | 2分：屈膝＞90° |
| | ii.踝背伸（2） | 0分：不能主动背伸 |
| | | 1分：主动背伸不完全 |
| | | 2分：主动背伸 |
| 站位 | IV.分离运动（髋关节 0） | |
| | i.膝关节屈曲（2） | 0分：在髋关节伸展位不能屈膝 |
| | | 1分：髋关节不屈曲的情况下，膝能屈曲，但不能超过 90°，或在进行时髋关节屈曲 |
| | | 2分：能自如运动 |

续表

| 部位及体位 | 运动功能评定（该项最高分） | 评定标准 |
|---|---|---|
| 站位 | ii.踝背伸（2） | 0分：不能主动活动<br>1分：能部分背伸<br>2分：能充分背伸 |
| 坐位 | V.正常反射（2） | |
| | i.膝部屈肌腱反射 | 0分：2～3个明显亢进<br>1分：1个反射亢进或2个反射活跃<br>2分：活跃的反射不超过1个 |
| | ii.膝反射 | |
| | iii.跟腱反射 | |
| 仰卧位 | VI.协调/速度：跟胫膝试验（连续重复5次） | |
| | i.震颤（2） | 0分：明显震颤<br>1分：轻度震颤<br>2分：无震颤 |
| | ii.辨距障碍（2） | 0分：明显的或不规则辨距障碍<br>1分：轻度的规则的辨距障碍<br>2分：无辨距障碍 |
| | iii.速度（2） | 0分：较健侧长6秒<br>1分：较健侧长2～5秒<br>2分：较健侧长2秒 |

注：下肢共17项最高积分34分。

表 21-8　平衡功能 Fugl-Meyer 的评定法

| 评定内容（该项最高分） | 评定标准 |
|---|---|
| I.无支撑坐位（2） | 0分：不能保持坐位<br>1分：能坐但不多于5分钟<br>2分：能坚持坐位5分钟以上 |
| II.健侧伸展防护反应（2） | 0分：肩部无外展，肘关节无伸展<br>1分：反应减弱<br>2分：正常反应 |
| III.患侧伸展保护反应（2） | 评分同 II |
| IV.支持站位（2） | 0分：不能站立<br>1分：需他人最大的支持方可站立<br>2分：一人稍给支持就能站立1分钟 |
| V.无支持站立（2） | 0分：不能站立<br>1分：不能站立1分钟或身体摇晃<br>2分：能平衡站立1分钟以上 |
| VI.健侧单足站立（2） | 0分：不能维持1～2秒<br>1分：平衡站稳达4～9秒<br>2分：平衡站立超过10秒 |
| VII.患侧单足站立（2） | 评分同 VI |

注：平衡最高积分14分。

表 21-9　四肢感觉功能 Fugl-Meyer 评定法

| 感觉评定 | 该项最高分 | 评分标准 |
|---|---|---|
| I.轻触觉 | i.上臂（2）<br>ii.手掌（2）<br>iii.股部（2）<br>iv.足底（2） | 0分：麻木，无感觉<br>1分：感觉过敏或感觉减退<br>2分：正常 |
| II.本体感觉 | i.肩部（2）<br>ii.肘（2）<br>iii.腕（2）<br>iv.拇指（2）<br>v.髋关节（2）<br>vi.膝关节（2）<br>vii.踝关节（2）<br>viii.趾关节（2） | 0分：无感觉<br>1分：4次回答中有3次是正确的，但与健侧比仍有相当的差别<br>2分：所有回答正确，两侧无差别或差异很小 |

注：感觉最高积分：24分。

表 21-10　关节活动度 Fugl-Meyer 评定

| 部位 | 关节活动度评定 | | 评分标准 |
|---|---|---|---|
| | | 运动分　疼痛分 | |
| 肩关节 | 屈曲（4）<br>外展90°（4）<br>外旋（4）<br>内旋（4） | | |
| 肘关节 | 屈曲（4）<br>伸展（4） | | |
| 腕关节 | 屈曲（4）<br>伸展（4） | | 关节活动度评分：<br>0分：活动度只有几度<br>1分：被动关节活动受限<br>2分：被动关节活动度正常 |
| 指关节 | 屈曲（4）<br>伸展（4） | | |
| 前臂 | 旋前（4）<br>旋后（4） | | 疼痛评分：<br>0分：在关节活动范围内或整个活动过程中疼痛 |
| 髋关节 | 屈曲（4）<br>外展（4）<br>外旋（4）<br>内旋（4） | | 1分：有些疼痛<br>2分：无疼痛 |
| 膝关节 | 屈曲（4）<br>伸展（4） | | |
| 踝关节 | 背伸（4）<br>跖屈（4） | | |
| 足 | 外翻（4）<br>内翻（4） | | |

注：关节活动度最高积分：88分；运动2分、疼痛2分，合计4分。

**表 21-11  Fugl-Meyer 评定积分总表**

| | 入院日期及积分 | 出院日期及积分 | 最大积分 |
|---|---|---|---|
| 运动 | | | |
| 上肢 | | | 36 |
| 腕和手 | | | 30 |
| 上肢总积分 | | | 以上共 66 |
| 下肢总积分 | | | 34 |
| 总运动积分 | | | 以上共 100 |
| 平衡总积分 | | | 14 |
| 感觉总积分 | | | 24 |
| 关节活动度 | | | |
| 运动总积分 | | | 44 |
| 疼痛总积分 | | | 44 |
| 总 Fugl-meyer 积分 | | | 以上共 226 |

**表 21-12  Fugl-Meyer 各项的积分及其所占的百分比**

| 项目 | | 积分 | 占百分比（%） |
|---|---|---|---|
| 运动功能 | 肩－臂 | 36 | 44.2 |
| | 腕－手 | 24 | |
| | 下肢 | 28 | |
| | 上肢/四肢协调 | 6 | |
| | 下肢/四肢协调 | 6 | |
| 平衡 | | 14 | 6.2 |
| 感觉（触觉和关节位置觉） | | 24 | 10.6 |
| 关节活动 | | 44 | 19.5 |
| 关节疼痛 | | 44 | 19.5 |
| 总积分 | | 226 | 100 |

Fugl-Meyer 运动功能评定法的使用说明：

**1. 一般注意事项**

（1）评定时需要患者完全清醒并在安静的环境中进行。

（2）评定所需器具：矮训练台或床、床边桌、椅子、棉球、铅笔、小卡片纸板、小瓶、叩诊锤、网球、蒙眼带、跑表。

（3）完成全部评定通常需要 20 ～ 30 分钟。

**2. 运动功能评定的注意事项**

（1）给予患者简明、清晰的指导，用言语或示范均可。

（2）评定前，先指导患者用健侧完成所要求的动作。

（3）每个动作重复做3次，给最好的一次打分。

（4）在评定患者时不易化其动作，但可以给予言语鼓励，独立评定患肢腕和手的功能。

（5）在评定手时，如果需要，肘部要支持90°。

（6）上肢屈肌协同动作：患者坐位，让其前臂旋后，屈肘并移动前臂至患侧耳部。肩关节至少外展90°。

（7）上肢伸肌协同动作：患者坐位，让其前臂内收，内旋肩关节，并向健膝伸展上肢。开始姿势为完全的屈肌协同动作。

（8）下肢屈肌协同动作：患者仰卧位，让其充分屈髋、屈膝和背伸踝关节。

（9）下肢伸肌协同动作：从完全屈髋、屈膝及屈踝关节开始，让患者抗阻伸展及内收其下肢。

**3. 感觉评定的注意事项**

（1）用棉球轻触患者双臂、双手掌侧面、双腿、双足底，询问患者的感觉并与健侧触觉进行比较。

（2）蒙住患者双眼，检查患关节的位置觉，检查患者辨别较小和较大位置移动的能力。患者可用言语表达，也可用健侧肢体模仿表示。

**4. 平衡评定的注意事项**

（1）突然给患者有力的一推，以引出上肢伸展保护反应。

（2）在评定健侧平衡时，患者能将患腿从地面提起，给予1或2分。

**5. 关节运动和疼痛**　需与健肢被动活动范围及疼痛程度进行比较。

### （三）简式 Fugl-Meyer 法

Fugl-Meyer 评定法详尽可靠，但评定项目烦琐，费时多，后来又提出一种只评定上、下肢运动功能的简化形式，即简式 Fugl-Meyer 法。在简式中仅以运动方面的100分为评定依据，各项最高分为2分，上肢33项，共66分；下肢17项，共34分，共计100分（附录21）。

### （四）上田敏运动功能评定法

上田敏评定法在 Brunnstrom 评定法基础上将偏瘫患者运动功能恢复细分为十二个阶段。Brunnstrom Ⅰ、Ⅱ、Ⅲ、Ⅳ、Ⅴ、Ⅵ级分别相当于上田敏十二级评定法的0、（1、2）、（3、4、5、6）、（7、8）、（9、10、11）、12级，因此上田敏十二级分级法和 Brunnstrom 评定法没有本质的差别（附录22）。

### （五）运动评估量表

运动评估量表（The Motor Assessment Scale，MAS）是 Carr 等依据运动再学习理论而制定，以测定身体综合运动能力和肌张力为主要评定内容的量表（表21-13）。

身体综合运动能力的项目有8项，包括从仰卧到健侧卧，从仰卧到床边坐，坐位平衡，从坐到站，步行，上肢功能，手的运动，手的精细活动。每项分为6个等级，从1～6级分别计1～6分，达不到1级计0分，8项总分为48分，分值越高表示运动功能越好。根据积分将运动障碍分为轻（33分以上）、中（17～32分）、重（0～16分）三型。肌张力项不列入总分，也分为1～6级，仅供参考。

该评定法方法简单，针对性强，有较好的信度和效度，与 Fugl-Meyer 法和 Barthel 指数评分法有很强的相关性。其主要优点包括：①MAS 法为定量评测法，相对客观和准确。②MAS 法强调功能模式，包括抑制异常运动模式的内容，评定内容有指导功能训练的作用。③MAS 易掌握、省时而敏感，一般 15～30 分钟便可完成。④评定设备简便，易于推广。其缺点是对手的精细活动评分不完善。

**表 21-13　运动评估量表（MAS）**

**1. 从仰卧到健侧卧**

0 分：完全依赖

1 分：自己牵拉侧卧（起始位必须仰卧，不屈膝。患者自己用健侧手牵拉向健侧卧，用健腿帮助患腿移动）

2 分：下肢主动横移，且下半身随之移动（起始位同上，上肢留在后面）

3 分：用健侧上肢将患侧上肢提过身体，下肢主动移动且身体随其运动（起始位同上）

4 分：患侧上肢主动移动到对侧，身体其他部位随之运动（起始位同上）

5 分：移动上下肢并翻身至侧位，但平衡差（起始位同上，肩前伸，上肢前屈）

6 分：在 3s 内翻身侧卧（起始位同上，不用手）

**2. 从仰卧到床边坐**

0 分：完全依赖

1 分：侧卧，头侧抬起，但不能坐起（帮助患者侧卧）

2 分：从侧卧到床边坐（治疗师帮助患者移动，整个过程患者能控制头部姿势）

3 分：从侧卧到床边坐（治疗师准备随时帮助将患者的下肢移动到床边）

4 分：从侧卧到床边坐（不需要帮助）

5 分：从仰卧到床边坐（不需要帮助）

6 分：在 10s 内从仰卧到床边坐（不需要帮助）

**3. 坐位平衡**

0 分：不能坐

1 分：必须有支持才能坐（治疗师要帮助患者坐起）

2 分：无支持能坐 10s（不用扶持，双膝和双足靠拢，双足可着地支持）

3 分：无支持能坐，体重能很好地前移且分配均匀（体重在双髋处能很好地前移，头胸伸展，两侧均匀持重）

4 分：无支持能坐并可转动头及躯干向后看（双足着地支持，不让双腿外展或双足移动，双手放在大腿上，不要移到椅座上）

5 分：无支持能坐且向前触地面并返回原位（双足着地，不允许患者抓住东西，腿和双足不要移动，必要时支持患臂，手至少必须触到足前 10cm 的地面）

6 分：无支持坐在凳子上，触摸侧方地面，并回到原位（要求姿势同上，但患者必须向侧位而不是向前方触摸）

**4. 从坐到站**

0 分：不能站

1 分：需要别人帮助站起（任何方法）

2 分：可在别人准备随时帮助下站起（体重分布不均，用手扶持）

3 分：可站起（不允许体重分布不均，用手扶持）

4 分：可站起，并伸直髋和膝维持 5s（不允许体重分布不均）

5 分：坐 - 站 - 坐不需要别人随时帮助（不允许体重分配不均，完全伸直髋和膝）

6 分：坐 - 站 - 坐不需要别人随时帮助，并在 10s 内重复 3 次（不允许体重分配不均）

**5. 步行**

0 分：不能行走

1 分：能用患腿站，另一腿向前迈步（负重的髋关节必须伸展，治疗师可准备随时给予帮助）

2 分：在一个人准备随时给予帮助下能走

续表

3分：不需要帮助能独立行走（或借助任何辅助器具）3m

4分：不用辅助器具15s内能独立行走5m

5分：不用辅助器具25s内能独立行走10m，然后转身，拾起地上一个小沙袋（可用任何一只手），并且走回原地

6分：35s上下四级台阶3次（不用或用辅助器具，但不能扶杆）

6. 上肢功能

0分：上肢不能动

1分：卧位，上举上肢以伸展肩带（治疗师将臂置于所要求的位置并给予支持，使肘伸直）

2分：卧位，保持上举伸直的上肢2s（治疗师应将上肢置于所要求的位置，患者必须使上肢稍外旋，肘必须伸直20°以内）

3分：上肢位置同2分，屈伸肘部使手掌触及和离开前额（治疗师可帮助前臂旋后）

4分：坐位，使上肢伸直前屈90°（保持上肢稍外旋及伸肘，不允许过分耸肩）保持2s

5分：坐位，患者举臂同4分，前屈90°并维持10s然后还原（患者必须保持上肢外旋，不允许内旋）

6分：站立，手抵墙，当身体转向墙时要维持上肢的位置（上肢外展90°手掌平压在墙上）

7. 手的运动

0分：手不能动

1分：坐位，伸腕（让患者坐在桌旁，前臂置于桌上，把圆柱体物放在患者掌中，要求患者伸腕，将手中的物体举离桌面，不允许屈肘）

2分：坐位，腕部桡侧偏移（将患者前臂尺侧靠放，处在旋前旋后的中位，拇指与前臂成一直线，伸腕，手握圆柱体，然后要求患者将手抬离桌面，不允许肘关节屈曲或者旋前）

3分：坐位，肘置身旁，旋前和旋后（肘不要支持，并处直角位，3/4的范围即可）

4分：手前伸，用双手捡起一直径14cm的大球，并把它放入（球应放于桌上距离较远的位置，使患者完全伸直双臂，才能拿到球，肩必须前伸，双肘伸直，腕中位或者伸直，双掌要接触球）

5分：从桌子拿起一个塑料杯，并把它放在身体另一侧的桌上（不能改变杯子的形状）

6分：连续用拇指和每一个手指对指，10s内做14次以上（从食指开始，每个手指依次碰拇指，不许拇指从一个手指滑向另一个手指或向回碰）

8. 手精细运动

0分：手指不能动

1分：捡起一个钢笔帽，再放下（患者向前伸臂，捡起钢笔帽放在靠近身体的桌面上）

2分：从杯子里捡出一颗糖豆，然后放在另一个杯子里（茶杯里有8粒糖豆，两个杯子必须放在上肢能伸到处，左手拿右侧杯里的豆放进左侧杯里）

3分：画几条水平线止于垂直线上。20s内画10次（至少要有5条碰到及终止于垂直线上）

4分：用一支铅笔在纸上连续快速地点点（患者至少每秒点两点儿，连续5s，患者不需要帮助能捡起及拿好铅笔，必须像写字一样拿笔，点点不是敲）

5分：把一匙液体放入口中（不许低头去迎就匙，不许液体溢出）

6分：用梳子梳头后部的头发

9. 全身肌张力

0分：患者处于昏迷状态

1分：弛缓无力。移动身体部分时无阻力

2分：移动身体部分时可感觉到一些反应

3分：变化不定。有时弛缓无力，有时肌张力正常，有时张力高

4分：持续正常状态

5分：50%时间肌张力高

6分：肌张力持续性增高

### （六）Rivermead 法

Rivermead 法全称为 Rivermead 运动指数（Rivermead mobility index，RMI），由英国 Rivermead 康复中心设计，对日常生活中的运动功能进行评定。该法评定内容包括 15 个项目（表 21-14），每项能完成为 1 分，不能完成为 0 分，总分 15 分。每项评定项目既可以采用实际操作来评估，也可以通过询问来获得结果。

其优点是：①简单、快速，全部评价只需几分钟，适用于神经系统损伤门诊和住院患者快速筛查，也是量化评价方法中最省时的评定方法。②评定内容从床上翻身到站立、短距离行走、跑步均包含在内，较全面地评价了运动功能。③评价的内容从易到难，从评价得分中很容易判断患者的运动障碍处于何种状态。

其缺点是：①对患者的功能要求较高。②缺少对手功能的评价。③敏感度不及 Fugl-Meyer 评价法。

**表 21-14　Rivermead 运动指数评定**

| 评定内容 | 评分标准 |
| --- | --- |
| 1. 床上翻身 | 独立从仰卧位翻至侧卧位 |
| 2. 卧位 - 坐位 | 独立从卧位坐起，并坐在床沿 |
| 3. 坐位平衡 | 独立坐在床沿 ≥ 10 秒 |
| 4. 坐位 - 站立 | 在 15 秒内，从椅子上站起来，并保持站立 15 秒，必要时可手扶物独自站立 |
| 5. 独自站立 | 独立站立 10 秒的情况 |
| 6. 体位转移 | 不用帮助，自己从床转移至椅子，再返回床上 |
| 7. 室内借助行走 | 室内借助助行器、手杖或家具行走 10 米，不用他人帮忙 |
| 8. 上楼梯 | 可扶扶手，自己上一层楼梯 |
| 9. 室外平地行走 | 不需帮助，在人行道上行走 |
| 10. 室内独自行走 | 不用任何帮助和助具，独自室内行走 10 米 |
| 11. 地上拾物 | 拾起地上物口，再走回来 |
| 12. 室外不平地行走 | 独自在不平整地面上行走 |
| 13. 洗澡 | 自己进出浴室并能独自洗澡 |
| 14. 上下四级楼梯 | 不需帮助，不扶扶手，上下四级楼梯 |
| 15. 跑步 | 跑或快速走 10 米，无跛行，或出现跛行时间持续不超过 4 秒 |

### 四、躯干控制能力的评定

脑卒中患者躯干控制能力是四肢运动发展的基础，只有在良好的躯干控制能力的基础上，患者才可能获得较好的坐位平衡、站立平衡，以及上、下肢的运动能力。

### （一）躯干控制测定法

躯干控制能力测定（the trunk control test，TCT）可采用 Sheikh 的躯干控制测定法，详见表

21-15。该法操作简单，但未能将完成动作的质量和运动时肌肉的代偿情况考虑在内，因此，该法较常作为脑卒中康复预后的早期指标。

**表 21-15　躯干控制测试**

| 测定内容 | 计分标准 |
| --- | --- |
| 1 在床上仰卧位转向患侧（偏瘫侧） | 躯干控制积分 = 测定 1、2、3、4 项积分之和 |
| 2 在床上仰卧位转向健侧 | 0 分：无帮助不能完成 |
| 3 坐在扶手椅或床边，坐位维持 | 12 分：能做但需要一些帮助，如抓、倚物体 |
| 4 从仰卧位到坐位 | 25 分：正常完成 |

注：最高分为 100 分，分值越高表示躯干控制力越好。

## （二）躯干损伤量表

躯干损伤量表（the trunk impairment scale，TIS）常采用由 Verheyden 等所提出的量表。测试内容有静态坐位平衡（7 分）、动态坐位平衡（10 分）、协调（6 分），总分 23 分（表 21-16）。

该法所有项目的起始姿势均相同。患者坐在床边，背部及手臂不能有任何支持，大腿充分与床面接触，两足间距与两髋同宽，并平放在地面上，屈膝 90°，两臂置于腿上，如果患者肌张力过高，偏瘫臂的位置就作为起始姿势，头和躯干位于中线位置。

测试时，如果患者在第一项得分是 0 分，那么躯干损伤量表最后得分即为 0 分。每项测试 3 次，记录最高分。不允许练习后测试，但在每次尝试之间，可对患者进行矫正，可口头向患者解释，如果需要可示范。

**表 21-16　躯干损伤量表（Verheyden）**

| | 测试项目 | 评分标准 | 评分 |
| --- | --- | --- | --- |
| 静态坐位平衡（满分 7 分） | | | |
| 1 | 起始姿势 | 在没有手臂支撑下，患者跌倒或不能保持起始姿势 10 秒 | 0 |
| | | 分患者能够保持起始姿势 10 秒（注：如果得 0 分，那么 TIS 总分为 0 分） | 2 分 |
| 2 | 起始姿势<br>治疗师将未受累侧下肢交叉置于受累侧下肢上 | 在没有手臂支撑下，患者跌倒或不能保持坐位姿势 10 秒 | 0 分 |
| | | 患者能够保持坐位姿势 10 秒 | 2 分 |
| 3 | 起始姿势<br>患者将未受累侧下肢交叉置于受累侧下肢上 | 患者跌倒 | 0 分 |
| | | 在床或治疗床边无手臂支撑下，患者不能进行交叉腿 | 1 分 |
| | | 患者能够进行交叉腿，但是躯干会向后移动大于 10cm，或用手辅助进行交叉腿 | 2 分 |
| | | 在没有躯干移动或没有辅助的情况下，患者能够进行交叉腿 | 3 分 |

续表

| | 测试项目 | 评分标准 | 评分 |
|---|---|---|---|
| 动态坐位平衡（满分10分） | | | |
| 1 | 起始姿势<br>指导患者用偏瘫侧肘触及床或治疗床（通过缩短偏瘫侧以延长未受累侧）并回到起始姿势 | 患者跌倒，需要上肢的支撑或肘不能触及床 | 0分 |
| | | 患者无需帮助主动移动，肘能够触及床（如果得0分，那么2、3项得0分） | 1分 |
| 2 | 重复项目1 | 患者没有表现出躯干的缩短／延长，或表现出相反的缩短／延长 | 0分 |
| | | 患者表现出合适的躯干缩短／延长（如果得0分，项目3得0分） | 1分 |
| 3 | 重复项目1 | 患者代偿。可能的代偿是：①使用上肢。②对侧髋外展。③屈髋。④屈膝。⑤足滑动 | 0分 |
| | | 患者移动躯干时没有代偿 | 1分 |
| 4 | 起始姿势<br>指导患者用未受累侧肘触及床（通过缩短未受累侧和延长偏瘫侧），然后回到起始姿势 | 患者跌倒，需要上肢的支撑或肘不能触及床 | 0分 |
| | | 患者无需帮助主动移动，肘能够触及床（如果得0分，那么5、6项得0分） | 1分 |
| 5 | 重复项目4 | 患者没有表现出躯干的缩短／延长，或表现出相反的缩短／延长 | 0分 |
| | | 患者表现出合适的躯干缩短／延长（如果得0分，项目6得0分） | 1分 |
| 6 | 重复项目4 | 患者代偿。可能的代偿是：①使用上肢。②对侧髋外展。③屈髋。④屈膝。⑤足滑动 | 0分 |
| | | 患者移动躯干时没有代偿 | 1分 |
| 7 | 起始姿势<br>指导患者从床上抬起偏瘫侧的骨盆（通过缩短偏瘫侧及延长未受累侧）并回到起始姿势 | 患者没有表现出躯干的缩短／延长，或表现出相反的缩短／延长 | 0分 |
| | | 患者表现出合适的躯干缩短／延长（如果得0分，项目8得0分） | 1分 |
| 8 | 重复项目7 | 患者代偿。可能的代偿是：①使用上肢。②用同侧足蹬（脚后跟与地面失去接触） | 0分 |
| | | 患者不需代偿，能移动骨盆 | 1分 |
| 9 | 起始姿势<br>指导患者从床上抬起未受累侧的骨盆（通过缩短未受累侧及延长偏瘫侧），并回到起始姿势 | 患者没有表现出躯干的缩短／延长，或表现出相反的缩短／延长 | 0分 |
| | | 患者表现出合适的躯干缩短／延长（如果得0分，项目10得0分） | 1分 |
| 8 | 重复项目9 | 患者代偿。可能的代偿是：①使用上肢。②用同侧足蹬（脚后跟与地面失去接触） | 0分 |
| | | 患者不需代偿，能移动骨盆 | 1分 |

续表

| 测试项目 | | 评分标准 | 评分 |
|---|---|---|---|
| 协调（满分6分） | | | |
| 1 | 起始姿势<br>指导患者旋转上躯干6次（每侧的肩应该向前移动3次），首先移动的一侧必须是偏瘫侧，头应固定在起始姿势 | 偏瘫侧没有移动3次 | 0分 |
| | | 旋转是不对称的 | 1分 |
| | | 旋转是对称的（如果得0分，那么项目2得0分） | 2分 |
| 2 | 在6秒内重复项目1 | 旋转是不对称的 | 0分 |
| | | 旋转是对称的 | 1分 |
| 3 | 起始姿势<br>指导患者旋转下躯干6次（每侧的肩应该向前移动3次），首先移动的一侧必须是偏瘫侧，上躯干应固定在起始姿势 | 偏瘫侧没有移动3次 | 0分 |
| | | 旋转是不对称的 | 1分 |
| | | 旋转是对称的（如果得0分，那么项目4得0分） | 2分 |
| 4 | 在6秒内重复项目3 | 旋转是不对称的 | 0分 |
| | | 旋转是对称的 | 1分 |

## 五、步行能力的评定

### （一）偏瘫步行能力评定

采用偏瘫步行能力评定表进行评定（表21-17）时患者可以使用各种拐杖和支具；1～4级步行速度不限；建筑物内步行是指患者具备在医院、电影院、剧场、饭店、办公楼等建筑物内步行的能力；5级能力者具备到社会环境中活动的能力，如乘公共汽车、地铁及过马路等。

表21-17　偏瘫步行能力评定表

| 级别 | 评价标准 |
|---|---|
| 0 | 不能站立，行走 |
| 1 | 室内在他人扶持下可以步行10m以内（室内辅助下步行） |
| 2 | 室内在他人监护下步行20m（室内保护步行） |
| 3 | 室内独立步行50m以上，并可独立上、下高18cm的台阶2次以上（室内独立步行） |
| 4 | 持续步行100m以上，可以跨越20cm高的障碍物和上下10层阶梯（16cm高、25cm宽）（建筑物内步行） |
| 5 | 持续步行200m以上，并可独立上下阶梯（16cm高、25cm宽），步行速度达到20m/min以上（室外独立步行） |

### （二）Holden步行功能分类

Holden步行功能分类如表21-18所示。

表 21-18　Holden 步行功能分类

| 级别 | 特征 | 表现 |
|---|---|---|
| 0 | 无功能 | 患者不能走，需要轮椅或 2 人协助才能走 |
| I | 需要大量持续性的帮助 | 需使用双拐或需要 1 人连续不断的搀扶才能行走及保持平衡 |
| II | 需少量帮助 | 能行走但平衡不佳，不安全，需 1 人在旁给予持续或间断的接触身体的帮助或需使用膝 – 踝 – 足矫形器（KAFO）、踝 – 足矫形器（AFO）、单拐、手杖等以保持平衡和保证安全 |
| III | 需监护或言语指导 | 能行走，但不正常或不安全，需 1 人监护或用言语指导，但不接触身体 |
| IV | 平地上独立 | 在平地上能独立行走，但在上下斜坡、在不平的地面上行走或上下楼梯时仍有困难，需他人帮助或监护 |
| V | 完全独立 | 在任何地方都能独立行走 |

## 六、手功能的评定

手的操作功能包括粗大和精细的运动。针对患者手功能进行评定，可以在标准环境下观察患者用电脑、书写、扣纽扣、系鞋带、用钥匙开门等活动，并观察其钩状抓握、圆柱状抓握、球形抓握和指腹捏、指尖捏、侧捏、三指捏等功能。手功能对人的生活、工作、学习有着重要意义，因此，脑卒中后手功能的评定不可忽视。脑卒中患者手功能主要采用偏瘫手功能分级、偏瘫手的功能检查及 Carroll 上肢功能测试进行评定。

采用偏瘫手功能分级与偏瘫手的功能检查可以确定患者手功能的状况。①实用手是指虽然上肢和手有功能障碍，但患手单独或与另一只手配合，保持着实用的功能。②辅助手是指因存在上肢和手的功能障碍，患手的功能不充分，但保持着辅助另一只手的能力。③废用手是指因存在上肢和手的功能障碍，使患手丧失了单独或辅助另一只手的功能。

### （一）偏瘫手功能分级

偏瘫手功能的分级如表 21-19 所示。

表 21-19　偏瘫手功能分级

| 级别 | 表现 |
|---|---|
| 实用手 | ①右（利手）：能写出能读的字；进餐时能较正常地使用筷子、匙、刀、叉；②左：进餐时不能集中注意力但也能端端正正地拿住饭碗 |
| 辅助手 | 运用上达不到实用手的水平，但靠自身力量能抓东西、固定物品和释放 |
| 不完全残废手 | 达不到上述两者的水平，但有下述可能：①可用伸不开手的拳头压住桌上的物品，如压住纸让健手写字或压住菜让健手切等。②能用手将放在腹部前方桌子上的物品拨向腹部，并将之固定在患手和腹部之间。③被动掰开伸不开手指的患手，在其中塞入东西能持住 |
| 完全残废手 | 主动、被动动作完全无效 |

### （二）偏瘫手的功能检查

偏瘫手的功能检查是通过所设计的 5 个试验来评价手的功能，患者按规定逐项完成以下 5 个动作，详见表 21-20。

表 21-20　偏瘫手的功能检查

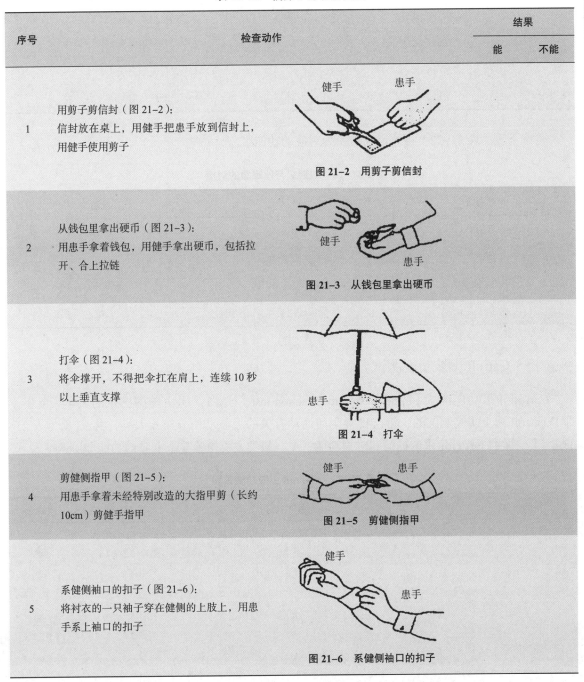

| 序号 | 检查动作 | 结果 | |
| --- | --- | --- | --- |
| | | 能 | 不能 |
| 1 | 用剪子剪信封（图 21-2）：信封放在桌上，用健手把患手放到信封上，用健手使用剪子 | | |
| 2 | 从钱包里拿出硬币（图 21-3）：用患手拿着钱包，用健手拿出硬币，包括拉开、合上拉链 | | |
| 3 | 打伞（图 21-4）：将伞撑开，不得把伞扛在肩上，连续 10 秒以上垂直支撑 | | |
| 4 | 剪健侧指甲（图 21-5）：用患手拿着未经特别改造的大指甲剪（长约 10cm）剪健手指甲 | | |
| 5 | 系健侧袖口的扣子（图 21-6）：将衬衣的一只袖子穿在健侧的上肢上，用患手系上袖口的扣子 | | |

图 21-2　用剪子剪信封

图 21-3　从钱包里拿出硬币

图 21-4　打伞

图 21-5　剪健侧指甲

图 21-6　系健侧袖口的扣子

根据动作完成情况进行综合评价，确定手的能力级别，包括废用手、辅助手 C、辅助手 B、辅助手 A、实用手 B、实用手 A 6 个能力级别（表 21-21）。

表21-21　偏瘫手的评定级

| 上肢能力水平 | 规定内容 |
| --- | --- |
| 废用手 | 5个动作均不能完成 |
| 辅助手C | 5个动作只能完成1个 |
| 辅助手B | 5个动作只能完成2个 |
| 辅助手A | 5个动作只能完成3个 |
| 实用手B | 5个动作只能完成4个 |
| 实用手A | 5个动作均能完成 |

可按下表（表21-22）将评定级转换为对应的功能级。

表21-22　功能级与评定级的对应

| 功能级 | 评定级 | 完成动作 |
| --- | --- | --- |
| 实用手 | 实用手A | 全部 |
| 辅助手 | 实用手B | 4/5 |
| 不完全残废手 | 辅助手A、B、C | （1～3）/5 |
| 完全残废手 | 废用手 | 0 |

## （三）Carroll上肢功能测试

Carroll上肢功能测试（upper extremity function test，UEFT）是由美国巴尔的大学康复医学部D.carroll博士研究制定的，将与日常生活活动有关的上肢动作分成6大类，共33项（表21-23），Ⅰ～Ⅳ类主要评定手的抓握和对捏功能，Ⅴ、Ⅵ类主要检验整个上肢的功能和协调性。

表21-23　Carroll上肢功能试验

| 目的 | 内容 | 具体项目 | 规格/cm | 质量/g |
| --- | --- | --- | --- | --- |
| 检查抓握功能 | Ⅰ抓握 | 1～4.抓起4块不同大小的正方形木块 | 10×10×10 | 576 |
| | | | 7.5×7.5×7.5 | 243 |
| | | | 5×5×5 | 72 |
| | | | 2.5×2.5×2.5 | 9 |
| | Ⅱ握 | 5～6.握住2个不同大小的圆柱体钢管 | 直径4，长15 | 500 |
| | | | 直径2.2，长10 | 125 |
| | Ⅲ侧捏 | 7.用拇指和示指侧捏起石板条 | 11×2.5×1 | 61 |
| | Ⅳ捏 | 8.捏起木球 | 直径7.5 | 100 |
| | | 9～24.分别用拇指和示指、中指、无名指、小指捏起4个不同的玻璃球或钢球 | 直径1.6 | 6.3 |
| | | | 直径1.1 | 6.6 |
| | | | 直径0.6 | 1 |
| | | | 直径0.4 | 0.34 |

续表

| 目的 | 内容 | 具体项目 | 规格 /cm | 质量 /g |
|---|---|---|---|---|
| 检查上肢功能及协调性 | Ⅴ放置 | 25. 把一个钢垫圈套在钉子上 | 外径 3.5 | 14.5 |
|  |  |  | 内径 1.5 |  |
|  |  |  | 厚 0.25 |  |
|  | Ⅵ旋前和旋后 | 26. 把熨斗放在架子上 |  |  |
|  |  | 27. 把壶里的水倒进一个杯子里 | 2.84L | 2730 |
|  |  | 28. 把杯子里的水倒进另一个杯子里（旋前） | 273mL |  |
|  |  | 29. 再把杯子里的水倒进前一个杯子里（旋后） | 273mL |  |
|  |  | 30 ～ 32. 把手依次放在脑勺、头顶、嘴上 |  |  |
|  |  | 33. 写上自己的名字 |  |  |

评估标准：0 分：手部活动不能完成；1 分：只能完成一部分活动；2 分：能完成活动但动作较慢或笨拙；3 分：能正常完成活动。各项的分数之和为总分，利手满分为 99 分，非利手满分为 96 分。总分 0 ～ 25 分为功能微弱、26 ～ 50 分为很差、51 ～ 75 分为差、76 ～ 89 分为功能不完全、90 分以上为功能完全。

## 七、脑卒中肩部并发症的评定

### （一）肩 - 手综合征

肩 - 手综合征又称反射性交感神经性营养障碍，表现为脑卒中患者在恢复期患手突然水肿、疼痛，甚至患侧肩关节疼痛，并使手的运动功能受限。

肩 - 手综合征是脑卒中后的常见并发症，发病率为 12.5%～ 32.0%，且与年龄、性别、病因无关。绝大多数在发病后 1 ～ 3 个月期间发生，以发病后 1 个月左右为多见，也有些在发病后 6 个月左右出现。

Ⅰ期：患者的手突然水肿，并且很快出现活动范围明显受限。水肿主要在患手背部，尤其是指节、指间关节，常终止于腕关节及近端；手有微热及潮湿感；手的颜色发生改变，呈橘红色或紫色，尤其是当手处于下垂位时；手背皮肤失去皱褶，触及患手有柔软感和膨胀感；指甲呈苍白不透明；患侧肩关节及腕关节疼痛，关节活动范围受限，特别是前臂被动外旋受限明显；腕关节背屈受限更为显著，若做腕关节被动背屈时，有明显疼痛感，甚至在做患侧上肢负荷体重的治疗时也可引起疼痛。此期一般持续 3 ～ 6 个月，特点是被动活动易引起剧烈疼痛。

如果积极治疗，常可改善症状并控制其发展。未经及时治疗的患者中，有些逐渐自愈，有些则很快转入第Ⅱ期。

Ⅱ期：手部症状明显，出现自发痛，疼痛加重；手部水肿减轻；血管通透性发生变化，如皮肤湿度增高和发红可见于大多数患者；患手皮肤和肌肉明显萎缩；常可出现类似 Dupuytren 挛缩的手掌腱膜肥厚，手指挛缩，手指呈爪形；X 线透视可见患手骨质疏松样变化；肉眼可看到在腕骨间区域的背侧中央、掌骨和腕骨相结合部位出现坚硬隆起；指关节活动受限渐明显。此期为 3 ～ 6 个月，预后不良。为把障碍降至最低程度，需积极治疗。

Ⅲ期：水肿和疼痛减轻或消失。但未经治疗的手活动能力将永久消失，造成永久性后遗症，成为固定特征的畸形手：腕屈曲偏向尺侧，背屈受限，掌骨背侧隆起、固定、无水肿；前臂外旋受限；拇指和食指间部分萎缩、无弹性；远端及近端指间关节固定于轻度屈曲位，即使能做屈曲，也是在很小的范围内；手掌扁平，拇指和小指显著萎缩；压痛及血管运动性变化消失。此期为不可逆的终末阶段，患手完全失用，成为终身残疾。

## （二）肩痛

肩痛也是脑卒中后的常见并发症，肩痛的发生率为 8%～40%，表现为肩部疼痛、麻木感、烧灼样痛或难以忍受的感觉等，肩关节活动明显受限。症状出现的时间可在发病早期，即弛缓瘫期，也可于发病后几个月。疼痛常严重影响康复预后，同时使患者产生情绪障碍和心理障碍。多数发生在 Brunnstrom Ⅱ～Ⅲ期，可通过视觉模拟评分（visual analogue scale，VAS）评定。

## （三）肩关节半脱位

肩关节半脱位的发生率在弛缓性瘫痪中为 60%～80%，好发于 Brunnstrom Ⅰ～Ⅱ期肌张力弛缓阶段，因此多数出现在脑卒中发病后 1 个月之内。肩关节半脱位本身并无疼痛，但它极易受损伤进而引起疼痛。肩关节半脱位的评定：

**1. 体格检查**  患者取坐位，双上肢自然垂于体侧，观察肩峰下有无凹陷。检查者用手指轻按凹陷部位，以横指宽为单位度量并记录成一横指、一横指半等。

**2. X 线检查**  患者取坐位，双上肢自然下垂，掌心朝向体侧。X 线管的中心高度与锁骨外侧端的上缘一致，中线与肱骨头中线相同，管球向足侧倾斜 15°，距离为 1m。在相同条件下分别投照双侧上肢，测量肩峰与肱骨头之间隙，双侧比较。

肩峰下可触及凹陷，或两侧肩关节正位片上病侧肩峰与肱骨头间隙＞14mm，或病侧与健侧相比，病侧的间隙比健侧大 10mm，均可做出可靠的诊断。

【复习思考题】

1. 举例说明下肢联带运动对患者运动功能的影响。

2. 如何减轻脑卒中后肩手综合征？

3. 脑卒中后功能障碍的评定方法可以作为治疗方法吗？

脊髓损伤是指由于外伤、疾病和先天性因素，导致神经损伤平面以下的感觉和运动功能部分或全部障碍，使患者丧失部分或全部活动能力、生活自理能力和工作能力的神经损伤，是康复治疗的主要对象之一。脊髓损伤常导致严重残疾，并且残疾伴随终生，是致残率最高的疾病之一。科学地评估脊髓损伤后造成的功能障碍，对判断脊髓损伤的性质和程度、判断康复预后、制定康复目标及选择合适的康复治疗方案有着极其重要的意义。

# 第一节　概　述

　　脊髓是大脑和躯体之间传递运动和感觉信息的主要通路。脊髓包括纵行脊髓传导束（白质）和它所围绕的中央区域（灰质）。大部分脊髓神经元位于灰质。灰质包括运动和感觉神经元。进入感觉神经元的轴突和发自运动神经元的轴突经由节段性神经或神经根进出脊髓。

　　颈椎有 8 对神经根。$C_{1\sim7}$ 的神经根根据其下方的椎体进行命名。因不存在 $C_8$ 椎体，故 $C_8$ 神经根从 $C_7$ 和 $T_1$ 之间的椎体发出。胸椎有 12 对神经根，腰椎有 5 对神经根，根据其上的椎体进行命名。骶椎有 5 对神经根通过骶神经孔发出。脊髓自身止于 $L_{1\sim2}$ 椎体水平。脊髓最远端称之为圆锥。马尾是一束成对的（左和右）腰骶神经根，自圆锥发出，穿过硬膜囊，由相应椎体下方的椎间孔发出。

　　每一感觉神经根接受来自相应皮肤区域的感觉信息，称为皮节。每一运动神经根支配一组肌群，称为肌节。皮节通常代表一块独立而又与其他相连的皮肤区域。而多数神经根支配一块以上肌肉，同时，大部分肌肉受多个神经根支配。

## 一、脊髓损伤的分类

　　**1. 按病因进行分类**　分为外伤性脊髓损伤、非外伤性脊髓损伤。外伤性脊髓损伤常见的原因有交通事故、高空坠落或工伤、运动损伤、意外暴力损伤等；非外伤性脊髓损伤常见的原因有发育障碍、感染、肿瘤等。

　　**2. 按损伤平面及障碍累及的部位进行分类**　分为四肢瘫、截瘫。四肢瘫指由于椎管内的颈段脊髓神经组织受损而造成颈段运动和（或）感觉的损害或丧失，四肢瘫导致上肢、躯干、下肢及盆腔器官的功能损害，即功能受损涉及四肢；截瘫指椎管内神经组织损伤后，导致脊髓胸段、腰段或骶段（不包括颈段）运动和（或）感觉功能的损害或丧失，截瘫时，上肢功能不受累，但是根据具体的损伤平面，对应区域的躯干、下肢及盆腔脏器可能受累。

　　**3. 按损伤程度进行分类**　分为完全性脊髓损伤、不完全性脊髓损伤。脊髓休克期后，脊髓损伤平面以下的最低位骶段的感觉、运动功能完全丧失，为完全性脊髓损伤，反之为不完全性脊髓损伤。

## 二、脊髓损伤后主要功能障碍

**1. 感觉功能障碍**　损伤平面以下，所累及的躯干、肢体有不同程度的感觉障碍，可表现为感觉减退或消失、感觉异常、感觉过敏等类型的感觉障碍。

**2. 运动功能障碍**　损伤平面以下，所累及的肢体有不同程度的肌力下降和丧失，并因此造成其日常生活活动障碍。

**3. 括约肌障碍**　脊髓损伤后，尿道括约肌、肛门括约肌控制出现障碍，表现出大便失禁、便秘、尿失禁、尿潴留等症状。

**4. 自主神经功能障碍**　脊髓损伤后，自主神经功能障碍可表现为排汗异常、体温调节异常等。

## 三、脊髓损伤常用术语

### （一）脊髓休克

脊髓休克指脊髓受到外力作用后短时间内损伤平面以下的脊髓神经功能完全消失。持续时间一般为数小时至数周，偶有数月之久。球海绵体反射和肛门反射出现，提示脊髓休克结束。刺激男性龟头或女性阴蒂时引起肛门括约肌反射性收缩即为球海绵体反射阳性。直接刺激肛门引起肛门外括约肌收缩称为肛门反射阳性。

脊髓休克期间无法对损伤程度做出正确的评估。只有在脊髓休克期过后，通过检查鞍区感觉、运动功能是否保留，才能判断是完全性脊髓损伤还是非完全性脊髓损伤。

### （二）完全性脊髓损伤

完全性脊髓损伤指脊髓损伤平面以下最低段骶节（$S_{4\sim5}$）感觉和运动功能完全丧失（即不存在"鞍区保留"）。

鞍区感觉保留指身体两侧肛门皮肤黏膜交界处感觉（轻触觉、针刺觉）或肛门深部压觉保留。鞍区运动功能保留是指肛门指诊检查时肛门括约肌存在自主收缩。严重脊髓损伤后，由于在脊髓休克期内无法确定鞍区保留是否存在，使得完全性脊髓损伤的早期诊断存在困难。

与完全性脊髓损伤相关的术语包括：

**1. 部分保留区**　指脊髓损伤感觉、运动平面以下 1～3 个皮节和肌节保留部分神经支配。脊髓损伤平面与保留感觉和（或）运动功能的最低节段之间的皮节和肌节即为部分保留区的范围，应分为 4 个平面分别记录（R- 感觉、L- 感觉、R- 运动和 L- 运动）。不完全性脊髓损伤不存在脊髓功能部分保留区，此术语仅用于完全性脊髓损伤。

**2. 神经根逃逸**　指实际完全性脊髓损伤患者的平面以上有神经根损伤。在恢复过程中，神经根的功能逐步恢复，从而造成完全性脊髓损伤患者神经平面下降，出现"神经再生"的假象。这种现象被解释为"神经根逃逸"。

### （三）不完全性脊髓损伤

不完全性脊髓损伤是指脊髓损伤平面以下包括最低段骶节（$S_{4\sim5}$）有感觉和（或）运动功能

保留（即存在"鞍区保留"）。

不完全性脊髓损伤提示脊髓损伤平面未发生完全性横贯性损伤，临床上其功能有不同程度恢复的可能。临床上不完全性脊髓损伤常表现为一些特殊的临床综合征，常见的有：

**1. 中央束综合征**　中央综合征是最常见的临床综合征，最常见于颈椎病患者发生过伸性损伤时（常见原因为摔伤），是由颈脊髓血管损伤所引起。血管损伤时，脊髓中央先发生坏死，再向外周扩散。上肢的运动神经元偏于脊髓中央，而下肢的运动神经元偏于脊髓的外周，造成上肢神经受累重于下肢，因此上肢障碍比下肢明显。患者有可能可以步行，但上肢部分或完全麻痹。

**2. 半切综合征**　常见于刀刺伤或枪伤。脊髓只损伤半侧，导致同侧损伤平面及以下本体感觉和运动控制丧失，对侧痛觉和温觉丧失。

**3. 前束综合征**　前束综合征较少见，病史常见脊髓前 2/3 血运减少或缺血。后束功能保留，但皮质脊髓束和脊髓丘脑束功能受损。临床表现包括损伤平面及以下运动功能、痛温觉功能丧失，而精细触觉和本体感觉有所保留。

**4. 后束综合征**　后束综合征较少见，脊髓后部损伤，造成损伤平面以下本体感觉丧失，运动和痛温觉存在。

**5. 圆锥综合征**　常见于胸腰段椎骨损伤引起脊髓骶段圆锥损伤，可引起膀胱、肠道和下肢反射消失。根据损伤的平面不同，损伤类型可以同时具有上运动神经元损伤（脊髓损伤）和下运动神经元损伤（马尾神经根损伤）的表现。圆锥高位损伤可能保留某些骶段反射（即球海绵体反射和肛门反射）。

**6. 马尾综合征**　椎管内腰骶神经根损害，实质为下运动神经元损伤，常导致下肢受累肌肉迟缓，肠道、膀胱和下肢反射消失，受累皮区感觉消失或部分保留。骶反射即球海绵体反射和肛门反射可消失。

### （四）脊髓震荡

脊髓震荡是指暂时性和可逆性脊髓或马尾神经生理功能丧失，可见于只有单纯性压缩性骨折，甚至放射线检查阴性的患者。脊髓并没有机械性压迫，也没有解剖上的损害。另一种假设认为脊髓功能丧失是由于短时间压力波所致。缓慢的恢复过程提示反应性脊髓水肿的消退。此型患者可见反射亢进但没有肌肉痉挛。

## 第二节　脊髓损伤康复评定

### 一、脊髓损伤后康复评定的主要内容

#### （一）患者一般情况评定

包括患者性别、年龄、职业、家庭成员等基础信息，以及致病因素，外伤或发病时间，有无院前急救、手术史，现病史与既往史，临床诊断，残疾评级，患者所期望的康复目标等。

#### （二）脊柱脊髓功能评定

一般包括脊柱骨折类型、脊柱稳定性及脊柱矫形器的评定；根据 ASIA 脊髓损伤神经功能分类标准对脊髓损伤的平面与程度的评定、肌力与感觉评分。

## （三）躯体功能评定

一般包括关节功能评定；肌肉功能评定，包括肌力、肌肉萎缩（围度）、痉挛的评定；感觉功能评定；平衡功能评定；自助具与步行矫形器的评定及使用情况评定；泌尿与性功能评定；压疮的评定；疼痛的评定；心肺功能评定。

## （四）心理功能评定

一般包括心理状态评定、性格评定。此项评定应由心理医师主持。

## （五）社会功能评定

一般包括生活能力评定，包括转移或移动能力、ADL能力、使用支具的步态评定；就业能力评定；独立能力（FIM）评定等。一般应由康复科医师主持。就业能力评定可在康复结束时进行。

## （六）个人因素与环境因素评定

基于作业治疗的评定，对患者个人及所处环境进行评定，分析引起其作业受限的个人及环境因素，从而可针对性对个人和环境采取干预措施，促进患者的作业表现。

本节重点介绍根据ASIA标准对脊髓损伤的平面与程度进行的评定，脊髓损伤功能预后评定，脊髓损伤患者辅助器具应用的评定。

## 二、脊髓损伤神经学分类标准

1992年，美国脊髓损伤学会（ASIA）制定了脊髓损伤神经功能分类标准，简称92'ASIA标准。1994年，国际截瘫医学会正式推荐该标准为国际应用标准。2011年，在临床应用的基础上对AISA做了最新的修正，称为脊髓损伤神经学分类国际标准（ISNCSCI）第7版。该标准基本概念明确，指标客观定量，可重复性强，成为目前国际上广泛应用的脊髓损伤分类标准及评估手段。

## （一）脊髓损伤神经平面的确定

脊髓神经解剖结构的节段性特点决定了脊髓损伤的节段性表现。脊髓损伤后，在损伤平面以下的脊髓的运动、感觉、反射及括约肌和自主神经功能受到不同程度的损害。脊髓损伤神经平面反映脊髓损伤后障碍的范围及严重程度，是确定患者康复目标的主要依据。损伤平面对选择康复治疗方法，制定护理方案和评价疗效有重要意义。

脊髓损伤神经学分类国际标准的检查包括两部分，即感觉、运动功能的检查。检查的项目将用于确定脊髓损伤的神经平面（感觉平面和运动平面），并产生反映感觉、运动功能特点的评分，并确定损伤的完全程度。

脊髓损伤神经平面必须依据各脊髓节段所支配肌肉（肌节）及皮肤感觉（皮节）的检查来判定，不能根据脊椎损伤平面判断，这是由于脊髓节段与脊柱节段在解剖位置上不一致（表22-1）。

表 22-1　成人脊髓节段与椎骨序数的差异

| 脊髓节段 | 脊髓节段与椎骨序数的关系 |
| --- | --- |
| $C_{1\sim 4}$ | 脊髓节段 = 椎骨序数 |
| $C_{5\sim 8}$、$T_{1\sim 4}$ | 脊髓节段 = 椎骨序数 +1 |
| $T_{5\sim 8}$ | 脊髓节段 = 椎骨序数 +2 |
| $T_{9\sim 12}$ | 脊髓节段 = 椎骨序数 +3 |
| $L_{1\sim 5}$ | 约平 $T_{10\sim 12}$ |
| 骶尾髓 | 约平 $L_{1\sim 2}$ |

　　脊髓损伤神经平面是指在身体两侧有正常的感觉和运动功能的最低脊髓节段，该平面以上感觉和运动功能正常。在实际情况中，身体两侧感觉、运动检查正常的神经节段常不一致。因此，在确定神经平面时，需要确定 4 个不同的节段，即 R（右）- 感觉、L（左）- 感觉、R- 运动、L- 运动。左右侧感觉和运动平面中的最高者，称为单个神经平面。单个神经平面即脊髓损伤的最终平面。

　　脊髓损伤神经平面主要以运动损伤平面为依据，对于那些临床应用徒手肌力检查法无法检查的肌节，如 $C_{1\sim 4}$、$T_2 \sim L_1$，及 $S_{2\sim 5}$，运动平面可参考感觉平面来确定。如果这些节段的感觉是正常的，其上的运动功能正常，则认为该节段的运动功能正常。如果 $C_2$ 水平感觉异常而面部感觉正常，则平面为 $C_1$。

　　**1. 运动平面**　运动平面指脊髓损伤后，保持运动功能（肌力 3 级或以上）的最低脊髓神经节段（肌节），且该平面以上的关键肌的肌力必须为 5 级。通过身体两侧各 10 个关键肌的检查进行确定（表 22-2），即根据身体两侧具有 3 级及以上肌力的最低关键肌（仰卧位徒手肌力检查，MMT），且其上所有节段的关键肌功能须正常（MMT 为 5 级）进行确定。身体左右侧可以不同，二者中的最高者为单个运动平面。

　　关键肌指确定神经平面的标志性肌肉。选择这些肌肉是因为它们与相应节段的神经支配相一致，至少接受 2 个脊髓节段的神经支配，每块肌肉都有其功能上的重要性，并且便于仰卧位检查。

表 22-2　运动关键肌及肌力评分

| 评分（左侧） | 脊髓节段 | 关键肌 | 评分（右侧） |
| --- | --- | --- | --- |
|  | $C_5$ | 屈肘肌（肱二头肌、肱肌） |  |
|  | $C_6$ | 伸腕肌（桡侧伸腕长、短肌） |  |
|  | $C_7$ | 伸肘肌（肱三头肌） |  |
|  | $C_8$ | 中指屈指肌（指深屈肌） |  |
|  | $T_1$ | 小指外展肌 |  |
|  | $L_2$ | 屈髋肌（髂腰肌） |  |
|  | $L_3$ | 伸膝肌（股四头肌） |  |
|  | $L_4$ | 踝背屈肌（胫前肌） |  |
|  | $L_5$ | 姆长伸肌 |  |
|  | $S_1$ | 踝跖屈肌（腓肠肌、比目鱼肌） |  |

关键肌检查推荐每块肌肉的检查应按照从上到下的顺序，使用标准的仰卧位及标准的肌肉固定方法。体位及固定方法不当会导致其他肌肉代偿，并影响肌肉功能检查的准确性。

肌力评定具体方法如下：

0：完全瘫痪。

1：可触及或可见肌收缩。

2：去重力状态下全关节活动范围的主动活动。

3：对抗重力下全关节活动范围的主动活动。

4：肌肉特殊体位的中等阻力情况下进行全关节活动范围的主动活动。

5：（正常）肌肉特殊体位的最大阻力情况下全关节活动范围的主动活动。最大阻力根据患者功能假定为正常的情况进行估计。

5*：（正常）假定抑制因素（即疼痛、废用）不存在情况下，对抗重力和足够阻力情况下全关节活动范围的主动活动，即认为正常。

NT：无法检查（即由于制动、导致无法分级的严重疼痛、截肢或大于 50% 关节活动范围的关节挛缩等因素导致）。

国际标准检查的肌力分级不使用正负评分法，某些病例如因关节挛缩导致关节活动范围受限大于正常值的 50%，则肌力检查可以参照 0 ～ 5 分的分级方法，如关节活动范围小于正常值的 50%，则应记录为"NT"。

在检查 4 级或 5 级肌力时应使用特殊体位：

$C_5$：屈肘 90°，上肢置于身体一侧，前臂旋后。

$C_6$：前臂旋前，充分伸腕。

$C_7$：肩内收、屈曲 90°、无旋转，肘屈曲 45°。

$C_8$：前臂旋后，指关节近端固定于伸展位，中指远端充分屈曲。

$T_1$：肩内收内旋并屈曲 15°，前臂旋前，小指充分外展。

$L_2$：髋屈曲 90°。

$L_3$：髋屈曲 15°，膝屈曲 15°。

$L_4$：髋膝关节轻度屈曲，踝充分背伸。

$L_5$：第 1 足趾充分伸展。

$S_1$：髋旋转中立位、屈 / 伸中立位、外展 / 内收中立位，膝充分伸展，踝充分跖屈。

对于脊柱不稳的患者，进行徒手肌力检查时要小心。对胸 8 以下怀疑急性创伤的患者髋主动或被动屈曲均不应超过 90°，以降低对腰椎的后凸应力。检查时应保持等长收缩并单侧检查，这样对侧髋部就可以保持伸展位以稳定骨盆。

运动评分：运动评分可反映运动功能的量化改变。ASIA 标准确定人体左右各有 10 组运动关键肌，根据 MMT 肌力评分法将肌力分 0 ～ 5 级，作为分值。每块肌肉的正常功能得分为 5 分。每侧上肢有 5 个关键肌，因此单侧上肢总分为 25 分，双上肢的总分为 50 分。每侧下肢 5 个关键肌，情况相同，双下肢总分为 50 分。任何一块必查肌肉无法检查时即无法计算运动评分。运动评分检查的计量特征要求上肢 10 个关键肌功能和下肢 10 个关键肌功能应分开计算，总分各为 50 分。

**2. 感觉平面**　感觉平面指脊髓损伤后，保持正常感觉功能的最低脊髓节段（皮节），通过身体左右两侧各 28 个关键点的检查进行确定（图 22-1）。根据身体两侧具有正常针刺觉（锐 / 钝区分）和轻触觉的最低脊髓节段进行确定。

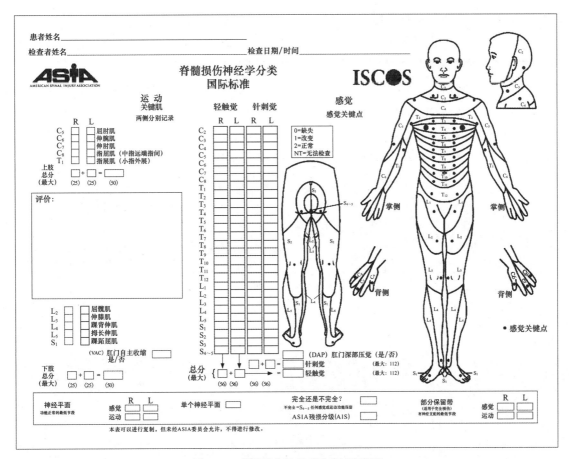

图 22-1 脊髓损伤神经学分类国际标准

皮节从 $C_2$ 开始，向下至第一个轻触觉或针刺觉小于 2 分的节段。感觉平面由一个 2 分（正常/完整）的皮节确定。在轻触觉或针刺觉受损或缺失的第一个皮节平面之上的正常皮节即为感觉平面。因左右侧可能不同，感觉平面应左右分开确定。检查结果将产生 4 个感觉平面：R-针刺觉、R-轻触觉、L-针刺觉、L-轻触觉。所有平面中最高者为单个感觉平面。若身体一侧 $C_2$ 至 $S_{4\sim5}$ 轻触觉和针刺觉均正常，则该侧感觉平面应记录为"INT"，即"完整"，而不是记录感觉平面名称。

感觉关键点是指感觉神经平面的皮肤标志性部位。每个关键点要检查 2 种感觉：轻触觉和针刺觉（锐/钝区分）。所有关键点感觉检查均在仰卧位进行，轻触觉和针刺觉分别以面颊部的正常感觉作为参照，按 3 个等级评分。

感觉评定具体方法如下：

0= 感觉缺失。

1= 感觉改变（受损或部分感知，包括感觉过敏）。

2= 正常或完整（与面颊部感觉类似）。

NT= 无法检查（由石膏固定、烧伤、截肢或患者无法感知面部感觉等因素导致）。

轻触觉检查需要在患者闭眼或视觉遮挡的情况下，使用棉棒末端的细丝触碰皮肤，接触范围不超过 1cm。

针刺觉（锐/钝区分）常用打开的一次性安全别针的两端进行检查：尖端检查锐觉，圆端检查钝觉。在检查针刺觉时，检查者应确定患者可以准确可靠地区分每个关键点的锐性和钝性感觉。如存在可疑情况时，应以 10 次中 8 次正确为判定的标准，因这一标准可以将猜测的概率降低到 5% 以下。无法区分锐性和钝性感觉者（包括触碰时无感觉者）为 0 分。

若锐/钝感知发生改变则为 1 分。这种情况下患者可以可靠地区分锐性和钝性感觉，但关键点的针刺强度不同于面部正常的针刺强度。其强度可以大于也可以小于面部感觉。

感觉评分：感觉评分必查部分身体两侧每个皮节的针刺觉和轻触觉评分相加即产生两个总分，针刺觉总分和轻触觉总分。每种状态的正常情况为 2 分，每侧 28 个关键点，则身体一侧针刺觉总分为 56 分，轻触觉总分为 56 分，二者共 112 分。若有任何关键点无法检查，则无法计算感觉评分。感觉评分反映感觉功能的量化改变（表 22-3）。

表 22-3　ASIA 感觉指数评分

| 左 | | | | | 右 | | | |
|---|---|---|---|---|---|---|---|---|
| 痛觉（针刺）2 1 0 | | 轻触 2 1 0 | 脊髓节段 | 感觉关键点 | 痛觉（针刺）2 1 0 | | 轻触 2 1 0 | |
| | | | $C_2$ | 枕骨粗隆外侧至少 1cm | | | | |
| | | | $C_3$ | 锁骨上窝，且在锁骨中线上 | | | | |
| | | | $C_4$ | 肩锁关节顶部 | | | | |
| | | | $C_5$ | 肘前窝外侧（桡侧） | | | | |
| | | | $C_6$ | 拇指近节背侧皮肤 | | | | |
| | | | $C_7$ | 中指近节背侧皮肤 | | | | |
| | | | $C_8$ | 小指近节背侧皮肤 | | | | |
| | | | $T_1$ | 肘前窝内侧（尺侧） | | | | |
| | | | $T_2$ | 腋窝顶部 | | | | |
| | | | $T_3$ | 锁骨中线第 3 肋间 | | | | |
| | | | $T_4$ | 锁骨中线第 4 肋间（乳线） | | | | |
| | | | $T_5$ | 锁骨中线第 5 肋间（$T_{4\sim6}$ 的中点） | | | | |
| | | | $T_6$ | 锁骨中线第 6 肋间（剑突水平） | | | | |
| | | | $T_7$ | 锁骨中线第 7 肋间（$T_6 \sim T_8$ 的中点） | | | | |
| | | | $T_8$ | 锁骨中线第 8 肋间（$T_6 \sim T_{10}$ 的中点） | | | | |
| | | | $T_9$ | 锁骨中线第 9 肋间（$T_8 \sim T_{10}$ 的中点） | | | | |
| | | | $T_{10}$ | 锁骨中线第 10 肋间（脐水平） | | | | |
| | | | $T_{11}$ | 锁骨中线第 11 肋间（$T_{10} \sim T_{12}$ 的中点） | | | | |
| | | | $T_{12}$ | 锁骨中线腹股沟韧带中点 | | | | |
| | | | $L_1$ | $T_{12}$ 与 $L_2$ 之间的上 1/3 处 | | | | |
| | | | $L_2$ | 大腿前内侧，腹股沟韧带中点和股骨内侧髁连线中点处 | | | | |
| | | | $L_3$ | 股骨内髁 | | | | |
| | | | $L_4$ | 内踝 | | | | |
| | | | $L_5$ | 足背第 3 跖趾关节 | | | | |

续表

| 左 | | | | 右 | |
| 痛觉（针刺）<br>2 1 0 | 轻触<br>2 1 0 | 脊髓节段 | 感觉关键点 | 痛觉（针刺）<br>2 1 0 | 轻触<br>2 1 0 |
| --- | --- | --- | --- | --- | --- |
| | | $S_1$ | 足跟外侧 | | |
| | | $S_2$ | 腘窝中点 | | |
| | | $S_3$ | 坐骨结节或臀下皱襞 | | |
| | | $S_{4\sim5}$ | 肛周1cm范围内，皮肤黏膜交界处外侧（作为1个平面） | | |

## （二）脊髓损伤程度评定

脊髓休克期结束后，通过鞍区功能保留是否存在来区分脊髓"完全损伤"或"不完全损伤"。"鞍区保留"指查体发现最低段鞍区存在感觉或运动功能（即$S_{4\sim5}$存在轻触觉或针刺觉，或存在肛门深部压，和/或存在肛门括约肌自主收缩）。

肛门指诊是脊髓损伤患者的必查项目，用以判断是否存在鞍区保留。肛门指诊患者可取侧卧位。如损伤早期存在脊柱不稳，又无支具稳定的情况下，侧卧位行肛门指诊时应采用轴向翻身（即脊柱无扭转）的方法，或用仰卧位检查来替代。肛门指诊主要检查项目为肛门深部压觉和肛门括约肌自主收缩。

①肛门深部压觉检查：检查者用食指插入患者肛门后对肛门直肠壁轻轻施压。还可以使用拇指配合食指对肛门施加压力。感知的结果可以为存在或缺失。该部分检查如发现肛门处任何可以重复感知的压觉即意味着患者为感觉不完全损伤。$S_{4\sim5}$存在轻触觉或针刺觉者，肛门深部压觉评估不是必须检查的项目。

②肛门括约肌自主收缩的检查：检查者手指能否重复感受到肛门括约肌自主收缩，结果可以为存在和缺失。给患者的指令为"像阻止排便运动一样挤压我的手指"。若肛门括约肌自主收缩存在，则患者为运动不完全损伤。要注意将肛门括约肌自主收缩与反射性肛门收缩鉴别，若仅在手指插入肛门时出现收缩，则为反射性收缩，应记录为缺失。

ASIA标准是脊髓损伤诊断的国际统一标准。将脊髓损伤按损伤程度分为A、B、C、D、E 5级（表22-4）。

**表 22-4　国际脊髓功能损伤程度分级（ASIA病损指数）**

| 级别 | 临床表现 |
| --- | --- |
| A. 完全性损伤 | 鞍区$S_{4\sim5}$无任何感觉或运动功能保留 |
| B. 不完全感觉损伤 | 神经平面以下包括鞍区$S_{4\sim5}$无运动但有感觉功能保留，且身体任何一侧运动平面以下无3个节段以上的运动功能保留 |
| C. 不完全运动损伤 | 神经平面以下有运动功能保留，且单个神经损伤平面以下超过一半的关键肌肌力小于3级（0～2级） |
| D. 不完全运动损伤 | 神经平面以下有运动功能保留，且神经平面以下至少有一半或更多的关键肌肌力大于或等于3级 |
| E. 正常 | 所有节段的感觉和运动功能均正常，且患者既往有神经功能障碍 |

如患者需要评为 C 级或 D 级，即不完全运动损伤，则需要满足下列之一：①肛门括约肌自主收缩。②鞍区感觉保留，同时身体一侧运动平面以下有 3 个节段以上的运动功能保留。本标准允许根据运动平面以下非关键肌是否保留运动功能来确定运动损伤完全与否（确定 ASIA 为 B 级还是 C 级）。

### 三、脊髓损伤功能预后评定

脊髓损伤平面与功能预后直接相关（表 22-5、表 22-6）。对于完全性脊髓损伤，脊髓损伤水平确定后康复目标基本确定（表 22-7）。对于不完全性脊髓损伤来说，需根据残存肌力功能情况修正上述康复目标。由此可以看出确定脊髓损伤水平的重要意义。

表 22-5　脊髓损伤平面与功能预后的关系

| 神经平面 | 最低功能肌肉 | 活动能力 | 生活能力 |
| --- | --- | --- | --- |
| $C_{1\sim3}$ | 颈肌 | 依赖膈肌起搏维持呼吸，可用声控方式操纵某些活动 | 完全依赖 |
| $C_4$ | 膈肌、斜方肌 | 使用电动高靠背轮椅，有时需要辅助呼吸 | 高度依赖 |
| $C_5$ | 三角肌、肱二头肌 | 可用手在平坦路面上驱动高靠背轮椅，需要上肢辅助具及特殊推轮 | 大部依赖 |
| $C_6$ | 胸大肌、桡侧伸腕肌 | 可用手驱动轮椅，独立穿上衣，可以基本独立完成转移，可驾驶特殊改装汽车 | 中度依赖 |
| $C_{7\sim8}$ | 肱三头肌、桡侧屈腕肌、指深屈肌、手内部肌 | 轮椅实用，可独立完成床－轮椅/厕所/浴室转移 | 大部自理 |
| $T_{1\sim6}$ | 上部肋间肌/背肌 | 轮椅独立，用长腿矫形器扶拐短距离步行 | 大部自理 |
| $T_{12}$ | 腹肌、胸肌、背肌 | 长腿矫形器扶拐步行，长距离行动需要轮椅 | 基本自理 |
| $L_3$ | 股四头肌 | 短腿矫形器扶手杖步行，不需要轮椅 | 基本自理 |

表 22-6　完全性脊髓损伤患者的 ADL 功能预测

| 四肢瘫 | | | | | ADL | 截瘫 | | | | |
| --- | --- | --- | --- | --- | --- | --- | --- | --- | --- | --- |
| $C_4$ | $C_5$ | $C_6$ | $C_7$ | $C_8$ | | $T_{1\sim4}$ | $T_{5\sim8}$ | $T_{9\sim12}$ | $L_{1\sim2}$ | $L_{3\sim5}$ |
| | | | | | 1. 进食 | | | | | |
| | | | + | + | （1）独立进行 | + | + | + | + | + |
| | + | + | | | （2）利用自助具能进行 | | | | | |
| | | | | | 2. 穿衣 | | | | | |
| | | | + | + | （1）独立进行 | + | + | + | + | + |
| | + | + | | | （2）利用自助具和专门修改过的衣服能进行 | + | + | + | + | + |
| | | | | | 3. 简单的个人卫生 | | | | | |
| | | | + | + | （1）独立进行 | + | + | + | + | + |
| | | + | | | （2）少部分需要帮助 | | | | | |
| | | + | | | （3）大部分需要帮助 | | | | | |
| + | | | | | （4）完全需要他人帮助 | | | | | |

续表

| 四肢瘫 | | | | | ADL | 截瘫 | | | | |
| C₄ | C₅ | C₆ | C₇ | C₈ | | T₁~₄ | T₅~₈ | T₉~₁₂ | L₁~₂ | L₃~₅ |
| --- | --- | --- | --- | --- | --- | --- | --- | --- | --- | --- |
| | | | | | 4. 阅读 | | | | | |
| | | | + | + | （1）能独立翻书页 | + | + | + | + | + |
| | | + | | | （2）用自助具翻书页 | | | | | |
| | | | | | 5. 用手写字 | | | | | |
| | | | + | + | （1）独立进行 | + | + | + | + | + |
| | | | | | （2）独立进行但速度和准确性均差 | | | | | |
| | | + | | | （3）用自助具能进行，速度和准确性均差 | | | | | |
| | | | | | 6. 咳嗽 | | | | | |
| | | | | | （1）独立进行有功能的咳嗽 | | | + | + | + |
| | | + | + | + | （2）能自己用手帮助咳嗽 | + | + | + | + | + |
| | | | + | + | 7. 独立给自身关节作关节活动范围活动 | + | + | + | + | + |
| | | | | | 8. 给皮肤减压 | | | | | |
| | | | + | + | （1）能做推升减压 | + | + | + | + | + |
| | + | + | | | （2）前倾减压（借助系于轮椅背柱上的套索） | | | | | |
| + | | | | | （3）利用电动的斜靠背轮椅减压 | | | | | |
| | | | | | 9. 床上转移 | | | | | |
| | | | + | + | （1）独立进行 | + | + | + | + | + |
| | + | + | | | （2）用头上方悬吊架能独立进行 | | | | | |
| | | | | | 10. 向厕所转移 | + | + | + | + | + |
| | | | | | 11. 向浴盆转移 | | | | | |
| | | + | + | + | （1）移动到架在浴盆上方的凳子上 | + | + | + | + | + |
| | | | | | （2）进入浴盆底部 | | | | | |

表 22-7　脊髓损伤康复基本目标

| 脊髓损伤水平 | 基本康复目标 | 需用支具轮椅种类 |
| --- | --- | --- |
| C₅ | 桌上动作自立，其他依靠帮助 | 电动轮椅、平地可用手动轮椅 |
| C₆ | ADL 部分自立，需中等量帮助 | 手动电动轮椅，可用多种自助具 |
| C₇ | ADL 基本自立，乘轮椅活动 | 手动轮椅，残疾人专用汽车 |
| C₈ ~ T₄ | ADL 自立，轮椅活动支具站立 | 同上，骨盆长支具，双拐 |
| T₅~₈ | 同上，可应用支具治疗性步行 | 同上 |
| T₉~₁₂ | 同上，长下肢支具治疗性步行 | 轮椅，长下肢支具，双拐 |
| L₁ | 同上，家庭内支具功能性步行 | 同上 |
| L₂ | 同上，社区内支具功能性步行 | 同上 |
| L₃ | 同上，肘拐社区内支具功能性步行 | 短下肢支具 |
| L₄ | 同上，可驾驶汽车，可不需轮椅 | 同上 |
| L₅ ~ S₁ | 足托功能步行及驾驶汽车 | 足托或短下肢支具 |

### 四、脊髓损伤患者辅助器具应用的评定

现代生物力学、生物工程学的发展使截瘫患者应用的辅助器械有了明显的进步，正确地确定适应证、选择相应的矫形器或支具和合理安装使用其他辅助器械，不仅可以改善患者的生活自理能力，而且有利于患者心理和体质的全面康复，对患者早日开始自理的、创造性的生活有重要的意义。

脊髓损伤水平不同，其康复目标不同，所需要的辅助器具也不完全相同，须根据患者的具体情况做出适当的选择。因此，依据脊髓损伤水平进行辅助器具应用的评估有重要的临床意义（表22-8、表22-9）。

**表 22-8　不同脊髓损伤水平患者可能选择的辅助器具**

| 辅助器具 | $C_4$ | $C_5$ | $C_6$ | $C_{7\sim8}$ | $T_{1\sim10}$ | $T_{11\sim12}$ | $L_{1\sim3}$ | $L_{4\sim5}$ |
|---|---|---|---|---|---|---|---|---|
| 电动轮椅 | + | + | (+) | | | | | |
| 轻型轮椅 | | (+) | + | + | + | (+) | | |
| 标准轮椅 | | | | | (+) | + | + | + |
| 上肢夹板 | + | + | + | | | | | |
| ADL 自助具 | + | + | + | + | | | | |
| 轮椅用滑板 | | + | + | (+) | | | | |
| 助步器 | | | | | | | + | + |
| 腋拐 | | | | | + | + | + | |
| AFO 支具 | | | | | | | + | + |
| KAFO 支具 | | | | | + | + | + | |
| 环境控制 | + | | | | | | | |

**表 22-9　不同脊髓损伤水平患者下肢步行矫形器的选择与康复目标**

| 脊髓损伤水平 | 无助动型步行矫形器及康复目标 | 助动型步行矫形器及康复目标 |
|---|---|---|
| $T_{1\sim5}$ | 应用骨盆带长下肢支具（HKAFO）及腋拐进行支具站立训练 | 应用 ARGO 及肘拐进行站立训练或治疗性步行 |
| $T_{6\sim10}$ | 应用骨盆带长下肢支具（HKAFO）及腋拐进行治疗性步行 | 应用 ARGO 及肘拐进行治疗性或家庭功能性步行 |
| $T_{11\sim12}$ | 应用长下肢支具（KAFO）及腋拐进行治疗性或家中功能性步行 | 应用 ARGO 及肘拐进行社区功能性步行 |
| $L_1$ | 应用长下肢支具（KAFO）及腋拐进行家中功能性步行 | 应用 ARGO 及肘拐进行社区功能性步行 |
| $L_2$ | 应用长下肢支具（KAFO）及腋拐进行家中或社区功能性步行 | 应用 ARGO 及肘拐进行社区功能性步行 |

续表

| 脊髓损伤水平 | 无助动型步行矫形器及康复目标 | 助动型步行矫形器及康复目标 |
|---|---|---|
| $L_{1\sim4}$ | 应用短下肢支具（AFO）及肘拐进行社区功能性步行 | 无必要应用助动型步行矫形器 |
| $L_5\sim S_1$ | 应用足托及单拐进行社区步行 | |
| $S_2$ | 社区步行 | |

ARGO：具有助动功能的往复式步行矫形器。

### 五、脊髓损伤并发症的评定

康复医师从脊髓损伤急性期开始，除密切监测患者的神经功能和损伤的严重程度外，还要早期诊断和治疗各种并发症。脊髓损伤患者常见的并发症有神经源性膀胱、肠道功能障碍、呼吸功能障碍、心血管功能障碍、压疮、深静脉血栓等。脊髓损伤后疼痛评定见相关章节，对高位脊髓损伤患者还需心肺功能评定。以下介绍神经源性排尿障碍、神经源性肠道功能障碍、压疮、深静脉血栓的评定，其余并发症的评定见相关章节。

#### （一）神经源性排尿障碍

目前，对脊髓损伤后神经源性膀胱尚无统一的分类方法。国际尿控协会将排尿功能障碍分为储尿期和排尿期两部分进行描述，并基于尿动力学结果，针对患者储尿期和排尿期的功能障碍提出一个分类系统。该分类可以较好地反映膀胱、尿道等下尿路的功能和临床症状，但没有反映上尿路功能状态。

**1. 膀胱输尿管反流的分级**　参照国际反流分级标准：①Ⅰ级：反流至不扩张的输尿管。②Ⅱ级：反流至不扩张的肾盂肾盏。③Ⅲ级：输尿管、肾盂肾盏轻中度扩张，杯口变钝。④Ⅳ级：中度输尿管迂曲和肾盂肾盏扩张。⑤Ⅴ级：输尿管、肾盂肾盏重度扩张，乳头消失，输尿管迂曲。

**2. 肾盂输尿管积水扩张分度标准**　①1度：肾盂肾盏轻度扩张、输尿管无扩张。②2度：肾盂肾盏中度扩张、杯口变钝，输尿管轻度扩张。③3度：肾盂肾盏中度扩张和输尿管中度扩张迂曲。④4度：肾盂肾盏重度扩张、乳头消失，输尿管重度扩张迂曲。上述肾盂输尿管积水扩张经常源自膀胱壁增厚导致的壁段输尿管狭窄梗阻。该方法最后是对肾功能的损害程度进行分类。

**3. 神经源性排尿障碍评定**　除对尿路功能状态进行分级外，还需对患者病史进行问询，结合体格检查、症状评估、实验室检查、尿流动力学分析进行综合评估分析。实验室影像学检查包括尿分析、放射学检查，症状严重者需进行静脉尿路造影（IVU）、排尿期膀胱造影（MCUG）、内镜检查及超声检查。症状评估包括排尿日记、尿垫试验和症状评分。

#### （二）神经源性肠道功能障碍

肠道功能的状况取决于脊髓损伤的节段和程度等综合情况。不同节段的脊髓损伤，其神经源性肠道功能障碍的类型不同。临床上根据骶髓排便反射是否存在，将脊髓损伤后神经源性肠道功能障碍分为两种类型：脊髓圆锥水平以上损伤，可引起肠易激综合征及肛门外括约肌痉挛，造成粪便滞留；脊髓圆锥水平以下损伤，可引起肠易激综合征及大便干结，肛门外括约肌失张力，肛提肌缺乏控制，常可引起大便失禁。

**1. 临床检查**　神经源性肠道功能障碍临床检查包括一般情况、体格检查、便常规、腹部超声、结肠镜及直肠镜、表面肌电图、肠道动力测量、粪便造影检查等。

**2. 功能障碍评估** 神经源性肠道功能障碍评估包括肛肠测压、盆底肌电图检查、肛门自制功能试验、便秘得分、Barthel 指数。Barthel 指数的敏感性及可信度较高，并且操作简单，是应用比较广泛的一种 ADL 评定方法。Barthel 指数评估大便情况时，分值 0 ～ 10 分，0 分表示患者完全不能控制排便，5 分表示有便意但偶尔失控，10 分表示患者排便完全自控，分值越高则说明患者排便控制越好。

### （三）压疮

脊髓损伤后压疮是高发的并发症之一，易发生于缺乏脂肪组织保护、无肌肉包裹或肌层较薄的骨突处。

压疮分期有很多种，其中美国压疮协会压疮分期是目前临床上广泛应用的一种。其将压疮分为 6 期：①Ⅰ期：局部皮肤完整，有指压不变白的红肿。②Ⅱ期：损害涉及皮肤表层或真皮层，可见皮损或水疱。③Ⅲ期：损害涉及皮肤全层，皮下脂肪交界处可见较深创面。④Ⅳ期：损害涉及肌肉、骨骼或结缔组织（肌腱、关节、关节囊等）。⑤可疑深部组织损伤期：局部皮肤完整，呈紫红色或黑紫色，或有血疱。⑥不可分期阶段：全层皮层缺损，伤口床被腐肉和 / 或焦痂覆盖。

此外，Shea 分级在临床评估中也很常用，具体分级如下：①损害涉及表皮，包括表皮红斑或脱落；②损害涉及皮肤全层及其皮下脂肪交界的组织；③损害涉及皮下脂肪和深筋膜；④损害涉及肌肉或深达骨骼；⑤损害涉及关节或体腔（直肠、小肠、阴道或膀胱）形成窦道。

### （四）深静脉血栓

深静脉血栓是脊髓损伤患者较常见的并发症，其形成机制有 3 个重要因素：①血管内皮损伤；②血流速度减慢；③血液高凝状态。而脊髓损伤患者长期卧床制动使得血液流速减慢，外伤导致的血管损伤、血液高凝，导致血栓形成风险大幅增加，血栓活动后脱落，可引起肺栓塞，造成生命危险。

深静脉血栓好发于下肢，其临床检查包括下肢静脉彩色超声检查、放射性同位素检查、电阻抗体容积描记检查、静脉造影检查。其中，静脉造影为最准确的检查方法。体格检查中，若膝关节伸直位，将足被动快速背屈，使腓肠肌和比目鱼肌伸长，出现腓肠肌部疼痛时，提示 Homans 征阳性，即下肢深静脉血栓阳性。

【复习思考题】

1. 患者男，45 岁。外伤致 $T_{10}$ 骨折，经手术后转至康复科进行下一步治疗。为制定详细康复计划，初期应进行哪些康复评估？

2. 患者男，31 岁。高处坠落伤致 $T_8$ 胸椎粉碎性骨折并脊髓压迫。术后 2 个月查体：双侧最低正常感觉平面均在 $T_{4 \sim 5}$ 平面减退，$T_6$ 及其以下消失，双下肢肌力 0 级；双上肢感觉、运动功能正常，鞍区感觉、运动均消失。分析该患者病情，确定其诊断。

3. 患者男，34 岁。从三楼坠落，术后 25 天查体：意识清；MMT 检查髂腰肌肌力左右侧均 4 级，股四头肌左右侧均 3 级，胫骨前肌右侧 1 级、左侧 2 级；肛门括约肌无张力，感觉检查减弱。请回答：①按照 ASIA 损伤分级，其脊髓损伤程度属于哪一级？②根据以上检查，确定患者脊髓损伤的平面。③该患者的功能恢复预后如何？

# 第二十三章

# 小儿脑性瘫痪主要功能障碍评定

扫一扫，查阅本章数字资源，含PPT、音视频、图片等

随着科学技术的发展和人们思想观念的转变，人们对脑瘫的认识在不断地深入和完善。迄今为止，虽然国际上尚无公认和引用的脑瘫定义，但基本认识趋于一致。在2014年第六届中国康复医学会儿童康复专业委员会、第十三届中国残疾人康复协会小儿脑瘫康复专业委员会上提出了最新定义：脑性瘫痪是一组持续存在的中枢性运动和姿势发育障碍、活动受限综合征，这种综合征是由于发育中的胎儿或婴幼儿脑部非进行性损伤所致。脑性瘫痪的运动障碍常伴有感觉、知觉、认知、交流和行为障碍，以及癫痫和继发性肌肉骨骼问题。

小儿脑性瘫痪的评定是脑瘫患儿康复的重要环节，通过评定可以全面了解脑瘫患儿的生理功能和社会功能，分析患儿运动功能状况、潜在能力、障碍所在，为设计合理的康复治疗方案、判定康复治疗效果提供依据。

## 第一节 概 述

对患儿进行评价后，予以手法治疗，在治疗过程中要对患儿的反应进一步评价，根据反应中存在的问题再次制定治疗计划，如此循环往复地进行可使患儿的功能得以改善。此外，还要评价患儿的语言发育、摄食运动、智能发育、社会性、认知功能、情绪等。全面了解患儿的整体情况，为确定治疗目标提供依据。在评定的过程中，要遵循以下原则：

**1. 综合性评定** 脑瘫患儿的临床症状绝不止于运动方面，常合并精神、认知、情绪、智能、言语等多方面障碍，所以在评定时一定要将患儿看作一个整体，从各个方面去综合评定。

**2. 定期评定** 脑瘫患儿的临床症状复杂，不可能通过一次评定就能全面了解其障碍的全部情况，也不能凭一次评定就决定长期治疗方案，评定应该分如下三个分期评定：

（1）初期评定 是在刚刚接触患儿时对其进行的评定，由于患儿的恐惧感和紧张感，在评定的过程中往往不能表现出其实际的运动发育水平，也因为评定人员初次接触患儿对其了解不深，评定的结果可能不会十分准确，所以此次评定只是着重于找出急需治疗的问题，以便采取相应的治疗方法和手段。根据初期评定结果所制定的康复方案，要在治疗中发现其不足，为中期评定做准备。

（2）中期评定 在经过一段时期的治疗后，一般2周左右，要对患儿进行中期评定。评定的重点是观察前一段时间治疗的反应和变化，并研究前次评定的正确性和有效性，根据患儿的变化及治疗的效果决定治疗方法和手段。中期评定不止进行一次，应根据患儿的情况多次进行。

（3）末期评定 这是在患儿即将出院时进行的评定，目的是掌握患儿在就医期间的治疗效果及其目前存在的问题，对于患儿今后的治疗提出具体建议。

**3. 参与评定的人员**　评定不是一个医生与一个治疗师的单独作业，应该组成评定小组。各类专业人员要密切配合。在初期筛查阶段可以由各专业人员分别进行，然后进行小组集中评定。评定主要是针对患儿，但不应忽略患儿家长、家庭周围环境等情况。

# 第二节　运动发育和评定

## 一、粗大运动发育的评定

粗大运动发育是指抬头、坐、翻身、爬、站、走、跳等运动发育，是人类最基本的姿势和移动能力的发育。粗大运动评定主要指反射发育及姿势运动发育两方面，主要评定脑瘫患儿的粗大发育水平较正常同龄儿落后的程度。

### （一）反射发育的评定

小儿发育反射能够十分准确地反映中枢神经系统发育情况，是诊断脑瘫与评定的重要手段之一。按神经的成熟度可分为原始反射、姿势反射、平衡反应及正常情况下诱发不出来的病理反射（详见第五章反射的评定）。

### （二）姿势与运动发育

**1. 头部控制**　正常小儿完成对头部的控制约需时 4～6 个月。如果发育不正常就会影响其头部控制，如头侧屈时的翻正、俯卧位头部翻正、仰卧位头部翻正，或悬空俯卧位头部翻正等。一般 4～6 个月正常婴儿已具备以上良好的头部翻正和控制能力，始终能将头保持在正中位置。但不随意运动型脑瘫患儿翻正能力低下，头控制不好，抬不起或表现为异常的姿势。

**2. 翻身**　观察患儿是否能自己从仰卧位旋转为俯卧位；翻身的质量及翻身的熟练程度如何、翻身时是否缺乏分节运动、翻身时是否出现非对称性紧张性颈反射、是否缺乏流畅、有不随意运动等不正常姿势。一般 4～6 个月正常婴儿能自己流畅地单独翻身。痉挛型、不随意运动型脑瘫患儿因发育迟缓、异常反射存在或因肌张力减低或增高，妨碍患儿肩部与骨盆间的相对旋转而不能完成翻身动作。

**3. 坐**　观察患儿能否独坐，采取什么样的坐姿，包括正坐位、长坐位、侧坐位、椅上坐位。腘绳肌痉挛的脑瘫患儿不能长坐位。

**4. 跪、爬**　7～12 个月时可以四点跪，18 个月时可直跪，18～20 个月时可半跪；7～8 个月时能开始腹爬，逐渐进展到手膝位爬、高爬。

**5. 站立**　8 个月的婴儿开始拉着栏杆尝试着使自己站起来，然后逐渐独立站稳，此时观察患儿对抗重力和躯体的伸展能力。

**6. 行走**　观察患儿行走的能力和步行功能的发育是否符合表 23-1，是否能两脚左右交替地轮流支持身体重量而使身体向前移动，是扶行还是独立行走，独立行走时采取的姿势如何，有无双腿交叉、双手高举、内旋、屈曲腕肘关节、双手屈曲、脚尖行走、膝过伸、步基过宽、提膝过高、大腿内旋、双手摆动失常、无法直线前行、步伐不均不对称等异常。正常小儿 12～18 个月时即具备行走能力。脑瘫儿头、颈、躯干控制不好，四肢肌张力增高或降低，坐、站等平衡功能不好，没有足够的肌力和重心转移能力，均影响患儿最终的行走功能。

表 23-1　站立和行走的正常发育

| 年龄 | 站立和行走能力 |
| --- | --- |
| 4 周 | 扶站时，双脚有负重及踏步反射 |
| 8 周 | 扶站时，双脚能用力下压 |
| 12 周 | 扶站会将腿松弛或屈起 |
| 16 周 | 扶站时，两腿伸直或用脚尖站或将腿屈起 |
| 20 周 | 扶站时，脚开始可以负重 |
| 28 周 | 扶站时，脚可以负重 |
| 36 周 | 能扶着家具站立 |
| 40 周 | 可扶着家具站起及坐下来、双手扶持下可以站立 |
| 44 周 | 扶着家具站时，可以提脚 |
| 48 周 | 两手扶着家具会走几步 |
| 1 岁 | 牵着一手可以蹒跚地走 |
| 15 个月 | 可以自己走数步，容易跌倒，不会转弯或紧急停步 |
| 18 个月 | 会自己走路，很少跌倒 |
| 2 岁半 | 会踮起脚尖走路，会尝试单脚站立 |
| 3 岁 | 能用单脚站立约 2 秒 |
| 4 岁 | 能用单脚站立约 3 ～ 5 秒 |
| 5 岁 | 能单脚站立 8 ～ 10 秒 |

**7. 上下楼梯**　观察患儿是否能独立上下楼梯、是否需扶手或虽能上下楼梯但姿势异常等。

**8. 转移**　观察患儿由头、颈、肩和骨盆引发的各种位置的转移，例如，由仰卧位至侧卧位、侧跪；由侧坐位至四点跪、四肢爬；由侧坐位至长坐位；由侧坐位至直跪、半跪、站、走等。观察以上转移动作是否能完成、转移的方式、姿势是否正常、协调性如何、能否自主控制等。

一般认为脑瘫患儿发育的主要特征是，运动发育延迟 3 个月以上，同时有异常姿势和移动模式。评定姿势与运动发育是否落后，是否有异常模式，还要动态观察这种情况是否改善或恶化。可采用一些常用的评价量表进行运动功能评定，如粗大运动功能评定（gross motor function measure，GMFM）（表 23-2）、功能独立性评定（functional independence measure，FIM）、Peabody 运动发育评定等。

GMFM 将不同体位的反射、姿势和运动模式分为 88 项评定指标。共分五个功能区：A. 卧位、翻身，部分原始反射残存及姿势反射的建立；B. 坐位；C. 爬及跪位运动，平衡反应的建立；D. 坐位运动；E. 走、跑及跳运动。每项评定指标的评分为 0 ～ 3 分。0 分：没有出现的迹象；1 分：完成 10% 以下；2 分：完成 10% ～ 90%；3 分：全部完成。最后可得出原始分（5 个能区原始分）；各能区百分比（原始分 / 总分 ×100%）；总百分比（各能区百分比相加 /5）；目标区分值（选定能区百分比相加 / 所选能区数）。

表 23-2　粗大运动功能评定（GMFM）

| 项目 | 项目 |
|---|---|
| **A. 卧位和翻身** | 45. 交替四点爬 1.8 米 |
| 1. 手放体侧，姿势对称，转动头部 | 46. 用手和膝／脚爬上 4 级楼梯 |
| 2. 把手放在中线位，双手合拢 | 47. 用手和膝／脚退爬下 4 级楼梯 |
| 3. 抬头至 45° | 48. 扶物坐到直跪，自由保持 10 秒 |
| 4. 髋，膝全范围屈曲（右） | 49. 扶物直跪到右单膝立位自由保持 10 秒 |
| 5. 髋，膝全范围屈曲（左） | 50. 扶物直跪到左单膝立位自由保持 10 秒 |
| 6. 伸右手（前臂）过中线抓玩具 | 51. 自由跪走 10 步 |
| 7. 伸左手（前臂）过中线抓玩具 | **D. 站立** |
| 8. 从右侧翻身成俯卧位 | 52. 从地上扶着高凳站起 |
| 9. 从左侧翻身成俯卧位 | 53. 站立，双手游离 3 秒 |
| 10. 抬头向上 | 54. 一手扶着高凳，抬起右脚 3 秒 |
| 11. 双肘伸直支撑，抬头，抬胸 | 55. 一手扶着高凳，抬起左脚 3 秒 |
| 12. 右前臂支撑，左手充分前伸 | 56. 站立，双手游离 20 秒 |
| 13. 左前臂支撑，右手充分前伸 | 57. 左脚独占 10 秒 |
| 14. 从右侧翻身成俯卧位 | 58. 右脚独占 10 秒 |
| 15. 从左侧翻身成俯卧位 | 59. 不用手辅助，小凳子坐位到站位 |
| 16. 用手足向右回旋 90° | 60. 直跪从右单膝跪位站起 |
| 17. 用手足向左回旋 90° | 61. 直跪从左单膝跪位站起 |
| **B. 坐位** | 62. 手游离，站位慢慢坐到地板上 |
| 18. 自己双手抓物从仰卧到坐位 | 63. 手游离，从站位蹲下 |
| 19. 卧位：从右侧翻身到坐位 | 64. 从地上拾物站起 |
| 20. 卧位：从左侧翻身到坐位 | **E. 走，跑和跳** |
| 21. 坐垫子，扶胸，头立直 3 秒 | 65. 两手扶高凳右侧横走 5 步 |
| 22. 坐垫子，扶胸，头中线位立 10 秒 | 66. 两手扶高凳左侧横走 5 步 |
| 23. 双臂撑地坐，保持 3 秒 | 67. 双手扶持，前行 10 步 |
| 24. 双臂离地坐，保持 5 秒 | 68. 单手扶持，前行 10 步 |
| 25. 前倾身体抓起玩具后回到座位 | 69. 不用扶持，前行 10 步 |
| 26. 触到右后方 45° 处玩具恢复原坐位 | 70. 进 10 步，停，转身 180°，走回 |
| 27. 触到左后方 45° 处玩具恢复原坐位 | 71. 退行 10 步 |
| 28. 右侧坐位双臂游离保持 5 秒 | 72. 双手持物，前行 10 步 |
| 29. 左侧坐位双臂游离保持 5 秒 | 73. 20 厘米宽的平行线内连续走 10 步 |
| 30. 从坐位慢慢回到仰卧位 | 74. 沿 2 厘米宽的直线连续走 10 步 |
| 31. 双脚在前，从坐位向右侧转为四点位 | 75. 右脚先行，跨过平膝高障碍 |
| 32. 双脚在前，从坐位向左侧转为四点位 | 76. 左脚先行，跨过平膝高障碍 |
| 33. 不用手协助，转体 90° | 77. 向前跑 4.5 米，停下，跑回 |
| 34. 坐凳子上，手脚游离保持 10 秒 | 78. 右脚踢球 |
| 35. 从站位到坐在小凳子上 | 79. 左脚踢球 |
| 36. 从地上坐到小凳子上 | 80. 双脚同时，原地蹦起 30 厘米高 |
| 37. 从地上坐到高凳子上 | 81. 双脚同时，向前蹦 30 厘米 |
| **C. 爬和跪** | 82. 60 厘米圆圈内，右脚跳 10 次 |
| 38. 向前腹爬 1.8 米 | 83. 60 厘米圆圈内，左脚跳 10 次 |
| 39. 手膝负重，4 点位持续 10 秒 | 84. 单手扶栏杆，交替上 4 级台阶 |
| 40. 手自由，从 4 点位到坐位 | 85. 单手扶栏杆，交替下 4 级台阶 |
| 41. 从仰卧位到 4 点位，手膝负重 | 86. 自由交替上 4 级台阶 |
| 42. 四点位拉伸出右手高过肩 | 87. 自由交替下 4 级台阶 |
| 43. 四点位拉伸出右手高过肩 | 88. 双脚同时从 15 厘米高的台阶跳下 |
| 44. 向前四点爬或蛙跳样爬 1.8 米 | **总分** |

## 二、精细运动的评定

精细运动能力指的是个体主要凭借手及手指等部位的小肌肉或小肌群的运动在感知觉、注意等心理活动的配合下完成特定任务的能力。精细运动能力既是日常活动的重要基础，又是评价婴幼儿神经系统发育成熟度的重要指标之一，对婴幼儿进行早期教育的基本依据。3 岁前是精细运动能力发育极为迅速的时期。

**1. 精细运动功能评定量表（fine motor function measure scale，FMFM）** 属于等距量表，适用于 0 ~ 3 岁脑瘫儿童，可判断脑瘫儿童的精细运动功能水平，并且具有良好的信度和效度。量表分为 5 个方面，共有 61 个项目，包括视觉追踪、上肢关节活动能力、抓握能力、操作能力、手眼协调能力，每项 0 ~ 3 分，分 4 个等级（表 23-3）。

表 23-3 精细运动功能评定（FMFM）

| | |
|---|---|
| A01 项 视觉追踪摇铃 | A02 项 听觉追踪 |
| A03 项 视觉追踪——右侧至左侧 | A04 项 视觉追踪——左侧至右侧 |
| A05 项 视觉垂直追踪 | |
| B01 项 伸手臂 | B02 项 接近中线 |
| B03 项 抓握摇铃 | B04 项 伸手抓纸 |
| B05 项 双手合握 | B06 项 打开书 |
| B07 项 倒小丸 | B08 项 手碰自己部位 |
| B09 项 画线 | |
| C01 项 抓握方木 | C02 项 双手同时各握一块方木 |
| C03 项 抓小丸 | C04 项 弄壁纸 |
| C05 项 抓握方木 | C06 项 放开方木 |
| C07 项 单手握两块方木 | C08 项 抓小丸 |
| C09 项 抓笔 | C10 项 前三指抓方木 |
| D01 项 移动小木桩 | D02 项 方木递交 |
| D03 项 敲击杯子 | D04 项 连接方木 |
| D05 项 拍手 | D06 项 伸向第 3 块方木 |
| D07 项 用勺子敲击 | D08 项 拧开瓶盖 |
| D09 项 逐页翻书 | D10 项 剪开纸 |
| D11 项 把纸剪成两半 | D12 项 解开纽扣 |
| D13 项 在线条之间涂色 | |
| E01 项 手指触摸小丸 | E02 项 手指戳洞 |
| E03 项 将 7 块方木放入杯中 | E04 项 将小丸放入瓶中 |
| E05 项 放小木桩 | E06 项 四块方木搭高楼 |
| E07 项 放形状 | E08 项 造七块方木的高楼 |
| E09 项 搭火车 | E10 项 穿珠子 |
| E11 项 模仿画垂线 | E12 项 模仿画横线 |
| E13 项 快速放小丸 | E14 项 穿线 |
| E15 项 临摹十字 | E16 项 描线 |
| E17 项 搭楼梯 | E18 项 临摹长短均等的"十" |
| E19 项 搭金字塔 | E20 项 两点连线 |
| E21 项 临摹画正方形 | E22 项 剪圆形 |
| E23 项 折纸 | E24 项 剪正方形 |

**2. Peabody 运动发育评定（Peabody developmental motor scale-Ⅱ，PDMS-2）** 适用于评定 0～72 个月的所有儿童（包括各种原因导致的运动发育障碍儿童）的运动发育水平。用于精细运动功能评定的分测验包括抓握（26 项）和视觉-运动整合（72 项），每项 0～2 分，共 196 分。同时可以得出精细发育商。

**3. 脑瘫儿童手功能分级系统（manual ability classification system for children with cerebral palsy，MACS）** 适用于 4～18 岁脑瘫患儿，是针对脑瘫患儿在日常生活中操作物品的能力进行分级的系统。

**4. 墨尔本单侧上肢功能评定量表（Melbourne assessment of unilateral upper limb function，MA）** 适用于 2.5～18 岁患有先天性或获得性神经系统疾病的患儿上肢运动功能的评定，脑瘫儿童是其最主要的应用人群，具有良好的信度、效度。量表包括 14 个测试项，30 个评分项，共测试关节活动度、准确度、灵巧性、流畅性四个运动质量要素分测试。

**5. 上肢技巧质量评定量表（quality of upper extremity skills test，QUEST）** 由加拿大学者制定，适用于 18 个月～8 岁痉挛型脑瘫儿童，可以反映上肢运动功能质量的潜在特质，多用于肉毒素注射的疗效评定。

# 第三节　小儿脑性瘫痪的其他评定

## 一、体格发育的评定

通过对患儿体格发育的评定可以看出患儿比同年龄小儿发育差别的程度和发育滞后的时间，明确是否有畸形、挛缩等情况。

### （一）小儿体重估计

体重是比较灵敏的体格发育指标，体重增速的异常，大多是由护理和营养供给不当造成。但应排除消化道畸形、感染、恶性肿瘤等疾病因素。

**1. 出生前半年**　体重（kg）＝出生体重＋月龄 ×0.7

**2. 出生后半年**　体重（kg）＝出生体重 +6×0.7+（月龄 –6）×0.5

**3. 2 岁以上**　体重（kg）＝年龄 ×2+8

其个体差异不应超过平均数 ±10%，低于 15% 为异常。

### （二）头围的计算

经眉弓上方凸出部，绕经枕后结节 1 周的长度，头围与脑的发育密切相关。出生时平均头围 34cm，前半年增长 8～10cm，后半年增长 2～4cm。6 个月时为 44cm，1 岁时头围为 46cm（同胸围），2 岁为 48cm，5 岁时 50cm，15 岁接近成人 54～58cm。头围反应脑、颅骨的发育，在 2 岁时测量最有意义，头围过大见于脑积水、佝偻病；头围过小见于小头畸形。

头围的测量：采用软尺测量。小儿取立位、坐位或仰卧位，将软尺 0 点固定于头部一侧眉弓上缘，软尺紧贴头皮（头发过多应将其拨开）绕枕骨结节最高点及另一侧眉弓上缘回至 0 点即为头围的长度。

### （三）身长（高）的测量

选择合适的身长计（3 岁以下）或身高计（3 岁以上），测量时要求脱去被测儿童鞋袜帽子和外衣，仅穿单裤。

出生身长为 50cm 左右，1 岁为 75cm 左右，2 岁为 85cm 左右，2 周岁以后年平均增长 5 ～ 7cm；2 ～ 12 岁身高计算公式 = 年龄 ×7+70cm。

## 二、肌张力及关节活动度的评定

### （一）肌张力的评定

肌张力是指肌肉在静息状态下的紧张度，表现为肌肉组织微小而持续不断地收缩，临床表现为肌肉被动拉长或牵伸时的阻力。肌张力的检查通过触诊肌肉的硬度、被动摆放肢体的状况、被动活动肢体所遇到的阻力大小及神经电生理来判定肌张力的大小。

（1）肌张力增高　例如仰卧位过度的头后伸，角弓反张；立位行走时双下肢的剪刀步态、尖足等。

（2）肌张力低下　一般表现为俯卧位的蛙状姿势；坐位的 W 字姿势，对折姿势；俯悬卧位时倒 U 姿势；立位腰椎前凸、足外翻或扁平足等。

（3）肌张力障碍　表现为运动与姿势转换过程中的全身性的不随意运动。

### （二）关节活动度的评定

**1. 与肌张力有关的关节活动度的评定**　人体肌肉和肌群一直存在着持续的肌张力活动。正常情况下，肌张力的变化是有限度的，否则人体就丧失了运动的可能性。肌张力的异常又对关节活动度产生影响，肌张力增高时，对关节活动产生较大的抵抗感，肢体摆动幅度小，关节伸屈受限；反之，肌张力降低时，活动关节无抵抗等，肢体摆动幅度大，关节屈伸过度。此外，可通过以下关节活动度间接了解肌张力的情况。小儿取仰卧位，头和身体居中。

（1）内收角　指患者两下肢伸直，外展至最大限度，两大腿间的夹角。

（2）腘窝角　指小儿一侧下肢拉直、抬高、屈髋关节，大腿与小腿之间的夹角。

（3）足背屈角　指尽量被动背屈踝关节，观察足从中立位开始背屈的角度。

（4）足跟耳试验　指牵拉患儿一侧足使其尽可能向同侧耳部靠拢，足跟与臀部连线与桌面形成的角度。正常值如表 23-4 所示。

表 23-4　与肌张力有关的关节活动度

| 年龄 | 内收角 | 腘窝角 | 足背屈角 | 足跟耳征角 |
| --- | --- | --- | --- | --- |
| 1 ～ 3 月 | 40°～ 80° | 80°～ 100° | 60°～ 70° | 80°～ 100° |
| 4 ～ 6 月 | 70°～ 110° | 90°～ 120° | 30°～ 45° | 90°～ 130° |
| 7 ～ 9 月 | 100°～ 140° | 110°～ 160° | 0 ～ 20° | 120°～ 150° |
| 10 ～ 12 月 | 130°～ 150° | 150°～ 170° | 0 ～ 20° | 140°～ 170° |

**2. 各主要关节活动度的评定**　包括上肢肩、肘、腕、手各关节的活动度；下肢髋、膝、踝关节的活动度。

### 三、言语语言功能评定

为了了解儿童的语言发育水平、评估语言治疗的效果或观察外界因素对语言发育的影响，需要对儿童的语言发育水平进行评定。除常用的含有言语语言项目的综合性发育测验，如丹佛发育筛查法（DDST）、Gesell 发育量表、Bayley 婴儿发育量表、Wechsler 智能量表等外，还可根据使用者测试目的、受试对象的不同，选用自然语言分析、实验测试、父母报告三种方法来评定儿童语言的发育水平。

**1. 言语功能发育评定**

（1）儿童沟通发育量表（父母报告） 1993 年 Fenson 等人创建了 MCDI（Macarthr communicative development inventory），为美国以英语为母语的儿童制定了一个早期语言与沟通发育量表。根据 MCDI 的基本格式，2000 年对中文沟通发育量表 – 普通话版（Chinese communicative development inventory–mandarin version，CCDI）进行了标准化研究。CCDI 分为两个量表，一个用于 8 ～ 16 个月婴儿，一个用于 16 ～ 30 个月的幼儿。婴儿量表称为婴儿沟通发展量表 – 词汇和手势。此量表分两部分：第一部分由早期对语言的反应、听短句、开始说话的方式及词汇量表四部分组成；第二部分为动作及手势。幼儿量表称为幼儿沟通发育量表 – 词汇和句子。此量表也分为两部分：第一部分为词汇量表，含有 799 个词，分 24 类；第二部分为句子和语法。

通过分析儿童表达词汇的数量和句子结构的复杂性及句子的长度，来判断儿童语言发育的水平。

（2）Peabody 图片词汇测验 Peabody 图片词汇测验（Peabody picture vocabulary test，PPVT）是针对 2.5 ～ 18 岁人群的筛查测验，是一套测试词汇理解能力的检验工具。最后将受试者的成绩转化为智龄、离差智商或百分位等级，以此来与同龄正常儿童比较，判断受试者的语言发育情况。

（3）Illinois 心理语言测试 Illinois 心理语言测试（Illinois test of psycholinguitic abilities，ITPA）适用于 3 ～ 10 岁儿童，用来测量儿童在理解、加工和产生言语和非言语性语言的能力。ITPA 由十个必测的分测验和两个备用的分测验组成。十个分测验是：语言理解、图画理解、语言推理、图画类推、语言表达、动作表达、作文、构图、数字记忆、图形记忆。1968 年美国开始使用，目前国内还未见引进报道。

（4）语言发育迟缓检查法 1977 年日本音声言语医学会语言发育迟缓小委员会以语言障碍儿童为对象开始研制试用，1989 年正式命名为 S-S 法（sign–significate relations）。1991 年中国康复研究中心按照汉语的语言特点和文化习惯，引进 S-S 法，制定了汉语版 S-S 法。该检查是依照认知研究的理论（将语言行为分为语法、语义、语用三方面），从检查儿童对"符号形式与指示内容关系""促进学习有关的基础性过程"和"交流态度"三个方面进行评定，并对其语言障碍进行诊断、评定、分类和针对性的治疗，适用于语言发育水平处于婴幼儿阶段的儿童。

S-S 语言发育迟缓评价法检查内容包括符号形式与内容指示关系、基础性过程、交流态度三个方面。以言语符号与指示内容的关系评价为核心，比较标准分 5 个阶段（表 23-5）。将形成事物基本概念阶段称为"第二阶段"，将事物符号阶段称为"第三阶段"。将评价结果与正常儿童年龄水平相比较，即可发现脑瘫儿童是否存在语言发育迟缓。

表 23-5　S-S 语言发育迟缓检查法

| 阶段 | 内容 |
|---|---|
| 第一阶段 | 对事物、事态理解困难 |
| 第二阶段 | 事物的基础概念 |
| 2-1 | 功能性操作 |
| 2-2 | 匹配 |
| 2-3 | 选择 |
| 第三阶段 | 事物的符号 |
| 3-1 | 手势符号（相关符号） |
| 3-2 | 言语符号 |
| | 幼儿符号（相关符号） |
| | 成人语言（任意性符号） |
| 第四阶段 | 词句，主要句子成分 |
| 4-1 | 两词句 |
| 4-2 | 三词句 |
| 第五阶段 | 词句，语法规则 |
| 5-1 | 语序 |
| 5-2 | 被动语态 |

（5）儿童言语能力发育量表　一般用于 3 岁以下脑瘫患儿的言语发育检查（表 23-6）。

表 23-6　儿童言语能力发育量表

| 言语 | 最早月龄 | 85% 通过月龄 | 最晚月龄 |
|---|---|---|---|
| 会发 au、e、a 等音 | 0 | 1.6 | 2 |
| 笑出声 | 2 | 2.7 | 6 |
| 主动对人笑 | 1 | 2.8 | 5 |
| 逗时会用声音回答 | 1 | 3.0 | 5 |
| 哭时开始有厌恶、急躁等情绪 | 2 | 3.7 | 6 |
| 主动对玩具笑 | 2 | 3.8 | 6 |
| 会尖声叫 | 2 | 3.9 | 7 |
| 会用哭声叫人或要东西 | 2 | 4.9 | 6 |
| 会叫 Da、Da、Ma、Ma，无所指 | 5 | 8.7 | 11 |
| 会动作表示"再见""欢迎" | 4 | 8.9 | 12 |
| 懂得"不要这样"的话 | 4 | 10.0 | 11 |

续表

| 言语 | 最早月龄 | 85% 通过月龄 | 最晚月龄 |
|---|---|---|---|
| 会发 ba、ga 等拼音 | 5 | 10.7 | 14 |
| 会模仿成人发音 | 7 | 11.5 | 14 |
| 向他要东西知道给 | 7 | 13.2 | 15 |
| 叫妈妈有所指 | 8 | 13.8 | 15 |
| 叫爸爸有所指 | 7 | 14.5 | 16 |
| 会叫其他亲人（2 人） | 8 | 14.7 | 18 |
| 除亲人称呼外还会 1～2 个字 | 9 | 14.9 | 16 |
| 会表示不要 | 12 | 15.8 | 18 |
| 知道亲近人的名字（2 人） | 11 | 16.1 | 18 |
| 知道同伴的名字（2 人） | 11 | 16.1 | 18 |
| 执行简单取物命令 | 12 | 16.2 | 18 |
| 指出身体 3～4 个部分 | 11 | 16.6 | 19 |
| 会用叠字（3 个） | 11 | 16.8 | 21 |
| 会说 1 个词的话 | 12 | 18.7 | 20 |
| 开始模仿声音 | 12 | 19.1 | 21 |
| 会说 10 个词 | 13 | 19.1 | 21 |
| 会说 2～3 个词的句子 | 14 | 19.5 | 22 |
| 懂得 "上面" "下面" | 14 | 19.5 | 21 |
| 能叫自己名字 | 15 | 19.8 | 23 |
| 懂得 3 个投向 | 18 | 21.2 | 25 |
| 会用词回答 "这是什么" | 18 | 22.7 | 25 |
| 会说 3～5 个词 | 18 | 22.7 | 26 |
| 会说父母的名字 | 18 | 23.9 | 29 |
| 会用词回答："某人到哪儿去了？" | 19 | 24.2 | 26 |
| 会用词回答："谁来了？" | 19 | 24.6 | 28 |
| 常用的东西会说出名称（4 件） | 18 | 25.1 | 28 |
| 会用代词 "我" | 18 | 25.1 | 27 |
| 会唱 3～4 句儿歌 | 18 | 25.5 | 28 |

续表

| 言语 | 最早月龄 | 85%通过月龄 | 最晚月龄 |
|---|---|---|---|
| 会用代词"他" | 18 | 26.3 | 28 |
| 会用代词"你" | 18 | 26.4 | 28 |
| 会问："这是什么？" | 20 | 26.8 | 28 |
| 会问："某人到哪儿去了？" | 19 | 27.5 | 29 |
| 会问："那是谁？" | 20 | 28.3 | 30 |
| 会唱4首以上儿歌 | 19 | 29.1 | 32 |
| 用完整句子表达一件事 | 28 | 29.6 | 35 |
| 知道反义词（3个） | 27 | 29.0 | 36 |
| 知道连接词"和""跟" | 23 | 29.7 | 32 |
| 理解饿了、冷了、累了 | 27 | 30.5 | 34 |
| 会问和答生活简单问题 | 28 | 31.4 | 36 |
| 会用形容词（2个）、副词（2个） | 28 | 33.2 | 35 |

**2. 构音障碍运动功能评定**　构音障碍的评定是通过发音器官的形态和粗大运动检查来确定构音器官是否存在器官运动异常和运动障碍的。当前常用的是 Frenchay 构音障碍评定法。该测验检查内容包括反射、呼吸、唇、颌、软腭、喉、舌等方面评定构音器官运动障碍的严重程度。除对构音器官功能进行检查外，还包括对个体言语理解程度的检查。同时，也通过对话了解个体总体的言语情况，比如个体的言语速度、是否有重复、歪曲语音现象及言语能够被他人理解的程度等。

## 四、日常生活活动能力（ADL）的评定

狭义的日常生活活动（activities of daily living，ADL）是指人们为了维持独立的日常生活而每天必须反复进行的、最基本的、具有共性的一系列活动，包括衣、食、住、行、个人卫生等方面内容。随着人们对社会功能的日益重视，逐渐出现广义的日常生活活动的概念，广义的日常生活活动除了包括上述内容外，还包括与人交往、社区生活及社会活动等。

成人的 ADL 评定量表包括 Barthel 指数、PULSES 评定、Katz 指数、功能独立性评定等，由于儿童的 ADL 能力与发育水平密切相关，所以有其独有的评定量表，其中，信度和效度比较好的量表有中国康复研究中心的儿童 ADL 评定表和儿童功能独立检查法（WeeFIM）。

**1. 中国康复研究中心的儿童日常生活活动能力评定表（表 23-7）**

评分标准：各项内容均可独立完成，每项 2 分；各项内容均可独立完成，但时间过长，每项 1.5 分；动作能完成，但需要他人帮助，每项 1 分；两项中完成一项或即使辅助也很困难，每项 0.5 分；各项内容均不能完成，每项 0 分；总共 50 项，满分 100 分，轻度障碍：75～100 分；中度障碍：50～74 分；重度障碍：0～49 分。

表 23-7　中国康复研究中心的儿童 ADL 评定表

| 一、个人卫生动作 | 1.大小便会示意 |
|---|---|
| 1.洗脸、洗手 | 2.会招手打招呼 |
| 2.刷牙 | 3.能简单回答问题 |
| 3.梳头 | 4.能表达意愿 |
| 4.使用手绢 | （7岁后） |
| 5.洗脚 | 1.书写 |
| 二、进食动作 | 2.与人交谈 |
| 1.奶瓶吸吮 | 3.翻书页 |
| 2.用手进食 | 4.注意力集中 |
| 3.用吸管吸吮 | 5.移动前进轮椅 |
| 4.用勺叉进食 | 6.移动后退轮椅 |
| 5.端碗 | 七、床上运动 |
| 6.用茶杯饮水 | 1.翻身 |
| 7.水果剥皮 | 2.仰卧位到坐位 |
| 三、更衣动作 | 3.坐位到膝立位 |
| 1.脱衣 | 4.独立坐位 |
| 2.脱裤子 | 5.爬 |
| 3.穿上衣 | 6.物品料理 |
| 4.穿裤子 | 八、转移动作 |
| 5.穿、脱袜子 | 1.床到轮椅、步行器 |
| 6.穿、脱鞋 | 2.轮椅到椅子、便器 |
| 7.系鞋带、扣子、拉链 | 3.操作手闸 |
| 四、排便动作 | 4.乘轮椅开关门 |
| 1.能控制大小便 | 九、步行动作（包括辅助器） |
| 2.小便自我处理 | 1.扶站 |
| 3.大便自我处理 | 2.扶物、步行器走 |
| 五、器具使用 | 3.独站 |
| 1.电器插销使用 | 4.单脚站 |
| 2.电器开关使用 | 5.独行 5m |
| 3.开、关水龙头 | 6.蹲起 |
| 4.剪刀的使用 | 7.能上下台阶 |
| 六、认识交流动作（7岁前） | 8.独行 5m 以上 |

　　**2.儿童功能独立性评定（WeeFIM）**　功能独立性评定（functional independent measure，FIM）包括 18 个项目并组成以下六个维度：自理、括约肌控制、移动、行动、交流和社会认知。其中，自理、括约肌控制、移动和行动组成运动分组；交流和社会认知组成认知分组。儿童功能独立性评定量表着重残疾儿童在基本生活时所要求支持的量，并以此反映个体功能独立水平。研究表明，儿童功能独立性评定能反映脑瘫儿童的残疾水平，同时，对日常生活活动受影响的方面和需要照顾的量做出分析。该量表不仅针对日常生活活动能力，而且作为医疗康复残疾状况评估的基本测量工具，对今后医疗康复过程中的功能测量和评估具有重要意义。WeeFIM 能反映脑瘫儿童功能状态及残疾水平（表 23-8）。

表 23-8　儿童功能独立性评定（WeeFIM）量表

| 项　目 | | | | 评估日期 | | |
|---|---|---|---|---|---|---|
| 运动功能 | 自理能力 | 1 | 进食 | | | |
| | | 2 | 梳洗修饰 | | | |
| | | 3 | 洗澡 | | | |
| | | 4 | 穿裤子 | | | |
| | | 5 | 穿上衣 | | | |
| | | 6 | 上厕所 | | | |
| | 括约肌控制 | 7 | 膀胱管理 | | | |
| | | 8 | 直肠管理 | | | |
| | 转移 | 9 | 床、椅、轮椅间 | | | |
| | | 10 | 如厕 | | | |
| | | 11 | 盆浴或淋浴 | | | |
| | 行走 | 12 | 步行/轮椅/爬行 | | | |
| | | 13 | 上下楼梯 | | | |
| 运动功能评分 | | | | | | |
| 认知功能 | 交流 | 14 | 理解（听觉/视觉） | | | |
| | | 15 | 表达（语言/非语言） | | | |
| | 社会认知 | 16 | 社会交往 | | | |
| | | 17 | 解决问题 | | | |
| | | 18 | 记忆 | | | |
| 认知功能评分 | | | | | | |
| WeeFIM 总分 | | | | | | |
| 评估人 | | | | | | |

评分标准如下：

（1）独立　活动中不需他人帮助。

1）完全独立（7分）　构成活动的所有作业均能规范、完全地完成，不需修改和辅助设备或用品，并在合理的时间内完成。

2）有条件的独立（6分）　具有下列一项或几项：活动中需要辅助设备；活动需要比正常长的时间；或有安全方面的考虑。

（2）依赖　为了进行活动，患者需要另一个人予以监护或身体的接触性帮助，或者不进行活动。

1）有条件的依赖　患者付出50%或更多的努力，其所需的辅助水平如下：

①监护和准备（5分）：患者所需的帮助只限于备用、提示或劝告，帮助者和患者之间没有

身体的接触或帮助者仅需要帮助准备必需用品；或帮助戴上矫形器。

②少量身体接触的帮助（4分）：患者所需的帮助只限于轻轻接触，自己能付出75%或以上的努力。

③中度身体接触的帮助（3分）：患者需要中度的帮助，自己能付出50%～75%的努力。

2）完全依赖　患者需要一半以上的帮助或完全依赖他人，否则活动就不能进行。

①大量身体接触的帮助（2分）：患者付出的努力小于50%，但大于25%。

②完全依赖（1分）：患者付出的努力小于25%。

WeeFIM的最高分为126分（运动功能评分91分，认知功能评分35分），最低分18分。126分：完全独立；108～125分：基本独立；90～107分：有条件的独立或极轻度依赖；72～89分：轻度依赖；54～71分：中度依赖；36～53分：重度依赖；19～35分：极重度依赖；18分：完全依赖。

## 五、经济生活评定

经济生活评定是评定独自或同他人一起，有目的、持续地参与活动，使用物品、玩具或游戏程序的能力。主要对游戏能力和得到、保持或终止一份工作进行评定。评定方法主要包括象征性游戏评定和游戏测试评定。

**1. 象征性游戏评定（symbolic play test，SPT）** 具有良好的内在信度、重测效度、评定者间信度、平行效度，测试结果可反映幼儿的早期概念形成，以及用最简单方式处理符号、表达自我经验和想象的能力，有助于测试幼儿的智力和语言发育潜能。该测试简便、易行、耗时短，更适用于无表达性语言的儿童，可及早发现、及时诊断语言及智力发育障碍儿童。

**2. 游戏测试评定（test of playfulness，TOP）** 采用玩兴模型的方式，描述4种不同作用因素组合的玩兴，即内在动机、内部控制、暂停现实及在游戏互动中读懂和给予暗示的能力，这4种因素定义了游戏行为的玩兴程度。TOP适用于6个月～18岁的正常儿童、运动障碍儿童、孤独症谱系障碍及注意缺陷多动障碍儿童，可应用于评定脑瘫儿童的游戏能力。

## 六、《国际功能、残疾和健康分类 – 儿童青少年版》（ICF–CY）的评定

脑瘫患儿还可伴有听力障碍、视觉障碍、心理行为异常等。因此，应根据患儿临床表现和需求进行听觉、视觉、智力、心理行为评定和步态分析等。可根据儿童发育不同阶段的关键年龄应具备的标准参考和应用各类量表进行评定。

2007年世界卫生组织出版的《国际功能、残疾和健康分类 – 儿童青少年版》（international classification of functioning，disability and health for children and youth，ICF–CY）为广泛适用的评定系统及康复理念的框架模式，目前国际上已有国家将此应用于脑瘫的评定。我国刚刚起步，尚未形成成熟的经验。ICF–CY版以ICF框架为基础，运用了当代心理学、教育学、残疾研究等的理念和方法，ICF–CY符合儿童的权益并且以国际性会议和发表文献为证据来源，这些内容包含基于儿童与青少年特点和情景的类目。

在ICF术语中，功能被定义为对身体功能、身体结构、活动和参与的概括性术语。其中，身体功能是指身体各系统的生理功能（包括心理功能）；身体结构是指身体的解剖部位，如器官、肢体及其组成部分；活动是指由个体执行一项任务或行动，代表了功能的个体方面；而参与是指投入一种生活情境中，代表了功能的社会方面。ICF–CY强调健康状况是疾病与背景性因素（环境和个人因素）相互作用的结果，强调活动和参与的重要性，认为儿童活动受限和参与局限受到

了生理和环境因素的影响，因此评定和干预应该包括 ICF 的各个核心要素。

目前，儿童康复中使用的评定工具大多依据传统康复理论框架而建立，并不完全符合 ICF-CY。倡导应用 ICF-CY 的理念认识小儿脑瘫及其相关因素，采取全面、正确的康复措施是十分必要和迫切的。

【复习思考题】

1. 小儿脑瘫患者的精细运动能力评定方法有哪些？分别做简要介绍。

2. 小儿脑瘫患者评定过程中遵循的原则有哪些？

3. 小儿脑瘫患者的粗大运动发育评定方法有哪些？

# 第二十四章
# 孤独症谱系障碍主要功能障碍评定

孤独症谱系障碍（autism spectrum disorder，ASD）是一组以社会交往障碍、言语和非言语交流障碍、狭隘兴趣、刻板行为为主要特征的神经发育障碍性疾病，以往称广泛性发育障碍。孤独症谱系障碍多起病于婴幼儿期，已成为危害儿童生存发展与健康的一大类疾病，且终生致残率很高。对孤独症谱系障碍主要功能障碍进行评定，对临床早期筛查诊断、早期干预及提高孤独症谱系障碍儿童生活质量具有重要的意义。

## 第一节　概　述

早期流行病学研究表明，典型孤独症的患病率为2/万～3/万。近年来随着ASD概念的提出，其发病率显著上升，世界卫生组织报告目前全球ASD发病率为1/150，男女比例为4：1，我国ASD患病率约为1%。ASD迄今仍未明确其病因与发病机制，医学上仍缺乏特异性的治疗方法。ASD在儿童疾病中致残程度严重、致残率高，位于儿童精神残疾的首位。文献资料显示：80%～90%的ASD儿童呈长期慢性疾病，社会功能部分受损；10%～20%的ASD儿童社会功能严重受损，成年后多不具备独立生活、学习和工作的能力，需要终生照顾和养护。早期诊断、早期治疗对患儿预后有着极为重要的影响，康复评定十分关键。

### 一、孤独症谱系障碍的分类

孤独症谱系障碍最初由美国儿童精神病学家Kanner于1943年报告，被称为"孤独性情感交流紊乱"。在我国，《中国精神障碍分类与诊断标准》（第三版）（CCMD-3）对孤独症的诊断基本上采纳了美国精神病学会发布的《精神疾病诊断与统计手册》（第四版）（Diagnostic and Statistical Manual of Mental Disorders，DSM-IV，4th Edition）的诊断分类标准。孤独症属于广泛性发育障碍（pervasive developmental disorders，PDD）范畴，PDD细分为孤独症（autism）、阿斯伯格综合征（Asperger syndrome，AS）、未分类的广泛性发育障碍（pervasive developmental disorder not otherwise specified，PDD-NOS）、童年瓦解性精神障碍（海勒综合征，Heller syndrome）和雷特综合征（Rett syndrome）。近年来，国际上逐渐用孤独症谱系障碍这一名称代替广泛性发育障碍，即认为PDD其实是一类基本性质相近，但在疾病程度上表现不同的连续谱系障碍，我国也基本接纳了这一观点，即儿童ASD以不同程度的社会互动、交流障碍和刻板行为为特征，起病时间在婴幼儿时期。

2013年5月，美国精神病学会正式发布《精神疾病诊断与统计手册》（第五版）（Diagnostic and Statistical Manual of Mental Disorders，DSM-5，5th Edition），首次正式使用涵盖性术语"孤独症

谱系障碍"取代当前 PDD 各个亚型的诊断，"阿斯伯格综合征""未分类的广泛性发育障碍""童年瓦解性精神障碍"等术语将不再推荐使用。且将以往诊断标准中的 3 个核心症状（人际交往存在质的损害；语言交流存在质的损害；兴趣狭窄和活动刻板、重复）合并为 2 个（社会和交流障碍；狭隘兴趣和重复刻板行为），并根据核心症状的严重程度提出分级标准。单纯的语言障碍不再是诊断依据，而成为疾病程度分级的指标。感知觉异常被归入刻板行为类别。此外，对于仅有社会和 / 或交流障碍而无刻板行为者，DSM–5 新增了社会交流障碍这一新的疾病分类。

## 二、美国 DSM–5 孤独症谱系障碍诊断标准

美国 DSM–5 孤独症谱系障碍诊断标准如下：

1. 在各种情景下持续存在的社会交流和社会交往缺陷，不能用一般的发育迟缓解释，符合以下 3 项。

（1）社会 – 情感互动缺陷　轻者表现为异常的社交接触和不能进行来回对话；中者缺乏分享性的乐趣、情绪和情感，社交应答减少；重者完全不能发起社会交往。

（2）用于社会交往的非言语交流行为缺陷　轻者表现为言语和非言语交流整合困难；中者目光接触和肢体语言异常，或在理解和使用非言语交流方面缺陷；重者完全缺乏面部表情或手势。

（3）建立或维持与其发育水平相符的人际关系缺陷（与抚养者的除外）　轻者表现为难以调整自身行为以适应不同社交场景；中者在玩想象性游戏和结交朋友上存在困难；重者明显对他人没有兴趣。

2. 行为方式、兴趣或活动内容狭隘、重复，至少符合以下 2 项。

（1）语言、运动或物体运用刻板或重复（例如简单的刻板动作、回声语言、反复使用物体、怪异语句）。

（2）过分坚持某些常规及言语或非言语行为的仪式，或对改变的过分抵抗（例如运动性仪式行为，坚持同样的路线或食物，重复提问，或对细微的变化感到极度痛苦）。

（3）高度狭隘、固定的兴趣，其在强度和关注度上是异常的（例如对不寻常的物品强烈依恋或沉迷，过度局限或持续的兴趣）。

（4）对感觉刺激反应过度或反应低下，对环境中的感觉刺激表现出异常的兴趣（例如对疼痛、热、冷等感觉麻木，对某些特定的声音或物料出现负面反应，过多地嗅或触摸某些物体，沉迷于光线或旋转物体）。

3. 症状必须在儿童早期出现（但是由于对儿童早期社交需求不高，症状可能不会完全显现）。

4. 所有症状共同限制和损害了日常功能。

5. 这些失调都不能用智力发育障碍或全面性发育迟缓更好地解释。智力残疾和孤独症谱系障碍经常共同发生。诊断孤独症谱系障碍和智力残疾的合并症，对社会沟通的预期应低于一般发展水平。

## 三、孤独症谱系障碍主要功能障碍

ASD 儿童中约 2/3 出生后逐渐起病，约 1/4 经历了 1 ～ 2 年正常发育后退行性起病。其主要功能障碍主要表现为以下三方面，部分障碍在儿童不同发育时期有所区别。

**1. 社会交往障碍**　孤独症谱系障碍患儿在社会交往方面存在质的缺陷，缺乏与人交往的兴趣及正常的交往方式和技巧，尤其以与同龄儿童的交往障碍最为显著，随年龄及疾病严重程度变化而存在差异。

（1）婴儿期　患儿回避目光接触，对外界的呼唤或逗弄缺少兴趣和反应，无索抱的姿势或抱起时身体僵硬、抗拒贴近，缺少社交性微笑，无观察和模仿他人的简单动作。

（2）幼儿期　患儿仍然回避目光接触，常常呼之不理，对主要抚养者很难产生依恋，不恐惧陌生人，对与同龄儿童交往和玩耍缺乏兴趣，在交往方式和技巧上也存在问题。不会通过目光和声音引起他人注意指向事物，不会分享快乐、寻求安慰、对他人的身体不适或情绪不快表示安慰和关心，很难完成想象性和角色扮演性游戏。

（3）学龄期　患儿随年龄增长及病情改善，可能对父母、同胞变得友好而有感情，但仍然缺乏与他人主动交往的兴趣和行为；或者愿意交往但交往方式和技巧存在问题。其往往表现为自娱自乐，独来独往，我行我素，不理解也很难学会和遵循一般的社会规则。

（4）成年期　患者仍然缺乏社会交往的兴趣和技能，部分患者虽然愿意结交朋友、对异性可能产生兴趣，但由于对社交情景缺乏应有的理解，对他人的兴趣、情感等缺乏恰当的回应，对幽默和隐喻等难以理解，在建立友谊、恋爱和婚姻关系等方面存在困难。

**2. 交流障碍**　表现为言语交流和非言语交流障碍，以言语交流障碍尤为明显，通常是儿童就诊的最主要原因。

（1）言语交流障碍　主要表现：①言语发育迟缓或不发育，部分儿童在出现相对正常的言语发育阶段后发生异常。②言语理解能力不同程度受损。③言语形式及内容异常，主要表现为"语用"障碍，患儿无法适当用语言沟通、答非所问、人称代词分辨不清，出现刻板模仿言语、延迟模仿言语、刻板重复言语等。④语调、语速、节律、重音等异常。

（2）非言语交流障碍　表现为经常拉着他人的手伸向所想要的物品，用于沟通和交流的表情、动作和姿势十分有限，多不会通过点头、摇头及手势、动作表达想法，互动过程中表情缺少变化，无法理解其他人的姿势、面部表情等所表达的意义。

**3. 兴趣狭窄和刻板重复的行为方式**　日常生活使用僵化刻板、墨守成规的方式，表现：①兴趣范围狭窄和不寻常的依恋行为：如对看电视广告、动画片、天气预报、旋转物品、排列物或听某段音乐、某种单调重复的声音等特别感兴趣，对非生命物品如瓶、盒、绳、棍等可能产生强烈依恋。②行为方式刻板重复：坚持同一种做事方式，拒绝日常生活常规或环境的变化，如坚持走一条固定路线、将物品放在固定位置、穿同一件衣服、只吃少数几样食物等。③仪式性或强迫性行为：表现为刻板重复、怪异的动作，如重复蹦跳、拍手、用足尖走路、反复闻物品或触摸光滑的表面等。

此外，孤独症谱系障碍常伴有智力发育障碍、睡眠障碍、注意障碍、自笑、情绪不稳定、多动、冲动攻击、自伤等行为；认知发展多不平衡，部分患儿音乐、机械记忆、计算能力相对较好甚至超常；还有部分患儿伴有抽动秽语综合征、癫痫、脑瘫、感觉系统损害、巨头症等。

# 第二节　孤独症谱系障碍康复评定

## 一、孤独症谱系障碍康复评定主要内容

### （一）临床基本信息评估

临床基本信息评估主要包括：①病史采集（本次就诊原因，现病史，个人史如母孕期情况、出生史、养育史、不良经历，以及既往史、家族史等）；②体格检查与临床观察；③相关基因检

测；④影像学与电生理检查（头部磁共振、脑电图等）；⑤视觉、听力评估；⑥其他：过往评估和其他诊断，家庭功能评估、父母能力评估、相关干预资源评估等。

## （二）发育评定

发育评定主要应用于 5 岁以下儿童。发育里程碑的评估是儿童发育史的重要组成部分，如果儿童未能达到与年龄相符的发育里程碑，则需要警惕存在孤独症谱系障碍的可能。因此，孤独症谱系障碍评估需要对发育过程中的社交、语言交流和运动能力进行全面考察。此外，常用于发育评定的量表有丹佛发育筛查测验（Denver development screening test，DDST）、Gesell 发展诊断量表（Gesell development schedules，GDDS）、贝利婴儿发育量表（Bayley scales of infant development，BSID）等。

## （三）智力测试

孤独症谱系障碍常合并存在智力障碍，约 70% 自闭症儿童同时伴有智力障碍。常用的智力测验量表有《韦氏儿童智力量表》（第五版）（Wechsler intelligence scale for children–fifth edition，WISC–V），《韦氏学前儿童智力量表》（第四版）（Wechsler preschool and primary scale of intelligence–fourth edition，WPPSI–IV），《韦氏个体能力量表》（第三版）（Wechsler individual achievement test–III，WIAT–III），《发展神经心理学评估》（第二版）（NEPSY–II developmental neuropsychological assessment–second edition），《考夫曼儿童智力量表》（第二版）（Kaufman assessment battery for children，second edition，KABC–II），《斯坦福 – 比奈智力量表》（第五版）（Stanford–Binet intelligence scales，fifth edition，SB5）。

## （四）孤独症谱系障碍评定

孤独症谱系障碍评定主要是检查受试儿童是否具有孤独症谱系障碍症状，主要有孤独症筛查量表、孤独症诊断量表。美国儿科学会早期筛查指南提出三级筛查程序：初级保健筛查、一级筛查和二级筛查。在使用筛查量表时，要充分考虑到可能出现的假阳性或假阴性结果。诊断量表的评定结果也仅作为儿童孤独症诊断的参考依据，不能替代临床医师综合病史、精神检查并依据诊断标准作出的诊断。此外，ASD 其他能力的评定包括言语和语言发展、感觉统合障碍评估、问题行为评估、社交技巧和交流能力评估、独立生活与适应能力评估等。

## （五）其他评定

目前已经开发出孤独症谱系障碍《国际功能、残疾和健康分类》（international classification of functioning，disability and health，ICF）核心分类组合，包括 5 个版本：111 个类目的核心版综合分类组合、60 个类目的简明通用版核心分类组合、73 个类目的 0～5 岁版、81 个类目的 6～16 岁版、79 个类目的 ≥ 17 岁版，可依据相应年龄段核心分类相关类目进行评估。

另外，心理教育评定量表和孤独症治疗评估量表（autism treatment evaluation checklist，AETC）应用较广。国内修订后的心理教育评定量表修订版（psychoeducational profile–revised，PEP–R）命名为 C-PEP，针对 3～7 岁孤独症、非典型孤独症和其他类型的沟通障碍者，主要评定其在不同发育范围的能力和行为表现。

本节重点介绍孤独症谱系障碍评定包括初级保健筛查、一级筛查、二级筛查，以及 ASD 诊断量表评定；并简要介绍孤独症谱系障碍其他能力的评定。

## 二、孤独症谱系障碍评定

### （一）初级保健筛查

**1. 警示指标**　6个月后，不能被逗乐，眼睛很少注视人；10个月左右，听力正常但对叫自己名字没反应；12个月，对于言语指令没有反应，没有咿呀学语，没有动作手势语言，不能进行目光跟随，对动作模仿不感兴趣；16个月，不说任何词汇，对语言反应少，不理睬别人说话；18个月，不能用手指指物或用眼睛追随他人手指指向，没有显示给予行为；24个月，没有自发的双词短语。任何年龄段出现语言功能倒退或社交技能倒退。

**2. 录像分析方法**　录像分析18～24个月ASD、发育迟缓及健康儿童的行为，区分ASD和其他两组儿童的9个危险信号为：缺乏适当的目光注视；不能通过眼神交流来表达喜悦的情绪；不与他人分享高兴和感兴趣的事；听名字没反应；缺乏适当的眼神交流、面部表情、手势及语调；不喜欢向他人展示自己感兴趣的东西（以上6项为ASD儿童缺少的正常行为）；特别的说话方式；刻板重复的肢体运动；刻板重复的运用物体的方式（此3项是ASD儿童所表现出的特殊异常行为）。72%～100%的ASD儿童存在ASD儿童缺少的正常行为，50%的ASD儿童表现出特别的说话方式和刻板重复的肢体运动，75%的儿童表现出刻板重复的运用物体的方式。

**3. 儿童心理行为发育问题预警征象筛查**　"儿童心理行为发育问题预警征象筛查表"是2013年国家卫生和计划生育委员会集合国内儿童心理、发育领域资深专家经验确定，作为我国基层儿童心理行为发育问题的早期筛查工具（表24-1）。在0～3岁年龄范围内涉及8个时点，每个时点包含4个条目。在初筛过程中应对儿童进行观察并检查有无相应月龄的预警症状，该年龄段任何一条预警征象阳性提示有发育偏异的可能。预警征象可由专业人员、父母、其他代养人、老师等任何人提出。

表24-1　儿童心理行为发育问题预警征象筛查表（与ASD相关内容）

| 年龄 | 预警征象 | 年龄 | 预警征象 |
|---|---|---|---|
| 3月龄 | □1. 对很大声音没有反应<br>□2. 不注视人脸，不追视移动人或物品<br>□3. 逗引时不发音或不会笑<br>□4. 俯卧时不会抬头 | 18月龄 | □1. 不会有意识叫"爸爸"或"妈妈"<br>□2. 不会按要求指人或物<br>□3. 不会独走<br>□4. 与人无目光对视 |
| 6月龄 | □1. 发音少，不会笑出声<br>□2. 紧握拳不松开<br>□3. 不会伸手及抓物<br>□4. 不能扶坐 | 2岁 | □1. 无有意义的语言<br>□2. 不会扶栏上楼梯/台阶<br>□3. 不会跑<br>□4. 不会用匙吃饭 |
| 8月龄 | □1. 听到声音无应答<br>□2. 不会区分生人和熟人<br>□3. 不会双手传递玩具<br>□4. 不会独坐 | 2岁半 | □1. 兴趣单一、刻板<br>□2. 不会说2～3个字的短语<br>□3. 不会示意大小便<br>□4. 走路经常跌倒 |
| 12月龄 | □1. 不会挥手表示"再见"或拍手表示"欢迎"<br>□2. 呼唤名字无反应<br>□3. 不会用拇指和示指对捏小物品<br>□4. 不会扶物站立 | 3岁 | □1. 不会双脚跳<br>□2. 不会模仿画圆<br>□3. 不能与其他儿童交流、游戏<br>□4. 不会说自己的名字 |

## （二）一级筛查

用于在普通人群中发现 ASD 可疑人群，常用的有简易婴幼儿孤独症筛查量表（checklist for autism in toddler，CHAT）、简易婴幼儿孤独症筛查量表改良版（the modified checklist for autism in toddlers，M-CHAT）、CHAT-23（checklist for autism in toddler-23）、孤独症特征早期筛查问卷（early screening of autistic traits questionnaire，ESAT）、孤独症行为量表（autism behavior checklist，ABC）等。

**1. 简易婴幼儿孤独症筛查量表（CHAT）**　CHAT 是英国学者综合之前研究发展出的一种早期筛查工具（表 24-2），适用于 18 个月婴幼儿，完成需 5 ～ 10 分钟。评估包含两部分：A 部分包括 9 个项目，通过咨询父母完成；B 部分包括 5 个项目，通过专业人员观察，结合儿童的反应进行简短的访谈后作出判断。关键项目有 5 个（A5、A7、B2、B3、B4），主要评估共享注意和假装游戏两类目标行为，5 个关键项目均未通过者有孤独症高风险，未通过 A7 和 B4 者则具有中度风险。未通过 CHAT 筛查者 1 个月后需进行二次筛查确定。

**表 24-2　婴幼儿孤独症筛查量表（CHAT）**

| 项目 | 答案 |
| --- | --- |
| A：询问父母 | |
| 1. 您的孩子喜欢坐在你的膝盖上被摇晃、跳动吗 | 是 / 否 |
| 2. 您的孩子对别的孩子感兴趣吗 | 是 / 否 |
| 3. 您的孩子喜欢爬高比如上楼梯吗 | 是 / 否 |
| 4. 您的孩子喜欢玩"躲猫猫"游戏吗 | 是 / 否 |
| 5. 您的孩子曾经玩过"假扮"游戏吗？如假装打电话、照顾玩具娃娃或假装其他事情 | 是 / 否 |
| 6. 您的孩子曾经用过示指去指，去要某件东西吗 | 是 / 否 |
| 7. 您的孩子曾经用过示指去指，去表明对某件东西感兴趣吗 | 是 / 否 |
| 8. 您的孩子会恰当地玩玩具（如小汽车、积木）吗？而不是只是放在嘴里，乱拨或乱摔 | 是 / 否 |
| 9. 您的孩子曾经拿过什么东西给你（们）看吗 | 是 / 否 |
| B：医生观察 | |
| 1. 在诊室里，孩子与您有目光接触吗 | 是 / 否 |
| 2. 吸引孩子的注意，然后指向房间对侧的一个有趣的玩具，说："嘿，你看，那里有一个（玩具名）。"观察孩子的脸，孩子有没有看你所指的玩具 | 是 / 否 |
| 3. 吸引孩子的注意，然后给孩子一个玩具小茶杯和茶壶，对孩子说："你能倒一杯茶吗？"观察孩子，看他有无假装倒茶、喝茶等等 | 是 / 否 |
| 4. 问孩子："灯在哪里？"或问："把灯指给我看看。"孩子会用他的示指指灯吗 | 是 / 否 |
| 5. 孩子会用积木搭塔吗（如果会，积木的数量：_____） | 是 / 否 |

注：
B1：孩子在你指的时候必须看着你的眼睛。
B2：确信孩子没有看你的手，但是看你指的物品，这个项目记录"是"。
B3：在其他一些游戏中能诱发假装的例子，这个项目记录"是"。
B4：如果孩子没有理解"电灯"这个词，会重复说"玩具熊在哪里"或其他一些拿不到的物体。孩子能做到，这个项目记录"是"。

**2. 简易婴幼儿孤独症筛查量表改良版（M-CHAT）**　基于 CHAT 修改而成，是孤独症早期评估的理想工具。用于 16 ～ 30 个月儿童，共 23 个（其中包括 CHAT Section A 的 9 项）父母填写项目。6 个关键项目分别评估社会联结、共同注意、分享物品及回应人的能力。当 23 项中 3 项或 6 项关键项目中至少 2 项未通过则提示有孤独症高风险，未通过初筛者需进一步评估。

**3. CHAT-23**　是香港学者将 M-CHAT 汉化版和 CHAT 的 B 部分合并形成的用于筛查智龄达 18 ~ 24 个月儿童的评估工具，目前有中国内地版本。筛查阳性标准为 23 项中至少 6 项阳性，或 7 项关键项目中至少 2 项阳性，以及 B 部分中前 4 项有 2 项阳性。

**4. 孤独症特征早期筛查问卷（ESAT）**　共 13 个项目。包括：不会玩玩具、游戏方式单一、情感表达达不到同龄水平、面无表情、无目光对视、单独一个人时无反应、刻板重复动作、不会炫耀、无交往性微笑、对他人无兴趣、对语言无反应、不喜欢玩游戏、不喜欢被拥抱。适用于 14 ~ 15 个月儿童，由父母与专业人员填写，每次评定时间约为 15 分钟。3 项未通过时判定为有患 ASD 风险。

**5. 孤独症行为量表（ABC）**　ABC 国内外广泛使用，稳定性好，阳性符合率可达 85%。涉及感觉行为、情绪、语言等方面的异常表现（表 24-3），可归纳为生活自理、语言、身体运动、感觉和交往 5 个因子的 57 个项目，每项都归属于特定的因子（即 SRBLS 中的某一类），根据它在量表中的负荷大小，分别评为 1、2、3 或 4 分。总分 ≥ 53 分提示存在可疑孤独症样症状，总分 ≥ 67 分提示存在孤独症样症状，适用于 8 个月 ~ 28 岁的人群。由父母或与孩子共同生活达 2 周以上的人评定。

表 24-3　孤独症儿童行为评定量表（ABC）

| 项目 | 评分 |
|---|---|
|  | SRBLS |
| 1. 喜欢长时间自身旋转 | 4 |
| 2. 学会做一件简单的事，但是很快就"忘记" | 2 |
| 3. 经常没有接触环境或进行交往的要求 | 4 |
| 4. 往往不能接受简单的指令（如坐下、来这儿等） | 1 |
| 5. 不会玩玩具等（如没完没了地转动或乱扔、揉等） | 2 |
| 6. 视觉辨别能力差（如对一种物体的特征—大小、颜色或位置等辨别能力差） | 2 |
| 7. 无交往性微笑（无社交性微笑，即不会与人点头、打招呼、微笑） | 2 |
| 8. 代词运用颠倒或混乱（如把"你"说成"我"等） | 3 |
| 9. 长时间拿着某件东西 | 3 |
| 10. 似乎不在听人说话，以致怀疑他/她有听力问题 | 3 |
| 11. 说话无抑扬顿挫、无节奏 | 4 |
| 12. 长时间摇摆身体 | 4 |
| 13. 要去拿什么东西，但又不是身体所能达到的地方（即对自身与物体距离估计不足） | 2 |
| 14. 对环境和日常生活规律的变化产生强烈反应 | 3 |
| 15. 当他和其他人在一起时，对呼唤他/她的名字无反应 | 2 |
| 16. 经常做出前冲、脚尖行走、手指轻掐轻弹等动作 | 4 |
| 17. 对其他人的面部表情或情感没有反应 | 3 |
| 18. 说话时很少用"是"或"我"等词 | 2 |
| 19. 有某一方面的特殊能力，似乎与智力低下不相符合 | 4 |
| 20. 不能执行简单的含有介词的指令（如把球放在盒子上或把球放在盒子里） | 1 |

续表

| 项目 | 评分 |
|---|---|
| 21. 有时对很大的声音不产生吃惊的反应（可能让人想到儿童是聋人） | 3 |
| 22. 经常拍打手 | 4 |
| 23. 发大脾气或经常发点小脾气 | 3 |
| 24. 主动回避与别人进行眼光接触 | 4 |
| 25. 拒绝别人接触或拥抱 | 4 |
| 26. 有时对很痛苦的刺激（如摔倒、割破或注射）不引起反应 | 3 |
| 27. 身体表现很僵硬很难抱住（如打挺） | 3 |
| 28. 当抱住他／她时，感到他肌肉松弛（即他／她不紧贴着抱他／她的人） | 2 |
| 29. 以姿势、手势表示所渴望得到的东西（而不倾向用语言表示） | 2 |
| 30. 常用脚尖走路 | 2 |
| 31. 用要人、撞人、踢人等来伤害别人 | 2 |
| 32. 不断地重复短句 | 3 |
| 33. 游戏时不模仿其他儿童 | 3 |
| 34. 当强光直接照射眼睛时常常不眨眼 | 1 |
| 35. 以撞头、咬手等行为来自伤 | 2 |
| 36. 想要什么东西不能等待（一想要什么就马上要得到什么） | 2 |
| 37. 不能指出 5 个以上物体的名称 | 1 |
| 38. 不能发展任何友谊（不会和小朋友来往交朋友） | 4 |
| 39. 有许多声音的时候常常盖住耳朵 | 4 |
| 40. 经常旋转碰撞物体 | 4 |
| 41. 在训练大小便方面有困难（不能控制住小便） | 1 |
| 42. 一天只能提出 5 个以内的要求 | 2 |
| 43. 经常受到惊吓或非常焦虑、不安 | 3 |
| 44. 在正常光线下斜眼、闭眼、皱眉 | 3 |
| 45. 不是经常被帮助的话，不会自己给自己穿衣 | 1 |
| 46. 一遍一遍重复一些声音或词 | 3 |
| 47. 瞪着眼看人，好像要"看穿"似的 | 4 |
| 48. 重复别人的问话和回答 | 4 |
| 49. 经常不能意识到所处的环境，并且可能对危险情况不在意 | 2 |
| 50. 特别喜欢摆弄并着迷于单调的东西或游戏、活动等（如来回走或跑、没完没了蹦、跳、拍蔽） | 4 |
| 51. 对周围东西喜欢触摸、嗅和尝 | 3 |
| 52. 对生人常无视觉反应（对来人不看） | 3 |
| 53. 纠缠在一些复杂的仪式行为上，就像被缠在魔圈子里（如走路一定要走一定的路线，饭前或睡前或干什么以前一定要把什么东西摆在什么地方或做什么动作，否则就不睡、不吃等） | 4 |
| 54. 经常毁坏东西（如玩具、家里的一切用具很快就弄破了） | 2 |

| 项目 | 续表<br>评分 |
|------|------|
| 55. 在两岁半以前就被发现发育延迟 | 1 |
| 56. 在日常生活中至今仅会用 15 个但又不超过 30 个短句来进行交往 | 3 |
| 57. 长期凝视一个地方（呆呆地看一处） | 4 |
| 小计分数 | |
| 总分：S+R+B+L+S | |
| 该儿童还有什么其他问题，请详述： | |

注：感觉能力（S）、交往能力（R）、运动能力（B）、语言能力（L）和自我照顾能力（S）。

### （三）二级筛查

二级筛查需要由专科医师来执行，用于排除 ASD 可疑人群中的其他发育障碍，协助诊断，常用量表如儿童孤独症评定量表（childhood autism rating scale，CARS）。

CARS 适用于 2 岁以上的人群，共包括 15 个项目，分别为与他人关系模仿、情感反应、肢体动作、使用物体、对变化的反应、视觉反应、听觉反应、味嗅觉反应、害怕与紧张、语言交流、非语言交流、活动程度、智力及一致性、总体印象。每个项目 4 级评分，根据儿童在每一个项目从正常到不正常的表现，分别给予 1～4 的评分，必要时还可给半分，如 1.5 分或 2.5 分等。总分＜30 分为非孤独症，由专业人员评定，评定人员通过直接观察、与家长访谈、各种病历报告获得受评定儿童的各项资料，在对每一领域进行评定打分时，应考虑儿童年龄及行为特点、频率、强度和持续性。

我国由于 ASD 诊治工作起步较晚，在筛查诊断方面相关工具比较缺乏，目前常用量表中使用 ABC 量表作为筛查工具，用 CARS 量表作为诊断工具，这些量表均为 20 世纪 80 年代创立，已经与当前 ASD 的认识有相当差距，有更新的需要。

### （四）ASD 诊断量表

孤独症诊断观察量表（autism diagnostic observation schedule-generic，ADOS-G）和孤独症诊断访谈量表修订版（autism diagnostic interview-revised，ADI-R）是目前国外广泛使用的诊断量表，对评定人员的各方面要求特别是临床经验的要求较高，均须受过专门的训练并在操作达标后方可实际使用。

**1. 孤独症诊断观察量表（ADOS-G）** 适用于所有年龄段，通过观察儿童在游戏中的表现和对材料的使用，重点对他们的沟通、社会交往及使用材料时的想象能力加以评估。由 4 个模块组成，每模块需用时 35～40 分钟。特点是可以根据评测对象的语言能力（从无表达性语言到言语流畅）选择适合其发展水平的模块。进行每个模块时都详加记录，在活动结束后根据记录做出整体评估。

**2. 孤独症诊断访谈量表修订版（ADI-R）** 适用于心理年龄大于 2 岁的儿童和成人。由专业人员对家长或监护人进行访谈。量表包括 6 个部分：社会交互作用方面质的缺陷（16 项，B 类），语言及交流方面的异常（13 项，C 类），刻板、局限、重复的兴趣与行为（8 项，D 类），判断起病年龄（5 项，A 类），非诊断计分（8 项，O 类），以及另外 6 个项目涉及孤独症儿童的一些特殊能力或天赋（如记忆、音乐、绘画、阅读等）。前 3 个核心部分反映了孤独症儿童的三大类核心症状，是评定和判断儿童有无异常的关键。评分标准与方法因各个项目而异，一般按 0 ～ 3 级评分：评 2 分或 3 分表示该项目的异常明确存在，只是程度的差异；评 1 分表示介于有 / 无该类症状之间的情况；0 分为无异常。若用于国内，该量表的个别项目应修改或删除。

ADOS–G 与 ADI–R 联合应用被公认为孤独症诊断的金标准，目前有中文译本，但未普及使用，是开展研究的必需工具，但依然不能代替临床观察。

### 三、孤独症谱系障碍其他能力的评定

**1. 言语和语言发展**　常用的测试有《Peabody 图片词汇测试》（第四版）（Peabody picture vocabulary test–4th，PPVT–4），该测试使用常模参照数据，用于测量印入性词汇的能力。《学龄前语言量表》（第五版）（preschool language scales, fifth edition，PLS–5）也是一项很常用的测试工具，它可以同时测量印入性和表达性语言。PLS–5 适用于出生到 7 岁的儿童，量表中包含图片和物品。《语言运用测试》（第二版）（test of pragmatic language–second edition，TOPL–2）适用于 6 岁以上的儿童，该量表主要测量语言运用能力。TOPL–2 中使用了日常社交互动的叙述性事件和故事，从而深入分析儿童的社交能力。

**2. 感觉统合障碍评定**　感觉统合障碍在孤独症谱系障碍患儿中相当常见。《感觉矢量表》（sensory profile，SP）、《感觉处理测量量表》（sensory processing measure，SPM）、感觉统合及运用测验（sensory integration and praxis test，SIPT）、艾尔斯感觉统合测试（the evaluation in Ayres Sensory integration，EASI）常用于感觉统合能力的评定。

**3. 问题行为的评定**　孤独症谱系障碍个体常见的问题行为包括攻击性、多动、自残、情绪不稳定、睡眠障碍、损坏财物、暴怒、注意力涣散、冲动、重复行为、焦虑和易激惹。一般使用功能性行为评估（functional behavior assessment，FBA）考察行为最根本的目的或意义，借此来解释儿童表现出问题行为的缘由，并制定干预计划以减少问题行为。此外，《孤独症谱系障碍 – 问题行为 – 儿童版》（autism spectrum disorder–problematic behavior–child version，ASD–PBC）适用于 3 ～ 14 岁的儿童，考察项目包括对他人的攻击性、对自我的攻击性、财产破坏、怪异行为及不恰当的性行为，由家长 / 看护者根据孩子行为的严重程度来进行评分。另外，《儿童行为评估系统》（第二版）（behavior assessment system for children, second edition，BASC–2）也常用于行为分析，评估内化行为、外化行为、社交回避、异常行为、适应技巧和注意力问题。

**4. 社交技巧和交流能力评定**　社交技巧和交流能力缺陷被认为是孤独症谱系障碍的核心症状。《社交反应量表》（第二版）（social responsive scale–second edition，SRS–2）是一种常用于测量孤独症谱系障碍儿童社交能力的评定工具，主要评定儿童在交流、人际关系行为及重复刻板行为方面的能力。

**5. 独立生活与适应能力评定**　独立生活与适应能力对孤独症谱系障碍人群极具挑战。广泛使用的适应行为评估有《适应行为评估系统》（第二版）（adaptive behavior assessment system–second edition，ABAS–II））、《独立行为量表》（修订本）（scales of independent behavior–revised，SIB–R）以及《Vinland 适应行为量表》（第二版）（Vinland adaptive behavior scales–second edition，VABS–II）。

【复习思考题】

1. 孤独症谱系障碍康复评定的主要内容从整体上体现了哪些方面的评定？
2. 如何理解孤独症谱系障碍这一概念，与孤独症有何不同？
3. 查阅文献，试说明孤独症谱系障碍可能的病因机制有哪些。

扫一扫，查阅本章数字资源，含PPT、音视频、图片等

骨骼肌肉系统又称运动系统，由骨、骨连接和肌肉（骨骼肌）组成，它构成了人体的基本轮廓，起支持、保护和运动的作用。骨骼肌肉系统疾病多见于骨、关节、肌肉、韧带等部位的病变，临床可表现为局部疾病，也可表现为全身性疾病。

在处理骨骼肌肉系统功能障碍时，对关节功能进行详细和准确的评估在整个诊疗过程中是至关重要的。本章将根据常见骨骼肌肉系统疾病功能障碍的特点，分别论述肩、肘、腕、髋、膝关节及脊柱的主要功能障碍和评定方法，主要的评定手段包括视、触、叩、听、测量和功能量表评估等，内容涵盖疼痛、关节活动度、肌力和肌张力、平衡和协调、步态分析、神经功能、日常生活能力和社会参与度等。由于部分内容在前述章节中已详细介绍，本章节将不再赘述。

骨骼肌肉系统疾病的评定应该依照一个合理的次序进行，无论对哪个关节的评定次序都是相同的，这对保证评估过程的有序性和有效性、避免检查遗漏是非常有利的。评定需要按照下列次序进行，视诊 – 触诊 – 叩诊 – 听诊 – 特殊检查（特殊试验）– 功能量表评估等，并针对功能障碍的特点在检查方法上有所侧重。

## 第一节 上肢常见骨骼肌肉系统疾病康复评定

### 一、肩关节功能障碍的康复评定

#### （一）概述

肩关节由胸锁关节、肩锁关节、肩胸关节、盂肱关节4个关节组成，又称球窝关节，具有前屈、后伸、内收、外展、内旋、外旋及环转运动功能。在一般情况下，肩关节是由多个关节协同运动的，这种耦合的结果是任何一个关节的病理变化都会引起其他关节甚至整个上肢的运动功能障碍，因此必须充分认识和评估肩部多个关节之间的耦合关系。肩关节囊薄而松弛，关节盂浅而小，这一结构特点虽保证了它的灵活性，但牢固稳定性不足，肩关节因此较易损伤。肩周炎（冻结肩）、肩袖损伤、肩峰下撞击综合征、肩关节骨折、肩关节脱位等均可引起肩关节功能障碍。详细的肩关节功能障碍评定有利于为患者制定全面合理的康复治疗方案，准确评估疗效及判断预后。

#### （二）评定内容和方法

**1.视诊** 患者取坐位，双肩暴露，按前、侧、后的顺序进行。首先，观察患者如何摆放双侧上肢：是否处于自然松弛位还是保护性抱起姿势？是否能前伸上肢与人握手？姿势改变是否引起

疼痛变化？观察患者的面部表情可帮助检查者了解患者疼痛程度。其次，观察双侧肩关节及周围骨、软组织结构是否正常对称，有无畸形、肿胀或肌肉萎缩。最后，嘱患者站起，检查者观察记录患者的站立姿势，重点记录肩部与头部、颈椎、胸椎的相对位置。患者行走时，检查者应观察其双臂是否正常摆动，疼痛和活动度丧失者行走时双臂的摆动节奏会受到影响。

（1）常见肩部畸形

1）方肩　盂肱关节腔内空虚，肩峰凸起，肱骨头移向腋窝，使患侧肩关节呈方形，常见于肩关节脱位，严重的三角肌瘫痪、腋神经麻痹等。

2）翼状肩　前锯肌瘫痪或进行性肌营养不良可使肩胛骨失去紧贴胸壁的作用力，上臂运动时出现肩胛骨内侧缘翘起，形成状如鸟翼的畸形。

3）先天性高肩胛症　患侧肩胛比正常肩胛骨小并处在较高的位置，通常还伴有内旋，是一种不多见的先天畸形。

4）垂肩　患侧肩关节较健侧低，可见于斜方肌瘫痪、锁骨骨折、腋神经麻痹等。

5）阶梯样畸形　锁骨肩峰端凸起、高耸，肩关节呈"阶梯样"，肩关节水平内收或内旋可加重畸形，常见于肩锁韧带和喙锁韧带断裂。

6）沟征　肩关节外侧出现凹陷，肩肱间隙增宽，向远端牵拉肩关节时征象明显，常见于肩关节下方不稳或肩关节半脱位。

（2）肌肉萎缩　斜方肌萎缩提示副神经麻痹；冈上肌、冈下肌萎缩则提示肩胛上神经麻痹；前锯肌萎缩提示胸长神经麻痹；三角肌萎缩则提示腋神经麻痹。

（3）肿胀　急性肩部软组织损伤患者表现为肿胀伴疼痛，常存在肩部直接或间接暴力史，伴有畸形或骨擦音常提示肩关节周围骨折、脱位等。

**2. 触诊**　患者取仰卧位或其他放松体位进行触诊，稳定而柔和地按压有助于提高检查者的触诊技术，同时避免增加患者的痛苦。

（1）骨性结构触诊

1）锁骨　手指从胸锁关节沿着弯曲的锁骨向外上滑动。触诊骨性表面是否连续光滑，骨干部位是否有凸起，是否有异常活动、疼痛、摩擦音等征象，如锁骨内侧端隆起、触痛，提示胸锁关节脱位或半脱位；如锁骨外侧端隆起，肩峰下陷，呈阶梯样畸形，托起上臂时畸形消失，提示肩锁关节脱位或半脱位；如触诊锁骨时出现骨擦音，提示锁骨骨折。

2）肩峰　检查者食指和拇指继续向肩锁关节外侧触诊直到触及宽扁的肩峰表面（图25-1）。

3）喙突　检查者将手指从肩锁关节向内侧及下方移动，将手指在肩胸三角区域轻柔地向深部按压，直至感觉到喙突的骨性表面（图25-2）。喙突是胸小肌、喙肱肌和肱二头肌短头的附着点。

4）肩胛骨　检查者面向患者背面，从肩峰端向背部内下方可触及肩胛冈，沿着变细的肩胛冈触诊，可触及肩胛骨内侧缘，约第3胸椎棘突水平，此区域为肩胛提肌的附着点，触诊常出现疼痛，也往往是颈椎疾病放射痛部位。如发现肩胛骨内侧缘离开胸廓，提示胸长神经损伤。沿肩胛骨内侧缘往下可触及肩胛下角（平第7胸椎棘突水平），如有明显触痛则提示可能有背阔肌及前锯肌损伤。肩部外展时如出现肩胛骨区域局部疼痛及骨擦音，则应进一步检查，排除肩胛骨骨折。

5）肩三角　检查者将手指向肩锁关节内侧及下方移动，轻柔地向深部触压可感受到喙突的骨性表面。而手指向肩锁关节外侧触诊可触及宽扁的肩峰表面，再向其前下方移动可感受到肱骨大结节。喙突、肱骨大结节、肩峰在解剖上构成一个三角形，称肩三角，如结构改变，提示肩关节脱位或者肱骨大结节撕脱性骨折。

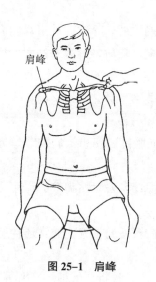

图 25-1　肩峰

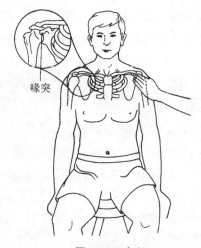

图 25-2　喙突

6）胸锁关节　患者取坐位，检查者面对患者站立，中指与食指定位两侧锁骨之间的三角形切迹，此为胸骨上切迹。将手指从胸骨上切迹向外上方移动，直至感觉到胸骨与锁骨之间的关节间隙（图 25-3）。检查两侧胸锁关节的位置和高度，锁骨向内或向上移位提示胸锁关节脱位。

7）肩锁关节　手指沿锁骨向外侧移动至锁骨外侧的扁平骨面，到达肩峰内侧，可以在锁骨稍高于肩峰处触诊肩锁关节间隙（图 25-4）。通过触诊易发现肩锁关节的肿胀、疼痛、摩擦感等体征，活动时疼痛和关节肿胀常提示肩锁关节的半脱位，肩锁关节的疼痛通常是局部疼痛，而非放射痛。

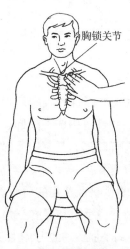

图 25-3　胸锁关节

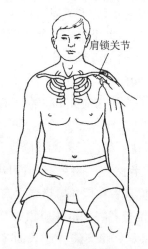

图 25-4　肩锁关节

（2）软组织结构触诊

1）胸锁乳突肌　患者颈部向触诊侧侧屈，头部向对侧旋转，可从肌肉远端的胸骨柄和锁骨内侧附着点向外上方移动触诊至乳突附着点，此处也是触诊肿大淋巴结的解剖标志（图 25-5）。胸锁乳突肌存在的扳机点通常会导致鼻塞、流眼泪和头痛等症状。

2）三角肌　是一多羽状肌肉，形成肩关节全部轮廓，可从患者前方开始触诊评估，从锁骨下方到外侧可检查肌肉饱满度，前方肌纤维覆盖在结节间沟表面，中部肌纤维从肩峰至肱骨三角肌粗隆，深面有三角肌下滑囊，对于肩关节滑囊炎发作的患者，仔细触诊评估有助于分辨引起疼痛的结构（图 25-6）。

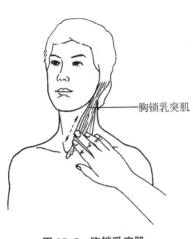

图 25-5　胸锁乳突肌

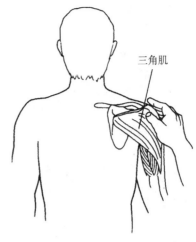

图 25-6　三角肌

3）肱二头肌　患者取坐位，检查者站立于前方，将手指从喙突向外侧移动至肱骨小结节，最后移到结节间沟，再向远端触诊位于结节间沟中的肱二头肌长头腱直至腱腹交界处。结节间沟触痛可发现腱鞘炎。此处也是肱二头肌肌腱半脱位或脱位的常见部位。肱二头肌短头肌腱可在喙突处触及，屈肘时肱二头肌肌腹明显凸起（图 25-7）。如果在肱骨远端前方发现巨大的肌肉膨大，并且出现上方凹陷，需高度怀疑肱二头肌长头肌腱的断裂。

4）前锯肌　手指触诊腋窝前壁，以拇指、食指、中指握紧胸大肌，移向腋窝内侧可触及肋骨和前锯肌（图 25-8）。前锯肌主要保护肩胛骨与胸廓的内侧，如肌肉萎缩或失神经支配可导致翼状肩胛。

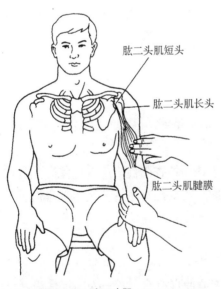

图 25-7　肱二头肌

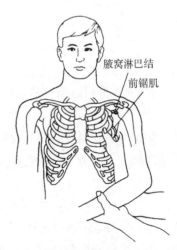

图 25-8　前锯肌

5）肩袖　患者自然将上肢置于躯干两侧，肩袖组织位于肩峰穹窿下，止于肱骨大结节。为了简单触及肌腱，嘱患者将上肢内旋并伸展置于腰背部，这个动作将上肢固定于内收、内旋位，可触诊定位喙突与大结节之间的肩峰下间隙内的冈上肌肌腱（图 25-9）。

6）肩峰下滑囊　位于肩胛骨与三角肌之间，在肩峰下和喙肩韧带下得以延伸。由于肩关节与滑囊不相通，它的解剖位置容易出现炎症而导致肩峰撞击症状，炎性病变时肩峰下滑囊增厚，触诊时疼痛明显。后伸并内旋肩关节时滑囊从肩峰前方移出，更易被触诊（图 25-10）。

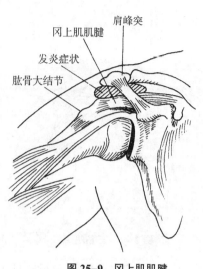

图 25-9　冈上肌肌腱

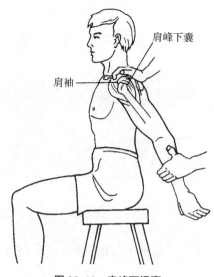

图 25-10　肩峰下滑囊

**3. 叩诊**　肘关节屈曲 90°，沿肱骨纵轴自肘尖向上叩击，肱骨或肩关节存在病变时，常在相应部位出现纵向叩击痛。

**4. 听诊**　肘关节屈曲 90°，检查者站在患者背后，左手固定肩部，右手握住肘关节，活动肩关节如出现弹响声和摩擦音，提示可能存在肩关节及附属结构的病变。

1）弹响肩常见于陈旧性肩袖损伤、肱骨横韧带断裂引起的肱二头肌肌腱半脱位等。

2）肩关节摩擦音常提示滑膜增厚或关节软骨病变。

**5. 特殊检查**　许多特殊检查方法目的是检查肩关节前方、后方及下方的稳定性，所有的检查都是通过对盂肱关节施加不同方向的被动力来完成的。特殊检查需要患者配合、肌肉放松，要准确评估肩关节的不稳定程度，还需要检查者具备一定的临床经验。

（1）肩关节稳定性检查

1）肩关节前脱位的恐惧试验（Grank 试验）

目的：检查肩关节前方稳定性。

方法：患者取仰卧位进行恐惧试验。检查者一手持患者前臂，另一手在后方支撑患者上臂。轻柔、缓慢地外展和外旋臂部（图 25-11）。

意义：当患者感受到对肩关节脱位的恐惧时即为该项检查阳性。患者可能因感觉肩关节即将脱位而拒绝继续进一步活动，检查者进行这项检查时，需要注意患者开始出现恐惧感觉时的外旋角度。

2）肩关节下方不稳试验（Feagin 试验）

目的：检查肩关节下方稳定性。

方法：患者取放松坐位，肩关节外展 90°，肘关节伸直。检查者一手固定住患者上肢，另一手放置于患者肱骨近端三角肌上。在肱骨上施加向下的压力，触诊肱骨下方运动，同时观察患者的恐惧及不适感（图 25-12）。

意义：异常的肱骨下方运动和患者恐惧均提示盂肱关节下方不稳定。

3）肩关节后方不稳试验（posterior drawer test of the shoulder）

目的：检查肩关节是否存在后方不稳定。

方法：患者取仰卧位。检查者站在患者侧方，一手握住患者前臂近端，肘关节屈曲 120°，肩关节前屈 30°，外展接近 100°。检查者用另一手食指和中指置于肩胛冈上，拇指置于喙突使肩胛骨稳定。将患者肩关节屈曲至 80°并内旋前臂。拇指从喙突移出并推移肱骨头后方，食指触摸肱骨头（图 25-13）。

　　意义：如检查导致患者感到恐惧或者检查中出现较对侧肱骨头具有更大的后方活动度的结果，则提示肩关节后方不稳定。

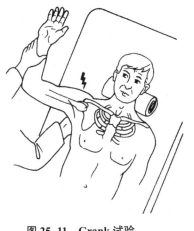

图 25-11　Grank 试验

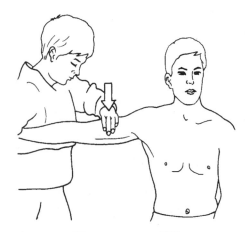

图 25-12　Feagin 试验

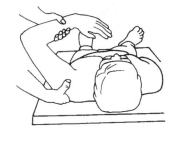
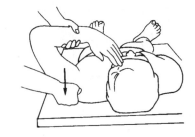
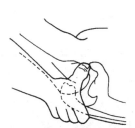
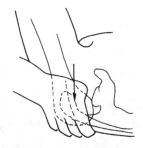

图 25-13　肩关节后方不稳试验

　　4）Rowe 多向不稳定检查

　　目的：发现肩关节的多向不稳定或下方不稳定。

　　方法：患者取站位。脊柱轻度前屈，臂部放松。检查者以拇指和食指触摸肱骨头周围，患者臂部后伸 20°～ 30°使肱骨近端向前推移，检查是否存在前方不稳定，臂部前屈 20°～ 30°，使肱骨近端向后推移，检查是否存在后方不稳定。向下轻柔牵引前臂，检查是否存在下方不稳定。

　　意义：同单向不稳定检查。

　　5）肩锁关节琴键征

　　目的：检查肩锁关节是否脱位。

　　方法：患者取坐位。检查者手用力按压锁骨外侧端。

　　意义：出现按之下降，松之升起提示喙锁韧带、肩锁韧带部分或完全断裂。

6）肩锁关节水平内收试验

目的：检查肩锁关节是否脱位。

方法：患者取坐位。患侧手搭在对侧肩膀，同时继续做水平内收。

意义：肩锁关节部位疼痛提示肩锁关节脱位或半脱位。

7）肩胛骨稳定性检查（推壁试验）

目的：检查评估肩胛骨稳定性。

方法：患者与墙壁保持一臂距离站立。指导患者进行 10～20 次的推壁运动。

意义：如感到肩胛骨肌力不足或翼状肩胛出现，则认为该试验阳性，提示肩胛骨不稳定（图 25-14）。

（2）肩袖损伤

1）垂臂试验（Codman 试验）

目的：判断肩袖是否损伤。

方法：患者取站立位。检查者将患者肩关节被动外展 60°～90°，然后嘱患者缓慢将其放下。

意义：不能缓慢放下上肢或放下过程中发生剧痛，提示肩袖部分撕裂（图 25-15）。

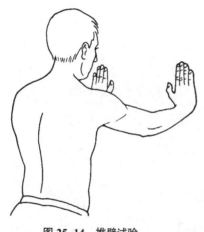

图 25-14　推壁试验

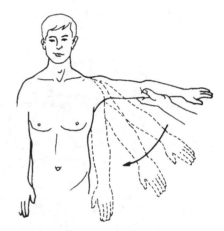

图 25-15　垂臂试验

2）冈上肌试验

目的：检查评估冈上肌。

方法：患者放松取站立位。检查者在肩胛骨平面上抬高患者肩关节 90°并内旋，使拇指向下，再嘱患者抗阻并继续抬高患肢（图 25-16）。

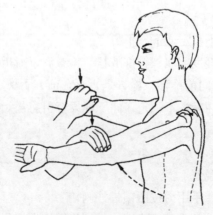

图 25-16　冈上肌试验

意义：如检查出现疼痛或无力则提示冈上肌撕裂或肌腱断裂，或肩胛上神经损伤。

3）冈下肌试验

目的：检查评估冈下肌。

方法：患者取站立位或健侧卧位。体侧屈肘 90°，肩关节内旋 45°，然后嘱患者抗阻内旋。

意义：如检查出现疼痛或者抗阻不能，提示冈下肌劳损或无力。

4）拿破仑试验（Napoleon）

目的：检查评估肩胛下肌。

方法：患者取放松站立位。将患侧手置于腹部，手背向前，屈肘 90°，然后嘱患者用力施压于腹部，需双侧对比。

意义：出现疼痛、无法施压或上肢抬高代偿，提示肩胛下肌劳损或无力。

（3）肩部撞击试验

1）Hawkins–Kennedy 撞击试验

目的：测试冈上肌肌腱撞击喙肩韧带的前部。

方法：患者取坐位或站位。将肩关节前屈 90°，用力内旋肩关节（图 25–17）。

意义：如出现疼痛则提示存在冈上肌肌腱炎。

2）Neer 撞击试验

目的：测试肩袖组织是否撞击喙肩穹窿。

方法：患者取坐位或站位。检查者站在患者后面，一手放置在患者肩胛骨后方稳定肩胛带，另一手握住患者肘关节。极度前屈肩部并内旋臂部（图 25–18）。

意义：如在患者前屈 70°～ 120°时感觉疼痛，则认为检查阳性，存在肩袖损伤。

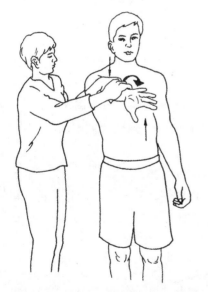

**图 25–17　Hawkins–Kennedy 撞击试验**

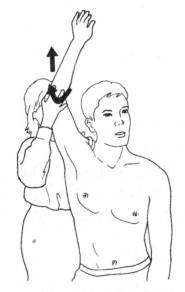

**图 25–18　Neer 撞击试验**

3）疼痛弧试验

目的：检查评估肩袖。

方法：患者取坐位或站位。患者主动或者被动外展肩关节。

意义：在肩关节外展 60°～ 120°时候，肩袖肌腱附着端特别是冈上肌腱组织在肩峰下被挤压可出现疼痛，而当肩关节超过 120°时原先被挤压的软组织已通过肩峰下区域，故疼痛消失，常见于冈上肌肌腱断裂、冈上肌肌腱炎、冈上肌钙化、肩峰下滑囊炎和肱骨大结节骨折等。

（4）肱二头肌肌腱检查

1）叶加森试验（Yeagason 试验）

目的：检查评估肱二头肌长头肌腱。

方法：患者放松取坐位或站位。在体侧屈肘 90°，前臂旋前，使掌面向下，检查者一手固定患肩，一手扶住腕部。嘱患者抗阻屈肘并旋后（图 25-19）。

意义：如果存在肱二头肌肌腱不稳定，则患者可出现疼痛症状或肱二头肌肌腱从结节间沟中弹出。

2）速度试验（肱二头肌的 Speed 试验）

目的：检查评估肱二头肌长头肌腱。

方法：患者取坐位，肘关节伸直，肩关节屈曲 90°。前臂旋后使掌面向上，对抗肩前屈作用力（图 25-20）。

意义：患者感觉结节间沟疼痛时，则认为存在肱二头肌肌腱炎或肌腱的部分破裂。

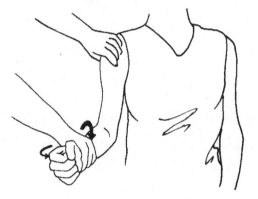

图 25-19　叶加森试验

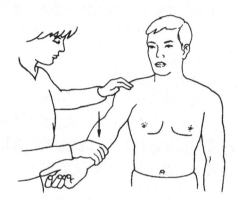

图 25-20　速度试验

（5）盂唇撕裂检查　关节盂唇的损伤分为两种，一种是 Bankart 损伤，即前下缘损伤；另一种是上缘损伤，即 SLAP 损伤（superior labrum anterior to posterior，SLAP）。Bankart 损伤多见于肩关节脱位和下盂肱韧带失稳，是发生在 3～7 点位置范围内的关节盂唇撕裂。SLAP 损伤多见于上盂肱韧带失稳或肱二头肌长头肌腱撕裂，是发生在 10～2 点位置范围内的关节盂唇撕裂。

1）弹响试验（Clunk 试验）

目的：评估是否存在关节盂唇撕裂。

方法：患者取仰卧位。检查者一手置于肘部上方近臂部，另一手置于肱骨头。充分前屈肩关节至患者头部上方，然后将肱骨头的手往前推（图 25-21）。

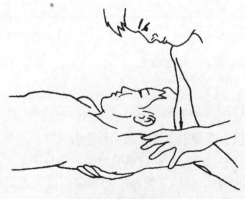

图 25-21　弹响试验

意义：出现撞击声或弹响，提示关节盂唇撕裂。

2）肱二头肌张力检查（Biceps Tension 试验）

目的：确认是否存在 SLAP 损伤。

方法：肩关节外展 90°，肘关节伸直。前臂旋后掌面向上，检查者施加一个向下的阻力，患者肩关节抗阻外展（图 25-22）。

意义：患者感觉疼痛提示肱二头肌肌腱存在病理性改变。

3）肱二头肌负荷检查

目的：检查关节盂唇上缘完整性。

方法：肩关节外展 90°，外旋，屈肘 90°。若患者露出痛苦表情，检查者停止外旋并停留在这个位置，嘱患者抗阻屈肘（图 25-23）。

意义：如患者痛苦表情消失或感到舒适，则 SLAP 损伤评估阴性。如果患者恐惧感仍然存在或肩部剧烈疼痛，提示关节盂唇上缘欠完整。

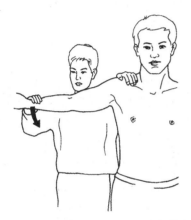

图 25-22  肱二头肌张力检查

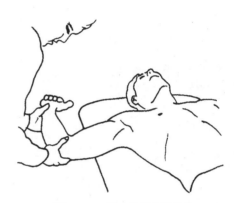

图 25-23  肱二头肌负荷检查

4）O'Brien 主动压缩试验

目的：检查关节盂唇上方损伤。

方法：患者取站立位，肘关节伸展，肩关节屈曲 90°，臂部水平内收 10°并内旋至拇指向下，检查者站立于患者后方，对前臂施加向下的压力。嘱患者抬起手臂恢复至起始部位，手掌向上，重复进行完全肩关节外旋和前臂旋后（图 25-24）。

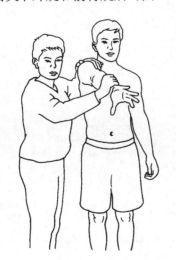
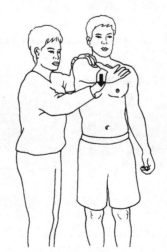

图 25-24  O'Brien 主动压缩试验

意义：如果在试验开始时出现肩关节内疼痛，完全外旋位疼痛减轻（手掌向上），则认为试验阳性。如果同时合并 Speed 试验阳性，则可诊断为 Ⅱ 型 SLAP 损伤。

**6. 肩关节功能量表评定**　国际通用的、应用较为广泛的肩关节评定量表有 4 个，分别是 DASH（disabilities of the arm, shoulder, and hand questionnaire）、SPADI（the shoulder pain and disability index）、ASES（the American shoulder and elbow surgeon score）和 SST（the simple shoulder test）。它们大都经过临床大样本的检验，具有良好的效度和信度，能够较为客观地反映肩关节功能受损的情况，对于评估患者预后、追踪随访、制定康复治疗方案可起到指导作用。其中 DASH 是使用最为广泛的量表之一（表 25-1）。

表 25-1　DASH 上肢功能调查表（简化版）

| 项目 | 无困难 | 有点困难 | 明显困难 | 很困难 | 不能 |
|---|---|---|---|---|---|
| A 部分 | | | | | |
| 1. 拧开紧的或新的瓶盖 | 1 | 2 | 3 | 4 | 5 |
| 2. 写字 | 1 | 2 | 3 | 4 | 5 |
| 3. 用钥匙开门 | 1 | 2 | 3 | 4 | 5 |
| 4. 准备饭菜 | 1 | 2 | 3 | 4 | 5 |
| 5. 推开一扇大门 | 1 | 2 | 3 | 4 | 5 |
| 6. 将物品放入头部上方小柜子 | 1 | 2 | 3 | 4 | 5 |
| 7. 繁重的家务劳动（如擦地板） | 1 | 2 | 3 | 4 | 5 |
| 8. 花园及院子的劳动（如修剪树木） | 1 | 2 | 3 | 4 | 5 |
| 9. 铺床 | 1 | 2 | 3 | 4 | 5 |
| 10. 拎购物袋或文件箱 | 1 | 2 | 3 | 4 | 5 |
| 11. 搬运超过 5kg 重物 | 1 | 2 | 3 | 4 | 5 |
| 12. 更换头部上方的灯泡 | 1 | 2 | 3 | 4 | 5 |
| 13. 洗发或者吹干头发 | 1 | 2 | 3 | 4 | 5 |
| 14. 擦洗背部 | 1 | 2 | 3 | 4 | 5 |
| 15. 穿毛衣 | 1 | 2 | 3 | 4 | 5 |
| 16. 用刀切食品 | 1 | 2 | 3 | 4 | 5 |
| 17. 轻微体力的业余活动（如打牌） | 1 | 2 | 3 | 4 | 5 |
| 18. 上臂冲击力活动（如高尔夫、网球） | 1 | 2 | 3 | 4 | 5 |
| 19. 上臂灵活性活动（如羽毛球、壁球） | 1 | 2 | 3 | 4 | 5 |
| 20. 驾驶、乘坐交通工具 | 1 | 2 | 3 | 4 | 5 |
| 21. 性功能 | 1 | 2 | 3 | 4 | 5 |
| 22. 影响和其他人的社会交往程度 | 1 | 2 | 3 | 4 | 5 |
| 23. 影响工作或其他日常活动的程度 | 1 | 2 | 3 | 4 | 5 |
| （请评估在上 1 周内，患者进行以上活动的能力，并在相应等级的数字上标记） | | | | | |
| B 部分 | | | | | |
| 24. 休息时肩、臂或手部疼痛 | 1 | 2 | 3 | 4 | 5 |
| 25. 活动时肩、臂或手部疼痛 | 1 | 2 | 3 | 4 | 5 |
| 26. 肩、臂或手部麻木、针刺样疼痛 | 1 | 2 | 3 | 4 | 5 |
| 27. 肩、臂或手部无力 | 1 | 2 | 3 | 4 | 5 |
| 28. 肩、臂或手部僵硬 | 1 | 2 | 3 | 4 | 5 |
| 29. 肩、臂或手部疼痛对睡眠的影响 | 1 | 2 | 3 | 4 | 5 |
| 30. 肩、臂或手功能障碍使您感到能力下降、缺乏自信 | 1 | 2 | 3 | 4 | 5 |
| （请评估在上 1 周内，以上症状的严重程度，并在相应等级的数字上标记） | | | | | |
| 总分 | | | | | |

注：DASH 值 0 分表示上肢功能完全正常；100 表示上肢功能极度受限。

　　　DASH 值 =｛（A 部分总分 +B 部分总分）-30（最低值）｝÷1.20

### 二、肘关节功能障碍的康复评定

#### （一）概述

肘关节是一个复杂的铰链型关节，功能为帮助在一定的空间内放置手。它具备屈曲、伸直、旋前和旋后的运动功能，由 3 块骨骼（肱骨、桡骨和尺骨）、3 个关节（肱尺关节、肱桡关节及次要的近侧尺桡关节）构成。肘关节局部常见的损伤有骨折、脱位、神经损害及周围软组织疾患，均可引发肘关节的功能障碍。

#### （二）评定内容和方法

**1. 视诊**　暴露双肘，引导患者摆放于功能位，进行双侧对比视诊。观察患者的面部表情以评估患者的疼痛水平，观察骨结构是否对称、有无畸形，观察肌肉是否有肿胀或萎缩，最后观察患者上肢的活动节律。

（1）常见肘部畸形

1）肘内翻或肘外翻畸形　正常肘关节伸直及前臂完全旋后时可产生一个生理性外翻角，称为提携角。正常男性提携角为 5°～ 10°，正常女性提携角为 10°～ 15°。如果提携角超过 15°，称为肘关节外翻；反之如提携角小于 5°，称为肘关节内翻。

2）"枪托"畸形　肱骨髁部骨折或骨骺损伤时，肘关节伸直时出现形似"枪托"的畸形。

3）肘部骨突畸形　肱骨髁上骨折、肘关节脱位、桡骨头脱位未整复者可见骨突畸形。

4）肘三角消失　肘关节屈曲 90°时，肱骨内、外上髁和尺骨鹰嘴通常构成等腰三角形，称为肘后三角，如出现骨折、脱位或骨软骨病变，顶点到底边的距离会缩短，等腰三角形的结构因此而消失。但肱骨其他部位的骨折，不会影响肘后三角的结构关系，所以临床上常以此来鉴别肘关节后脱位与肱骨髁上骨折。

（2）肿胀

1）关节肿胀　肘关节囊内包含肱桡关节、肱尺关节、尺桡关节 3 个关节，如其中一个关节出现病变，3 个关节就会同时受累。桡骨头、鹰嘴尖、外上髁组成的外三角发生病变时肿胀最为明显，视诊可见正常凹陷消失，甚至肘横纹消失；肘关节屈曲 70°也就是休息位时容积最大，故出现肿胀时肘关节会自然固定于该休息位上。

2）关节外肿胀　韧带、骨折或者关节囊损伤时会导致局部肿胀，急性肘关节周围软组织损伤肿胀表现通常是弥漫性的。

（3）凹陷　屈肘时鹰嘴凹陷常提示鹰嘴骨折；肱三头肌凹陷提示肌腱断裂或骨折；肱骨内上髁下部凹陷提示前臂屈肌腱断裂或内上髁骨折。

（4）髁干角　正常肱骨纵轴与内外髁连线垂直，在发育异常或内上髁骨折时则会发生角度改变。

**2. 触诊**　患者在仰卧或坐位时进行触诊检查。触诊宜在患者放松的情况下进行，在良好的断层解剖学知识的基础上，无须用力按透多层组织即能清晰地了解肘部深层结构的状况。重点触诊内容为肘关节骨结构的对称性和完整性，是否有骨擦音，周围软组织结构是否存在肿胀、触痛等。

（1）骨性结构触诊

1）肱骨内上髁　检查者手指置于肱骨的内侧面并沿肱骨髁上嵴向远端移动，直至触及一个尖锐隆起的结构，即肱骨内上髁（图 25-25）。这个部位的压痛可能是由于前臂及腕的屈肌和旋前肌肌腱共同腱膜的炎症所致，称为高尔夫球肘，即肱骨内上髁炎。

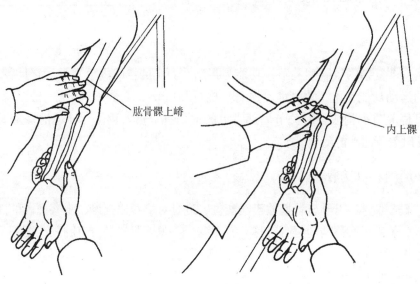

图 25-25  肱骨内上髁

2）肱骨外上髁  检查者手指置于肱骨外侧面沿着肱骨髁上嵴向远端移动，直至触及一个小而圆的结构，即肱骨外上髁（图 25-26）。这个部位的压痛多由于伸腕肌腱共同腱膜的炎症所致，称为网球肘，即肱骨外上髁炎。

3）鹰嘴  检查者的手指移动至肘关节的后面，可触及一隆起的骨凸，它逐渐变细形成一个圆锥体，即鹰嘴，屈肘时触诊最明显。可同时在屈伸位置检查内上髁、外上髁、鹰嘴的位置关系，屈曲位 90°时三者组成等腰三角形的三个点，伸直位时形成一直线。任一结构的骨折或者鹰嘴的脱位都可以导致这两个几何图形的破坏（图 25-27）。

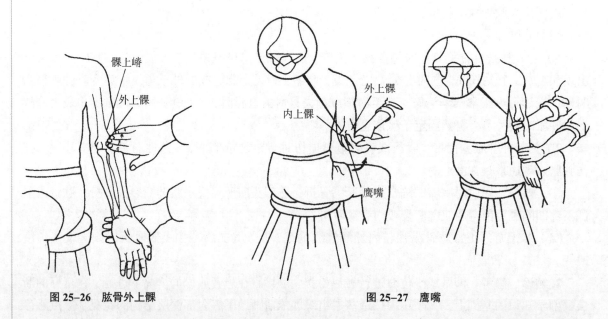

图 25-26  肱骨外上髁                    图 25-27  鹰嘴

4）桡骨头  患者取 90°屈肘位。检查者手指放在外上髁并向远端移动，检查者会在伸肌隆起后缘扪及一个凹陷区，随即可摸到桡骨头的圆形侧面（图 25-28）。为了确认桡骨头的触诊位置，可令患者前臂旋前和旋后，检查者会感觉到桡骨头在手指下滚动，如有压痛多提示桡骨头或颈骨折。

（2）软组织结构触诊

1）肘内侧副韧带　前束起于肱骨内上髁止于冠突，后束起自内上髁止于鹰嘴，它维持了肘关节的内侧稳定性，韧带虽不能被明显触摸到，但应检查关节内侧间隙区域，存在压痛多提示肘内侧副韧带损伤（图25-29）。

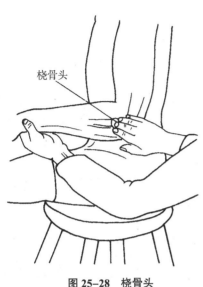

图 25-28　桡骨头

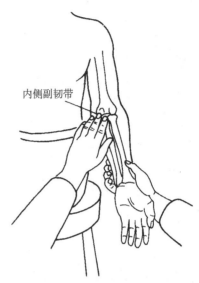

图 25-29　肘内侧副韧带

2）肘外侧副韧带　起自外上髁止于环状韧带，是一条索状结构，它维持了肘关节外侧的稳定性，同样应检查关节外侧间隙区域，存在压痛多提示外侧副韧带损伤（图25-30）。

3）鹰嘴滑囊　位于尺骨鹰嘴后方表面。正常情况下它不能被扪及，如果滑囊发炎时，触诊会感觉该区域变厚，严重时可呈现为鹰嘴后方球形肿胀，有时被称为学生肘（图25-31）。

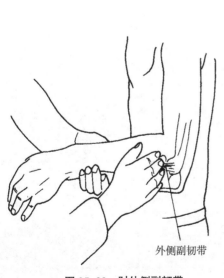

图 25-30　肘外侧副韧带

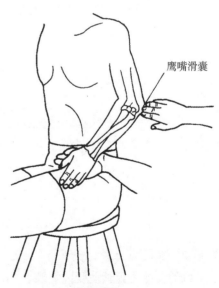

25-31　鹰嘴滑囊

4）肱三头肌　长头可在肱骨后方近端被扪及，外侧头在肱骨中段后方可扪及，内侧头可以在鹰嘴上方肱三头肌肌腱两侧找到，肱三头肌肌腱止点处压痛多提示鹰嘴骨折（图25-32）。

5）尺神经　患者屈肘90°，检查者触及内上髁并继续向后移动直至感觉到内上髁与鹰嘴间的沟槽，即尺神经沟，轻柔在沟槽内触摸可扪及圆形条索状的尺神经，由于神经位于皮下较表浅位置，故需要小心按压（图 25-33）。内上髁和髁间部骨折后神经容易损伤，尺神经可被卡压在内侧副韧带和尺侧腕屈肌所构成的肘管内，导致迟发性尺神经麻痹。

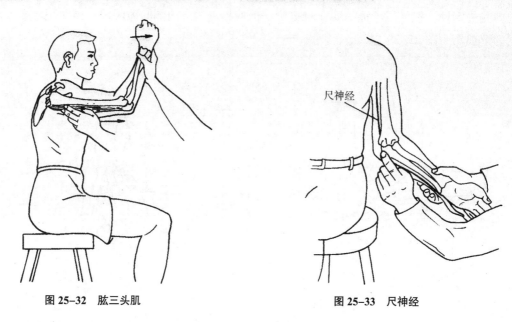

图 25-32　肱三头肌　　　　　　　　图 25-33　尺神经

**3. 特殊检查**

（1）肱骨外上髁炎触诊（Mill's 试验）

目的：检查评估肱骨外上髁。

方法：用于检测肱骨外上髁炎的各种不同方法都是试图在肱骨外上髁、桡侧腕长、短伸肌的腱性附着部施加应力。患者取坐位，检查者将拇指放在患者肱骨外上髁处固定肘关节，嘱患者抗阻力伸腕。或者检查者固定肘关节，使患者前臂被动旋前，完全屈腕且伸肘（图 25-34）。

意义：出现肱骨外上髁疼痛提示肱骨外上髁炎。

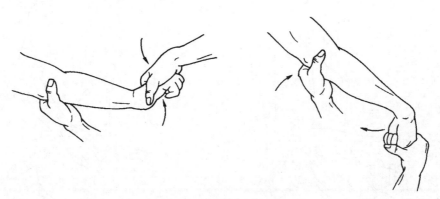

图 25-34　肱骨外上髁炎触诊

（2）肱骨内上髁炎触诊

目的：检查评估肱骨内上髁。

方法：患者取坐位。检查者将患者前臂旋后。同时伸直其肘关节和腕关节。

意义：患者会因为过度使用屈腕肌而感到内上髁区域疼痛，提示肱骨内上髁炎。

（3）关节功能紊乱检查

目的：检查肱桡、肱尺关节。

方法：检查肱桡关节时，检查者将患肘置于非疼痛位，使腕关节桡偏，使桡骨头挤压肱骨。

检查肱尺关节时，检查者将患肘置于非疼痛位，令腕关节尺偏，使肱尺关节相互挤压。

意义：如发生疼痛提示肱尺、肱桡关节功能紊乱。

（4）肘部 Tinel 征

目的：检查尺神经。

方法：患者取坐位。检查者用指尖轻轻叩击在尺骨鹰嘴和肱骨内上髁间沟中走行的尺神经区域（图 25-35）。

意义：尺神经走行区域出现麻木刺痛或感觉异常，提示可能尺神经损伤。

（5）旋前圆肌综合征试验

目的：确定是否存在旋前圆肌综合征。

方法：患者取坐位，屈肘 90°。患者伸肘同时抗阻旋前。

意义：如前臂和手的正中神经分布区域出现麻木刺痛或感觉异常提示旋前圆肌综合征。

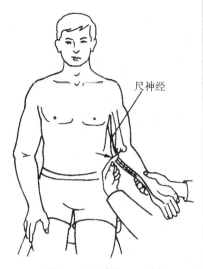

尺神经

图 25-35　肘部 Tinel 征

**4. 肘关节功能量表评估**　肘关节常用的评价标准有改良 An 和 Mayo 肘关节功能评分（表 25-2）、改良 HSS 肘关节功能评估系统（表 25-3）、改良 Broberg 和 De BoerYA 评分等。一般推荐改良 An 和 Mayo 肘关节功能评分和改良 HSS 肘关节功能评估系统作为评价患者肘功能的首选方法。

表 25-2　改良 An 和 Mayo 肘关节功能评分标准

| 功能 | 评分 |
|---|---|
| 活动度（64 分）（0.2× 活动弧度） | |
| 　屈曲 150° | 30 |
| 　伸直 10° | 2 |
| 　旋前 80° | 16 |
| 　旋后 80° | 16 |
| 力量（12 分） | |
| 　正常 | 12 |
| 　轻度损失（对侧 80%） | 8 |
| 　中度损失（59%） | 4 |
| 　重度损失（日常活动受限、残疾） | 0 |
| 稳定性（12 分） | |
| 　正常 | 12 |
| 　轻度不稳定 | 6 |
| 　明显不稳定 | 0 |
| 疼痛（12 分） | |
| 　无 | 12 |
| 　轻度（活动正常，不服药） | 8 |
| 　中度（活动时或活动后疼痛） | 4 |
| 　重度（休息时也出现，长期服药） | 0 |
| 总分 | 100 |

注：优：90～100 分；良：80～99 分；可：70～79 分；差：< 70 分。

表 25-3　改良 HSS 肘关节功能评估系统

| 症状 | 评分标准 | 得分 |
|---|---|---|
| 疼痛（30分） | 无疼痛 | 30 分 |
| | 屈肘时关节无疼痛 | 15 分 |
| | 屈肘时关节轻微疼痛 | 10 分 |
| | 屈肘时关节中度疼痛 | 5 分 |
| | 屈肘时关节严重疼痛 | 0 分 |
| | 休息时无疼痛 | 15 分 |
| | 休息时轻微疼痛 | 10 分 |
| | 休息时中度疼痛 | 5 分 |
| | 休息时严重疼痛 | 0 分 |
| 功能（20分） | A. 能做屈肘运动 30 分钟 | 8 分 |
| | 能做屈肘运动 15 分钟 | 6 分 |
| | 能做屈肘运动 5 分钟 | 4 分 |
| | 不能做屈肘运动 | 0 分 |
| | B. 肘关节活动不受限 | 12 分 |
| | 娱乐时受限 | 10 分 |
| | 能做家务 | 8 分 |
| | 日常生活自理 | 6 分 |
| 病残（矢状面活动） | 7°折合 | 1 分 |
| 肌肉力量 | 能把 2.3kg 的物品平举 90° | 10 分 |
| | 能把 0.9kg 的物品平举 90° | 8 分 |
| | 不负重做对抗重力 | 5 分 |
| | 不能屈肘 | 0 分 |
| 屈曲挛缩 | < 15° | 6 分 |
| | 15°～ 45° | 4 分 |
| | 45°～ 90° | 2 分 |
| | > 90° | 0 分 |
| 伸直挛缩 | 135°±15° | 6 分 |
| | < 125° | 4 分 |
| | < 100° | 2 分 |
| | < 80° | 0 分 |
| 旋前 | > 90° | 4 分 |
| | 30°～ 60° | 3 分 |
| | 15°～ 30° | 2 分 |
| | < 0° | 0 分 |
| 旋后 | > 60° | 4 分 |
| | 45°～ 60° | 3 分 |
| | 15°～ 45° | 2 分 |
| | < 0° | 0 分 |
| 总分 | | |

注：优：90～100分；良：80～89分；可：70～79分；差：60～69分。

### 三、腕关节功能障碍的康复评定

#### （一）概述

手腕部关节包括桡腕关节、腕骨间关节和下尺桡关节及腕掌关节等。桡腕关节具有屈伸、内收、外展功能。手、腕部主管上肢的精细运动，也较易受到损伤而导致功能障碍，从而影响整个上肢的活动。

#### （二）评定内容和方法

**1. 视诊**　对比双手腕关节及手部有无结构改变、畸形、肿胀、肌肉萎缩、瘢痕和异常活动。

（1）常见腕和手的畸形

1）鹅颈畸形　在近端指间关节屈肌面的掌板发生断裂或被拉伸时，以及近端指间关节处于过伸位时，即可出现鹅颈畸形，常见于外伤或类风湿关节炎。

2）锤状指　指伸肌腱不完全撕裂引起肌腱延长，而形成远端指间关节的屈曲畸形，常见于类风湿关节炎或系统性红斑狼疮。

3）爪形手　手的固有肌无力引起掌指关节过伸，指间关节屈曲引起畸形，见于尺神经麻痹。

4）猿手　由于大鱼际肌瘫痪导致拇指过度外展，其余四指对掌、屈曲功能丧失，见于正中神经损伤。

5）垂腕畸形　腕伸肌群瘫痪而导致的伸腕、伸指功能障碍，见于桡神经损伤。

6）扳机指　又称屈指肌腱狭窄性腱鞘炎，主要表现为患者在屈、伸指活动过程中掌指关节感觉酸胀、疼痛，严重者出现弹响，甚至绞索，导致屈、伸指功能障碍，多见于类风湿关节炎，晨起时症状明显。

（2）常见异常体征

1）"鼻烟窝"是指拇长伸肌腱、拇短伸肌腱与拇长展肌之间的凹陷，如消失常提示腕舟状骨骨折。

2）两侧腕关节肿胀伴多发性、对称性近节指间关节菱形肿胀多为类风湿关节炎。

3）指骨菱形肿胀提示可能存在指骨结核或内生软骨瘤。

4）腕背或掌指关节的掌侧面如出现圆形局限性肿块，与皮肤无粘连，但附着于深部组织，有囊性感，多为腱鞘囊肿。

**2. 触诊**　患者取坐位触诊，依次检查以下部位：局部伤口、软组织损伤处、骨骼轮廓/肌肉的周径和健侧对称性及皮肤情况等，观察是否存在破溃、畸形、肿胀、压痛等体征，必要时配合腕、手关节的动态活动进行触诊。

（1）骨性结构触诊

1）尺骨茎突　检查者可沿尺骨干向远端移动，直到触及一圆形、凸起的尺骨茎突（图25-36）。它比桡骨茎突触诊更加明显，且与腕骨之间没有直接的关节相连，如触诊明显压痛、肿胀或骨结构改变提示可能存在尺骨茎突部骨折。

2）三角骨　触及尺骨茎突后，沿腕关节内侧继续向远端移动，检查者首先触及关节盘的空隙，然后可摸到三角骨的圆形表面，如将患者手桡偏，三角骨会向内侧移动进入检查者的手指之间（图25-37）。

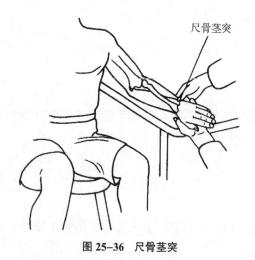

图 25-36 尺骨茎突

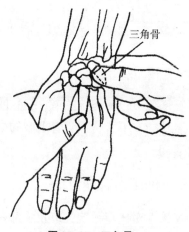

图 25-37 三角骨

3）豌豆骨 位于三角骨的前面，尺骨茎突远端和前外侧可触及，是尺侧腕屈肌的附着点（图 25-38）。

4）钩骨 检查者触诊患者第 4 掌骨桡侧缘近端可触及钩骨的钩部，因为骨性结构比较深，需要用力压迫软组织来定位。因其很靠近尺神经，所以触诊钩部可能会有疼痛感（图 25-39）。钩骨的钩部在临床上很重要，它和豌豆骨、豆钩韧带等组成尺管（Guyon 管）的骨性纤维通道，为尺神经第二个容易受到卡压的部位。

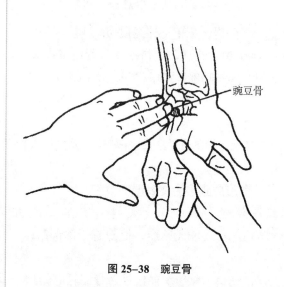

图 25-38 豌豆骨

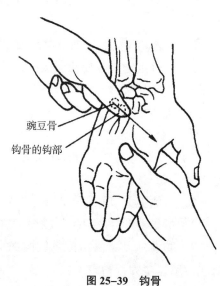

图 25-39 钩骨

5）桡骨茎突 检查者手指放在前臂外侧，沿桡骨向远端下行直到触及桡骨茎突，其正好位于桡腕关节的近端（图 25-40）。

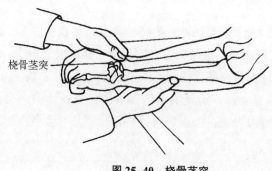

图 25-40 桡骨茎突

6）舟骨　检查者手指从桡骨茎突略向远端移动，可触及一小的凹陷，让患者尺偏，检查者会感觉到被一个圆顶样骨头顶出凹陷，这就是舟骨，它构成鼻烟窝的底部，该区域疼痛应高度怀疑舟骨骨折（图 25-41a）。

7）大多角骨和小多角骨　从舟骨向远端移动，在舟骨和第 1 掌骨基底部之间的小间隙内检查者可触及大多角骨和小多角骨（图 25-41b）。大、小多角骨与第 1 掌骨之间的关节是鞍状关节，这种结构使拇指灵活，但也较易发生退变性骨关节炎。

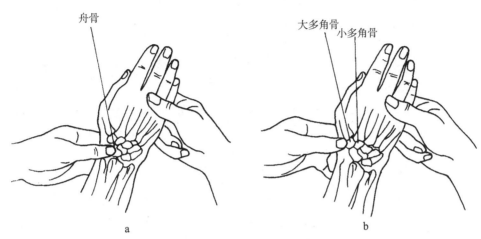

**图 25-41　舟骨、大多角骨和小多角骨**

8）桡骨背侧结节（Lister 结节）　检查者先触及桡骨茎突，沿桡骨背侧向内侧移动约 1/3 可及一个狭窄的嵴，这就是桡骨背侧结节（Lister 结节）（图 25-42）。这是一个重要的结构，因为拇长伸肌围绕它周围，当它走行到位于拇指远端指骨附着处时可创造一个 45°夹角。

9）月骨　患者手腕轻度背伸，检查者找到桡骨背侧结节并继续向远端内侧移动，可感到手指下有一处凹陷，再屈曲患者手腕，此时检查者会感觉到手指被月骨推出这个凹陷（图 25-43）。月骨是腕骨中最容易脱位的，区域内的压痛和肿胀可能继发于缺血性坏死，也被称为 Keinbock 病。

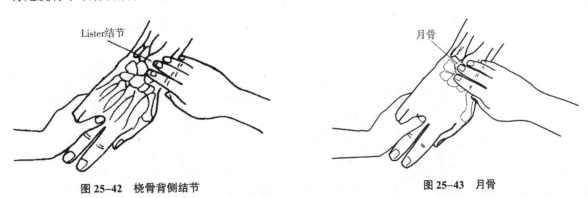

**图 25-42　桡骨背侧结节**　　　　　　　　　**图 25-43　月骨**

10）头状骨　定位月骨后，检查者手指继续向远端移动，可触及月骨和第 3 掌骨间的空隙，患者手处于中立位或者轻度背伸时，检查者会感觉手指下面有个斜坡，这是新月形头状骨的背侧凹陷，当患者屈曲手腕时，头状骨出现滚动，从月骨下方出来，充填了斜坡，并把检查者的手指推向背侧（图 25-44）。

11）掌骨　手的背侧更易触及掌骨。将患者前臂旋前，掌部置于检查者的拇指上，检查者用食指和中指触诊掌骨，触诊可以发现第 4 和第 5 掌骨远比第 2 和第 3 掌骨活动度大，这是由于前者在腕掌关节处的附着相对较弱，此处如触及肿胀压痛，提示手外侧的稳定性变差。

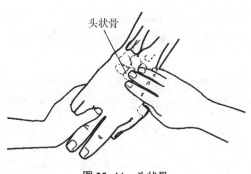

图 25-44　头状骨

12）掌指关节　检查者手指沿掌骨向远端移动，直到触及掌指关节，患者手指屈曲时触诊更明显，关节位于远侧掌横纹的深部。

13）指骨及指间关节　找到掌指关节，沿指向远端移动，可触及近端指间关节，然后是远端指尖关节，重点关注骨骼的连续性和关节的对称性，指间关节是常见发生畸形的部位，常继发于骨性关节炎和类风湿关节炎。

（2）软组织结构触诊　为了检查者能够更容易地进行深部软组织的触诊，手的前表面可分为三个区域：内侧、中间和外侧间室，各区域触诊出现压痛、肿胀等体征常提示肌肉、肌腱、韧带等组织的损伤。

1）内侧（尺侧）间室

尺侧腕屈肌：检查者手指在手掌内侧表面摸到豌豆骨的位置，尺侧腕屈肌的肌腱止点位于豌豆骨的近端，当腕骨对抗阻力行屈曲和尺偏时，该肌腱可以变得更加明显。

尺动脉：腕关节的手掌内侧面可扪及尺动脉的搏动。

尺神经：尺神经位于尺动脉的内后侧，穿过钩骨钩部下方。尺神经在腕关节部不易触及，在肘关节内侧较易触及。

小鱼际：检查者的手指放在豌豆骨上，向远端移动可触及远侧掌横纹，检查者会感觉到小鱼际的纵向肌腹。检查小鱼际局部并与对侧比较小鱼际的体积和对称性，小鱼际萎缩和感觉减退提示外伤部位或囊肿压迫肘管或尺管（Guyon 管）的尺神经，手握力可明显减小。

2）中间间室　中间间室的结构如图 25-45 所示。

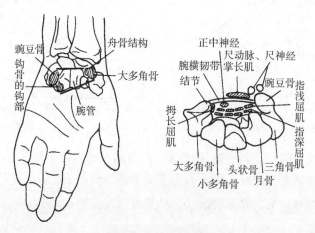

图 25-45　中间间室

掌长肌：检查者手指沿腕关节前表面横向外侧移动，位于腕部中间位置又长又细的肌腱为掌长肌肌腱。13% 的人群掌长肌缺如，但并不影响手功能，掌长肌常被用作肌腱二期重建手术的供体，还可用于定位正中神经。在腕部，正中神经位于掌长肌肌腱的偏外侧。

指深屈肌和指浅屈肌：患者屈曲手指，当手指收缩弯曲及伸直绷紧时，检查者可以清楚地感觉到经过屈肌支持带下方和掌腱膜深部的指深、指浅屈肌的肌腱。当手指屈曲或伸直时出现"噼啪"弹响声或类似扳机样声音，这就是常见的扳机指，是由于指屈肌肌腱肿胀导致肌腱滑动时难以通过掌骨头下方的滑车所致。

腕管：是腕骨和顶部的屈肌支持带包绕形成的骨纤维性通道。检查者可在它底部内侧触及豌豆骨和钩骨的钩部，外侧可触及舟骨和三角骨的结节及覆盖其上的韧带组织，腕管在临床上非常重要。因其继发于水肿、骨折、类风湿关节炎、累积性外伤或重复活动损伤，故所致的正中神经卡压的发生率很高。

掌腱膜：检查者可在掌中部触及掌腱膜，它覆盖手指屈肌腱、类似于三角形的致密纤维膜，在手指伸直时，掌部中央可触及产生抵抗手指压力的掌腱膜，在腕掌关节出现明显的手指屈曲伴掌侧筋膜的纤维化增加，提示类 Dupuytren 挛缩。

3）外侧间室

桡侧腕屈肌：检查者手指于掌长肌继续向外移动，所触及的第 2 根肌腱即桡侧腕屈肌，肌腱通过腕关节进入手部，止于第 2 掌骨基底部，可在腕关节水平摸到肌腱，腕关节屈曲桡偏遇阻时，桡侧腕屈肌腱触诊更加明显。

桡动脉：桡侧腕屈肌腱外侧可扪及桡动脉搏动，对桡骨施加压力时更易触及，但用力过猛也可能使桡动脉搏动消失。

大鱼际：位于拇指基底部，呈现出肥厚丰满的隆起，检查者触诊时可自由移动，注意比较双手大鱼际的对称性及饱满度。由于大鱼际受正中神经返支的支配，故腕管综合征患者可能会引起大鱼际萎缩、凹陷。

**2. 叩诊**　用来检查间接叩击痛和神经反射，如掌指关节屈曲位，叩击第 2、第 3 掌指关节处，舟状骨部明显传导痛提示舟状骨骨折；叩击桡骨茎突上 2cm 时正常表现出肘关节屈曲，如发现叩击侧前臂屈曲不明显，甚至出现手指屈曲则提示 $C_{5\sim6}$ 区域脊髓可能存在病变。

**3. 听诊**　腕部"咯嗒"声提示腕三角软骨损伤；"弹响指""扳机指"多见于拇长屈肌腱或屈指肌腱腱鞘炎。

**4. 特殊检查**

（1）握拳尺偏试验（Finkelstein 试验）

目的：检查是否有桡骨茎突狭窄性腱鞘炎。

方法：患者取坐位，屈肘 90°，前臂中立位并握拳，拇指握在手心。检查者一手握住前臂远端，另一手握住手部使腕关节向尺侧偏（图 25-46）。

意义：如出现桡骨茎突剧烈疼痛则提示桡骨茎突狭窄性腱鞘炎。

（2）夹纸试验

目的：检查评估尺神经。

方法：患者取坐位。检查者将一纸片放在患者手指间，嘱其用力夹紧。

意义：如检查者能轻易地抽出患者夹的纸片，即为阳性，提示尺神经麻痹，骨间肌无力。

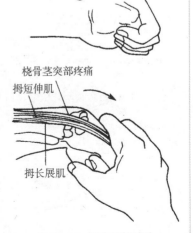

桡骨茎突部疼痛
拇短伸肌
拇长展肌

**图 25-46　握拳尺偏试验**

（3）Murphy 征

目的：检查评估月骨是否脱位。

方法：患者取坐位。嘱患者用力握拳。

意义：如出现第 3 掌骨与第 2、第 4 掌骨头平齐则提示月骨脱位。

（4）霍夫曼征

目的：检查是否有锥体束损害。

方法：患者取坐位。以一手握住患者手腕，另一手以示指、中指夹住患者中指，使腕关节轻度背伸，其余各指处于自然放松屈曲状态，而后用拇指去弹刮患者的中指指甲。

意义：如果各指出现屈曲动作则提示锥体束损害，病理征阳性。

（5）旋后抬举试验

目的：检查三角纤维软骨复合体（TFCC）是否撕裂或磨损。

方法：患者取坐位，屈肘 90°，前臂旋后使双手掌面向上。嘱患者将手置于一较沉桌子下表面，用手试着将桌子举起（或用力抬起检查者双手）。

意义：如出现腕部尺侧局限性疼痛和用力困难，则提示三角纤维软骨复合体撕裂或磨损。

（6）腕三角软骨挤压试验

目的：检查三角纤维软骨复合体（TFCC）。

方法：患者掌心向下并屈肘 90°。检查者一手握住患者前臂远端，另一手握住手掌部。将患手向尺侧偏斜并不断做腕关节屈伸动作，使腕关节尺侧发生挤压和研磨。

意义：如出现疼痛则提示三角纤维软骨复合体撕裂或磨损。

（7）Tinel 征

目的：检查评估腕管。

方法：患者取坐位，前臂旋后。检查者在患者腕管上部用指尖或叩诊锤轻轻叩击（图 25-47）。

意义：如引起拇指、示指、中指和环指桡侧麻木、刺痛或异常感觉，则提示腕管综合征。

（8）屈腕试验（Phalen 试验）

目的：检查评估腕管。

方法：患者取坐位。嘱患者两腕背相对，极度屈腕持续 1 分钟（图 25-48）。

意义：如出现手部异常感觉加重，即出现拇指、示指、中指和环指桡侧麻木刺痛，则提示腕管综合征。

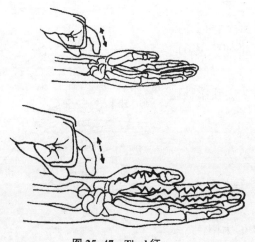

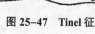

**图 25-47　Tinel 征**

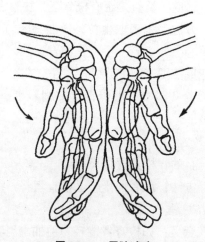

**图 25-48　屈腕试验**

（9）反 Phalen 试验

目的：检查评估腕管。

方法：患者取坐位。嘱患者两掌相对，前臂旋后，尽力使手指向下，保持 1 分钟。

意义：同屈腕试验。

（10）腕管加压试验

目的：检查评估腕管。

方法：患者取坐位，前臂旋后，腕背伸。检查者用两拇指按压正中神经至少 30 秒。

意义：同屈腕试验。

**5. 功能评估**　腕关节常见功能评分量表包括 Gartland 和 Werley 腕关节评分（表 25-4）、O'Brien 临床评分系统、Cooney 腕关节评分法等。其中 Gartland 和 Werley 腕关节评分临床应用较广泛，具有良好的信度和效度。

表 25-4　Gartland 和 Werley 腕关节评分

| 缺陷评分系统 | 评分 |
| --- | --- |
| **残余畸形（0～3 分）** | |
| 尺骨茎突凸出 | 1 |
| 掌倾畸形 | 2 |
| 桡偏畸形 | 2 或 3 |
| **主观评价（0～6 分）** | |
| 优：无疼痛、残疾或运动受限 | 0 |
| 良：偶尔疼痛，运动有些受限，感到腕关节无力 | 2 |
| 可：偶尔疼痛，运动有些受限，感到腕关节无力；如果注意，并无特殊不便，活动轻微受限 | 4 |
| 差：疼痛，残疾，活动明显受限 | 6 |
| **客观评价（0～5 分）** | |
| 背伸缺陷（< 45°） | 5 |
| 尺偏缺陷（< 15°） | 3 |
| 旋后缺陷（< 50°） | 2 |
| 掌屈缺陷（< 30°） | 1 |
| 桡偏缺陷（< 15°） | 1 |
| 环形运动缺陷 | 1 |
| 下尺桡关节疼痛 | 1 |
| 握力是对侧的 60% 或以下 | 1 |
| 旋前缺陷 | 2 |
| **并发症（0～5 分）** | |
| ①关节炎改变 | |
| 　轻微 | 1 |
| 　轻微，伴有疼痛 | 3 |
| 　中度 | 2 |
| 　中度，伴有疼痛 | 4 |
| 　严重 | 3 |
| 　严重，伴有疼痛 | 5 |
| ②神经并发症（正中神经） | 1 或 3 |
| ③石膏管形导致的手指功能差 | 1 或 2 |

续表

| 缺陷评分系统 | 评分 |
|---|---|
| 最终结果 | |
| 优 | 0～2 |
| 良 | 3～8 |
| 可 | 9～20 |
| 差 | ≥21 |

注：正常活动度：背伸 45°，掌屈 30°，桡偏 15°，尺偏 15°，旋前旋后各 50°

# 第二节　下肢常见骨骼肌肉系统疾病康复评定

## 一、髋关节功能障碍的康复评定

### （一）概述

髋关节由髋臼和股骨头构成，是个大而深的球窝关节，因此髋关节稳定性较好，同时又允许有相当大的关节活动范围。由于髋臼包绕股骨头近 2/3，关节囊坚韧，附着于关节的韧带多，因此髋关节与肩关节相比灵活性较差。髋关节的稳定依赖于韧带和关节结构（如髋臼和盂唇）的共同作用，但在行走中尤其是单侧肢体负重时，单凭髋的关节和韧带结构维持躯干的稳定仍是不足的，还需依赖髋关节周围的肌肉组织。因此，评定维持髋关节内外侧稳定性的肌肉如臀肌（臀大肌、臀中肌、臀小肌）和髂胫束（阔筋膜张肌）是髋关节功能评估的重要内容。引起髋关节功能障碍的主要病因有骨折、关节脱位、关节炎、周围软组织损伤、神经损伤等，在髋关节及周围组织损伤时，往往在站立及行走时更易被发现。此外，髋关节的位置对骨盆和脊柱力线的影响也很大，故骶髂关节和腰椎疾病常引发髋部的疼痛，所以在髋关节功能评定时也需注意骶髂关节和腰椎的检查评估。

### （二）评定内容和方法

**1. 视诊**　内容包括患者的残疾程度、下肢功能、姿势和步态。检查者检查评估时充分暴露双侧髋关节，视诊对比髋关节的前、后和侧方，观察有无肿胀，肢体有无长短差距，肌肉有无萎缩；观察股骨大转子的高度与臀、膝和足的相对位置；有无腰椎前凸、侧屈畸形。

（1）步态异常

1）跛行　髋关节半脱位表现为跛行不敢承重；髋关节腔积液行走时表现一侧髋膝屈曲，落地小心轻柔，着地后迅速抬起；髂肌下血肿表现弯腰屈曲跛行；髋关节结核表现屈髋突臀跛行。

2）臀大肌步态（髋伸肌步态）　臀大肌无力者，髋后伸无力，足跟着地时常用力将胸部后仰，使重力线落在髋关节后方，以维持关节被动伸展，站立中期时膝关节绷直，形成仰腰挺腹的臀大肌步态。

3）臀中肌步态　一侧臀中肌无力时，不能有效地维持髋关节的侧向稳定性，髋关节向患侧凸，患者肩腰出现代偿性侧弯，使重力线通过髋关节外侧，依靠内收肌来保持侧方稳定。典型双侧臀中肌无力的步态特征为上身左右交替摇摆，形如鸭子走路，故又称鸭步。

4）髂胫束痉挛步态　患者不能并膝下蹲，跑步时呈"八字脚"，有时髋部同时出现弹响。

（2）畸形

1）屈曲畸形　髋关节不能伸直达中立位，多见于各种严重的关节炎或关节强直、髋关节脱位。

2）内收、内旋、屈曲畸形　多见于髋关节后脱位。

3）外展、外旋、后伸畸形　多见于髋关节前脱位。

**2. 触诊**　触诊最适宜在患者放松体位时进行，仰卧或侧卧、俯卧时检查对患者保持稳定性和放松有益，依次检查骨结构、肌肉的长度和对称性、局部肿胀、疼痛及皮肤情况等。

（1）骨性结构触诊

1）髂嵴　是位于骨盆浅表的凸起，易触诊。检查者将手伸开，四指放在患者腰部，手向内，可触及髂嵴上方（图25-49）。髂嵴不等高的原因可能是下肢肢体不等长、骨盆倾斜、骨性解剖异常或骶髂关节功能障碍。

2）髂前上棘　检查者将手放在髂嵴，让大拇指斜对耻骨支以探查前方和下方，触及最凸起的结节就是髂前上棘，双侧高度不等可能是由于髂骨旋转或倾斜所致。

3）耻骨结节　检查者将中指放在脐部，手掌鱼际部放在下腹部，掌根可接触到耻骨结节的上部，随后用手指直接触摸确定耻骨结节的位置，其位于腹股沟褶皱内侧，相当于股骨大转子顶点水平（图25-50）。触诊时有时会有轻度疼痛，如两侧高度或前后径不一致，可能是耻骨半脱位或骶髂关节功能障碍所致。

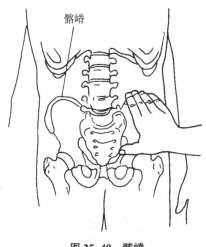

图 25-49　髂嵴

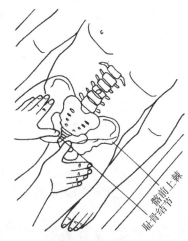

图 25-50　耻骨结节

4）大转子　检查者定位到髂嵴后，手沿着骨盆的外侧向远端触诊，直到触及一个骨性凸起，触摸到大转子的顶点来确定它的高度，正常时大转子的顶点和耻骨结节的高度是一致的，大转子双侧高度不对称见于髋部骨折引起的对线不良、先天性髋关节脱位或其他先天性异常等。如在负重状态下检查，高度不等可能是因为肢体不等长。如果大转子部有明显压痛，则患者可能存在大转子滑囊炎或梨状肌综合征。

5）髂后上棘　检查者将手掌平坦覆盖髂嵴的后方，拇指斜向内下方直到触及骨性凸起，可以清楚地触及髂后上棘，很多人此处有凹陷，这能使定位更清楚，但不是每个人都有凹陷，且凹陷可能并不与髂后上棘重合。如果触诊困难，检查者也可以沿髂嵴向后触诊直至棘部以定位髂后上棘（图25-51）。

6）骶髂关节　真正的骶髂关节无法触及，因为其被髂骨的后缘所遮盖，检查者可以用拇指从髂后上棘内侧向下感受它的位置，骶髂关节差不多位于第2骶骨水平的深部，如有压痛提示骶髋关节紊乱或骶髂关节炎（图 25-52）。

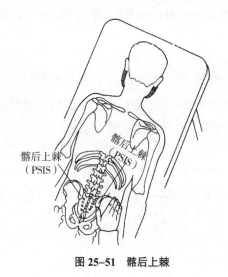

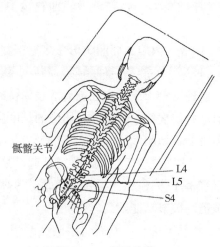

图 25-51　髂后上棘　　　　　　　　　　图 25-52　骶髂关节

7）坐骨结节　检查者将拇指放在臀部褶皱的中央，股骨大转子近侧水平，令拇指向上，轻柔地透过臀大肌探触，直到触及坐骨结节，患者侧卧位时更易扪及。如触诊时疼痛明显，提示可能存在坐骨结节滑囊炎。

（2）软组织结构触诊

1）腹股沟韧带　腹股沟韧带止于髂前上棘和耻骨结节，位于腹股沟褶皱下方（图 25-53）。检查者用手指跨过时有弦样触感，如发现此处软组织凸起，患者可能患有腹股沟疝。

2）缝匠肌　患者屈曲、外展、外旋髋关节，检查者可在其大腿近端前内侧触及缝匠肌，它是全身最长的肌肉。

3）长收肌　患者外展髋关节，然后下肢抗阻内收时，可以看到长收肌收缩，检查者可在耻骨联合下方的大腿内侧近端触及长收肌肌腱（图 25-54）。运动时长收肌容易发生损伤（如足球、篮球）。

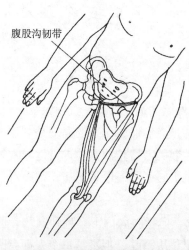

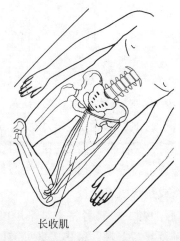

图 25-53　腹股沟韧带　　　　　　　　　图 25-54　长收肌

4）梨状肌　梨状肌位置在骶骨前下方和大转子之间，肌肉位置较深，一般情况难以触及。但肌肉痉挛时，在触诊肌肉的纵轴纤维时，检查者能感受到弦样的结构。坐骨神经在梨状肌的下方、上方或中间穿过，肌肉损伤痉挛时可产生坐骨神经卡压症状。

5）坐骨神经　患者侧卧位时最容易扣及，因为臀大肌牵拉变扁，神经表面覆盖的肌肉最薄，有助于确定坐骨结节和股骨大转子的中点。如果软组织松弛，检查者可以感觉神经在手指下的滚动感（图 25-55）。此处如果存在明显触痛或放射痛，可能是由于腰椎间盘疾病或者梨状肌痉挛导致坐骨神经激惹所致。

**3. 叩诊**　叩击足跟部或股骨大粗隆外侧时，若髋关节处出现疼痛或疼痛加重，则多见于髋关节脱位、骨折。

**4. 听诊**　髋关节在主动屈伸活动或行走时，出现可听见的响声称为弹响髋，发生的原因是髂胫束的后缘或臀大肌肌腱的前缘增厚，而当髋关节活动时增厚组织在大粗隆部前后滑动可发出的弹响。

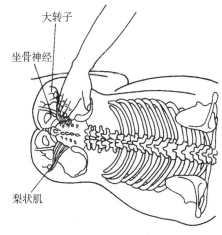

**图 25-55　坐骨神经**

**5. 特殊检查**

（1）"4"字试验

目的：检查评估骶髂关节。

方法：患者取仰卧位，一侧下肢伸直，另一侧下肢屈髋屈膝，以"4"字形状放在伸直侧下肢的近膝关节处。检查者一手按住屈侧膝关节，另一手按压对侧髂嵴，两手同时加力下压（图 25-56）。

意义：如骶髂关节出现疼痛，或者屈侧膝关节不能触及床面即为阳性，提示骶髂关节病变。

（2）床边试验（Gaenslen 试验）

目的：检查评估骶髂关节。

方法：患者取仰卧，检查者嘱其移至检查床边。一侧下肢屈髋屈膝至胸部，另一侧下肢臀部置于床外，并使该侧的腿下垂（图 25-57）。

意义：如骶髂关节发生疼痛即为阳性，见于骶髂关节病变。

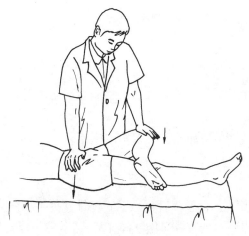

**图 25-56　"4"字试验**

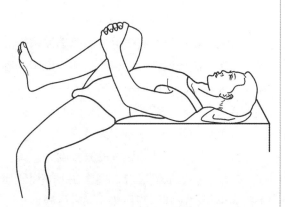

**图 25-57　床边试验**

（3）斜扳试验

目的：检查评估骶髂关节。

方法：患者取仰卧，靠下的一侧腿伸直，另一侧腿屈髋、屈膝约90°。检查者一手扶住屈侧膝部，另一手按住同侧肩部，用扶膝部的手推患者的腿内收并使该侧髋关节内旋。

意义：同床边试验。

（4）Trendelenburg 试验

目的：检查髋关节稳定性。

方法：先嘱患者健侧下肢单腿支撑，患侧下肢抬起，屈膝屈髋 90°。再嘱患者患侧下肢单腿支撑，健侧下肢抬起，屈膝屈髋 90°（图 25-58）。

意义：观察骨盆及臀纹上升和下降的情况。如健侧支撑时出现患侧骨盆及臀纹上升，患侧支撑时出现健侧骨盆及臀纹下降，提示髋关节稳定性较差，臀中肌、臀小肌无力。

（5）梨状肌试验

目的：检查评估梨状肌。

方法：患者取仰卧位，患侧髋关节、膝关节屈曲。检查者将患侧大腿和膝关节压向内收位，再要求患者用力将小腿转向检查者侧（图 25-59）。

意义：如在此抗阻内旋位产生坐骨神经分布区的刺痛或麻木，提示梨状肌综合征。

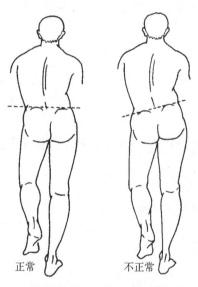

正常　　　　　不正常

图 25-58　Trendelenburg 试验

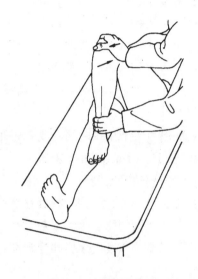

图 25-59　梨状肌试验

（6）托马斯试验（Thomas 试验）

目的：检查是否有髋关节屈曲挛缩畸形。

方法：患者取仰卧位，手抱住一侧腿的膝部至胸并维持，另一侧腿伸直。检查者确定患者腰椎下部区域平贴在床面上（图 25-60）。

意义：如髋关节存在屈曲畸形的话，伸直的腿会出现膝关节屈曲，大腿抬离床面。

（7）奥伯试验（Ober 试验）

目的：检查评估髂胫束的紧张度。

方法：患者取侧卧位，健肢在下并屈髋屈膝。检查者站在患者背后，一手固定骨盆另一手握住患侧小腿，使其屈膝伸髋，同时放松握小腿的手，让患肢自然下落（图 25-61）。

意义：膝关节不能降到床面试验即为阳性，提示该侧髂胫束挛缩。

（8）Ely's 试验

目的：评估股直肌紧张度。

方法：患者取仰卧位，一侧膝关节伸出检查台，另一侧腿屈曲至胸以固定骨盆和背部。检查者观察测试腿膝关节是否屈曲（图 25-62）。

意义：如测试腿膝关节屈曲是股直肌紧张的信号，因为对侧腿的屈曲将骨盆向后旋转，牵拉了股直肌。

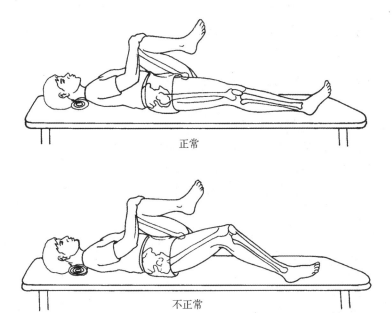

正常

不正常

图 25-60　托马斯试验

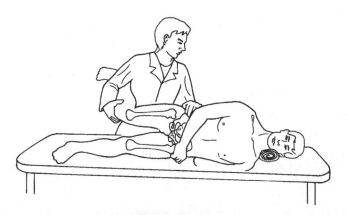

图 25-61　奥伯试验

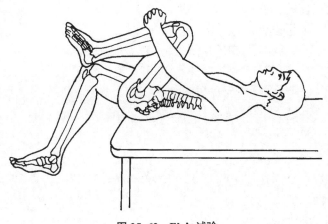

图 25-62　Ely's 试验

（9）检查髋关节盂唇撕裂

1）髋关节盂唇前方撕裂试验

目的：检查评估髋关节盂唇前方。

方法：患者取仰卧位，充分屈曲、外旋和外展髋关节作为初始体位。检查者伸展患侧髋关节，过程中同时内旋和内收（图25-63）。

意义：出现疼痛或者弹响提示髋关节盂唇前方撕裂。

2）髋关节盂唇后方撕裂试验

目的：检查评估髋关节盂唇后方。

方法：患者取仰卧位，充分屈曲、内旋和内收髋关节作为初始体位。检查者伸展患侧髋关节，过程中外旋外展（图25-64）。

意义：出现疼痛或者弹响提示髋关节盂唇后方撕裂。

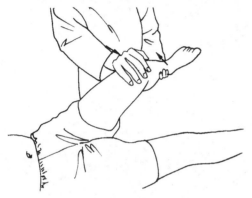

图 25-63  髋关节盂唇前方撕裂试验

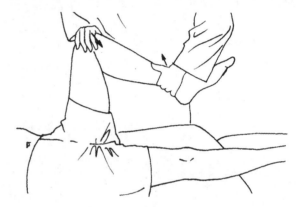

图 25-64  髋关节盂唇后方撕裂试验

**6. 功能评估**　在髋关节功能评估量表中信度和效度较好、临床应用较广泛的是 Harris 髋关节评分量表（Harris hip score）（表 25-5），它是一个规范化的功能评定量表。量表总分为 100 分，结构设计合理、清晰，各条目采用问答式呈现，每一个条目 / 问题下均有简单、准确、易理解的答案和相对应的分值。研究发现，量表的可接受性强，不需花费太多的时间即可熟悉量表的使用。

表 25-5　Harris 髋关节评分量表

| | 评分标准 | 得分 |
| --- | --- | --- |
| I.疼痛 | 44 无痛 / 不明显 | |
| | 40 轻度疼痛，偶然疼痛，活动中出现 | |
| | 30 中度疼痛，一般活动时疼痛不明显，活动过度后出现，需服一般镇痛药 | |
| | 20 明显疼痛，能忍受，影响活动，有时需服可待因镇痛 | |
| | 10 明显疼痛，并限制活动 | |
| | 0 完全不能活动 | |
| II.功能 | **A. 步态**<br>跛行：<br>　11 无<br>　8 轻度<br>　5 中度<br>　0 不能行走 | |

续表

| 评分标准 | 得分 |
|---|---|
| 助行器：<br>　11 无需<br>　7 长途行走时需用拐杖<br>　5 行走时需用手杖<br>　4 需单拐<br>　2 需双侧手拐<br>　0 需双侧腋拐<br>　0 不能行走<br>行走距离：<br>　11 无限制<br>　8 六个街区，约 600 米<br>　5 二至三个街区，200 ～ 300 米<br>　2 只能在室内活动<br>　0 只能在床上活动<br>**B. 功能性活动**<br>上楼：<br>　4 正常<br>　2 需要扶手<br>　1 通过其他方式上楼<br>　0 根本不能上楼<br>穿脱袜 / 鞋：<br>　4 容易<br>　2 有些困难<br>　0 不能完成<br>坐：<br>　5 随便什么椅子可持续坐 1 小时<br>　3 坐高椅能持续半小时<br>　0 根本不能坐<br>乘坐公交 / 出租车：<br>　1 能乘坐<br>　0 不能乘坐 | |

（Ⅱ. 功能 列于上方左侧）

| | 评分标准 | 得分 |
|---|---|---|
| Ⅲ. 下肢畸形 | 1 髋内收＜ 10°<br>1 下肢伸髋内旋＜ 10°<br>1 双下肢长度相差＜ 3.2cm<br>1 髋屈曲挛缩＜ 30° | |
| Ⅳ. 髋关节活动<br>（得分乘以校正系数 0.05 ） | A 屈曲 0 ～ 45°： ×1.0<br>　屈曲 45°～ 90°： ×0.6<br>　屈曲 90°～ 110°： ×0.3<br>B 外展 0 ～ 15°： ×0.8<br>　外展 15°～ 20°： ×0.3<br>C 外旋 0 ～ 15°： ×0.4<br>D 内收 0 ～ 15°： ×0.2 | 总分 |

注：评价效果：满分为 100 分；≥ 90 分优；80 ～ 89 分较好；70 ～ 79 分良；＜ 70 分差。

### 二、膝关节功能障碍的康复评定

#### （一）概述

膝关节是人体最大的活动关节，也是最复杂的关节。由股骨下端、胫骨上端和髌骨构成，其关节囊薄而松弛，较易造成损伤。膝关节位于下肢的中间位置，使下肢可以产生屈曲活动，而屈曲活动对人体的日常功能和运动的机械效能都有重要意义。引起膝关节损伤的主要原因有滑膜炎、交叉韧带撕裂、半月板损伤、软骨损伤、骨折、关节脱位等。膝关节功能在很大程度上依赖于韧带结构，所以在进行膝关节评定时必须重视对韧带结构的评估，此外腰椎、髋关节和踝关节均可引起膝关节的疼痛，所以对膝关节以外的相应关节进行评估也是非常必要的。

#### （二）评定内容和方法

**1. 视诊**　视诊内容包括膝关节是否存在畸形、肿胀，下肢的功能情况及行走步态等。注意患者坐下时是否能够屈膝90°或者只能伸直患膝坐下，这有助于了解患者活动时的不适程度和膝部的总体活动范围，还要观察患者行走期和站立期的步行姿态及快速平稳屈伸膝关节的能力。

（1）畸形

1）膝内、外翻畸形和反弓畸形　患者取站立位，站直并双腿并拢，两腿股骨内髁及双足内踝尽量并拢。如果膝关节接触而踝关节存在9～10cm间距，考虑为膝外翻，又称"X"形腿；当踝关节并在一起时两膝关节存在两个手指以上间距，考虑为膝内翻。膝内、外翻畸形，常由佝偻病、股骨下端或胫骨上端骨折、骨髓炎或软骨发育不良等引起。在确诊膝内、外翻畸形后，检查者应该记录下肢力线的情况，严重的下肢力线紊乱会导致髌骨关节综合征或不稳，有时亦被称为骨骼排列紊乱综合征。膝关节呈明显的过伸状态，考虑为膝反弓畸形。

2）髌骨脱位　髌骨偏离原位而脱向一侧时，提示髌骨脱位。髌骨脱位常脱向股骨髁外侧。

3）屈曲畸形　多继发于膝关节置换术后早期、膝关节半月板损伤等。

（2）肿胀和肿块

1）关节肿胀　髌前滑囊炎时髌骨前面肿胀；单纯膝关节积液时髌骨周围明显肿胀；膝关节结核时呈梭形肿大；股骨下端和胫骨上端骨髓炎时膝关节弥漫性肿胀。

2）关节肿物　鹅足囊肿和半月板囊肿在坐位时较易发现；腘窝囊肿（Backer囊肿），为滑膜组织通过关节囊后壁的薄弱点向外凸而形成。

（3）股四头肌萎缩　膝关节有器质性病变和损伤时股四头肌很快出现失用性肌萎缩，尤其股内侧肌表现最明显也是最早出现。

（4）膝关节表现　有无瘢痕、窦道、肿块等。

（5）步态　观察步态的摆动相和站立相，患者是否需要或使用助行装置。膝关节骨性关节炎患者站立期时间减少，常使用助行装置以减轻疼痛侧负重。

**2. 触诊**　患者取仰卧位时，行膝部触诊检查最适宜，检查内容包括膝关节是否有局部的或者全关节的肿胀，注意是否存在压痛、肌腹的不对称、骨性结构的不一致等。

（1）骨性结构触诊

1）髌骨　是一块很大的籽骨，位置非常表浅，检查者在膝关节前方易于触诊，膝关节伸直时，除正常的休息位外，它也可以位于膝前上方、下方、内侧或者外侧。触痛可继发于直接外伤所致的髌骨挫伤或者骨折。青少年的髌骨下极疼痛、肿胀与触痛提示Larsen-Johansson病的可能

（髌骨下极骨软骨病）。髌骨挤压所致疼痛提示存在髌骨软化症的可能。

2）胫骨粗隆　检查者将手指置于髌骨下极中点，此处尾侧约5cm处有一浅表骨性凸起，即为胫骨粗隆，为髌韧带止点（图25-65）。如胫骨粗隆过于凸出，则提示患者可能患有胫骨粗隆软骨病。

3）股骨内侧髁　检查者将双手拇指置于髌下韧带的两侧，滑入后方的凹陷中，此处即为膝关节间隙，将拇指继续向内侧和上方移动，可感到一个较明显的凸起，再往上即为股骨内侧髁平整的圆形表面，股骨内侧髁较外侧髁更为宽大和凸起，局部的触压痛可继发于剥脱性骨软骨炎。

4）股骨外侧髁　检查者将手指置于髌下韧带的两侧凹陷中，沿关节间隙水平向外侧和上方移动，直至触及股骨外侧方的骨性凸起。股骨外侧髁较为扁平，且轻微凹陷。

5）腓骨头　检查者将中指置于股骨外上髁，向远端移动并越过关节间隙，即可触及腓骨头。

（2）软组织结构触诊

1）股四头肌　检查者将四指置于大腿前方，即可触及宽阔的股四头肌，其肌腹在伸膝位做等长收缩时非常明显。膝关节外伤、制动或手术后，股内侧肌肉的萎缩非常常见。可以用软尺测量大腿的周径，水肿会增加大腿的周径，萎缩则减少。周径测量需要注意双侧对比，一般在髌上8cm处开始。肌肉内的局灶性触痛、肿块可由扭伤、血肿或者肿瘤所致。

2）髌韧带　检查者将手置于髌骨的中下部分，可触及其下束带样结构，一直向远端延至胫骨结节（图25-65）。髌下脂肪垫就位于韧带的后方，按压时可能有触痛，脂肪垫的炎症会产生广泛的水肿反应。髌韧带的触痛也可继发于过劳所致的肌腱炎。

3）滑囊　仅在炎症和肿胀时才可被触诊到，但膝关节周围的滑囊炎发病率很高，检查者需要熟悉所有滑囊的位置，任何一个滑囊发炎时候都会产生局部肿胀，易于被触及。髌前滑囊就在髌骨前方，这个滑囊大大增加髌前皮肤的活动度，髌前滑囊炎可由过度跪地所致，又被称为木匠膝。髌下皮下囊位于髌韧带前方，长久跪膝也可致其发炎，被称为牧师膝。髌下深囊则位于髌韧带后方。鹅足囊位于鹅足腱膜止点与胫骨之间，与膝部的其他滑囊一样，只有在炎症时出现肿胀膨大时才能被触及（图25-66）。

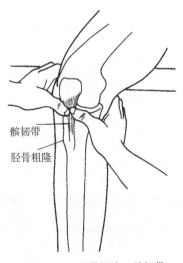

图25-65　胫骨粗隆、髌韧带

髌韧带
胫骨粗隆

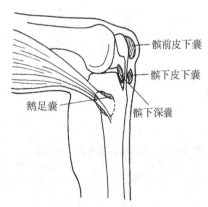

图25-66　滑囊

髌前皮下囊
髌下皮下囊
鹅足囊
髌下深囊

4）内侧半月板　位于股骨内侧髁与胫骨内侧平台之间，附着于内侧副韧带，并由冠状韧带加强锚定。胫骨内旋时，内侧半月板被股骨内侧髁挤向前方，易于被触及。内侧半月板外伤性撕裂时，检查者能发现膝关节间隙有明显触压痛，这类损伤还时常伴有内侧副韧带或前交叉韧带的损伤。

5）内侧副韧带  起自股骨内侧髁止于胫骨内侧平台直至胫骨骨干处，呈扁平状，不易被触及，检查者可用手指在内侧关节间隙附近前后移动触摸，大致了解其方位。内侧副韧带负责膝关节的外翻稳定性，作用于膝关节外侧方向的外力易致其损伤（外翻掰伤）。

6）缝匠肌、股薄肌、半腱肌（鹅足）  鹅足位于膝关节后内侧方，向前下方止于胫骨内侧平台以下距关节线 5 ~ 7cm 处，这组由股薄肌、半腱肌和缝匠肌共同组成的腱膜协同内侧副韧带为膝关节内侧软组织结构提供了额外支撑，更好地使膝关节对抗外翻扭力。检查者将手指置于胫骨结节内侧稍后方，可感觉到一束带样结构，越往后内上方越明显，用双膝夹住患者的足部以抵抗其屈膝力量，可使鹅足肌腱更为明显（图 25-67）。

7）腓总神经  检查者将手指置于腓骨头后方，上下移动，在股二头肌肌腱止点下方可触及腓总神经，其位置极其表浅，可感觉其在手指下方滚动，注意不可用力挤压，否则可能会引起功能性麻痹。该神经损伤后表现为垂足，在行走步态时的足跟着地期与摆动期出现困难。

8）股二头肌  患者俯卧并屈膝，腓骨头止点近端的股二头肌的束带样腱性部分会变得十分明显，检查者施加对抗屈膝的力量时会使其变得更为明显。

9）腓肠肌  患者俯卧并伸膝时，可在股骨内侧髁和外侧髁的后面扪及腓肠肌，施加抵抗屈膝动作或者踝关节主动跖屈时，该肌腹会更明显。触痛提示肌肉的扭伤，局部深压痛提示存在深静脉血栓形成可能（图 25-68）。

10）腘窝  其上界的外侧为股二头肌肌腱，内侧为半腱肌和半膜肌的肌腱，其下界由腓肠肌的两个头组成，腘神经是从腘窝经过最表浅的结构，但并不易被触及。腘静脉位于腘神经深层，一般也摸不到。腘动脉在腘窝部结构中位置最深，用力按压后透过浅筋膜层可触及搏动。

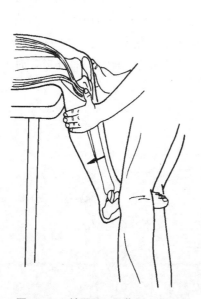

图 25-67  缝匠肌、股薄肌、半腱肌

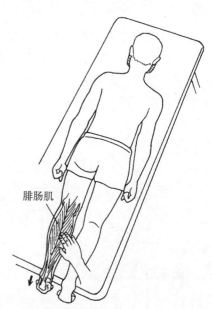

腓肠肌

图 25-68  腓肠肌

**3.听诊**  在伸直膝关节时，膝关节在运动过程中出现音调清脆的弹响同时伴有疼痛者，提示半月板损伤；髌骨软化症时，髌前会有"沙沙"的摩擦音。

**4.特殊检查**

（1）半月板损伤的检查

1）麦氏征（McMurray 试验）

目的：检查评估内侧半月板。

方法：患者取仰卧位，患侧髋、膝关节最大限度屈曲（脚跟接触到臀部）。检查者一手握足，另一手固定膝关节外侧，尽力使胫骨内旋，同时使膝关节外翻，并逐渐伸直。回到起始屈曲位，检查者一手握足，另一手固定膝关节内侧，尽力使胫骨外旋，同时使膝关节内翻，并逐步伸直（图 25-69）。

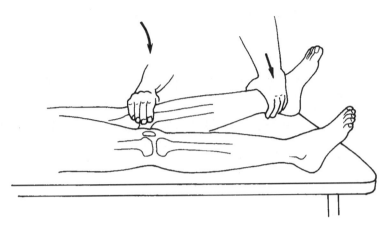

图 25-69　麦氏征

意义：膝关节外侧间隙出现弹响及疼痛提示外侧半月板损伤；膝关节内侧间隙出现弹响及疼痛提示内侧半月板损伤。

2）研磨提拉试验（Apley 试验）

①挤压或研磨试验

目的：检查评估半月板。

方法：患者取俯卧位，膝关节屈曲 90°。检查者用膝关节固定患者大腿，另一手握住患者足部，向下压足，使膝关节靠紧检查床面，然后做小腿旋转动作。

意义：如果引起疼痛即为阳性，提示半月板损伤或关节软骨损伤。

②提拉试验

目的：检查评估侧副韧带。

方法：患者取俯卧，膝关节屈曲 90°。检查者一手按住大腿下端，另一手握住患肢足踝部，提起小腿，使膝离开检查床面，做外展、外旋或内收、内旋活动（图 25-70）。

意义：如果出现膝外侧或内侧疼痛即为阳性，提示外侧或内侧副韧带损伤。

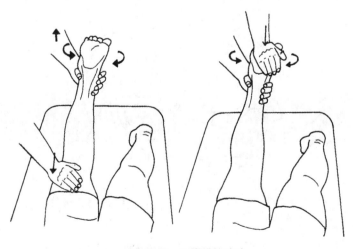

图 25-70　研磨提拉试验

3）膝关节过伸试验

目的：检查评估半月板前角。

方法：患者取仰卧位。检查者一手固定膝部，另一手握住小腿下部向上提，将膝关节过度伸展，使半月板前角受到挤压。

意义：如果引起疼痛即为阳性，提示半月板前角损伤或肥厚的髌下脂肪垫受到挤压。

4）下蹲试验（鸭氏摇摆试验）

目的：检查评估半月板后角。

方法：患者取站立位。检查者嘱患者做深蹲动作，使膝关节极度屈曲，再做前后左右摇摆，挤压半月板后角。

意义：如果膝关节疼痛、不能完全屈膝或关节后部有尖细响声和不适感，提示半月板后角撕裂。

5）重力试验

目的：检查评估半月板。

方法：患者取健侧卧位，患肢外展，主动屈伸患膝。患侧卧位，其骨盆下垫一枕，使患腿离开床面，助手扶住健肢，主动屈伸患膝。

意义：患肢膝关节内侧弹响及疼痛提示内侧半月板损伤；患肢膝关节外侧弹响及疼痛提示外侧半月板损伤。

（2）滑膜皱襞试验

1）内侧皱襞试验

目的：检查是否有滑囊皱襞。

方法：患者取仰卧位，屈膝 30°。检查者将髌骨推向内侧。

意义：出现疼痛提示髌内侧滑膜皱襞综合征。

2）Hughston 滑膜皱襞试验

目的：检查是否有滑囊皱襞。

方法：患者取仰卧屈膝。检查者以一手内旋胫骨，另一手的掌部压在髌骨上并用手指触摸股骨内侧髁（图 25-71）。

意义：膝关节在被动屈伸时，检查者手指可感觉皱襞的"弹出"，提示髌内侧滑膜皱襞综合征。

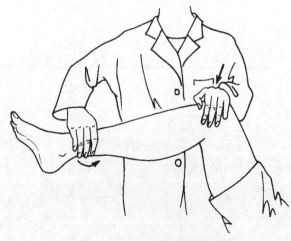

**图 25-71 Hughston 滑膜皱襞试验**

（3）髌骨的检查

1）髌骨研磨试验（Clarke 试验）

目的：检查评估髌骨。

方法 1：检查者用手按在髌骨骨面上，嘱患者取半蹲位。

意义：检查者手部感到膝关节活动时髌骨关节有摩擦感且患者感到疼痛即阳性，提示髌骨软化症或髌骨骨性关节炎。

方法 2：患者取坐位，两小腿悬垂于检查台一侧，检查者手放在髌骨上，嘱其屈伸膝关节。

意义：检查者手部感到髌骨后有捻发感且患者感到疼痛即阳性，提示髌骨软化症或髌骨骨性关节炎。

方法 3：患者取仰卧位，嘱患者完全伸直膝关节，放松股四头肌，向远端推移髌骨并要求患者收缩股四头肌（图 25-72）。

意义：患者髌后疼痛并不能保持收缩即阳性，提示髌骨软化症或髌骨骨性关节炎。

2）髌骨不稳定轨迹试验（恐惧试验）

目的：检查髌骨是否脱位。

方法：患者取仰卧位，屈膝 30°，放松股四头肌。检查者在髌骨内侧缘小心施与一个向外的力，使髌骨缓慢向外侧移位（图 25-73）。

意义：患者主动收缩股四头肌使髌骨复位并有恐惧表情，提示髌骨有向外侧脱位倾向。

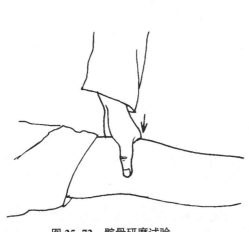

图 25-72　髌骨研磨试验

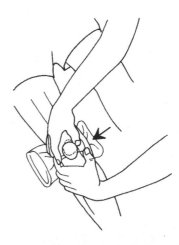

图 25-73　髌骨不稳定轨迹试验

3）Q- 角

定义：股四头肌（主要是股直肌）和髌骨韧带之间的角，代表股四头肌力量的角度。

方法：髂前上棘至同侧髌骨中点连线，胫骨结节至髌骨中点连线，两连线交叉形成的角即为 Q- 角。

意义：一般在膝关节伸直的情况下男性的 Q- 角为 13°，女性的 Q- 角为 18°。如果此角小于 13°，提示髌（骨）软骨软化症或高位髌骨。如果此角大于 18°，可能存在髌骨软化症、髌骨半脱位、股骨前倾、膝外翻、胫骨结节外移或胫骨外旋。

（4）髂胫束摩擦综合征的检查（Noble 压迫试验）

目的：检查髂胫束摩擦综合征。

方法：患者取仰卧位，屈膝 90°并屈髋。检查者拇指施压于股骨外上髁或附近 1～2cm 的范围，在施压的同时被动伸展患者膝关节。

意义：屈膝约 30°时会出现股骨外上髁剧痛，提示髂胫束摩擦综合征。

（5）浮髌试验（关节积液的检查）

目的：检查膝关节是否有积液。

方法：患者取仰卧、伸膝位进行检查。检查者用一手手掌挤压髌上囊，用手指挤压髌骨两侧，另一手示指轻轻按压髌骨。

意义：髌骨随手指按压上下沉浮，提示膝关节内有积液。

（6）内外侧稳定性的检查（膝关节分离试验）

目的：检查是否有外侧副韧带或内侧副韧带损伤。

方法：患者取仰卧位，膝关节伸直。检查者一手握住患肢踝部，另一手掌的大鱼际顶住膝上部的内侧或外侧，强力内收或外展小腿。

意义：引起疼痛和异常的内收或外展摆动即为阳性，提示外侧副韧带或内侧副韧带损伤。

（7）前后交叉韧带的检查

1）抽屉试验

目的：检查评估前（后）交叉韧带。

方法：患者取仰卧位，屈膝 90°，足平放在床上。检查者用臀部固定患肢，双手握住膝关节下方向前（向后）牵拉（推拉）小腿，观察胫骨向前（向后）移动程度。

意义：正常胫骨向前（向后）移位不超过 6mm，胫骨过度前移提示前交叉韧带松弛或断裂；过度后移提示后交叉韧带松弛或断裂。

2）Lachman 试验

目的：检查评估前交叉韧带。

方法：患者取仰卧或俯卧位，屈膝 30°。检查者一手握股骨下端，另一手试图向前移动胫骨（图 25-74）。

意义：如果有过度的胫骨前移动，提示前交叉韧带松弛或断裂。

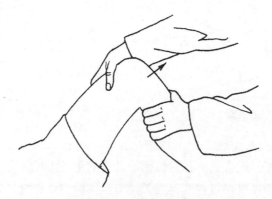

图 25-74 Lachman 试验

**5. 功能评定** 目前国际上常用的膝关节评分标准，包括 Lysholm 评分（表 25-6）、美国特种外科医院膝关节评分（Hospital for Special Surgery knee score，简称 HSS 评分）、美国膝关节协会评分（American Knee Society Score，简称 KSS 评分）、国际膝关节文献委员会膝关节评估表（the international knee documentation committee knee uation form，简称 IKDC 评分）等。其中 Lysholm 评分是由 Lysholm 和 Gillqui 在 1982 年提出的，是评价膝关节韧带损伤的条件特异性评分，被广泛地运用于其他各种膝关节疾病，如半月板损伤、软骨退变或软化。Lysholm 评分简单、明了、直接、全面地评述了患者的局部功能，而且询问方式简便，占用患者时间短，不具有创伤性，易于被患者接受。其不仅能评价患者最为重要的日常活动的功能感知，而且对于患者不同强度的运动功能等级也能做出初步评估。通过数字式的评分和患者活动级别的联系，对于患者功能障碍的程度做出清楚的划分，可使评估系统中每一个内容参数都能反映治疗过程。

**表 25-6　膝关节 Lysholm 评分表**

| 评分标准 | 得分 |
| --- | --- |
| 跛行：无 | 5 |
| 　轻度或间歇跛行 | 3 |
| 　严重或持续跛行 | 0 |
| 支持：无 | 5 |
| 　手杖或拐杖 | 2 |
| 　不能负重 | 0 |
| 绞锁：无绞锁或卡感 | 15 |
| 　有绞锁但无卡感 | 10 |
| 　绞锁偶然 | 6 |
| 　绞锁经常 | 2 |
| 　体检时绞锁 | 0 |
| 不稳定：从无打软 | 25 |
| 　运动或费力时偶有打软 | 20 |
| 　运动或费力时常有打软 | 15 |
| 　日常生活偶有 | 10 |
| 　日常生活常发 | 5 |
| 　每一步 | 0 |
| 肿胀：无 | 10 |
| 　过度用力后肿胀 | 6 |
| 　平时用力后肿胀 | 2 |
| 　持续肿胀 | 0 |
| 上楼：没问题 | 10 |
| 　轻度减弱 | 6 |
| 　每一步都困难 | 2 |
| 　不能上楼 | 0 |
| 下蹲：没问题 | 5 |
| 　轻度减弱 | 4 |
| 　不大于 90° | 2 |
| 　不能下蹲 | 0 |
| 疼痛：无 | 25 |
| 　不常疼痛或用力时轻微疼痛 | 20 |
| 　用力时显著疼痛 | 15 |
| 　步行 2 公里后显著疼痛 | 10 |
| 　步行 2 公里内显著疼痛 | 5 |
| 　持续疼痛 | 0 |
| 总分 | |

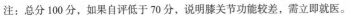

注：总分 100 分，如果自评低于 70 分，说明膝关节功能较差，需立即就医。

## 第三节　脊柱常见骨骼肌肉系统疾病康复评定

脊柱病是指脊柱的骨质、肌肉、韧带、椎间盘发生病变，压迫、刺激脊髓、神经、血管、自主神经等，出现复杂多样的症状。常见病种为颈椎病、腰椎病。脊柱的特殊解剖与脊柱病的发生有密切关系，脊柱是人体的主干，直立是"柱"，横卧是"梁"，四肢与头颅均直接或间接附着于脊柱上，任何部位的负重、受到冲击或压迫，其外力均可传达到脊柱。同时脊柱也是全身的重要平衡机构，身体任何部分的动作，都需通过其适当调整才能平衡地进行。

所以，整体、全面、正确的脊柱评估可以让我们明确病因，确定康复治疗的靶点，从而进行有效治疗。本节主要介绍颈、腰椎功能障碍的康复评定。

### 一、颈椎功能障碍的康复评定

#### （一）概述

颈部脊柱是一个柔韧的柱状结构，支撑头部的重量，也为下行的脊髓提供了一个保护通道，它保护着椎动脉、颈内静脉和自主神经系统的交感神经链，检查评估时需要特别关注这些结构。颈椎由7块颈椎骨、6个椎间盘组成，椎体特点为体积小、灵活性大、活动频率高，所以也较易损伤。常见颈部疾病有寰枢关节脱位、颈椎间盘变性、颈椎骨质增生、颈椎骨折、脊髓损伤等，颈部疾病除了会造成局部的疼痛、活动障碍以外，还会导致头部、颈肩部及上下肢的功能障碍。

#### （二）评定内容和方法

**1. 视诊**　进行颈部视诊时，体位可采取立位、坐位或卧位。一般取立位和坐位。评定时应暴露颈部，肌肉放松，上肢自然下垂。若采取俯卧位时，头部一般不放置枕头，避免因姿势不当造成的视觉误差，同时还需注意对头部、肩部及双上肢的视诊评估。

（1）坐位视诊　检查者观察患者坐位时的动作，注意患者的头部、颈部和上肢的位置。还应观察：患者头部是否前屈、前伸或侧屈？是否习惯性地用手支撑头部？是否戴颈围？手臂是放松置于身体一侧还是使用支架保护？患者转动头部是否受限？患者是否愿意使用上肢？体位改变是否出现疼痛，可以观察患者的面部表情从而判断疼痛水平。

（2）站立位、步态视诊　检查者观察患者站立位置并注意他们的姿势。特别注意患者头部、颈椎和胸椎后凸的情况。注意肩部高度，并与对侧进行比较。观察患者行走时的头部位置变化、上肢运动节律、骨结构的对称性，并注意上肢任何部位出现的肌肉萎缩。

（3）颈部局部情况　观察颈椎生理曲度是否正常，有无平直、侧弯、后凸等畸形；颈部肌肉有无痉挛和（或）短缩；颈部两侧软组织有无局限性肿胀或隆起。

**2. 触诊**　颈部的触诊检查要在患者放松状态下站位或坐位完成，但仰卧、侧卧或俯卧时更容易检查骨与软组织结构。触诊内容包括颈部周围骨的轮廓、排列和压痛点、颈部周围肌肉体积、质地、压痛点和皮肤情况。检查者不应该使用重压手法检查存在触痛或排列不齐的区域，稳定而柔和的按压有助于提高检查者的触诊技术。

（1）骨性结构触诊

1）枕外隆凸　检查者将手指放在颅骨后侧中线，向头顶方向移动进入发际，会触及一圆形突起，此处被称为枕外隆凸，又经常被称为知识隆起（图25-75）。

2）乳突　检查者手指直接放在耳垂下，感到两边各有一圆形突起，即为乳突。

3）$C_1$ 横突　检查者手指置于乳突前，在乳突后侧与下颌角之间可发现 $C_1$ 横突的突起，注意压力不宜过大，正常人此部位也较敏感。

4）$C_2$ 棘突　检查者手指定位到枕外隆凸，再向下移动至一凹槽（$C_1$ 后弓内），继续向下，触及的圆形突起即为 $C_2$ 棘突。

5）棘突　检查者将中指放在项中线上部，手指下会触及几个钝性突起。这些即为棘突，一般棘突突起末端分叉，触诊时可感觉到，可从 $C_2$ 开始向下计数颈椎棘突，触诊时会感觉到颈椎前凸，要注意 $C_{3\sim5}$ 棘突位置较深，并且彼此距离接近，以致他们有时难以区别。

6）$C_7$ 棘突　$C_7$ 棘突通常情况下是颈椎中最长的，又称隆椎。触诊时 $T_1$ 棘突有时可能与 $C_7$ 棘突一样长甚至超过，如需确认触诊的是 $C_7$ 还是 $T_1$，可要求患者轻微伸展颈部，运动开始时，$C_6$ 椎体向前滑动，$C_7$ 及 $T_1$ 椎体则一般不移动。

7）关节突　检查者手指移至棘突两侧外约 2.5cm 处，越过竖脊肌即发现一小凹陷，即可触及关节突，如果关节突发生骨关节炎而损伤，则关节突会增大而且不易触及其轮廓，正常人对关节突的触诊也较为敏感。关节突关节可发生绞锁，患者颈部某个特定姿态的运动幅度会受到限制（图 25-76）。

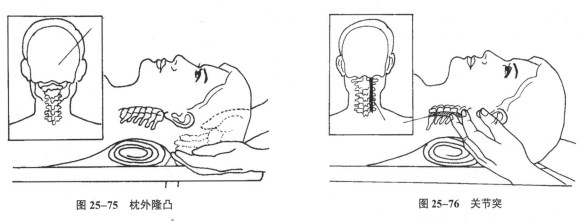

图 25-75　枕外隆凸　　　　　　　　　　　　　　　　　图 25-76　关节突

8）颈椎横突　检查者手指移向颈部最外侧可触及一列钝性突起，这些就是颈椎横突。$C_2$ 横突可以在乳突下约 1cm 的胸锁乳突肌之下触及，一般情况下这些突起对触压都较为敏感。

9）肩胛骨内侧缘　检查者从平第 7 胸椎棘突水平的肩胛下角开始触诊，顺着肩胛骨内侧缘向上触诊，直至平第 2 肋水平的肩胛上角。此区域因为有肩胛提肌的附着，是颈椎疾病疼痛的好发部位。

（2）软组织结构触诊

1）斜方肌　患者取坐位或站位。检查者站其后方，触压斜方肌上部肌纤维，将手指从枕外隆凸向外下方移动至锁骨外 1/3 处，可触及的肌肉通常是柔软的，但在肌肉损伤时常会有肌紧张或呈条索状。手指可继续追踪触摸下部斜方肌纤维至肩胛骨脊柱内侧缘，再向下肌肉止于下胸椎棘突，降低肩胛时触诊肌肉更明显。而中斜方肌起自上胸椎棘突，止于肩峰至第 7 颈椎棘突之间，外展肩胛骨时该肌肉触诊更加清楚。斜方肌同时存在很多扳机点，可导致放射至手部的疼痛（图 25-77）。

2）枕下肌群　枕下肌群包括头后大直肌和头上、下斜肌，头后小直肌和头上斜肌从寰椎连至枕骨。头后大直肌和头下斜肌远侧附着于枢椎，头后大直肌走向枕骨，头下斜肌则止于寰椎横突。该肌群使枕下解剖结构具有独立的功能。患者取仰卧位，检查者手指尖放置于枕下时可触及枕下肌群，由于其为非常深层的结构，故触诊只能触及筋膜及浅部肌肉。另外，枕下肌和头夹肌存在扳机点，故常会导致头痛（图25-78）。

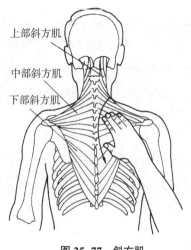

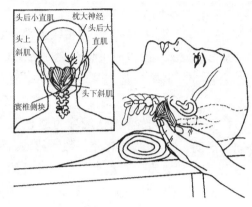

图 25-77  斜方肌　　　　　　　　　　图 25-78  枕下肌群

3）枕大神经　枕大神经在斜方肌枕骨附着处穿出，只有在炎症时才能在两侧枕外隆凸颅骨背侧触及，急性颈部拉伤患者可因枕大神经卡压而产生头痛。

4）项韧带　检查者在颈椎棘突尖部和棘突之间很容易触及项韧带，屈颈时触诊更明显。

5）肩胛提肌　肩胛提肌附着于$C_{1\sim4}$横突和肩胛骨内上缘，有提肩胛骨和侧屈颈部的作用，由于颈椎前凸前移的趋势对抗，经常被迫处于持续收缩状态。在肩胛骨内上缘的远侧附着点可找到触痛点，患者俯卧位或坐位时触诊更满意。

6）斜角肌　前斜角肌起点为$C_{3\sim6}$横突前结节，止于第1肋上缘里面。中斜角肌起点为$C_{2\sim7}$横突后结节，止于第1肋上缘外面。后斜角肌起点为$C_{5\sim7}$横突后结节，止于第2肋骨侧面。前斜角肌触诊如压痛明显，肌肉肥厚、痉挛，并压迫锁骨下动脉和臂丛产生血管和神经症状，则提示前斜角肌综合征。前中斜角肌与第1肋之间可触及三角形间隙，称斜角肌间隙，临床常在此间隙行臂丛神经阻滞麻醉。

**3. 叩诊**

（1）局部叩诊　患者取坐位，用叩诊锤自上而下依次叩击各颈椎棘突，病变部位可能出现叩击痛。一般表浅组织病变，压痛比叩击痛明显；而深部组织病变，叩击痛比压痛明显。

（2）纵向叩诊　叩击患者头顶部，颈部出现疼痛或上肢放射痛，见于颈椎病或颈髓损伤。

**4. 颈神经运动功能定位检查评估**　检查者通过抗阻运动试验对颈部神经根进行定位检查，判定肌力大小和可能存在的颈神经根损伤的部位及功能异常的神经根阶段。颈神经根对应支配的运动功能如表25-7所示：

表 25-7  颈神经根支配的运动功能

| 运动功能 | 神经根支配 |
| --- | --- |
| 屈颈 | $C_{1\sim2}$ |
| 颈部侧屈 | $C_3$ 和第 XI 对脑神经 |
| 抬肩 | $C_4$ 和第 XI 对脑神经 |
| 肩部外展 | $C_5$ |

| 运动功能 | 神经根支配 |
|---|---|
| 屈肘和（或）伸腕 | $C_6$ |
| 伸肘和（或）屈腕 | $C_7$ |
| 拇指伸直和（或）尺偏 | $C_8$ |
| 手内肌外展和（或）内收 | $T_1$ |

**5. 颈神经根病变对应的临床症状及体征**　通过评定上肢的肌力、感觉和反射，可以确定颈神经根损伤的部位及功能异常的神经根节段（表 25-8）：

表 25-8　颈神经根病变相对应的临床症状及体征

| 颈神经根 | 疼痛部位 | 异常感觉区域 | 肌力减弱 | 反射消失或减弱 |
|---|---|---|---|---|
| $C_{4\sim5}$ 或 $C_5$ | 上臂外侧 | 三角肌区 | 冈上肌、冈下肌、三角肌、肱二头肌、菱形肌 | 肱二头肌 |
| $C_{5\sim6}$ 或 $C_6$ | 上臂外侧、前臂桡侧 | 拇指、食指 | 肱二头肌、肱桡肌、腕伸肌 | 肱二头肌桡骨膜 |
| $C_{6\sim7}$ 或 $C_7$ | 上臂外侧、前臂桡侧 | 食指、中指、腕关节桡侧 | 肱三头肌、腕屈肌、指伸肌 | 肱三头肌 |
| $C_7\sim T_1$ 或 $C_8$ | 上臂尺侧、前臂尺侧 | 小指、环指 | 指屈肌 | |

**6. 特殊检查**

（1）椎间孔挤压试验

目的：检查是否存在颈神经根受压。

方法：患者取坐位，颈部向患侧侧屈。检查者双手掌放于患者头顶部，沿颈椎纵轴方向施加压力（图 25-79）。

意义：如果出现上肢放射痛或麻木，提示颈神经根受压。当患者头部处于中立位或后伸位时出现加压试验阳性，称为 Jackson 压头试验阳性。

（2）臂丛牵拉试验

目的：检查是否存在臂丛神经受压。

方法：患者取坐位，颈部微前屈。检查者一手放在患者头部患侧，另一手握住患肢腕部，做相反方向推拉（图 25-80）。

意义：如出现上肢放射性疼痛或麻木，提示臂丛神经受压，如牵拉同时再迫使患肢做内旋动作，则称为臂丛牵拉加强试验。

（3）椎间孔分离试验

目的：检查是否有颈神经根受压。

方法：患者取坐位。检查者一手托于患者下颌部，另一手托其后枕部，然后徐徐抬升患者的头部（图 25-81）。为避免部分患者不适，也可将双手掌根分别卡住乳突，手指分散置于耳周围，向上缓慢抬升患者头部。

意义：如果神经根放射性疼痛缓解或消失，则提示颈神经根受压。

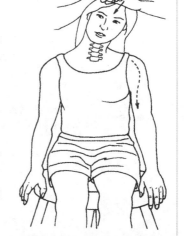

**图 25-79　椎间孔挤压试验**

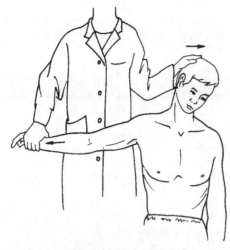

图 25-80 臂丛牵拉试验

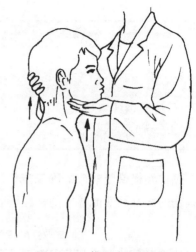

图 25-81 椎间孔分离试验

（4）旋颈试验（椎动脉扭曲试验）

目的：检查是否存在椎动脉受压。

方法：患者取仰卧位，头后仰、颈椎侧屈。检查者向患者侧屈相同的方向旋转颈部并且保持近 30 秒。

意义：如出现眩晕、头痛、视物模糊、恶心呕吐、面麻、肢体乏力等症状，则提示椎动脉受压。

**7. 功能评估**　目前国内尚缺少适合评定颈椎简便、有效和普适性的量表，现在广泛运用的颈椎功能障碍指数（the neck disability index，NDI）（表 25-9）是由 Vernon H 等在 1991 年首先报道的。其根据 Oswestry 腰椎功能障碍指数修改编制而成，评定内容包括颈痛和相关症状，以及对日常生活活动能力影响的情况，大量研究表明 NDI 具有良好的信度和效度。

表 25-9　颈椎功能障碍指数问卷

| 症状 | 评分标准 | 得分 |
|---|---|---|
| 疼痛强度 | 0 我此刻没有疼痛<br>1 此刻疼痛非常轻微<br>2 此刻有中等强度的疼痛<br>3 此刻疼痛相当严重<br>4 此刻疼痛非常严重<br>5 此刻疼痛难以想象 | |
| 个人护理<br>（洗漱、穿衣） | 0 我可以正常照顾自己，而不会引起额外的疼痛<br>1 我可以正常照顾自己，但会引起额外的疼痛<br>2 我在照顾自己的时候会出现疼痛，需要慢慢小心进行<br>3 我的日常生活需要一些帮助<br>4 我每天的大多数日常生活都需要照顾<br>5 我不能穿衣，洗漱也很困难，需要卧床 | |
| 提起重物 | 0 我可以提起重物，且不会引起额外的疼痛<br>1 我可以提起重物，但会引起额外的疼痛<br>2 疼痛会妨碍我从地板上提起重物，但如果重物放在桌子上合适的位置，我可以设法提起它 | |

续表

| 症状 | 评分标准 | 得分 |
|---|---|---|
| 提起重物 | 3 疼痛会妨碍我提起重物，但可以提起中等重量的物体<br>4 我可以提起轻的物体<br>5 我不能提起或搬动任何物体 | |
| 阅读 | 0 我可以随意阅读，且不会引起颈痛<br>1 我可以随意阅读，但会引起轻度颈痛<br>2 我可以随意阅读，但会引起中度颈痛<br>3 因中度的颈痛，使得我不能随意阅读<br>4 因严重的颈痛，使我阅读困难<br>5 我完全不能阅读 | |
| 头痛 | 0 我完全没有头痛<br>1 我有轻微的头痛，但不经常发生<br>2 我有中度头痛，但不经常发生<br>3 我有中度头痛，且经常发生<br>4 我有严重的头痛，且经常发生<br>5 我几乎一直都有头痛 | |
| 集中注意力 | 0 我可以完全集中注意力，并且没有任何困难<br>1 我可以完全集中注意力，但有轻微的困难<br>2 当我想完全集中注意力时，有一定程度的困难<br>3 当我想完全集中注意力时，有较多的困难<br>4 当我想完全集中注意力时，有很大的困难<br>5 我完全不能集中注意力 | |
| 驾驶 | 0 我能驾驶而没有任何颈痛<br>1 我想驾驶就可以驾驶，仅有轻微颈痛<br>2 我想驾驶就可以驾驶，但有中度颈痛<br>3 我想驾驶，但不能驾驶，因有中度颈痛<br>4 因严重的颈痛，我几乎不能驾驶<br>5 因颈痛，我完全不能驾驶 | |
| 工作 | 0 我可以做很多我想做的工作<br>1 我可以做日常工作，但不能太多<br>2 我只能做大部分的日常工作，但不能太多<br>3 我不能做我的日常工作<br>4 我几乎不能工作<br>5 任何工作我都无法做 | |
| 睡觉 | 0 我睡眠没有问题<br>1 我的睡眠稍受影响（失眠，少于 1 小时）<br>2 我的睡眠轻度受影响（失眠，1～2 小时）<br>3 我的睡眠中度受影响（失眠，2～3 小时）<br>4 我的睡眠重度受影响（失眠，3～5 小时）<br>5 我的睡眠完全受影响（失眠，5～7 小时） | |

续表

| 症状 | 评分标准 | 得分 |
|---|---|---|
| 娱乐 | 0 我能参与所有的娱乐活动，且没有颈痛<br>1 我能参与所有的娱乐活动，但有一些颈痛<br>2 因颈痛，我只能参与大部分的娱乐活动<br>3 因颈痛，我只能参与少量的娱乐活动<br>4 因颈痛，我几乎不能参与任何娱乐活动<br>5 我不能参与任何娱乐活动 | |
| 总分 | | |

注：每个项目最低得分为 0 分，最高得分为 5 分。分数越高表示功能障碍程度越重。

按以下公式计算受试对象颈椎功能受损的程度：

颈椎功能受损指数（%）= 每个项目得分的总和 /（受试对象完成的项目数 ×5）×100%。

结果判断：0 ～ 20%：表示轻度功能障碍；20% ～ 40%：表示中度功能障碍；40% ～ 60%：表示重度功能障碍；60% ～ 80%：表示极重度功能障碍；80% ～ 100%：表示完全功能障碍或应详细检查受试对象有无夸大症状。

## 二、腰椎功能障碍的康复评定

### （一）概述

腰椎有 5 个椎体，其体大而肥厚，每个椎体由椎体、椎弓组成，椎弓与椎体后缘围成椎孔，上下椎孔相连，形成椎管，内有脊髓和神经通过，两个椎体之间的联合部分就是椎间盘。腰椎间盘突出、腰肌劳损、腰椎退行性病变、风湿性腰痛、腰椎结核等是导致腰椎功能障碍的常见原因。此外，由于腰椎和骶髂关节密切相关，他们共同承担支持上半身和通过骨盆向下肢传递身体重量的功能，所以在进行腰椎功能障碍的康复评定时，不能仅局限于腰部，必须同时检查髋关节和骶髂关节。

### （二）评定内容和方法

**1.视诊**　先采取坐位检查，然后根据需要可进行站立位或俯卧位检查。最后嘱患者开始走动，分析患者大致的步态。

（1）坐位视诊　首先观察患者是否能安坐？是否因为坐着疼痛不适而需要踱来踱去？观察患者是否能坐正，还是会向一侧偏斜？这些现象可能是由于坐骨结节滑囊炎、腰骶椎源性的疼痛所致。疼痛可因体位改变而发生变化。检查者应注意观察患者面部表情进而推测疼痛程度。

（2）站立位、步态视诊　观察患者站立位的表现，并看他 / 她在腰部前屈、后伸、侧屈、旋转及做腰部复合运动时的活动度、疼痛情况，是否能用双下肢平均承担体重，并观察患者的姿势。注意诸如脊柱后凸或侧凸等任何结构上的畸形，观察脊柱生理曲度是否正常，从头部到骶部观察患者整个脊柱的姿势。最后观察分析患者走动时的步态，应注意任何的步态异常、患者是否需要或正在使用行走的辅助用具等。

（3）腰椎局部情况　观察脊柱两侧软组织是否对称，局部有无肿胀、充血、淤血、萎缩、色素斑、毛发、包块等。腰部中线软组织肿胀，多为硬脊膜膨出；背腰部不同形状的咖啡色斑点，提示神经纤维瘤或纤维异样增生综合征；腰骶部汗毛过长、皮肤色浓，多有先天性骶椎裂。

**2.触诊**　腰椎触诊最适宜在患者放松体位时进行，尽管触诊可以从患者站立或者坐位进行，但在仰卧、侧卧、俯卧位下触诊更容易触及骨性和软组织结构。触诊内容包括腰部周围骨的轮廓、排列和压痛点，以及腰部周围肌肉的体积、质地、压痛点及皮肤情况（详见本章第二节）。

（1）骨性结构触诊

1）棘突　腰椎棘突呈四边形并位于同一椎体后方，水平方向向后凸起。检查者触诊时首先要确定髂后上棘，检查者手指从该处向中间与头侧呈 30° 角移动，即可确定 $L_5$ 棘突的位置。另一种可靠的腰椎节段定位法是检查者把手放在髂嵴上，在该平面向中间移动，该处即为 $L_{4\sim5}$ 的椎间隙。检查者可采取上述两种方法向上计数腰椎棘突（图 25-82）。

2）横突　腰椎横突长且薄，呈水平状凸起。横突长度不一，$L_3$ 横突最长，$L_1$ 和 $L_5$ 横突最短。腰椎横突不容易触及，因为他们表面覆盖软组织较厚，但在棘肌和最长肌之间的凹陷内最易触诊辨认（图 25-83）。

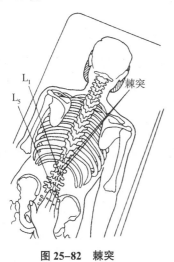

图 25-82　棘突　　　　　　　　图 25-83　横突

3）尾骨　检查者可在臀裂处找到尾骨尖，如需对尾骨前面进行触诊以排除脱位，则必须做直肠指检，尾骨处疼痛即尾骨痛，常由于该部位直接外伤所致。

（2）软组织结构触诊

1）棘上韧带　棘上韧带将 $C_7$ 到骶椎的棘突尖连在了一起，腰椎处比颈椎、胸椎的棘上韧带更宽、更致密。当检查者将指尖放在棘突间隙进行触诊时可触及该韧带，如腰部前屈，则由于韧带的张力增高更易被触及。

2）竖脊肌（骶棘肌）　竖脊肌在腰椎形成厚实的肌组织块，由棘肌（最内侧）、最长肌和髂肋肌（最外侧）组成。它紧邻棘突外侧，易被触及。急性下腰痛患者该处肌肉常有压痛或痉挛（图 25-84）。

3）腰方肌　检查者将手放在髂嵴后部的上方，在胸腔下方的间隙向中线按压，此时能感受到腰方肌的张力。当患者骨盆抬起并靠向胸部时，腰方肌触诊更容易。腰方肌对腰椎的评估非常重要，因为它附着在髂腰韧带上，所以影响腰椎对线、肌平衡，又因为它与髂嵴紧密相连，故亦影响骨盆对线（图 25-85）。

4）腹肌　腹肌对躯干的支持起主要作用，同时也能影响耻骨联合的位置和骶髂关节的对线。其包括腹直肌、腹外斜肌和腹内斜肌。患者双臂置于头后并做蜷曲动作时，腹直肌肌腹可显示更明显，注意触诊肌肉的对称性和完整性。

5）髂腰肌　髂腰肌由髂肌和腰大肌组成。髂肌呈扇形，起自髂窝；腰大肌长形，起自腰椎体侧面及横突。向下两肌相合，经腹股沟韧带深面，止于股骨小转子。腰大肌对于下腰部极其重

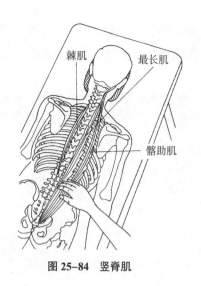

图 25-84 竖脊肌

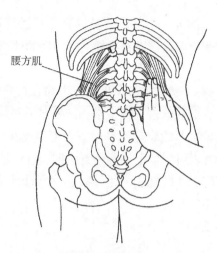

图 25-85 腰方肌

要，因为它附着在 $T_{12}$ 和 $L_{1 \sim 5}$ 横突和椎体的外侧面。检查者在髂前上棘内侧深面，缝匠肌的内侧及其近股骨小转子附着处可触及腰大肌，髋关节抗阻时触诊更满意。

**3. 叩诊** 患者取坐位，用叩诊锤自上而下依次叩击腰椎棘突，病变部位可能出现叩击痛。一般表浅组织病变，压痛比叩击痛明显；而深部组织病变，叩击痛比压痛明显。

**4. 腰椎和下肢神经系统的检查** 通过评定下肢的肌力、感觉和反射，可以确定神经根损伤的部位及功能异常的神经根节段（表 25-10）。

表 25-10 腰神经根定位检查

| 神经根 | 支配区域 | 关键肌 | 反射 | 感觉异常区 |
|---|---|---|---|---|
| $L_1$ | 转子区、腰背部、腹股沟 | | | $T_{12}$ 和 $L_2$ 间上 1/2 处 |
| $L_2$ | 腰背部、股前部至膝 | 髂腰肌 | | 大腿前中部 |
| $L_3$ | 腰背部、臀上部、股前部、膝关节、下肢中部 | 股四头肌 | | 股骨内髁 |
| $L_4$ | 臀内侧、股外侧、小腿内侧、足背、大拇指 | 胫前肌 | 膝腱反射异常 | 内踝 |
| $L_5$ | 臀部、股外侧、小腿前外侧、足背及足底 | 拇长伸肌 | | 足背第 3 跖趾关节 |
| $S_1$ | 臀部、股后部、小腿后外侧、足背外侧和足跟 | 小腿三头肌 | 跟腱反射异常 | 足跟外侧 |
| $S_2$ | 与 $S_1$ 一致 | 腘绳肌、腓肠肌 | | 腘窝中点 |
| $S_3$ | 腹股沟、股内侧 | 肛门括约肌 | | 坐骨结节 |
| $S_{4 \sim 5}$ | 会阴、尾骶部 | 膀胱、直肠肌群 | | 鞍区、肛周 |

**5. 特殊检查**

（1）屈颈试验

目的：检查腰神经根是否受压。

方法：患者取仰卧位，双下肢伸直，主动或被动屈颈 1 ~ 2 分钟（图 25-86）。

意义：如产生腰部放射痛提示腰神经根受压。

（2）挺腹试验

目的：检查腰神经根是否受压。

方法：患者取仰卧位，将腹部挺起，腰部及骨盆离开床面，同时咳嗽一声（图 25-87）。

意义：同屈颈试验。该试验也可站立进行，即患者直立，两手叉腰，躯干前弓挺腹，做咳嗽或憋气鼓腹动作，出现双下肢放射痛。

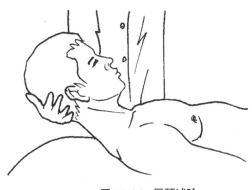

图 25-86　屈颈试验

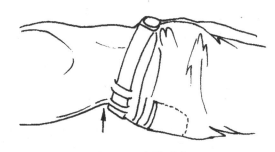

图 25-87　挺腹试验

（3）屈膝屈髋试验

目的：检查评估是否存在腰骶关节病变。

方法：患者取仰卧位，双下肢极度屈膝屈髋。检查者继续将双下肢压向腹部（图 25-88）。

意义：出现活动受限或疼痛，提示腰扭伤劳损或腰骶关节病变。该试验也可单一检查一侧下肢，需要注意的是该试验腰椎间盘突出症患者为阴性。

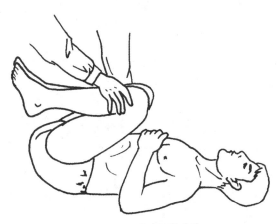

图 25-88　屈膝屈髋试验

（4）直腿抬高试验和加强试验

目的：检查腰神经根是否受压。

方法：患者取仰卧位，双下肢内旋内收，伸直膝关节。在保持膝关节伸直的情况下，分别做直腿抬高动作；然后将下肢降低 5°～ 10°至疼痛消失，并突然将足背屈（图 25-89）。

意义：若抬高不足 70°，且伴有下肢后侧的放射痛，则为阳性。在此基础上可以进行直腿抬高加强试验，即检查者将患者下肢抬高到最大限度后，下降约 10°，在患者不注意时，突然将足背屈，若能引起下肢放射痛即为阳性。直腿抬高试验虽有重要的诊断价值，但不是绝对的：阴性结果不能排除椎间盘突出的存在；阳性结果也不全为椎间盘突出所引起。骶髂关节炎、腰部及臀部肌肉劳损、炎症等都可以引出假阳性结果，应注意结合其他检查结果加以鉴别。且由于神经根穿出椎间孔的走行角度和突出椎间盘压迫神经根的节段和方向不同，直腿抬高试验阳性仅能反映 $L_4 \sim S_3$ 神经根受到挤压。$L_3$ 以上神经根受压的高位腰椎间盘突出症患者，直腿抬高试验常为阴性。

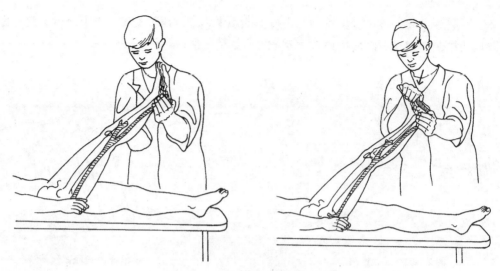

图 25-89 直腿抬高试验和加强试验

（5）股神经牵拉试验

目的：检查腰神经根是否受压。

方法：患者取俯卧位，双下肢伸直。检查者将患侧小腿上抬，使髋关节处于过伸位（图 25-90）。

意义：如果出现大腿前方疼痛即为阳性，提示可能存在 $L_{2\sim3}$ 或 $L_{3\sim4}$ 的高位椎间盘突出。

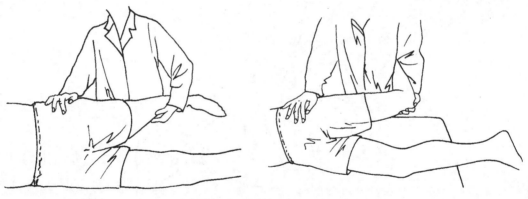

图 25-90 股神经牵拉试验

（6）跟臀试验

目的：检查评估腰骶关节。

方法：患者取俯卧位。检查者帮助患者尽量被动屈膝，使足跟部碰触同侧臀部，并确保患者的髋关节没有发生旋转（图 25-91）。

意义：如出现腰骶部疼痛，甚至骨盆、腰部抬起即为阳性，提示腰骶关节病变。

（7）鞠躬试验（Neri 试验）

目的：检查腰神经根是否受压。

方法：患者取站立位。嘱患者做鞠躬动作（图 25-92）。

意义：如果出现下肢放射性疼痛即为阳性，提示可能为腰神经根受压。

**6. 功能评估**　国内外已有多种评定腰椎功能的评分量表，其中 Oswestry 功能障碍指数问卷表（ODI）的信度、效度较高，国外临床应用已超过 30 年，应用非常广泛，在观察保守治疗效果方面已成为"金标准"，是一种实用价值较高的腰椎功能评估工具（表 25-11）。

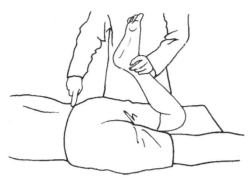

图 25-91　跟臀试验

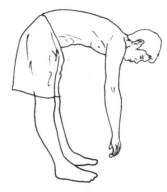

图 25-92　鞠躬试验

表 25-11　Oswestry 功能障碍指数问卷表

| 症状 | 评分标准 | 得分 |
|---|---|---|
| 1.疼痛的程度（腰背痛或腿痛） | | |
| 无任何疼痛 | 0 | |
| 轻微疼痛 | 1 | |
| 较明显的痛（中度） | 2 | |
| 明显的痛（相当严重） | 3 | |
| 严重的痛（非常严重） | 4 | |
| 痛得不能做任何事 | 5 | |
| 2.日常生活自理能力（洗漱、穿脱衣服等活动） | | |
| 日常生活完全能自理，一点也不伴腰背痛或腿痛 | 0 | |
| 日常生活完全能自理，但引起腰背痛或腰痛加重 | 1 | |
| 日常生活虽能自理，由于活动时腰背或腿痛加重，以致动作小心、缓慢 | 2 | |
| 绝大部分日常生活可自理，但需要一些帮助 | 3 | |
| 绝大部分日常生活都需要帮助才能完成 | 4 | |
| 无法自己穿脱衣服、洗漱困难，只能躺在床上 | 5 | |
| 3.提物 | | |
| 提重物时并不引起腰背或腿痛加重 | 0 | |
| 能提重物，但腰背或腿痛加重 | 1 | |
| 由于疼痛，不能将重物从地上提起，但如果位置合适，可以提起放在桌上的重物 | 3 | |
| 由于疼痛，不能将重物从地上提起，但如果位置合适，可以提起较轻的物品 | 4 | |
| 只能拿一点轻的东西 | 5 | |
| 任何东西都提不起来或拿不动 | 6 | |
| 4.行走 | | |
| 腰背或腿痛，但一点也不妨碍走多远 | 0 | |
| 由于腰背或腿痛，最多只能走 1000 米 | 1 | |
| 由于腰背或腿痛，最多只能走 500 米 | 2 | |
| 由于腰背或腿痛，最多只能走 100 米 | 3 | |
| 只能借助拐杖或手杖行走 | 4 | |
| 不得不躺在床上，排便也只能用便盆 | 5 | |

续表

| 症状 | 评分标准 | 得分 |
|---|---|---|
| **5. 坐** | | |
| 随便多高的椅子，想坐多久，就坐多久 | 0 | |
| 只要椅子高矮合适，想坐多久，就坐多久 | 1 | |
| 由于疼痛加重，最多只能坐 1 小时 | 2 | |
| 由于疼痛加重，最多只能坐半小时 | 3 | |
| 由于疼痛加重，最多只能坐 10 分钟 | 4 | |
| 由于疼痛加重，一点也不敢坐 | 5 | |
| **6. 站立** | | |
| 想站多久，就站多久，疼痛不会加重 | 0 | |
| 想站多久，就站多久，但疼痛有些加重 | 1 | |
| 由于疼痛加重，最多只能站 1 小时 | 2 | |
| 由于疼痛加重，最多只能站半小时 | 3 | |
| 由于疼痛加重，最多只能站 10 分钟 | 4 | |
| 由于疼痛加重，一点也不敢站 | 5 | |
| **7. 睡眠** | | |
| 半夜不会痛醒 | 0 | |
| 有时晚上会被痛醒 | 1 | |
| 由于疼痛，最多只能睡 6 个小时 | 2 | |
| 由于疼痛，最多只能睡 4 个小时 | 3 | |
| 由于疼痛，最多只能睡 2 个小时 | 4 | |
| 由于疼痛，根本无法入睡 | 5 | |
| **8. 性生活** | | |
| 性生活完全正常，决不会导致疼痛加重 | 0 | |
| 性生活完全正常，但会加重疼痛 | 1 | |
| 性生活基本正常，但会很痛 | 2 | |
| 由于疼痛，性生活严重受限 | 3 | |
| 由于疼痛，基本没有性生活 | 4 | |
| 由于疼痛，根本没有性生活 | 5 | |
| **9. 社会活动** | | |
| 社会活动完全正常，不会因此疼痛加重 | 0 | |
| 社会活动完全正常，但会加重疼痛 | 1 | |
| 疼痛限制剧烈活动，如运动，但对其他社会活动无明显影响 | 2 | |
| 疼痛限制参加正常社会活动，只能在家从事一些社会活动 | 3 | |
| 疼痛限制参加正常社会活动，一些社会活动不能参加 | 4 | |
| 由于疼痛，根本无法从事任何社会活动 | 5 | |

续表

| 症状 | 评分标准 | 得分 |
|---|---|---|
| 10. 旅行（郊游） | | |
| 能到任何地方去旅行，腰部或腿不会痛 | 0 | |
| 能到任何地方去旅行，但疼痛会加重 | 1 | |
| 由于疼痛，外出郊游不超过 2 小时 | 2 | |
| 由于疼痛，外出郊游不超过 1 小时 | 3 | |
| 由于疼痛，外出郊游不超过 30 分钟 | 4 | |
| 由于疼痛，除了到医院，根本无法外出 | 5 | |

注：Oswestry 功能障碍指数问卷总共包括 10 个问题，每个问题 6 个选项，选择第一个选项得分为 0 分，第二个选项为 1 分，依次递增，最后一个选项为 5 分。如 10 个问题均完成作答，计分方法是：实际得分 /50（最高可能得分）×100%；如有一个问题没有回答，则计分方法是：实际得分 /45（最高可能得分）×100%，以此类推。得分越高表明功能障碍越严重。

## 【复习思考题】

1. 简述疼痛弧试验。

2. 简述 Finkelstein 试验。

3. 简述股骨颈骨折的康复评定方法。

4. 简述颈椎病常用的特殊检查与临床意义。

5. 简述腰椎功能障碍评定的软组织结构触诊。

6. 以某一肌肉骨骼疾病为例，简述其康复评估的新进展。

# 附　录

## 1.《中医体质分类与判定》标准

中医体质是指人体生命过程中在先天禀赋和后天获得的基础上所形成的形态结构、生理功能和心理状态方面综合的、相对稳定的固有特质。是人类在生长、发育过程中所形成的与自然、社会环境相适应的人体个体特征。

中华中医药学会于 2009 年 4 月 9 日正式发布了《中医体质分类与判定》标准，其制定工作在 2006 年 6 月正式启动，由国家中医药管理局立项并主管、中华中医药学会负责、中华中医药学会体质分会编制，是我国第一部指导和规范中医体质研究及应用的规范性文件，旨在为体质辨识及与中医体质相关疾病的防治、养生保健、健康管理提供依据，使体质分类科学化、规范化。

《中医体质分类及判定》标准共分为范围、术语和定义、中医体质 9 种基本分类和特征、中医体质分类的判定、附录（中医体质分类和判定表）5 个部分。中医体质学者根据人体形态结构、生理功能、心理特点及反应状态，对人体体质进行了分类，制定了中医体质量表及《中医体质分类与判定》标准。该标准应用了中医体质学、遗传学、流行病学、心理测量学、数理统计学等多学科交叉的方法，经中医体质专家、临床专家、流行病学专家多次讨论论证而建立，并在全国范围内进行了 21948 例流行病学调查，显示出了良好的适应性、可行性，并于国家 973 计划"基于因人制宜思想的中医体质理论基础研究"课题中得到了进一步完善。

### 一、中医体质分类

《中医体质分类与判定》标准对中医体质 9 种基本类型与特征进行了详细的介绍，从总体特征、形体特征、常见表现、心理特征、发病倾向、对外界环境适应能力 6 方面进行判断，将体质分为平和质、气虚质、阳虚质、阴虚质、痰湿质、湿热质、血瘀质、气郁质、特禀质 9 个类型。

### （一）平和质（A 型）

**1. 总体特征**　阴阳气血调和，以体态适中、面色红润、精力充沛等为主要特征。

**2. 形体特征**　体形匀称健壮。

**3. 常见表现**　面色、肤色润泽，头发稠密有光泽，目光有神，鼻色明润，嗅觉通利，唇色红润，不易疲劳，精力充沛，耐受寒热，睡眠良好，胃纳佳，二便正常，舌色淡红，苔薄白，脉和缓有力。

**4. 心理特征**　性格随和开朗。

**5.发病倾向**　平素患病较少。

**6.对外界环境适应能力**　对自然环境和社会环境适应能力较强。

### （二）气虚质（B型）

**1.总体特征**　元气不足，以疲乏、气短、自汗等气虚表现为主要特征。

**2.形体特征**　肌肉松软不实。

**3.常见表现**　平素语音低弱，气短懒言，容易疲乏，精神不振，易出汗，舌淡红，舌边有齿痕，脉弱。

**4.心理特征**　性格内向，不喜冒险。

**5.发病倾向**　易患感冒、内脏下垂等病；病后康复缓慢。

**6.对外界环境适应能力**　不耐受风、寒、暑、湿邪。

### （三）阳虚质（C型）

**1.总体特征**　阳气不足，以畏寒怕冷、手足不温等虚寒表现为主要特征。

**2.形体特征**　肌肉松软不实。

**3.常见表现**　平素畏冷，手足不温，喜热饮食，精神不振，舌淡胖嫩，脉沉迟。

**4.心理特征**　性格多沉静、内向。

**5.发病倾向**　易患痰饮、肿胀、泄泻等病；感邪易从寒化。

**6.对外界环境适应能力**　耐夏不耐冬；易感风、寒、湿邪。

### （四）阴虚质（D型）

**1.总体特征**　阴液亏少，以口燥咽干、手足心热等虚热表现为主要特征。

**2.形体特征**　体形偏瘦。

**3.常见表现**　手足心热，口燥咽干，鼻微干，喜冷饮，大便干燥，舌红少津，脉细数。

**4.心理特征**　性情急躁，外向好动，活泼。

**5.发病倾向**　易患虚劳、失精、不寐等病；感邪易从热化。

**6.对外界环境适应能力**　耐冬不耐夏；不耐受暑、热、燥邪。

### （五）痰湿质（E型）

**1.总体特征**　痰湿凝聚，以形体肥胖、腹部肥满、口黏苔腻等痰湿表现为主要特征。

**2.形体特征**　体形肥胖，腹部肥满松软。

**3.常见表现**　面部皮肤油脂较多，多汗且黏，胸闷，痰多，口黏腻或甜，喜食肥甘甜黏，苔腻，脉滑。

**4.心理特征**　性格偏温和、稳重，多善于忍耐。

**5.发病倾向**　易患消渴、中风、胸痹等病。

**6.对外界环境适应能力**　对梅雨季节及湿重环境适应能力差。

### （六）湿热质（F型）

**1.总体特征**　湿热内蕴，以面垢油光、口苦、苔黄腻等湿热表现为主要特征。

**2.形体特征**　形体中等或偏瘦。

**3. 常见表现** 面垢油光，易生痤疮，口苦口干，身重困倦，大便黏滞不畅或燥结，小便短黄，男性易阴囊潮湿，女性易带下增多，舌质偏红，苔黄腻，脉滑数。

**4. 心理特征** 容易心烦气躁。

**5. 发病倾向** 易患疮疖、黄疸、热淋等病。

**6. 对外界环境适应能力** 对夏末秋初湿热气候，湿重或气温偏高环境较难适应。

### （七）血瘀质（G型）

**1. 总体特征** 血行不畅，以肤色晦暗、舌质紫暗等血瘀表现为主要特征。

**2. 形体特征** 胖瘦均见。

**3. 常见表现** 肤色晦暗，色素沉着，容易出现瘀斑，口唇暗淡，舌暗或有瘀点，舌下络脉紫暗或增粗，脉涩。

**4. 心理特征** 易烦，健忘。

**5. 发病倾向** 易患癥瘕及痛证、血证等。

**6. 对外界环境适应能力** 不耐受寒邪。

### （八）气郁质（H型）

**1. 总体特征** 气机郁滞，以神情抑郁、忧虑脆弱等气郁表现为主要特征。

**2. 形体特征** 形体瘦者为多。

**3. 常见表现** 神情抑郁，情感脆弱，烦闷不乐，舌淡红，苔薄白，脉弦。

**4. 心理特征** 性格内向不稳定、敏感多虑。

**5. 发病倾向** 易患脏躁、梅核气、百合病及郁证等。

**6. 对外界环境适应能力** 对精神刺激适应能力较差；不适应阴雨天气。

### （九）特禀质（I型）

**1. 总体特征** 先天失常，以生理缺陷、过敏反应等为主要特征。

**2. 形体特征** 过敏体质者一般无特殊形体特征；先天禀赋异常者或有畸形，或有生理缺陷。

**3. 常见表现** 过敏体质者常见哮喘、风团、咽痒、鼻塞、喷嚏等；患遗传性疾病者有垂直遗传、先天性、家族性特征；患胎传性疾病者具有母体影响胎儿个体生长发育及相关疾病特征。

**4. 心理特征** 随禀赋不同情况各异。

**5. 发病倾向** 过敏体质者易患哮喘、荨麻疹、花粉症及药物过敏等；遗传性疾病如血友病、先天愚型等；胎传性疾病如五迟（立迟、行迟、发迟、齿迟和语迟）、五软（头软、项软、手足软、肌肉软、口软）、解颅、胎惊、胎痫等。

**6. 对外界环境适应能力** 适应能力差，如过敏体质者对易致过敏季节适应能力差，易引发宿疾。

## 二、中医体质分类的判定

### （一）判定方法及标准

**1. 判定方法** 回答《中医体质分类与判定表》中的全部问题，每一问题按5级评分，计算原始分及转化分，依据标准判定体质类型。原始分＝各个条目分值相加；转化分数＝〔（原始分－条目数）÷（条目数×4）〕×100。

**2. 判定标准**　平和质为正常体质，其他 8 种体质为偏颇体质（表附 1-1）。

表附 1-1　平和质与偏颇体质判定标准表

| 体质类型 | 条件 | 判定结果 |
|---|---|---|
| 平和质 | 转化分 ≥ 60 分，且其他 8 种体质转化分均 < 30 分 | 是平和质 |
| 平和质 | 转化分 ≥ 60 分，且其他 8 种体质转化分均 < 40 分 | 基本是平和质 |
| 平和质 | 不满足上述条件者 | 否 |
| 偏颇体质 | 转化分 ≥ 40 分 | 是偏颇体质 |
| 偏颇体质 | 转化分 30 ~ 39 分 | 倾向是偏颇体质 |
| 偏颇体质 | 转化分 < 30 分 | 否 |

## （二）中医体质分类与判定表（表附 1-2 ～表附 1-10）

表附 1-2　平和质判定标准表

| 请根据近 1 年的体验和感觉，回答以下问题 | 没有 | 很少 | 有时 | 经常 | 总是 |
|---|---|---|---|---|---|
| （1）您精力充沛吗？ | 1 | 2 | 3 | 4 | 5 |
| （2）您容易疲乏吗？* | 1 | 2 | 3 | 4 | 5 |
| （3）您说话声音低弱无力吗？* | 1 | 2 | 3 | 4 | 5 |
| （4）您感到闷闷不乐、情绪低沉吗？* | 1 | 2 | 3 | 4 | 5 |
| （5）您比一般人耐受不了寒冷（冬天的寒冷，夏天的冷空调、电扇等）吗？* | 1 | 2 | 3 | 4 | 5 |
| （6）您能适应外界自然和社会环境的变化吗？ | 1 | 2 | 3 | 4 | 5 |
| （7）您容易失眠吗？* | 1 | 2 | 3 | 4 | 5 |
| （8）您容易忘事（健忘）吗？* | 1 | 2 | 3 | 4 | 5 |
| 判断结果：是□　　　　倾向是□　　　　否□ | | | | | |

注：标有 * 的条目需先逆向计分，即 1→5，2→4，3→3，4→2，5→1，再用公式转化分。

表附 1-3　气虚质判定标准表

| 请根据近 1 年的体验和感觉，回答以下问题 | 没有 | 很少 | 有时 | 经常 | 总是 |
|---|---|---|---|---|---|
| （1）您容易疲乏吗？ | 1 | 2 | 3 | 4 | 5 |
| （2）您容易气短（呼吸短促，接不上气）吗？ | 1 | 2 | 3 | 4 | 5 |
| （3）您容易心慌吗？ | 1 | 2 | 3 | 4 | 5 |
| （4）您容易头晕或站起时晕眩吗？ | 1 | 2 | 3 | 4 | 5 |
| （5）您比别人容易患感冒吗？ | 1 | 2 | 3 | 4 | 5 |
| （6）您喜欢安静、懒得说话吗？ | 1 | 2 | 3 | 4 | 5 |
| （7）您说话声音低弱无力吗？ | 1 | 2 | 3 | 4 | 5 |
| （8）您活动量稍大就容易出虚汗吗？ | 1 | 2 | 3 | 4 | 5 |
| 判断结果：是□　　　　倾向是□　　　　否□ | | | | | |

表附 1-4 阳虚质判定标准表

| 请根据近 1 年的体验和感觉，回答以下问题 | 没有 | 很少 | 有时 | 经常 | 总是 |
|---|---|---|---|---|---|
| （1）您手脚发凉吗？ | 1 | 2 | 3 | 4 | 5 |
| （2）您胃脘部、背部或腰膝部怕冷吗？ | 1 | 2 | 3 | 4 | 5 |
| （3）您感到怕冷、衣服比别人穿得多吗？ | 1 | 2 | 3 | 4 | 5 |
| （4）您比一般人耐受不了寒冷（冬天的寒冷，夏天的冷空调、电扇等）吗？ | 1 | 2 | 3 | 4 | 5 |
| （5）您比别人容易患感冒吗？ | 1 | 2 | 3 | 4 | 5 |
| （6）您吃（喝）凉的东西会感到不舒服或者怕吃（喝）凉东西吗？ | 1 | 2 | 3 | 4 | 5 |
| （7）您受凉或吃（喝）凉的东西后，容易腹泻（拉肚子）吗？ | 1 | 2 | 3 | 4 | 5 |
| 判断结果：是□　　　倾向是□　　　否□ | | | | | |

表附 1-5 阴虚质判定标准表

| 请根据近 1 年的体验和感觉，回答以下问题 | 没有 | 很少 | 有时 | 经常 | 总是 |
|---|---|---|---|---|---|
| （1）您感到手脚心发热吗？ | 1 | 2 | 3 | 4 | 5 |
| （2）您感觉身体、脸上发热吗？ | 1 | 2 | 3 | 4 | 5 |
| （3）您皮肤或口唇干吗？ | 1 | 2 | 3 | 4 | 5 |
| （4）您口唇的颜色比一般人红吗？ | 1 | 2 | 3 | 4 | 5 |
| （5）您容易便秘或大便干燥吗？ | 1 | 2 | 3 | 4 | 5 |
| （6）您面部两颧潮红或偏红吗？ | 1 | 2 | 3 | 4 | 5 |
| （7）您感到眼睛干涩吗？ | 1 | 2 | 3 | 4 | 5 |
| （8）您感到口干咽燥、总想喝水吗？ | 1 | 2 | 3 | 4 | 5 |
| 判断结果：是□　　　倾向是□　　　否□ | | | | | |

表附 1-6 痰湿质判定标准表

| 请根据近 1 年的体验和感觉，回答以下问题 | 没有 | 很少 | 有时 | 经常 | 总是 |
|---|---|---|---|---|---|
| （1）您感到胸闷或腹部胀满吗？ | 1 | 2 | 3 | 4 | 5 |
| （2）您感到身体沉重不轻松或不爽快吗？ | 1 | 2 | 3 | 4 | 5 |
| （3）您腹部肥满松软吗？ | 1 | 2 | 3 | 4 | 5 |
| （4）您有额部油脂分泌多的现象吗？ | 1 | 2 | 3 | 4 | 5 |
| （5）您上眼睑比别人肿（上眼睑有轻微隆起的现象）吗？ | 1 | 2 | 3 | 4 | 5 |
| （6）您嘴里有黏黏的感觉吗？ | 1 | 2 | 3 | 4 | 5 |
| （7）您平时痰多，特别是咽喉部总感到有痰堵吗？ | 1 | 2 | 3 | 4 | 5 |
| （8）您舌苔厚腻或有舌苔厚厚的感觉吗？ | 1 | 2 | 3 | 4 | 5 |
| 判断结果：是□　　　倾向是□　　　否□ | | | | | |

表附 1-7 湿热质判定标准表

| 请根据近 1 年的体验和感觉，回答以下问题 | 没有 | 很少 | 有时 | 经常 | 总是 |
|---|---|---|---|---|---|
| （1）您面部或鼻部有油腻感或者油亮发光吗？ | 1 | 2 | 3 | 4 | 5 |
| （2）您容易生痤疮或疮疖吗？ | 1 | 2 | 3 | 4 | 5 |
| （3）您感到口苦或嘴里有异味吗？ | 1 | 2 | 3 | 4 | 5 |
| （4）您大便黏滞不爽、有解不尽的感觉吗？ | 1 | 2 | 3 | 4 | 5 |
| （5）您小便时尿道有发热感、尿色浓（深）吗？ | 1 | 2 | 3 | 4 | 5 |
| （6）您带下色黄（白带颜色发黄）吗？（限女性回答） | 1 | 2 | 3 | 4 | 5 |
| （7）您的阴囊部位潮湿吗？（限男性回答） | 1 | 2 | 3 | 4 | 5 |
| 判断结果：是□　　　　倾向是□　　　　否□ | | | | | |

表附 1-8 血瘀质判定标准表

| 请根据近 1 年的体验和感觉，回答以下问题 | 没有 | 很少 | 有时 | 经常 | 总是 |
|---|---|---|---|---|---|
| （1）您的皮肤在不知不觉中会出现青紫瘀斑（皮下出血）吗？ | 1 | 2 | 3 | 4 | 5 |
| （2）您两颧部有细微红丝吗？ | 1 | 2 | 3 | 4 | 5 |
| （3）您身体上有哪里疼痛吗？ | 1 | 2 | 3 | 4 | 5 |
| （4）您面色晦暗或容易出现褐斑吗？ | 1 | 2 | 3 | 4 | 5 |
| （5）您容易有黑眼圈吗？ | 1 | 2 | 3 | 4 | 5 |
| （6）您容易忘事（健忘）吗？ | 1 | 2 | 3 | 4 | 5 |
| （7）您口唇颜色偏暗吗？ | 1 | 2 | 3 | 4 | 5 |
| 判断结果：是□　　　　倾向是□　　　　否□ | | | | | |

表附 1-9 气郁质判定标准表

| 请根据近 1 年的体验和感觉，回答以下问题 | 没有 | 很少 | 有时 | 经常 | 总是 |
|---|---|---|---|---|---|
| （1）您感到闷闷不乐、情绪低沉吗？ | 1 | 2 | 3 | 4 | 5 |
| （2）您容易精神紧张、焦虑不安吗？ | 1 | 2 | 3 | 4 | 5 |
| （3）您多愁善感、感情脆弱吗？ | 1 | 2 | 3 | 4 | 5 |
| （4）您容易感到害怕或受到惊吓吗？ | 1 | 2 | 3 | 4 | 5 |
| （5）您胁肋部或乳房胀痛吗？ | 1 | 2 | 3 | 4 | 5 |
| （6）您无缘无故叹气吗？ | 1 | 2 | 3 | 4 | 5 |
| （7）您咽喉部有异物感，且吐之不出、咽之不下吗？ | 1 | 2 | 3 | 4 | 5 |
| 判断结果：是□　　　　倾向是□　　　　否□ | | | | | |

表附 1-10　特禀质判定标准表

| 请根据近 1 年的体验和感觉，回答以下问题 | 没有 | 很少 | 有时 | 经常 | 总是 |
|---|---|---|---|---|---|
| （1）您没有感冒时也会打喷嚏吗？ | 1 | 2 | 3 | 4 | 5 |
| （2）您没有感冒时也会鼻塞、流鼻涕吗？ | 1 | 2 | 3 | 4 | 5 |
| （3）您有因季节变化、温度变化或异味等原因而咳喘的现象吗？ | 1 | 2 | 3 | 4 | 5 |
| （4）您容易过敏（对药物、食物、气味、花粉或在季节交替、气候变化时）吗？ | 1 | 2 | 3 | 4 | 5 |
| （5）您的皮肤容易起荨麻疹（风团、风疹块、风疙瘩）吗？ | 1 | 2 | 3 | 4 | 5 |
| （6）您的皮肤因过敏出现过紫癜（紫红色瘀点、瘀斑）吗？ | 1 | 2 | 3 | 4 | 5 |
| （7）您的皮肤一抓就红，并出现抓痕吗？ | 1 | 2 | 3 | 4 | 5 |
| 判断结果：是□　　　　倾向是□　　　　否□ | | | | | |

## （三）示例

**1. 气虚质举例**　某人各体质类型转化分如下：平和质 75 分，气虚质 56 分，阳虚质 27 分，阴虚质 25 分，痰湿质 12 分，湿热质 15 分，血瘀质 20 分，气郁质 18 分，特禀质 10 分。根据判定标准，虽然平和质转化分 ≥ 60 分，但其他 8 种体质转化分并未全部 < 40 分，其中气虚质转化分 ≥ 40 分，故此人不能判定为平和质，应判定为是气虚质。

**2. 平和质，有痰湿质倾向举例**　某人 9 种体质类型转化分如下：平和质 75 分，气虚质 16 分，阳虚质 27 分，阴虚质 25 分，痰湿质 32 分，湿热质 25 分，血瘀质 10 分，气郁质 18 分，特禀质 10 分。根据判定标准，平和质转化分 ≥ 60 分，且其他 8 种体质转化分均 < 40 分，可判定为基本是平和质，同时，痰湿质转化分在 30 ～ 39 分，可判定为痰湿质倾向，故此人最终体质判定结果基本是平和质，有痰湿质倾向。

## 2. 人体主要关节活动度记录表

| 左侧 | | 关节 | 运动 | 参考值 | 右侧 | |
|---|---|---|---|---|---|---|
| AROM | PROM | | | | AROM | PROM |
| | | 肩关节 | 屈曲 | 0 ~ 180° | | |
| | | | 伸展 | 0 ~ 60° | | |
| | | | 外展 | 0 ~ 180° | | |
| | | | 内收 | 0 ~ 45° | | |
| | | | 水平外展 | 0 ~ 30° | | |
| | | | 水平内收 | 0 ~ 135° | | |
| | | | 外旋 | 0 ~ 90° | | |
| | | | 内旋 | 0 ~ 70° | | |
| | | 肘关节 | 屈曲 | 0 ~ 150° | | |
| | | | 伸展 | 0 | | |
| | | 前臂 | 旋前 | 0 ~ 80° | | |
| | | | 旋后 | 0 ~ 80° | | |
| | | 腕关节 | 掌屈 | 0 ~ 80° | | |
| | | | 背伸 | 0 ~ 70° | | |
| | | | 桡偏 | 0 ~ 20° | | |
| | | | 尺偏 | 0 ~ 30° | | |
| | | 拇指 | 掌指关节屈曲 | 0 ~ 50° | | |
| | | | 指骨间关节屈曲 | 0 ~ 80° | | |
| | | 示指 | 掌指关节屈曲 | 0 ~ 90° | | |
| | | | 掌指关节伸展 | 0 ~ 45° | | |
| | | | 近端指骨间关节屈曲 | 0 ~ 100° | | |
| | | | 远端指骨间关节屈曲 | 0 ~ 90° | | |
| | | 中指 | 掌指关节屈曲 | 0 ~ 90° | | |
| | | | 掌指关节伸展 | 0 ~ 45° | | |
| | | | 近端指骨间关节屈曲 | 0 ~ 100° | | |
| | | | 远端指骨间关节屈曲 | 0 ~ 90° | | |
| | | 无名指 | 掌指关节屈曲 | 0 ~ 90° | | |
| | | | 掌指关节伸展 | 0 ~ 45° | | |
| | | | 近端指骨间关节屈曲 | 0 ~ 100° | | |
| | | | 远端指骨间关节屈曲 | 0 ~ 90° | | |

续表

| 左侧 | | 关节 | 运动 | 参考值 | 右侧 | |
|------|------|------|------|--------|------|------|
| AROM | PROM | | | | AROM | PROM |
| | | 小指 | 掌指关节屈曲 | 0～90° | | |
| | | | 掌指关节伸展 | 0～45° | | |
| | | | 近端指骨间关节屈曲 | 0～100° | | |
| | | | 远端指骨间关节屈曲 | 0～90° | | |
| | | 髋关节 | 屈曲 | 0～120° | | |
| | | | 伸展 | 0～30° | | |
| | | | 外展 | 0～45° | | |
| | | | 内收 | 0～30° | | |
| | | | 外旋 | 0～45° | | |
| | | | 内旋 | 0～45° | | |
| | | 膝关节 | 屈曲 | 0～135° | | |
| | | | 伸展 | 0 | | |
| | | 踝关节 | 背屈 | 0～20° | | |
| | | | 跖屈 | 0～50° | | |
| | | | 内翻 | 0～35° | | |
| | | | 外翻 | 0～25° | | |
| | | 颈 | 屈曲 | 0～45° | | |
| | | | 伸展 | 0～45° | | |
| | | | 旋转 | 0～60° | | |
| | | | 侧屈 | 0～45° | | |
| | | 躯干 | 屈曲 | 0～80° | | |
| | | | 伸展 | 0～30° | | |
| | | | 旋转 | 0～45° | | |
| | | | 侧屈 | 0～35° | | |

# 3. 徒手肌力检查记录单（上肢主要肌肉）

| 姓名 | | | 性别 | | | 年龄 | | 病案号 | | |
|---|---|---|---|---|---|---|---|---|---|---|
| 科室 | | | 床位号 | | | 临床诊断 | | | | |
| 左侧 | | | 部位 | 运动 | 肌肉或肌群 | 神经支配 | | 右侧 | | |
| 月 日 | 月 日 | 月 日 | | | | | | 月 日 | 月 日 | 月 日 |
| | | | 肩胛骨 | 上举 | 斜方肌上部、肩胛提肌 | 副神经 $C_{3\sim4}$、肩胛背神经 $C_{3\sim5}$ | | | | |
| | | | | 内收 | 斜方肌上部、菱形肌 | 副神经 $C_{3\sim4}$、肩胛背神经 $C_{4\sim5}$ | | | | |
| | | | | 外展外旋 | 前锯肌 | 胸长神经 $C_{5\sim7}$ | | | | |
| | | | | 内收下掣 | 斜方肌下部 | 副神经 $C_{2\sim4}$ | | | | |
| | | | 肩 | 屈曲 | 三角肌前部、喙肱肌 | 腋神经 $C_{5\sim6}$、肌皮神经 $C_7$ | | | | |
| | | | | 伸展 | 背阔肌、大圆肌、三角肌后部 | 胸背神经 $C_{6\sim8}$、肩胛下神经下支 $C_{5\sim7}$、腋神经 $C_{5\sim6}$ | | | | |
| | | | | 外展 | 三角肌中部、冈上肌 | 腋神经 $C_{5\sim6}$、肩胛上神经 $C_{5\sim6}$ | | | | |
| | | | | 水平内收 | 胸大肌 | 胸外侧神经 $C_{5\sim7}$、胸内侧神经 $C_6\sim T_1$ | | | | |
| | | | | 外旋 | 冈下肌、小圆肌 | 肩胛上神经 $C_{5\sim6}$、腋神经 $C_5$ | | | | |
| | | | | 内旋 | 胸大肌、肩胛下肌、大圆肌、背阔肌等 | 胸外侧神经 $C_{5\sim7}$、胸内侧神经 $C_7\sim T_1$、肩胛下神经下支 $C_{5\sim7}$、胸背神经 $C_{6\sim8}$ | | | | |
| | | | 肘 | 屈曲 | 肱二头肌、肱肌、肱桡肌 | 肌皮神经 $C_{5\sim6}$、桡神经 $C_{5\sim6}$ | | | | |
| | | | | 伸展 | 肱三头肌、肘肌 | 桡神经 $C_{5\sim8}$ | | | | |
| | | | 前臂 | 旋前 | 旋前圆肌、旋前方肌 | 正中神经 $C_6\sim T_1$ | | | | |
| | | | | 旋后 | 旋后肌、肱二头肌 | 桡神经 $C_{5\sim6}$、肌皮神经 $C_{5\sim6}$ | | | | |
| | | | 腕 | 掌屈 | 桡侧腕屈肌、尺侧腕屈肌 | 正中神经 $C_{6\sim7}$、尺神经 $C_7\sim T_1$ | | | | |
| | | | | 背伸 | 桡侧腕长、短伸肌、尺侧腕伸肌 | 桡神经 $C_{6\sim7}$、桡神经 $C_{7\sim8}$ | | | | |

# 4. 徒手肌力检查记录单（下肢主要肌肉）

| 姓名 | | | | 性别 | | | 年龄 | | 病案号 | | |
|---|---|---|---|---|---|---|---|---|---|---|---|
| 科室 | | | | 床位号 | | | 临床诊断 | | | | |
| 左侧 | | | 部位 | 运动 | 肌肉或肌群 | 神经支配 | | | 右侧 | | |
| 月 日 | 月 日 | 月 日 | | | | | | | 月 日 | 月 日 | 月 日 |
| | | | 髋 | 屈曲 | 髂腰肌 | 腰丛神经分支 $L_{2\sim4}$ | | | | | |
| | | | | 伸展 | 臀大肌、腘绳肌 | 臀下神经 $L_5\sim S_2$、坐骨神经 $L_4\sim S_2$ | | | | | |
| | | | | 内收 | 内收肌群 | 闭孔神经 $L_{2\sim4}$、坐骨神经 $L_5$ | | | | | |
| | | | | 外展 | 臀中肌、臀小肌、阔筋膜张肌 | 臀上神经 $L_4\sim S_1$ | | | | | |
| | | | | 外旋 | 外旋肌群（臀大肌、上孖、下孖肌、闭孔肌、股方肌、梨状肌） | 臀下神经 $L_5\sim S_2$、骶丛 $L_5\sim S_2$、闭孔神经后股 $L_4\sim S_2$ | | | | | |
| | | | | 内旋 | 臀小肌、阔筋膜张肌 | 臀上神经 $L_4\sim S_1$ | | | | | |
| | | | 膝 | 屈曲 | 股二头肌、半腱肌、半膜肌 | 坐骨神经 $L_4\sim S_2$ | | | | | |
| | | | | 伸展 | 股四头肌 | 股神经 $L_{2\sim4}$ | | | | | |
| | | | 踝 | 跖屈 | 腓肠肌、比目鱼肌 | 胫神经 $L_5\sim S_2$ | | | | | |
| | | | | 背伸 | 胫骨前肌 | 腓深神经 $L_4\sim S_1$ | | | | | |
| | | | | 跖屈内翻 | 胫骨后肌 | 胫后神经 $L_5\sim S_1$ | | | | | |
| | | | | 外翻 | 腓骨长、短肌 | 腓浅神经 $L_5\sim S_1$ | | | | | |
| | | | 趾 | 屈曲 | 蚓状肌、趾长、短屈肌 | 足底内、外侧神经，胫后神经 $L_5\sim S_1$ | | | | | |
| | | | | 伸展 | 趾长伸肌 | 腓深神经 $L_4\sim S_2$ | | | | | |
| | | | 踇趾 | 屈曲 | 踇短屈肌、踇长屈肌 | 足底内侧神经、胫后神经 $L_5\sim S_1$ | | | | | |
| | | | | 伸展 | 踇短伸肌、踇长伸肌 | 腓深神经 $L_4\sim S_1$ | | | | | |

# 5. 徒手肌力检查记录单（颈与躯干主要肌肉）

| 姓名 | | | 性别 | | 年龄 | | 病案号 | |
|---|---|---|---|---|---|---|---|---|
| 科室 | | | 床位号 | | 临床诊断 | | | |

| 左侧 | | | 部位 | 运动 | 肌肉或肌群 | 神经支配 | 右侧 | | |
|---|---|---|---|---|---|---|---|---|---|
| 月 日 | 月 日 | 月 日 | | | | | 月 日 | 月 日 | 月 日 |
| | | | 颈 | 前屈 | 胸锁乳突肌、斜角肌、颈长肌等 | 副神经 $C_{2\sim3}$、颈丛 $C_{1\sim6}$ | | | |
| | | | | 后伸 | 斜方肌、颈夹肌、颈部竖脊肌等 | 副神经 $C_{2\sim4}$、脊神经后支 | | | |
| | | | 躯干 | 屈曲 | 腹直肌 | 肋间神经 $T_{5\sim12}$ | | | |
| | | | | 伸展 | 胸背部伸肌群 | 脊神经后支 $C_2 \sim L_5$ | | | |
| | | | | | 腰背部伸肌群 | 腰神经前支 $T_{12} \sim L_3$ | | | |
| | | | | 旋转 | 右腹外斜肌左腹内斜肌（向左旋转） | 肋间神经 $T_{5\sim12}$、髂腹下神经、髂腹股沟神经 $T_{12} \sim L_3$ | | | |
| | | | | | 左腹外斜肌右腹内斜肌（向右旋转） | 肋间神经 $T_{5\sim12}$、髂腹下神经、髂腹股沟神经 $T_{12} \sim L_3$ | | | |
| | | | | 盆骨上提 | 腰方肌 | 腰神经 $T_{12} \sim L_3$ | | | |

# 6. 徒手肌力检查记录单（手部主要肌肉）

| 姓名 | | | 性别 | | | 年龄 | | 病案号 | | |
|---|---|---|---|---|---|---|---|---|---|---|
| 科室 | | | 床位号 | | | 临床诊断 | | | | |
| 左侧 | | | 部位 | 运动 | 肌肉或肌群 | 神经支配 | | 右侧 | | |
| 月 日 | 月 日 | 月 日 | | | | | | 月 日 | 月 日 | 月 日 |
| | | | 四指 | 掌指关节屈曲 | 蚓状肌、骨间肌（掌侧、背侧） | 正中神经 $C_{7\sim8}$、尺神经 $C_8 \sim T_1$ | | | | |
| | | | | 掌指关节伸展 | 伸指总肌 | 桡神经 $C_{7\sim8}$ | | | | |
| | | | | 掌指关节外展 | 背侧骨间肌 | 尺神经 $C_8$ | | | | |
| | | | | 掌指关节内收 | 掌侧骨间肌 | 尺神经 $C_8 \sim T_1$ | | | | |
| | | | | 近端指间关节屈曲 | 指浅屈肌 | 正中神经 $C_{7\sim8}$ | | | | |
| | | | | 远端指间关节屈曲 | 指深屈肌 | 尺神经 $C_8 \sim T_1$ | | | | |
| | | | 拇指 | 内收 | 拇收肌 | 尺神经 $C_8$ | | | | |
| | | | | 外展 | 拇长、短展肌 | 桡神经 $C_{6\sim8}$ | | | | |
| | | | | 掌指关节屈曲 | 拇短屈肌 | 正中神经 $C_{6\sim8}$ | | | | |
| | | | | 掌指关节伸展 | 拇短伸肌 | 桡神经 $C_{7\sim8}$ | | | | |
| | | | | 指间关节屈曲 | 拇长屈肌 | 正中神经 $C_{6\sim8}$ | | | | |
| | | | | 指间关节伸展 | 拇长伸肌 | 桡神经 $C_{7\sim8}$ | | | | |
| | | | | 对掌 | 拇对掌肌 | 正中神经 $C_5 \sim T_1$ | | | | |

# 7. Halstead–Reitan（HR）神经心理学成套测验

最初为 W. C. Halstead 设计，后与 R. M. Reitan 合作并加以发展而成为现在的成人、少年、幼儿用三套测验，合称 H·R 成套神经心理测验（HR-NB，简称 HRB 或 H·R）。Halstead 根据他的生物智力理论编制此测验。该测验曾为 27 个实验性测验组成，后来与 Reitan 合作发现，有一些测验在区别正常和脑病损时不敏感，便加以淘汰，现在一般为 10 个分测验。有些实验室根据各自的经验在这些通用分测验上进行了增减。我国于近年引进了此测验，由龚耀先及解亚宁等主持全国协作，于 1985 年和 1986 年分别完成了成人及幼儿测验的修订工作。前者简称 H·R·B（A）-RC；后者简称 H·R·B（Y）-RC。

我国修订的 H·R 成人成套神经心理测验 H·R·B（A）-RC 成套测验包括 6 个重要的分测验和 4 个检查，此外亦可以智力和记忆测验等联用。本套测验可用于对 15 岁以上者进行评定。

（1）分测验

1）范畴测验　将 156 张幻灯片分成 7 组，用投射装置（或卡片式）显示。受试在 1 至 4 个数字的按键上做出选择性的按压后，有铃声或蜂鸣声给以阳性或阴性强化。测量概念形成抽象和综合能力。

2）触觉操作测验　采用修订后的 Seguin–Goddard 形板，蒙眼后分别用利手、非利手和双手将小形板放入相应形状的槽板中。然后要求回忆小形板形状和在板上的位置。计算时间、记形和记位。测量触觉分辨、运动觉、上肢协调能力、手的动作及空间记忆能力。

3）音乐节律测验　采用 Seashore 音乐技能测验中的节律测验。播放磁带，要求受试者辨审。持久注意，分辨非言语的听知觉和不同节律顺序以测量警觉性。

4）词语声音知觉测验　磁带中播放一个词音后，从类似的 4 个词音中选出与之相符合的词音。测量持久注意、听与视觉综合、听分辨的能力。

5）手指敲击测验　左右食指敲击，测量双手的精细动作和速度。

6）连线测验　①A 式:1～25 数字散乱分布，要求按顺序相连，记录速度和错误。②B 式:1～13、A～L 数字和字母散乱分布，需要按"1-A-2-B……"顺序交替相连。测量运动速度、视扫描、视觉运动综合、精神灵活性、字与数系统的综合和从一序列向另一序列转换的能力。

（2）检查

1）握力检查　利手和非利手分别测量握力，区别两手的偏利。

2）感知觉检查　包括单侧刺激和双侧同时刺激，涉及触、听、视觉（如手指辨认、指尖触认数字等）以测量单侧障碍。

3）失语甄别测验　包括命名、阅读、听辨、书写、计算、临摹、指点身体部位等；另外，还包括检查各种失语。

4）侧性优势检查　检查手、眼、足、肩等以测定大脑半球的优势侧。

（3）结果分析

受试者有无脑损害应以损伤指数的大小、几项检查中的阳性发现，以及联用测验中的发现一起做出评估。

大脑两半球在功能上有联系也有区别。因此，当一侧半球有病损时，其相应侧肢体的感知觉、运动，以及由该半球所联系的高级心理功能会有特征性改变。根据这种关系，神经心理测验结果便有可能对脑损害进行评定。

　　本测验的标准化标本为从全国取正常成人 885 名、脑病患者 350 例，根据两组标本的成绩计算以年龄和性别为纲的划界分（所谓划界分是划分正常与异常的临界分，凡划入异常者计 1 分）。由划入异常的测验数与测验总数之比计算损伤指数（impairment index）。

　　损伤指数 = 划入异常的测验数 ÷ 测验总数。

　　判断脑损伤的标准：0 ~ 0.14 为正常；0.15 ~ 0.29 为边缘状态；0.30 ~ 0.43 为轻度脑损伤；0.44 ~ 0.57 为中度脑损伤；≥ 0.58 为重度脑损伤。

# 8. 洛文斯顿作业认知评定成套测验

洛文斯顿作业认知评定成套测验（the Loewenstein occupational therapy cognitive assessment battery，LOTCA）是耶路撒冷希伯来大学 Katz 博士、Loewenstein 博士等提出的，常用于脑外伤、脑血管意外患者的评定，也可用于健康人群。

表附 8-1　洛文斯顿作业认知评定成套测验

| 项目 | 项目类别 | 分数区间 |
|---|---|---|
| 定向 | 1. 地点定向（OP） | 1～8 |
| | 2. 时间定向（OT） | 1～8 |
| 视知觉 | 3. 物体识别（OI） | 1～4 |
| | 4. 形状识别能力（SI） | 1～4 |
| | 5. 图形重叠识别（OF） | 1～4 |
| | 6. 物体一致性识别（OC） | 1～4 |
| 空间知觉 | 7. 身体方向（SP1） | 1～4 |
| | 8. 与周围物体的空间关系（SP2） | 1～4 |
| | 9. 图片中的空间关系（SP3） | 1～4 |
| 动作运用 | 10. 动作模仿（P1） | 1～4 |
| | 11. 物品使用（P2） | 1～4 |
| | 12. 象征性动作（P3） | 1～4 |
| 视运动组织时间 | 13. 复绘几何图形（GF） | 1～4 |
| | 14. 复绘二维图形（TM） | 1～4 |
| | 15. 插孔拼图（PC） | 1～4 |
| | 16. 彩色方块拼图（CB） | 1～4 |
| | 17. 无色方块拼图（PB） | 1～4 |
| | 18. 碎图复原（RP） | 1～4 |
| | 19. 画钟（DC） | 1～4 |
| 思维操作 | 20. 物品分类（CA） | 1～5 |
| | 21.Riska 无组织的图形分类（RU） | 1～5 |
| | 22.Riska 有组织的图形分类（RS） | 1～5 |
| | 23. 图片排序 A（PS1） | 1～4 |
| | 24. 图片排序 B（PS2） | 1～4 |
| | 25. 几何图形排序推理（GS） | 1～4 |
| | 26. 逻辑问题（LQ） | 1～4 |
| 注意力及专注力 | | 1～4 |

**1. 使用说明**

（1）使用 LOTCA 前，请仔细阅读以下对各项测试的描述及操作方法。

（2）测试项目的评分从1分（最低）至4分（最高），思维操作测试项除外：①三个物品分类测试项评分从1分（最低）至5分（最高）。②两个定向测试项评分从1分（最低）至8分（最高）。

（3）测试中，测试对象和评定者应采取并排座位的方式，但空间知觉项和动作运用项测试应采取面对面的座位方式。

（4）每个测试项结束后，评定者都应询问测试对象此项是否已经完成，完成后再进行打分并填写备注。

（5）脑损伤的患者容易疲劳，有些患者在疲劳时可自行表达出来，但也有些患者无法意识到自身疲劳。因此，评定者如果发现测试对象出现动作变缓或者不安，应暂停测试，休息后再继续评定。评定结束时，评定者应该记录评定所用时间及是否分次完成评定。

（6）评定者应根据整个评定过程中对测试对象的观察，客观评价其注意力和专注力的水平。

**2. 评分标准举例**

（1）定向　如果测试对象的理解能力有问题（如感觉性失语），则不能进行此项评定。如果测试对象的理解力良好而只是表达困难，可嘱其在评定者提供的多项选择中选择"是"或"不是"的回答。

1）地点定向（OP）

［方法］评定者就下列问题向测试对象提问：①你现在在什么地方？②我们现在在哪个城市？③你住在哪里？准确住址？④来这里之前你在什么地方住过？对于语言或记忆障碍的患者可以使用多项选择。评定者提出3个选项供测试对象选择，其中包含一个正确答案。

［评分］测试对象每答对一个问题，得2分；如果在给予多项选择后才能答对，得1分。最低得分：1分（全部回答错误，或在给出多选项后只答对一题）。最高得分：8分（无需给出任何选项，全部题目回答正确）。

2）时间定向（OT）

［方法］评定者就下列问题向测试对象提问：①今天是星期几？现在是哪个月份？今年是哪一年？②现在是哪个季节？③现在几点钟了？④你住院多长时间了？（如果测试对象未住院，评定者可以问："你生病有多长时间了？""你不舒服有多长时间了？"）对于语言或记忆障碍的患者，可以使用多项选择。评定者会提出3个选项供测试对象选择，其中包括一个正确答案。

［评分］测试对象每答对一个问题，得2分；如果在给予多项选择后才能答对，得1分。最低得分：1分（全部回答错误，或在给出多选项后只答对一题）。最高得分：8分（无需给出任何选项，全部题目回答正确）。

（2）视知觉

1）物体识别（OI）　需要使用测试箱中的物体识别卡片（蓝色）和测试图册的第1～4页。

［方法］

命名：评定者向测试对象展示8种日常用品的卡片：椅子、茶壶、手表、钥匙、鞋子、自行车、剪刀、眼镜，要求测试对象说出每件物品的名称。注意：按照以上提供的顺序来排列卡片进行提问，不要用数字在卡片的背后标号来排列顺序。

理解：如果测试对象有表达方面的困难而不能说出物品名称，评定者可以打开测试图册的第1～2页，说出一个物品名称，让测试对象在图册上指出来。评定者可问"哪个是椅子""哪个是手表"等。对 8 种物品逐一进行提问。

近似配对：如果测试对象在理解方面有问题，评定者取出与测试图册上第 1～2 页相似的图片，分别给测试对象看 8 张卡片，并逐一提问："这是图册上的哪一个？"要求测试对象在图册上指出与卡片近似的物品。

相同配对：如果测试对象无法分辨近似物体，评定者可打开图册的第 3～4 页（所展示的物品与卡片上的物品完全一致），并逐一提问："这张卡片是图册上的哪一个？"要求测试对象将卡片与图册上的物品配对。

［评分］1 分：通过相同配对的方法，测试对象只能识别当中的几个物品（少于 4 个）。2 分：通过相同配对的方法，测试对象能识别 5～8 个物品。3 分：通过命名、理解和近似配对的方式，测试对象可以识别最少 4 个物品（4～7 个）。4 分：通过命名、理解和近似配对的方式，测试对象可以识别所有物品。

2）几何图形识别（S1） 需要使用测试箱中的形状识别卡片（黄色）和测试图册的第 5～8 页。

［方法］

命名：评定者向测试对象逐一展示 8 张卡片上的图形：正方形、三角形等。要求测试对象说出每个图形名称。

理解：如果测试对象表达方面有问题不能说出该形状的名称，评定者可以打开测试图册第 5～6 页，令测试对象在图册上指出与卡片相同的图形。如"请指出哪个形状是圆形"等，要求测试对象指出对应的形状。

近似配对：如果测试对象在理解上有问题不能识别图形，评定者可打开测试图册第 7 页的类似图形，测试对象逐一看 8 张图形卡片，要求测试对象在图册上指出与卡片近似的图形。

相同配对：如果测试对象无法分辨近似物体，则评定者打开图册第 8 页（第 8 页上的图形和卡片上的完全一致），问："这是图册上的哪一个形状？"要求测试对象指出相匹配的物品。

注：评定者按照与测试图册上的图形完全相同的位置为测试对象展示卡片。

［评分］1 分：通过相同配对的方法，测试对象只能识别当中的几个物品（少于 4 个）。2 分：通过相同配对的方法，测试对象能识别 5～8 个物品。3 分：通过命名、理解和近似配对的方式，测试对象可以识别最少 4 个物品（4～7 个）。4 分：通过命名、理解和近似配对的方式，测试对象可以识别所有物品。

注：按照以上提供的顺序来排列卡片并提问，不要用数字在卡片的背后标号来排列顺序。

3）图形重叠识别（OF） 需要使用测试箱中的图形重叠卡片（绿色）和测试图册的第 9～10 页。

［方法］评定者向测试对象展示两张图形重叠识别卡片，每张识别卡上面有三个物体重叠在一起，一张是香蕉、梨子、苹果，另一张是钳子、锄头、锯子。评定者问测试对象："卡片上画的是什么？"如果测试对象在几何图形识别上有困难，评定者向测试对象展示测试图册上各自独立的 6 样物品图片，然后引导测试对象做出回答："请在图册上指出你在卡片上看到的东西。"第二张卡片操作相同。

［评分］1 分：没有图册帮助测试对象不能辨别任何物品，或者在图册的帮助下能识别物体的数目少于 3 个。2 分：在图册的帮助下能识别 3 个物体。3 分：没有图册帮助能辨别 4 个物体，或者在图册的帮助下，能识别出所有的物体。4 分：无需图册的帮助能辨别出卡片上的所有物体。

4）物品一致性识别（OC） 需要使用测试图册的第 11～19 页。

［方法］评定者向测试对象展示四张照片（第 11 页），照片上的物体（轿车、锤子、电话和

叉子）都是从与正常所见不太一样的角度拍摄的，评定者会就每张图片向测试对象提问："在这张照片上你看到了什么？"只有在测试对象有语言障碍（如失语症）的情况下，评定者才能使用多选图片（第 12 ～ 19 页）。如先让测试对象看第 12 页的大图，然后问测试对象："请在这些小图中（第 13 页），指出你在大图上看到的物体。"每个问题只有一个正确答案。

［评分］1 分：测试对象无法辨别任何一个物体，或只能辨别其中 1 个。2 分：测试对象可以辨别出 2 个物体。3 分：测试对象可以辨别出 3 个物体。4 分：测试对象可以辨别出所有的 4 个物体。

（3）空间知觉　空间知觉的测试要求评定者与测试对象面对面相坐。

1）身体方向（SP1）

［方法］评定者可以根据测试对象的身体问题将"左""右"互换。评定者问测试对象：①伸出你的右手。②伸出你的左脚。③将右手放在左边的耳朵上。④将左手放在右边的大腿上。

［评分］每次反应正确，得 1 分。最低得分：1 分。最高得分：4 分。

2）与周围物体的空间关系（SP2）

［方法］评定者向测试对象指出房间内四个不同方向（左、右、前、后）上的四个不同的物体，然后问测试对象：①……在你的哪一边（例如：门）？②……在你的哪一边（例如：窗户）？③……在你的哪一边（例如：评定者坐的位置）？④……在你的哪一边（例如：房间内任意一个明显的物体）？

［评分］每次回答正确，得 1 分。最低得分：1 分。最高得分：4 分。

3）图片中的空间关系（SP3）　需要使用测试箱中的照片。

［方法］评定者向测试对象展示一张照片，照片中有一个男子坐在桌子前。评定者问测试对象：①这个人的前面有什么东西？②这个人的左边放着什么东西？③电脑放在这个人的哪一边？④这个人的后面有什么东西？

［评分］每次回答正确，得 1 分。最低得分：1 分。最高得分：4 分。

（4）动作运用　动作运用包括三组内容：动作模仿，使用物品和象征性动作。

1）动作模仿（P1）

［方法］评定者告诉测试对象："请模仿我的动作，就像在照镜子一样。"如果测试对象不明白，评定者可以进一步配合动作解释："如果我用左手做动作，请你用右手和我做同样的动作。"评定者动作包括：①用一侧手的拇指和食指捏住同侧的耳垂。②将手掌放在颈后，然后再放在对侧的肩上，反复做。③将一手的手背放在对侧的脸颊上（手指伸直）。④拇指先和中指对指，再和无名指对指，重复以上动作 3 次。

［评分］每次反应正确，得 1 分。最低得分：1 分。最高得分：4 分。

注：动作模仿中的镜像关系主要是测试动作的运用，而不是身体左右侧的识别。因此，不论动作是镜像的还是对侧的，只要动作正确，都可以得满分。

2）物品使用（P2）

［方法］评定者向测试对象展示以下物品，每次一组：一把梳子；一把剪刀和一张纸；一个信封和一张纸；一支铅笔和一块橡皮。评定者对测试对象说："请示范如何使用这些物品。"用铅笔和橡皮时，评定者对测试对象说："请在纸上画一条直线，然后把它擦掉。"

［评分］每次反应正确，得 1 分。最低得分：1 分。最高得分：4 分。

3）象征性动作（SA）

［方法］评定者要求测试对象：①请示范你如何刷牙（评定者要求测试对象示范整套动作，

从向牙刷上涂牙膏、将牙刷放进嘴里开始，到全部刷牙动作）。②请示范如何用钥匙开门。③请示范如何使用餐刀切面包。④请示范怎样打电话（评定者要求测试对象示范整套动作，从拿起听筒、拨号，到把听筒放在耳朵上）。

［评分］每次示范正确，得1分。最低得分：1分。最高得分：4分。

（5）视运动组织 在这一部分的测试中，需要记录测试时间，并把时间填写在评分表内。

1）临摹几何图形（GF） 需要使用测试箱中的几何图形卡片（橘色）。

［方法］评定者把一张纸、一支铅笔放在测试对象面前，对测试对象说："我给你看5个图形，请在纸上画出这5个图形。"评定者按以下顺序摆出图形：圆形、三角形、菱形、正方体和一个复合图形。

［评分］1分：不能画出任何一个图形，或只能画出其中1个。2分：能画出2或3个图形。3分：能画出4个图形。4分：能画出5个图形。

注：在画正方体时，测试对象只有将图形每条边的位置都画准确才能得分，也就是需考察测试对象的三维空间感。

请按照以上提供的顺序排列卡片，不要在卡片的背后标号来排列顺序。

2）复绘二维图形（TM） 需要使用测试图册的第20页。

［方法］评定者向测试对象展示一幅几何图案，包括一个圆形，一个矩形（正方形），两个三角形及一些相关的形状。评定者要求测试对象在这个图案旁边画出这个图案。如果测试对象不能做到这一点，评定者可以引导测试对象直接在这个图案上描画。

［评分］1分：不能画出图案。2分：直接在图案上面描画，才可以做到。3分：能画出图案，但经过反复尝试并出现过错误。4分：能画出图案。

3）插孔拼图（PC） 需要使用测试图册的第21页。

［方法］评定者把以下用具放在测试对象面前：一块插孔板、一些塑料插钉，以及测试图册第21页的三角形图案。评定者要求测试对象用插钉在插孔板上完成图册中的图案。

［评分］1分：不能完成。2分：只能完成垂直线和水平线，不能完成斜线和／或图案没有封角。3分：能完成图案，但图案在插孔板上的位置不正确。4分：能正确完成图案。

4）彩色方块拼图 需要使用测试图册的第22页。

［方法］评定者把以下工具放在测试对象面前：10块彩色方块和测试图册中第22页的图案。评定者要求测试对象按照图案拼出模型。

［评分］1分：不能完成。2分：只能在桌面上建立一个平面模型，没有高度或深度，或部分为平面模型。3分：建立的模型只有高度或者只有深度。4分：能正确完成拼图。

5）无色方块拼图 需要使用测试图册的第23页。

［方法］评定者将以下工具放在测试对象面前：10块五色方块和测试图册第23页的图案。评定者问测试对象：要拼好这个模型需要几个方块？随后请开始拼图。

［评分］1分：不能完成拼图，并且不能答对方块的数目。2分：只将看到的方块拼出，忽略了后面看不见的方块。3分：答错了方块的数目，但能正确拼出模型；或答对了方块的数目，但不能正确拼出模型。4分：能正确完成拼图。

6）碎图复原（RP） 需要使用测试图册的第24页。

［方法］评定者向测试对象展示测试图册第24页的彩色蝴蝶图案和相应的9块图案碎片，要求测试对象在图案上把碎图片拼起来。

［评分］1分：不能完成。2分：只能拼出图案中间垂直的三个碎片。3分：经过反复尝试后，

能把图案正确地拼出。4分：不需要经过尝试就能把图案正确地拼出。

7）画钟面（RP）　需要使用测试图册的第25页。

[方法]评定者给测试对象一支铅笔和一张上面画有一个圆形的纸（如测试图册第25页），然后对测试对象说："请把时钟内的数字写出来。再按照10点15分把时针、分针的正确位置画出来。"

[评分]1分：不能完成。2分：画出的钟面图形大致符合意图，但刻度和标出的时间有偏差。3分：画出的钟面刻度正确，但标出的时间错误；或标出的时间正确，但时钟刻度的位置不正确。4分：能正确完成。

（6）思维操作

1）物品分类（CA）　需要使用测试箱中的物品分类卡片（红色）。

[方法]评定者将印有以下物品的14张卡片随机地摊在桌面上：帆船、直升飞机、飞机、自行车、轮船、火车、小轿车、锤子、剪刀、针、螺丝刀、缝纫机、锄头、耙子。然后评定者要求测试对象："将卡片按物品的类型分组，并给每组命名。"当测试对象完成第一次分组操作后，评定者可再提问："还可能有另外一种分类方式吗？请按新的分类方式给每组命名。"

[评分]1分：不能完成。2分：能完成部分物品的分类（可以是粗分或者是细分）。3分：能够完成两次物品的分类，但需要提示和／或无法完成全部分类。4分：能够完成物品的分类，可以有或无提示，但不能用语言概括出分类标准。5分：能完成物品的分类，并能用语言描述出分类标准。如果测试对象因语言问题无法得到最高分，评定者应该在评定表得分的旁边予以说明。

2）Riska无组织图形分类（RU）

[方法]此项测试需要使用测试箱中18块具有3种不同颜色（深褐色、浅褐色、奶油色）和3种不同形状（箭头、椭圆、1/4扇形）的塑料板块。所有板块随机地摆放在测试对象的面前。评定者要求受试者："请将你认为相似的物体分为一组。"测试对象完成分组后，评定者问测试对象："为什么把这几样物品分为一组？""你是按什么原则分组的？"测试对象说明其分组标准后，评定者要求测试对象："现在，用另外一种方式分组。"

注：为了保持LOTCA整体评分标准的一致性，对Riska图形分类（第1版）的评分标准予以缩减。

[评分]1分：精确配对（颜色和形状相同的板块的配对）和域收集（将板块排成一间房屋或一朵花的图案）。2分：按照一个标准进行了不完全的分类（例如，漏了一些板块没分组，或将两个标准混淆在一起）。3分：按照一个标准对板块进行立体排列（例如，将椭圆板块排成一行、将箭头板块排在其下方）。4分：按照一个标准随机分类，能够从一个标准转换为另一个标准（例如，先按颜色再按形状）。5分：能同时根据两个或以上的标准分类（例如，在一组中组合两种以上的形状和颜色）。

3）Riska有组织图形分类（RS）

[方法]需要使用与测试第21项相同的塑料块。评定者在测试对象的面前摆出以下物体：一个深褐色箭头、一个奶油色1/4扇形、一个浅褐色椭圆。然后对测试对象说："我分出了一个组，你现在开始分和我这个相似的组，应尽量多分。"如果测试对象能将全部数目的板块都分成组，评定者再问："你分的组和我分的组有哪些相似之处？"如果测试对象能说出三种不同形状和三种不同颜色的标准，则测试结束。如果测试对象不能回答，则评定者再说："你分的组在某些方面很像我分的组，但在某些方面又不像，试试让它们更像一些。"如果有些组未完成，评定者可

以为测试对象提供一点提示："用完所有的板块。"

　　［评分］1分：精确配对（颜色和形状相同的板块的配对）和域收集（将板块排成一间房屋或一朵花的图案）。2分：按照一个标准进行不完全的分类（例如，漏了一些板块没分组，或将两个标准混淆在一起）。3分：按照一个标准分类。4分：经过评定者的提示，第二次尝试才能同时按照两个标准分类。5分：第一次尝试时即可同时按照两个标准分类。

　　4）图片排序A（PS1）

　　［方法］评定者按照以下方法在测试对象面前铺开5张卡片，并串联一个小故事。评定者要求测试对象将卡片按正确顺序排列，并描述故事情节。

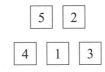

　　［评分］1分：不能完成。2分：只使用了部分卡片，顺序与故事不符。3分：能描述故事情节，但卡片排列不正确；或卡片排列正确，但无法描述故事情节。4分：正确完成。

　　5）图片排列B（PS2）

　　如果测试对象在图片排序A中的测试得到4分，或因失语症无法描述故事，只能按正确顺序排列出卡片，则需要再接受以下图片排序的测试。评定者将卡片按照下面顺序铺开，对测试对象的要求及评分方式和图片排序A一致。

　　如果测试对象因为语言问题不能得到满分，评定者应该在评定表上予以注明。如果测试对象在图片排序A测试中得分低于4分，则不需要测试图片排序B（此项没有分）。

　　6）几何图形排序推理（GS）　需要使用测试图册的第26～27页。

　　［方法］评定者为测试对象展示第一套几何排序图形（测试图册第26页），并给测试对象一支铅笔。对他说："这些图形是按照特定的顺序排列的，请根据这个顺序接着画下去。"按照这个方法重复第二套排序几何图形的测试（测试图册第27页）。第一套图形的正确顺序为：圆形、正方形。第二套图形的正确顺序为：四条水平线段、五条垂直线段。在第二套图形中，如果测试对象无法理解图形排列的顺序而不能正确作答（例如，测试对象按照图形的开头接着画，或者接着其中某一部分的图形画）时，评定者应引导测试对象："还有没有另外一种可能的方法来延续这种图形的排列顺序？"

　　［评分］1分：不能完成。2分：只完成第一套图形顺序的接续。3分：经过几次尝试后，能完成两套图形顺序的接续。4分：能正确地完成图形排序。

　　注：测试对象需要画出两个以上符合排序的图形才能得3分。

　　7）逻辑问题（LQ）

　　［方法］评定者为测试对象展示列有以下问题的一页纸，并和他一起阅读，每次一题，测试对象可以按照自己的意愿采用口头或书写的形式作答。如果测试对象有语言障碍，此项测试可能很困难。

　　问题：①张明是1930年出生，哪一年他35岁？②李达是1950年出生，他今年多大了？③小丽有 5 个苹果，小珊比小丽少 3 个，她们俩一共有几个苹果？④小南出生比小珍早，但比小莎晚。谁的年纪最大？谁在中间？谁最小？

　　［评分］每答对一题，得 1 分。最低得分：1 分。最高得分：4 分。

　　（7）注意力及专注力

　　［方法］根据上述测试过程中测试对象的表现进行评分。

　　［评分］1 分：测试对象注意力集中时间非常短，不超过 5 分钟，并需要不断提示；需要停止测试（一次不能完成整个测试过程）。2 分：测试对象能短时间集中注意力，专注时间超过 15 分钟；需要一些提示；整个测试过程需要分两次才能完成。3 分：测试对象在注意力和专注力上稍有困难，但通过多次重新集中注意力后，能够完成所有测试项目。4 分：没有任何注意力和专注力方面的问题。

# 9. 构音器官检查记录表

I 呼吸

　1. 呼吸类型：胸腹 ＿＿＿；胸 ＿＿＿；腹 ＿＿＿　　　　　2. 呼吸次数：＿＿＿次 / 分

　3. 最长呼气时间：＿＿＿秒　　　　　　　　　　　　　　4. 快呼气：能 ＿＿＿；不能 ＿＿＿

II 喉

　1. 最长发音时间：＿＿＿秒

　2. 音质、音调、音量

　　a 音质异常 ＿＿＿　　　　　　　　　　　　　　　　b 正常音调 ＿＿＿

　　　　嘶哑 ＿＿＿　　　　　　　　　　　　　　　　　　异常高调 ＿＿＿

　　　　震颤 ＿＿＿　　　　　　　　　　　　　　　　　　异常低调 ＿＿＿

　　c 正常音量 ＿＿＿　　　　　　　　　　　　　　　　d 总体程度 0　1　2　3

　　　　异常音量 ＿＿＿　　　　　　　　　　　　　　　　气息声 0　1　2　3

　　　　异常过低 ＿＿＿　　　　　　　　　　　　　　　　费力声 0　1　2　3

　　　　　　　　　　　　　　　　　　　　　　　　　　　　无力声 0　1　2　3

　　　　　　　　　　　　　　　　　　　　　　　　　　　　粗糙声 0　1　2　3

　　e 吸气时发声

　3. 音调、音量匹配

　　a 正常音调 ＿＿＿　　　　　　　　　　　　　　　　b 正常音量 ＿＿＿

　　　　单一音调 ＿＿＿　　　　　　　　　　　　　　　　单一音量 ＿＿＿

III 面部

　　a 对称 ＿＿＿；不对称 ＿＿＿　　　　　　　　　　b 麻痹（R/L）＿＿＿

　　c 痉挛（R/L）＿＿＿　　　　　　　　　　　　　　d 眼睑下垂（R/L）＿＿＿

　　e 口角下垂（R/L）＿＿＿　　　　　　　　　　　　f 流涎 ＿＿＿

　　g 怪相 ＿＿＿；扭曲 ＿＿＿；抽搐 ＿＿＿　　　　h 面具脸 ＿＿＿

　　i 口式呼吸 ＿＿＿

IV 口部肌肉

　1. 噘嘴　　　　　　　　　　　　　　　　　　　　　2. 咂嘴

　　a 缩拢范围正常 ＿＿＿　　　　　　　　　　　　　　a 力量正常 ＿＿＿

　　　　缩拢范围异常 ＿＿＿　　　　　　　　　　　　　　力量减低 ＿＿＿

　　b 对称缩拢 ＿＿＿　　　　　　　　　　　　　　　　b 口角对称 ＿＿＿

　　　　不对称缩拢 ＿＿＿　　　　　　　　　　　　　　　口角不对称 ＿＿＿

　3. 示齿　　　　　　　　　　　　　　　　　　　　　4. 唇力度

　　a 范围缩小 ＿＿＿　　　　　　　　　　　　　　　　a 正常 ＿＿＿

　　b 范围正常 ＿＿＿　　　　　　　　　　　　　　　　b 减弱 ＿＿＿

V 硬腭

　　a 腭弓正常 ＿＿＿　　　　　　　　　　　　　　　　b 新生物 ＿＿＿

　　　　高窄腭弓 ＿＿＿　　　　　　　　　　　　　　　c 黏膜下腭裂 ＿＿＿

Ⅵ腭咽机制

1. 大体观察

　a 正常软腭高度 ＿＿＿

　　软腭下垂（R/L）＿＿＿

　b 分叉悬雍垂（R/L）＿＿＿

　c 正常扁桃体 ＿＿＿

　　肥大扁桃体 ＿＿＿

　d 节律性波动 ＿＿＿

　　　或痉挛 ＿＿＿

2. 软腭运动

　a 中线对称 ＿＿＿

　b 正常范围 ＿＿＿

　　范围受限 ＿＿＿

　c 鼻漏气 ＿＿＿

　d 高鼻腔共鸣 ＿＿＿

　　低鼻腔共鸣 ＿＿＿

　　鼻喷气声 ＿＿＿

3. 鼓腮

　a 鼻漏气 ＿＿＿

　　口漏气 ＿＿＿

4. 吹

　a 鼻漏气 ＿＿＿

　　口漏气 ＿＿＿

Ⅶ舌

1. 外伸

　a 正常外伸 ＿＿＿

　　偏移（R/L）＿＿

　b 长度正常 ＿＿＿

　　外伸减少 ＿＿＿

2. 灵活度

　a 正常速度 ＿＿＿

　　速度减慢 ＿＿＿

3. 舔唇左右侧

　a 充分 ＿＿＿

　　不充分 ＿＿＿

　b 正常范围 ＿＿＿

　　范围减少 ＿＿＿

　c 灵活 ＿＿＿

　　笨拙 ＿＿＿

　　扭曲 ＿＿＿

Ⅷ下颌

1. 颌张开闭合

　a 正常下拉 ＿＿＿

　　异常下拉 ＿＿＿

　c 不平稳扭曲 ＿＿＿

　　或张力障碍性运动 ＿＿＿

2. 咀嚼范围

　a 正常范围 ＿＿＿

　　　减少 ＿＿＿

　b 正常上抬 ＿＿＿

　　异常上抬 ＿＿＿

　d 下颌关节杂音 ＿＿＿

　　膨出运动 ＿＿＿

Ⅸ反射

1. 角膜反射 ＿＿＿

4. 呕吐反射 ＿＿＿

2. 下颌反射 ＿＿＿

5. 缩舌反射 ＿＿＿

3. 眼轮匝肌反射 ＿＿＿

6. 口轮匝肌反射 ＿＿＿

# 10. Frenchay 评定量表

| 项目 | 分测验 |
| --- | --- |
| 反射 | 1. 咳嗽；2. 吞咽；3. 流涎 |
| 呼吸 | 1. 静止状态；2. 言语时 |
| 唇的运动 | 1. 静止状态；2. 唇角外展；3. 闭唇鼓腮；4. 交替动作；5. 言语时 |
| 颌的运动 | 1. 静止状态；2. 言语时 |
| 软腭的运动 | 1. 反流；2. 软腭抬高；3. 言语时 |
| 喉的运动 | 1. 发声时间；2. 音高；3. 音量；4. 言语 |
| 舌的运动 | 1. 静止状态；2. 伸舌；3. 抬高；4. 两侧运动；5. 交替运动；6. 言语 |
| 言语 | 1. 读字；2. 读句子；3. 会话；4. 速度 |

以上每个分项目按严重程度分为 a 至 e 5 级，a 级为正常，b 级为轻度异常，c 级为中度异常，d 级为明显异常，e 级为严重异常。评定指标：28 个分项目中评定为 a 级的项目数与总项目数的比值，即：a 项数 / 总项数。根据这个指标来评定构音障碍的严重程度。严重程度的判定标准：正常：（27 ~ 28）/28；轻度障碍：（18 ~ 26）/28；中度障碍：（14 ~ 17）/28；重度障碍：（7 ~ 13）/28；极重度障碍：（0 ~ 6）/28。

## 11. 临床吞咽功能评估记录表

姓名：_____ 年龄：_____ 性别：_____ 床号：_____ 科室：_____ 住院号：_____

联系电话：_____ 临床诊断：_____ 影像学诊断：_____

发病日期：_____

**主观资料（S）：**

　　诊断 / 主要病史和体格检查情况：_____

　　既往言语语言病理治疗：_____

　　疼痛报告：_____

既往的疾病史：

　　□慢性阻塞性肺疾病、肺气肿、哮喘或其他呼吸道问题

　　□胃食管反流病

　　□哽噎感

　　□短暂性缺血发作、脑血管意外

　　□其他神经疾病 _____

　　□认知障碍

　　□手术史 _____

　　□化疗 / 放疗

　　□误吸 / 吸入性肺炎

　　□气管套管存在或其他影响吞咽的情况 _____

　　□其他 _____

患者的主诉：_____

　　目前影响吞咽功能的药物使用情况：□无　□有

　　症状的发生：□突然　□逐渐：开始 _____ 接着 _____

　　症状：□进食固体差　□进食液体差　□疲劳时差　□口腔期出现症状

　　□导致体重减轻　□其他 _____

**客观资料（O）：**

　　意识水平：□清醒　□嗜睡　□昏迷

　　认知 – 言语情况：□需要进一步评估　□不需评估

口腔 / 颜面检查：

　　呕吐：□完整　□缺失

　　咳嗽：□强烈　□弱　□缺失　咳嗽反应时间：□马上　□推迟

　　清嗓：□强烈　□弱　□缺失　清嗓反应时间：□马上　□推迟

　　声音质量：□沙哑　□带哼呼吸　□湿润　□咯咯声

　　唇运动：□流涎 a b c d e　□缩唇 a b c d e　□露齿 a b c d e　□鼓腮 a b c d e

　　舌运动：□伸舌 a b c d e　□舔上唇 a b c d e　□舔下唇 a b c d e

　　　　　　□舔左 a b c d e　□舔右 a b c d e

　　下颌运动：□下垂 a b c d e　　□咀嚼运动 a b c d e

　　软腭功能：□提升 a b c d e　　□咽反射 a b c d e

语言：□构音障碍　□失语症　□无异常　□需要进一步评估

进食检查：

　　进食场所：_____

　　进食体位：躯干位置 _____　　头部位置 _____

　　帮助方式：_____

　　食物选择：□冰块　无需检查 / 正常范围 / 损伤　记录（请描述）_____

　　　　　　　□水　无需检查 / 正常范围 / 损伤　记录（请描述）_____

　　　　　　　□浓汤　无需检查 / 正常范围 / 损伤　记录（请描述）_____

　　　　　　　□固体　无需检查 / 正常范围 / 损伤　记录（请描述）_____

　　　　　　　□稠的液体　无需检查 / 正常范围 / 损伤　记录（请描述）_____

　　　　　　　□混合物　无需检查 / 正常范围 / 损伤 记录（请描述）_____

　　一口量（mL）：_____

　　食物放入口中位置：_____

　　吞咽模式：_____

　　吞咽时间：_____

　　吞咽动作：_____

　　喉活动度：_____

　　咳嗽力量：_____

　　口腔残留量：_____

　　食物反流：_____

　　呛咳：_____

　　吞咽后声音的变化：_____

　　咽部残留感：_____

　　咳出痰中是否带有所进食的食物：_____

　　饮水试验：□Ⅰ　□Ⅱ　□Ⅲ　□Ⅳ　□Ⅴ

　　吞咽障碍分级：□Ⅰ　□Ⅱ　□Ⅲ　□Ⅳ　□Ⅴ

**评估（A）：**

　　□患者没有临床误吸的症状或体征

　　□患者存在明显的误吸体征

　　□患者存在（□严重　□中等　□轻微）的口腔期吞咽困难

　　□患者存在（□严重　□中等　□轻微）的咽期吞咽困难

　　□其他：

　　预后（选一项）：□很好　　□好　　□一般　　□差

　　影响因素：_____

**计划（P）：**

1. □不能经口进食，改变营养方式：

　　□不能经口进食，需进行进一步检查：纤维 / 电子喉镜吞咽检查　　　吞咽造影检查

　　□不能经口进食，在 ____ 天内重复的临床评估

　　□能经口进食以下食物：冰块　　水　　浓汤　　稠的液体　　混合物

2. □需进行吞咽治疗 _____ 次 / 周，持续 _____ 周，目标如下：

□增加口腔吞咽的运动功能

□增加患者吞咽过程中的气道保护功能

□增加咽的功能

□提供患者或看护者安全的吞咽技巧

□其他：＿＿＿＿＿＿＿＿＿＿＿＿＿＿＿＿＿＿＿＿＿

3. 患者及其照顾者的教育：□根据治疗提供了建议与教育

□其他：＿＿＿＿＿＿＿＿＿＿＿＿＿＿＿＿＿＿＿＿＿

治疗师签名：＿＿＿＿＿＿＿＿

日期：＿＿＿＿＿＿＿＿

## 吞咽功能临床评估标准

**1. 唇运动**

（1）**流涎**　询问患者有无异常，并留心观察会话时有无流涎。

A 级：无流涎。

B 级：嘴角偶有潮湿，患者可能叙述在夜间枕头是湿的（注意此现象以前是没有的，因为一些正常人在夜间也可有轻微流涎）。

C 级：当倾身向前或精力不集中时流涎，略微能控制。

D 级：静止状态时流涎非常明显，但是不连续。

E 级：连续不断地过多流涎，不能控制。

（2）**缩唇**　请患者做一个夸张的嘟嘴动作，示范并鼓励患者嘴唇尽量嘟长，观察双唇收缩运动。

A 级：无异常。

B 级：嘴唇轻微不对称，需检查者仔细观察才能发现。

C 级：严重变形，显示只有一侧嘴唇嘟长。

D 级：患者试图做这一动作，但两侧嘟长均在最小范围。

E 级：患者不能嘟长任何一侧嘴唇，没有唇的嘟拢。

（3）**露齿**　请患者做一个夸张的笑，示范并鼓励患者唇角尽量抬高，观察双唇抬高和收缩运动。

A 级：无异常。

B 级：轻微不对称，熟练的检查者能观察到。

C 级：严重变形的笑，显出只有一侧嘴唇抬高。

D 级：患者试图做这一动作，但是外展和抬高两项均在最小范围。

E 级：患者任何一侧都不能抬高唇角，没有唇的外展。

（4）**鼓腮**　让患者吹气，鼓起两颊，并坚持 15 秒，示范并记下所用秒数。注意是否有气从唇边漏出。若有鼻漏气则不计分、如果有鼻漏气，治疗者可用拇指、食指捏住患者的鼻子。

A 级：唇闭合极好，能坚持唇闭合 15 秒。

B 级：偶尔漏气。

C 级：患者能保持唇闭合 7 ～ 10 秒。

D 级：唇闭合很差，唇的一部分闭合丧失，患者试图闭合但不能坚持。

E 级：患者不能保持任何唇闭合。

**2. 舌的运动**

（1）伸舌　令患者完全伸出舌。

A 级：舌在任何活动范围内活动平稳、清晰。

B 级：活动慢，或伸出长度轻微不足。

C 级：活动不规则或伴随面部怪相，或伴有明显震颤，或伸出幅度明显不足。

D 级：舌能稍前伸，但不能完全伸出唇外。

E 级：患者舌完全不能前伸。

（2）舔上唇　令患者将舌伸出指向鼻，鼓励患者保持张嘴。

A 级：无异常。

B 级：活动好但慢，或运动幅度轻微不足。

C 级：运动幅度不完全。

D 级：只能观察到小幅度动作。

E 级：舌完全不能抬高。

（3）舔下唇　令患者将舌伸出指向下颌，并鼓励患者保持张嘴。

A 级：无异常。

B 级：活动好但慢，或运动幅度轻微不足。

C 级：运动幅度不完全。

D 级：只能观察到小幅度动作。

E 级：舌完全不能向下舔。

（4）舔左　令患者伸舌，从正中位置最大幅度舔向左唇角。

A 级：无异常。

B 级：活动好但慢，或运动幅度轻微不足。

C 级：运动幅度不完全。

D 级：只能观察到小幅度的动作。

E 级：舌完全不能向左运动。

（5）舔右　令患者伸舌，从正中位置最大幅度舔向右唇角。

A 级：无异常。

B 级：活动好但慢，或运动幅度轻微不足。

C 级：运动幅度不完全。

D 级：只能观察到小幅度的动作。

E 级：舌完全不能向右运动。

**3. 下颌运动**

（1）下颌下垂　当患者没有说话时，观察其下颌的位置。

A 级：下颌自然地在正常的位置。

B 级：颌偶尔下垂，或偶尔过度闭合。

C 级：下颌松弛下垂，口张开，但是偶尔试图闭合或频繁试图使颌复位。

D 级：大部分时间下颌均松弛地下垂，且有缓慢不随意的运动。

E 级：颌下垂张开很大或非常紧的闭合，下垂非常严重，不能复位。

（2）咀嚼　让患者做咀嚼的动作，观察患者咀嚼的力量和下颌有无不平稳的动作。

A 级：咀嚼力量和下颌运动均无异常。

B 级：咀嚼过程偶见下颌轻微的不平稳扭动。

C 级：咀嚼力量不足或下颌明显可见不平稳扭动。

D 级：可见咀嚼动作，但咀嚼幅度及力量极小，或下颌运动极其不平稳。

E 级：完全无咀嚼动作。

#### 4. 软腭功能

（1）提升　让患者发"啊……"3 次，每个"啊"之间有一个充分的停顿，使软腭有时间下降，给患者做示范，并观察患者的软腭运动。

A 级：软腭能充分保持对称的运动。

B 级：轻微的不对称但是能运动。

C 级：在所有的发音中软腭均不能抬高，或严重不对称。

D 级：软腭仅有一些最小限度的运动。

E 级：软腭无运动。

（2）咽反射　用棉签触碰患者左侧和右侧咽后壁或硬腭和软腭的交界处，观察软腭有无向上向后动作及其动作的幅度，并是否有恶心反应。

A 级：轻轻触碰即能引发软腭向上向后运动，且运动幅度充分，并有恶心反应。

B 级：轻轻触碰即能引发软腭向上向后运动，但运动幅度不充分，并（或）有恶心反应。

C 级：反复触碰能引发软腭向上向后运动，但运动幅度不充分，并（或）有恶心反应。

D 级：反复触碰能引发软腭向上向后运动，但运动幅度极小，需仔细观察才可发现，无恶心反应。

E 级：反复触碰均不能引发软腭运动，无恶心反应。

# 12. ICF 环境编码

ICF 环境编码包括 5 个一级分类，每个一级分类又包含数量不等的二级分类（含编码），二级分类下又包含数个细致分类（含编码）：

## 第 1 章 用品和技术

e110 个人消费用的用品或物质

e1100 食品

e1101 药品

e1108 其他特指的个人消费用的用品或物质

e1109 个人消费用的用品或物质，未特指

e115 个人日常生活用的用品和技术

e1150 个人日常生活中用的普通用品和技术

e1151 个人日常生活中用的辅助用品和技术

e1158 其他特指的个人日常生活用的用品和技术

e1159 个人日常生活用的用品和技术，未特指

e120 个人室内外移动和运输用的用品和技术

e1200 个人室内外移动和运输用的普通用品和技术

e1201 个人室内或室外移动和运输用的辅助用品和技术

e1208 其他特指的用于个人室内外移动和运输用的用品和技术

e1209 用于个人室内外移动和运输用的用品和技术，未特指

e125 通信用的用品和技术

e1250 通信用的普通用品和技术

e1251 通信用的辅助用品和技术

e1258 其他特指的通信用的用品和技术

e1259 通信用的用品和技术，未特指

e130 教育用的用品和技术

e1300 教育用的普通用品和技术

e1301 教育用的辅助用品和技术

e1308 其他特指的教育用的用品和技术

e1309 教育用的用品和技术，未特指

e135 就业用的用品和技术

e1350 就业用的普通用品和技术

e1351 就业用的辅助用品和技术

e1358 其他特指的就业用的用品和技术

e1359 就业用的用品和技术，未特指

e140 文化、娱乐和体育用的用品和技术

e1401 文化、娱乐和体育用的辅助用品和技术

e1400 文化、娱乐和体育用的普通用品和技术

e1408 其他特指的文化、娱乐及体育用的用品和技术

e1409 文化、娱乐及体育用的用品和技术，未特指

e145 宗教和精神活动实践用的用品和技术

e1450 宗教和精神活动实践用的普通用品和技术

e1451 宗教和精神活动实践用的辅助用品和技术

e1458 其他特指的宗教和精神活动实践用的用品和技术

e1459 宗教和精神活动实践用的用品和技术，未特指

e150 公共建筑物用的设计、建设及建筑用品和技术

e1500 公共建筑物出入口用的设计、建设及建筑用品和技术

e1501 公共建筑物内公用设施用的设计、建设及建筑用品和技术

e1502 公共建筑物为指示道路、行进路线和目的地用的设计、建设及建筑用品和技术

e1508 其他特指的公共建筑物用的设计、建设及建筑用品和技术

e1509 公共建筑物用的设计、建设及建筑用品和技术，未特指

e155 私人建筑物用的设计、建设及建筑用品和技术

e1550 私人建筑物出入口用的设计、建设及建筑用品和技术

e1551 私人建筑物内公用设施用的设计、建设及建筑用品和技术

e1552 私人建筑物为指示道路、行进路线和目的地用的设计、建设及建筑用品和技术

e1558 其他特指的私人建筑物用的设计、建设及建筑用品和技术

e1559 私人建筑物用的设计、建设及建筑用品和技术，未特指

e160 土地开发用的用品和技术

e1600 农村土地开发用的用品和技术

e1601 郊区土地开发用的用品和技术

e1602 城市土地开发用的用品和技术

e1603 公园、保护区和野生生物保护区土地开发用的用品和技术

e1608 其他特指的土地开发用的用品和技术

e1609 土地开发用的用品和技术，未特指

e165 资产

e1650 金融资产

e1651 有形资产

e1652 无形资产

e1658 其他特指的资产

e1659 资产，未特指

e198 其他特指的用品和技术

e199 用品和技术，未特指

## 第2章 自然环境和对环境的人为改变

e210 自然地理

e2100 土地形态

e2101 水体

e2108 其他特指的自然地理

e2109 自然地理，未特指

e215 人口

e2150 人口学变化

e2151 人口密度

e2158 其他特指的人口

e2159 人口，未特指

e220 动植物

e2200 植物

e2201 动物

e2208 其他特指的动植物

e2209 动植物，未特指

e225 气候

e2250 温度

e2251 湿度

e2252 大气压力

e2253 降水

e2254 风

e2255 季节变化

e2258 其他特指的气候

e2259 气候，未特指

e230 自然事件

e235 人为事件

e240 光线

e2400 光线强度

e2401 光线品质

e2408 其他特指的光线

e2409 光线，未特指

e245 与时间有关的变化

e2450 昼夜循环

e2451 月周期

e2458 其他特指的与时间有关的变化

e2459 与时间有关的变化，未特指

e250 声音

e2500 声强

e2501 声音品质

e2508 其他特指的声音

e2509 声音，未特指

e255 振动

e260 空气质量

e2600 室内空气质量

e2601 室外空气质量

e2609 空气质量，未特指

e2608 其他特指的空气质量

e298 其他特指的自然环境和对环境的人为改变

e299 自然环境和对环境的人为改变，未特指

## 第3章　支持和相互关系

e310 直系亲属家庭

e315 大家庭

e320 朋友

e325 熟人、同伴、同事、邻居和社区成员

e330 处于权威地位的人

e335 处于从属地位的人

e340 个人护理提供者和个人助手

e345 陌生者

e350 驯养的动物

e355 卫生专业人员

e360 与卫生有关的专业人员

e398 其他特指的支持和相互联系

e399 支持和相互联系，未特指

## 第4章　态度

e410 直系亲属家庭成员的个人态度

e415 大家庭成员的个人态度

e420 朋友的个人态度

e425 熟人、同伴、同事、邻居和社区成员的个人态度

e430 处于权威地位个人的态度

e435 处于从属地位个人的态度

e440 个人护理提供者和个人助手的个人态度

e445 陌生人的个人态度

e450 卫生专业人员的个人态度

e455 与卫生有关专业人员的个人态度

e460 社会的态度

e465 社会准则、实践和观念

e498 其他特指的态度

e499 态度，未特指

## 第5章　服务、体制和政策

e510 消费品生产的服务、体制和政策

e5100 消费品生产的服务

e5101 消费品生产的体制

e5102 消费品生产的政策

e5108 其他特指的消费品生产的服务、体制和政策

e5109 消费品生产的服务、体制和政策，未特指

e515 建筑和工程的服务、体制和政策

e5150 建筑和工程的服务

e5151 建筑和工程的体制

e5152 建筑和工程的政策

e5158 其他特指的建筑和工程的服务、体制和政策

e5159 建筑和工程的服务、体制和政策，未特指

e520 开放空间规划的服务、体制和政策

e5200 开放空间规划的服务

e5201 开放空间规划的体制

e5202 开放空间规划的政策

e5208 其他特指的开放空间规划的服务、体制和政策

e5209 开放空间规划的服务、体制和政策，未特指

e525 住房供给的服务、体制和政策

e5250 住房供给的服务

e5251 住房供给的体制

e5252 住房供给的政策

e5258 其他特指的住房供给的服务、体制和政策

e5259 住房供给的服务、体制和政策，未特指

e530 公用事业的服务、体制和政策

e5300 公用事业的服务

e5301 公用事业的体制

e5302 公用事业的政策

e5308 其他特指的公用事业的服务、体制和政策

e5309 公用事业的服务、体制和政策，未特指

e535 通信的服务、体制和政策

e5350 通信的服务

e5351 通信的体制

e5352 通信的政策

e5358 其他特指的通信的服务、体制和政策

e5359 通信的服务、体制和政策，未特指

e540 交通运输的服务、体制和政策

e5400 交通运输的服务

e5401 交通运输的体制

e5402 交通运输的政策

e5408 其他特指的交通运输的服务、体制和政策

e5409 交通运输的服务、体制和政策，未特指

e545 民事保障的服务、体制和政策

e5450 民事保障的服务

e5451 民事保障的体制

e5452 民事保障的政策

e5458 其他特指的民事保障的服务、体制和政策

e5459 民事保障的服务、体制和政策，未特指

e550 法律的服务、体制和政策

e5500 法律的服务

e5501 法律的体制

e5502 法律的政策

e5508 其他特指的法律的服务、体制和政策

e5509 法律的服务、体制和政策，未特指

e555 社团和组织的服务、体制和政策

e5550 社团和组织的服务

e5551 社团和组织的体制

e5552 社团和组织的政策

e5558 其他特指的社团和组织的服务、体制和政策

e5559 社团和组织的服务、体制和政策，未特指

e560 媒体的服务、体制和政策

e5600 媒体的服务

e5601 媒体的体制

e5602 媒体的政策

e5608 其他特指的媒体的服务、体制和政策

e5609 媒体的服务、体制和政策，未特指

e565 经济的服务、体制和政策

e5650 经济的服务

e5651 经济的体制

e5652 经济的政策

e5658 其他特指的经济的服务、体制和政策，未特指

e5659 经济的服务、体制和政策

e570 社会保障的服务、体制和政策

e5700 社会保障的服务

e5701 社会保障的体制

e5702 社会保障的政策

e5708 其他特指的社会保障的服务、体制和政策

e5709 社会保障的服务、体制和政策，未特指

e575 全社会支持的服务、体制和政策

e5750 全社会支持的服务

e5751 全社会支持的体制

e5752 全社会支持的政策

e5758 其他特指的全社会支持的服务、体制和政策

e5759 全社会支持的服务、体制和政策，未特指

e580 卫生的服务、体制和政策

e5800 卫生的服务

e5801 卫生的体制

e5802 卫生政策

e5808 其他特指的卫生的服务、体制和政策

e5809 卫生的服务、体制和政策，未特指

e585 教育和培训的服务、体制和政策

e5850 教育和培训的服务

e5851 教育和培训的体制

e5852 教育和培训的政策

e5858 其他特指的教育和培训的服务、体制和政策

e5859 教育培训的服务、体制和政策，未特指

e590 劳动和就业的服务、体制和政策

e5900 劳动和就业的服务

e5901 劳动和就业的体制

e5902 劳动和就业的政策

e5908 其他特指的劳动和就业的服务、体制和政策

e5909 劳动和就业的服务、体制和政策，未特指

e595 政治的服务、体制和政策

e5950 政治的服务

e5951 政治的体制

e5952 政治的政策

e5958 其他特指的政治的服务、体制和政策

e5959 政治的服务、体制和政策，未特指

e598 其他特指的服务、体制和政策

e599 服务、体制和政策，未特指

注：二级分类与二级以下的细目的内涵省略。

## 13. 世界卫生组织生存质量测定量表简表（WHOQOL-BREF）

以下问题涉及您对生活质量、健康或生活其他方面的看法。测试者读出以下每一个问题，请受试者选择最适当的答案。如果受试者暂时不能确定，则头脑中的第一反应往往是最正确的，所有问题都请您按照自己的标准、愿望或自己的感觉来回答。注意所有问题都以受试者最近4周的情况为准作答。

**1. 您怎样评价您的生活质量**

| 很差 | 差 | 一般 | 好 | 很好 |
|---|---|---|---|---|
| 1 | 2 | 3 | 4 | 5 |

**2. 您对自己的健康状况满意吗**

| 非常不满意 | 不满意 | 一般 | 满意 | 很满意 |
|---|---|---|---|---|
| 1 | 2 | 3 | 4 | 5 |

| | 根本没有 | 有点 | 中等 | 很大 | 极其 |
|---|---|---|---|---|---|
| 3. 因躯体疼痛而妨碍您去做需要做的事的烦恼程度 | 5 | 4 | 3 | 2 | 1 |
| 4. 您对保持日常生活的医学治疗的需求程度有多大 | 5 | 4 | 3 | 2 | 1 |
| 5. 您觉得生活有乐趣吗 | 1 | 2 | 3 | 4 | 5 |
| 6. 您觉得生活有意义吗 | 1 | 2 | 3 | 4 | 5 |

| | 根本不 | 有点 | 中等 | 很大 | 极其 |
|---|---|---|---|---|---|
| 7. 您能集中注意力吗 | 1 | 2 | 3 | 4 | 5 |
| 8. 日常生活中您感觉安全吗 | 1 | 2 | 3 | 4 | 5 |
| 9. 您的生活环境对健康好吗 | 1 | 2 | 3 | 4 | 5 |

**下列问题是关于您在过去4周中做某些事情的能力**

| | 根本没有 | 有点 | 中等 | 多数有（能） | 完全有（能） |
|---|---|---|---|---|---|
| 10. 您有充沛的精力去应付日常生活吗 | 1 | 2 | 3 | 4 | 5 |
| 11. 您认为自己的外形过得去吗 | 1 | 2 | 3 | 4 | 5 |
| 12. 您有足够的钱来满足您的需要吗 | 1 | 2 | 3 | 4 | 5 |
| 13. 在日常生活中您需要的信息都能获得吗 | 1 | 2 | 3 | 4 | 5 |
| 14. 您有机会进行休闲活动吗 | 1 | 2 | 3 | 4 | 5 |

| | 很差 | 差 | 一般 | 好 | 很好 |
|---|---|---|---|---|---|
| 15. 您行动的能力如何 | 1 | 2 | 3 | 4 | 5 |

| | 非常满意 | 不满意 | 一般 | 满意 | 很满意 |
|---|---|---|---|---|---|
| 16. 您对自己的睡眠情况满意吗 | 1 | 2 | 3 | 4 | 5 |
| 17. 您对自己日常生活中的做事能力满意吗 | 1 | 2 | 3 | 4 | 5 |
| 18. 您对自己的工作能力满意吗 | 1 | 2 | 3 | 4 | 5 |

续表

| | | | | | |
|---|---|---|---|---|---|
| 19. 您对自己满意吗 | 1 | 2 | 3 | 4 | 5 |
| 20. 您对自己的人际关系满意吗 | 1 | 2 | 3 | 4 | 5 |
| 21. 您对自己的性生活满意吗 | 1 | 2 | 3 | 4 | 5 |
| 22. 您对自己从朋友那里得到的支持满意吗 | 1 | 2 | 3 | 4 | 5 |
| 23. 您对自己居住地的条件满意吗 | 1 | 2 | 3 | 4 | 5 |
| 24. 您对您能享受到的卫生保健服务满意吗 | 1 | 2 | 3 | 4 | 5 |
| 25. 您对自己的交通情况满意吗 | 1 | 2 | 3 | 4 | 5 |

下面的问题是关于您在过去 4 周中经历某些事情的频繁程度的

| | 从不 | 很少 | 有时 | 经常 | 总是 |
|---|---|---|---|---|---|
| 26. 您有消极感受吗? 如情绪低落、绝望、焦虑、忧郁 | 5 | 4 | 3 | 2 | 1 |

# 14. 生活满意指数 A

| 问题 | 同意 | 不同意 | 其他 |
|---|---|---|---|
| 1 当我老了以后发现事情似乎要比原先想象得好（A） | | | |
| 2. 与我所认识的多数人相比，我更好地把握了生活中的机遇（A） | | | |
| 3. 现在是我一生中最沉闷的时期（D） | | | |
| 4. 我现在和年轻时一样幸福（A） | | | |
| 5. 我的生活原本应该是更好的时光（D） | | | |
| 6. 现在是我一生中最美好的时光（A） | | | |
| 7. 我所做的事情多半是令人厌烦和单调乏味的（D） | | | |
| 8. 我估计最近能遇到一些有趣的令人愉快的事（A） | | | |
| 9. 我现在做的事和以前做的事一样有趣（A） | | | |
| 10. 我感到老了、有些累了（D） | | | |
| 11. 我感到自己确实上了年纪，但我并不为此而烦恼（A） | | | |
| 12. 回首往事，我相当满足（A） | | | |
| 13. 即使能改变自己的过去，我也不愿有所改变（A） | | | |
| 14. 与其他同龄人相比，我曾做出较多愚蠢的决定（D） | | | |
| 15. 与其他同龄人相比，我外表较年轻（A） | | | |
| 16. 我已经为 1 个月甚至 1 年后该做的事制定了计划（A） | | | |
| 17. 回首往事，我有许多想得到的东西未得到（D） | | | |
| 18. 与其他人相比，我惨遭失败的次数太多了（D） | | | |
| 19. 我在生活中得到了相当多我所期望的东西（A） | | | |
| 20. 不管人们怎样说，许多普通人是越过越糟，而不是越过越好的（D） | | | |

# 15. 生活质量指数评分

**1. 活动**

（1）无论退休与否，全天或接近全天地在通常的职业中工作或学习；或参加无报酬的志愿活动。2分

（2）在通常的职业中工作或学习；或处理自己的家务；或参加无报酬的志愿活动，但需要较多的帮助，或需要缩短工作的时间或请病假。1分

（3）不能在任何岗位上工作或学习，并且不能处理自己的家务。0分

**2. 日常生活**

（1）自己能独立地进食、淋浴、如厕、穿衣，以及利用公共交通工具或驾驶自己的车子。2分

（2）在日常生活中和交通过程中需要帮助（另一人或特殊的仪器），但可进行轻的作业。1分

（3）既不能照料自己也不能进行轻的作业，或根本不能离开自己的家或医疗机构。0分

**3. 健康**

（1）感觉良好，或大多数时间都感觉良好。2分

（2）缺乏能力，或除偶然情况外，感觉不能达到一般人的水平。1分

（3）感到十分不适或糟糕，大多数时间感到软弱和失去精力，或者意识丧失。0分

**4. 支持**

（1）患者与他人有良好的相互关系，并且至少从一个家庭成员或朋友那里得到有力的支持。2分

（2）从家人和朋友那里得到的支持有限。1分

（3）从家人和朋友那里得到的支持是不经常的，或只在绝对需要时或患者昏迷时才能得到。0分

**5. 前景**

（1）表现出宁静和自信的前景，能够接受和控制个人的环境和周围的事物。2分

（2）由于不能充分控制个人的环境而有时感到烦恼，或一些时期有明显的焦虑或抑郁。1分

（3）严重的错乱感或非常害怕，或者持续的焦虑和抑郁状态，或意识模糊。0分

# 16. 脑卒中专用生活质量量表

| （一）这些问题是关于脑卒中对您精力的影响（3项）： | | | | | |
| --- | --- | --- | --- | --- | --- |
| 你觉得最近1周以来 | 完全是<br>这样 | 基本是<br>这样 | 不能<br>肯定 | 基本不<br>是这样 | 完全不<br>是这样 |
| 1.大多数时间感到疲倦 | 1 | 2 | 3 | 4 | 5 |
| 2.白天必须时常休息 | 1 | 2 | 3 | 4 | 5 |
| 3.非常疲惫不能从事想干的工作 | 1 | 2 | 3 | 4 | 5 |

| （二）这些问题是关于脑卒中对您在家庭中所担任角色的影响（3项）： | | | | | |
| --- | --- | --- | --- | --- | --- |
| 你觉得最近2周以来 | 完全是<br>这样 | 基本是<br>这样 | 不能<br>肯定 | 基本不<br>是这样 | 完全不<br>是这样 |
| 1.不能与家人一起进行消遣活动 | 1 | 2 | 3 | 4 | 5 |
| 2.是家庭的负担 | 1 | 2 | 3 | 4 | 5 |
| 3.身体状况影响家庭生活 | 1 | 2 | 3 | 4 | 5 |

| （三）这些问题是关于脑卒中对您语言的影响（5项）： | | | | | |
| --- | --- | --- | --- | --- | --- |
| 你觉得最近2周以来 | 完全困难<br>不能做 | 有很大<br>困难 | 中等<br>困难 | 有一点<br>困难 | 完全没<br>有困难 |
| 1.语言是否有困难？比如停顿、结巴、口吃、吐字不清等 | 1 | 2 | 3 | 4 | 5 |
| 2.是否由于说话不清打电话存在困难 | 1 | 2 | 3 | 4 | 5 |
| 3.他人是否难于理解你的话语 | 1 | 2 | 3 | 4 | 5 |
| 4.是否常难于找到恰当的词达意 | 1 | 2 | 3 | 4 | 5 |
| 5.是否得重复说才能让人明白你的意思 | 1 | 2 | 3 | 4 | 5 |

| （四）这些问题是关于脑卒中对您活动能力的影响（6项）： | | | | | |
| --- | --- | --- | --- | --- | --- |
| 你觉得最近2周以来 | 完全困难<br>不能做 | 有很大<br>困难 | 中等<br>困难 | 有一点<br>困难 | 完全没<br>有困难 |
| 1.走路是否有困难（如是，见问题4） | 1 | 2 | 3 | 4 | 5 |
| 2.俯身或者取物时是否失去平衡 | 1 | 2 | 3 | 4 | 5 |
| 3.上楼梯是否有困难 | 1 | 2 | 3 | 4 | 5 |
| 4.走路或者乘轮椅时是否不得不时常休息 | 1 | 2 | 3 | 4 | 5 |
| 5.站立是否有困难 | 1 | 2 | 3 | 4 | 5 |
| 6.从椅子上起来是否有困难 | 1 | 2 | 3 | 4 | 5 |

续表

（五）这些问题是关于脑卒中对您情绪的影响（5项）：

| 你觉得最近2周以来 | 完全是这样 | 基本是这样 | 不能肯定 | 基本不是这样 | 完全不是这样 |
|---|---|---|---|---|---|
| 1. 对前途失望 | 1 | 2 | 3 | 4 | 5 |
| 2. 对他人、对周围活动没兴趣 | 1 | 2 | 3 | 4 | 5 |
| 3. 不愿与他人交往 | 1 | 2 | 3 | 4 | 5 |
| 4. 对自己没有信心 | 1 | 2 | 3 | 4 | 5 |
| 5. 对食物没兴趣（厌食） | 1 | 2 | 3 | 4 | 5 |

（六）这些问题是关于脑卒中对您个性的影响（3项）：

| 你觉得最近2周以来 | 完全是这样 | 基本是这样 | 不能肯定 | 基本不是这样 | 完全不是这样 |
|---|---|---|---|---|---|
| 1. 爱发脾气 | 1 | 2 | 3 | 4 | 5 |
| 2. 对别人没耐心 | 1 | 2 | 3 | 4 | 5 |
| 3. 性格变了 | 1 | 2 | 3 | 4 | 5 |

（七）这些问题是关于脑卒中对您自理能力的影响（5项）：

| 你觉得最近2周以来 | 完全困难不能做 | 有很大困难 | 中等困难 | 有一点困难 | 完全没有困难 |
|---|---|---|---|---|---|
| 1. 吃饭是否有困难 | 1 | 2 | 3 | 4 | 5 |
| 2. 做饭，比如在切食品或者准备特殊食品时，是否有困难 | 1 | 2 | 3 | 4 | 5 |
| 3. 穿衣，比如在穿袜子、穿鞋、解衣扣或者拉拉锁时是否有困难 | 1 | 2 | 3 | 4 | 5 |
| 4. 洗浴有困难 | 1 | 2 | 3 | 4 | 5 |
| 5. 大小便有困难 | 1 | 2 | 3 | 4 | 5 |

（八）这些问题是关于脑卒中对您社会角色的影响（5项）：

| 你觉得最近2周以来 | 完全是这样 | 基本是这样 | 不能肯定 | 基本不是这样 | 完全不是这样 |
|---|---|---|---|---|---|
| 1. 想出去，但常不能出去 | 1 | 2 | 3 | 4 | 5 |
| 2. 想消遣娱乐，但是不能时间长 | 1 | 2 | 3 | 4 | 5 |
| 3. 想见朋友，但是常不能如愿去见 | 1 | 2 | 3 | 4 | 5 |
| 4. 性生活不如以前 | 1 | 2 | 3 | 4 | 5 |
| 5. 身体状况影响了社交 | 1 | 2 | 3 | 4 | 5 |

（九）这些问题是关于脑卒中对您思维的影响（3项）：

| 你觉得最近2周以来 | 完全是<br>这样 | 基本是<br>这样 | 不能<br>肯定 | 基本不<br>是这样 | 完全不<br>是这样 |
|---|---|---|---|---|---|
| 1. 思想很难集中 | 1 | 2 | 3 | 4 | 5 |
| 2. 记事困难 | 1 | 2 | 3 | 4 | 5 |
| 3. 把事情写下来才能记住 | 1 | 2 | 3 | 4 | 5 |

（十）这些问题是关于脑卒中对您上肢功能的影响（5项）：

| 你觉得最近2周以来 | 完全困难<br>不能做 | 有很大<br>困难 | 中等<br>困难 | 有一点<br>困难 | 完全没<br>有困难 |
|---|---|---|---|---|---|
| 1. 书写有困难吗 | 1 | 2 | 3 | 4 | 5 |
| 2. 穿袜子有困难吗 | 1 | 2 | 3 | 4 | 5 |
| 3. 解衣扣有困难吗 | 1 | 2 | 3 | 4 | 5 |
| 4. 拉拉锁有困难吗 | 1 | 2 | 3 | 4 | 5 |
| 5. 启瓶盖有困难吗 | 1 | 2 | 3 | 4 | 5 |

（十一）这些问题是关于脑卒中对您视力的影响（3项）：

| 你觉得最近2周以来 | 完全困难<br>不能做 | 有很大<br>困难 | 中等<br>困难 | 有一点<br>困难 | 完全没<br>有困难 |
|---|---|---|---|---|---|
| 1. 能看清电视屏幕欣赏节目吗 | 1 | 2 | 3 | 4 | 5 |
| 2. 有没有因为视力不好影响您拿东西 | 1 | 2 | 3 | 4 | 5 |
| 3. 有没有在看某一侧的东西时有困难 | 1 | 2 | 3 | 4 | 5 |

（十二）这些问题是关于脑卒中对您工作的影响（3项）：

| 你觉得最近2周以来 | 完全困难<br>不能做 | 有很大<br>困难 | 中等<br>困难 | 有一点<br>困难 | 完全没<br>有困难 |
|---|---|---|---|---|---|
| 1. 您做居家日常工作有没有困难 | 1 | 2 | 3 | 4 | 5 |
| 2. 您完成自己的工作有没有困难 | 1 | 2 | 3 | 4 | 5 |
| 3. 您以前能做的工作现在做起来有没有困难 | 1 | 2 | 3 | 4 | 5 |

# 17. 汉化 Oswestry 功能障碍指数

指导语：这个问卷的设计旨在帮助医务人员了解您的腰痛（或腿痛）对您日常活动的影响。请根据您的情况，在每个项目下选择一个最符合或与您最接近的答案，并在左侧的方框内打"√"（注：评分标准为每项由上到下 0、1、2、3、4、5 分）

1. 近几天疼痛的程度（腰背痛或腿痛）

- □ 无任何疼痛
- □ 有很轻微的痛
- □ 较明显的痛（中度）
- □ 明显的痛（相当严重）
- □ 严重的痛（非常严重）
- □ 痛得什么事也不能做

2. 日常活动自理能力（洗漱、穿脱衣服等活动）

- □ 日常活动完全能自理，无任何腰背或腿痛
- □ 日常活动完全能自理，但腰背或腿疼痛较明显
- □ 日常活动虽然能自理，由于活动时腰背或腿痛加重，以致小心翼翼，动作缓慢
- □ 多数日常活动能自理，有的需要他人帮助
- □ 绝大多数的日常活动需要他人帮助
- □ 穿脱衣物、洗漱困难，只能躺在床上

3. 提物

- □ 提重物时并不导致疼痛（腰背或腿）
- □ 能提重物，但导致腰背或腿疼痛
- □ 由于腰背或腿痛，以致不能将地面上的重物拿起来，但是能拿起放在合适位置上的重物，比如桌面上的重物
- □ 由于腰背或腿痛，以致不能将地面上较重的物体拿起来，但是能拿起放在合适位置上较轻的物品，比如放在桌面上的
- □ 只能拿一点轻东西
- □ 任何东西都提不起来或拿不动

4. 行走

- □ 腰背或腿痛一点也不妨碍走多远
- □ 由于腰背或腿痛，最多只能走 1000m
- □ 由于腰背或腿痛，最多只能走 500m
- □ 由于腰背或腿痛，最多只能走 100m
- □ 只能借助拐杖或手杖行走
- □ 不得不躺在床上，排便也只能用便盆

5. 坐

- □ 随便多高的椅子，想坐多久就坐多久
- □ 只要椅子高矮合适，想坐多久就坐多久
- □ 由于疼痛加重，最多只能坐 1 个小时
- □ 由于疼痛加重，最多只能坐半小时
- □ 由于疼痛加重，最多只能坐 10 分钟
- □ 由于疼痛加重，一点也不敢坐

续表

6. 站立

- ☐ 想站多久就站多久，疼痛不会加重
- ☐ 想站多久就站多久，但疼痛加重
- ☐ 由于疼痛加重，最多只能站 1 小时
- ☐ 由于疼痛加重，最多只能站半小时
- ☐ 由于疼痛加重，最多只能站 10 分钟
- ☐ 由于疼痛加重，一点也不敢站

7. 睡眠

- ☐ 半夜不会被痛醒
- ☐ 有时晚上会被痛醒
- ☐ 由于疼痛，最多只能睡 6 个小时
- ☐ 由于疼痛，最多只能睡 4 个小时
- ☐ 由于疼痛，最多只能睡 2 个小时
- ☐ 由于疼痛，根本无法入睡

8. 社交活动

- ☐ 社会活动完全正常，绝不会因为这些活动导致疼痛加重
- ☐ 社会活动完全正常，但是这些社会活动会加重疼痛
- ☐ 疼痛限制剧烈活动，如运动，但对参加其他社会活动没有明显影响
- ☐ 由于疼痛限制了正常的社会活动，以致不能经常参加社会活动
- ☐ 由于疼痛限制参加社会活动，只能在家从事一些社会活动
- ☐ 由于疼痛，根本无法从事任何社会活动

9. 旅行（郊游）

- ☐ 能到任何地方去旅行，腰背或腿一点也不痛
- ☐ 可以到任何地方去旅行，但会导致疼痛加重
- ☐ 由于受疼痛限制，外出郊游不超过 2 个小时
- ☐ 由于受疼痛限制，外出郊游不超过 1 小时
- ☐ 由于受疼痛限制，外出郊游不超过 30 分钟
- ☐ 由于疼痛，除了到医院，根本就不能外出

# 18. 微塔法的评定内容

| 所评定的能力 | 评定项目 |
| --- | --- |
| 1.运动神经协调能力：用手和手指正确操作的能力 | 拧瓶盖、装箱：给瓶子加盖并装入箱子中<br>插小金属棒和夹子<br>连接电线 |
| 2.空间判断能力：正确判断理解图的能力 | 看图纸<br>描图 |
| 3.事务处理能力：正确处理文字、数字资料的能力 | 查邮政编码<br>库存物品的核对<br>卡片分类<br>分拣邮件 |
| 4.计算能力：正确处理数字及数字运算的能力 | 数钱<br>算钱 |
| 5.语言能力：读写理解文字及语言的能力 | 对招聘广告的理解<br>传话、留言的处理 |

# 19. 微塔法的评分依据及正常值

| 评定项目 | 作业内容 | 评分依据 | 最高分数 |
|---|---|---|---|
| 1. 拧瓶盖、装箱 | 给 48 个瓶盖拧好并装入大纸箱内 | 150 秒内正确拧好并装箱的瓶数 | 48 |
| 2. 插小金属棒和夹子 | 在插孔和插槽内插入小金属棒和夹子 | 5 分钟内正确插入的数目 | 180 |
| 3. 电线连接 | 用剥线钳剥出电线头，连接在螺丝上，用螺丝刀拧紧 | 570 秒内正确连接的数目 | 60 |
| 4. 看懂图纸 | 按三角法看图，记下物品尺寸 | 15 分钟内看完，回答提问正确 | 24 |
| 5. 画图 | 用尺、三角板、圆规按样品描图 | 45 分钟内的描绘质量 | 32 |
| 6. 查邮政编码 | 从邮政手册中查出指定地区的邮编 | 30 分钟内正确完成的答案 | 60 |
| 7. 库存物核对 | 将有错误的记录与正确的对照并改正 | 15 分钟内查核、改正的数量 | 80 |
| 8. 卡片分类 | 将卡片按字母和数字的顺序排好 | 25 分钟内正确排好的组数 | 15 |
| 9. 分拣邮件 | 将邮件分到指定单位的信箱中 | 5 分钟内正确分发数 | 50 |
| 10. 找钱 | 用心算收款和找钱 | 10 分钟内正确解答数 | 10 |
| 11. 算工钱 | 由出工账中计算应得的工钱 | 6 分钟内计算正确的数目 | 91 |
| 12. 对招聘广告的理解 | 看广告条文回答问题 | 30 分钟内回答正确的数目 | 30 |
| 13. 传话 | 听电话录音并传话 | 30 分钟内正确、灵敏地传递 | 111 |

# 20. 功能评价调查表

（1）视

0分：无显著损伤。

1分：在需要敏锐视力的操作中有困难。

2分：损伤的程度足以干扰阅读、驾车等主要活动。

3分：视力全部或几乎全部丧失。

（2）听

0分：无显著损伤。

1分：会话和打电话时有些困难。

2分：能借助唇读进行面对面的会话，但不能打电话，不能听见某些环境中有关的声音（如铃声、高音调声等）。

3分：极难听见或聋，不能理解任何言语。

（3）言语

0分：无显著损伤。

1分：言语易被人理解，但音质或言语方式不悦耳；或说话时特别费力才能使他人听懂。

2分：言语难于理解，往往必须重复。

3分：言语不能被他人理解。

（4）行走和活动

0分：无显著损伤。

1分：速度或距离不如常人；若用轮椅，可独自驱动和转移而无须他人帮助。

2分：只能在平地上步行短的距离；在轮椅上不能独自转移，使用电动轮椅能不用帮助驱动100m左右。

3分：无行走的可能；若在轮椅上，在他人帮助下能走100m左右。

（5）上肢功能

0分：无显著损伤。

1分：一侧上肢完全或部分丧失功能，另一侧上肢完好。

2分：双侧上肢丧失某些功能，或利手侧上肢有严重的功能丧失。

3分：任一上肢没有有用的功能。

（6）手功能

0分：无显著损伤。

1分：不能进行大多数需要精细灵巧性、速度和协调性的作业。

2分：虽然严重损伤，但无论用或不用辅助用具或假肢，仍能进行书写和进食等日常活动。

3分：没有或几乎没有手的功能。

（7）协调

0分：无明显损伤。

1分：眼手协调和粗大运动协调均有一些损伤，但主要功能仍完好。

2分：眼手和粗大运动协调显著受损。

3分：几乎没有能力去控制并协调地运动。

（8）头的控制

0分：无明显损伤。

1分：保持和确定头的位置有困难，在定向、平衡或外观上可有小的问题。

2分：控制或旋转头部有困难，由于不能控制可轻度妨碍注视。

3分：由于缺乏控制，严重地干扰或妨碍了阅读时的注视和谈话时与对方保持眼的接触。

（9）体力

0分：无明显损伤。

1分：在需要极度用力的职业中（如需用力上举或需要大量步行、弯腰等职业中）存在某些困难，但在中度用力时可以接受。

2分：在任何类型的职业中，不能接受中等体力的工作。

3分：即使是坐和轻度用手工作的职业，患者也不能胜任。

（10）耐力

0分：无明显损伤。

1分：只要安排间歇的休息，可以全天工作。

2分：能半天工作。

3分：每天只能工作1～2小时。

（11）运动速度

0分：无明显损伤。

1分：移动比平均速度慢。

2分：移动极慢，需要竞速的职业完全不能从事。

3分：运动极度迟滞。

（12）学习能力

0分：无明显损伤。

1分：能学习复杂的就业技能，但速度不正常。

2分：通过特殊的训练，能掌握相当复杂的概念和操作。

3分：只能学习极简单的作业，并且只有保证充足的时间并不断重复才能完成。

（13）判断

0分：无明显损伤。

1分：有时做出不恰当的判断，不会花时间去考虑替代方案或行为的后果。

2分：经常做出仓促和不明智的决定，往往有不合适的行为或选择。

3分：由于愚蠢或冲动性行为危及自己或他人。

（14）坚持性

0分：无明显损伤。

1分：注意广度或集中于作业、要领上的能力变化大，有时不能完成他所负责的作业。

2分：注意广度有限，缺乏集中，要使其能进行一种作业，需要给予大量的监督。

3分：注意广度极有限，没有持续的监督便不能坚持进行作业。

（15）知觉结构能力

0分：无明显损伤。

1分：其知觉结构能力稍有损伤，以致不能进行任何需要精细后分辨的作业，但无明显行为损伤的证据。

2分：偶尔表现出空间失定向（迷路或在粗大知觉问题上有困难）。

3分：行为上证实有极度的知觉畸变（如粗大的空间失定向，撞到墙上，不能鉴别物体等）。

（16）记忆

0分：无明显损伤。

1分：偶因记忆缺陷构成一些困难。

2分：记忆缺陷显著地干扰了新的学习（指示和通知）。

3分：错乱，失定向，记忆几乎丧失。

（17）言语功能

0分：无明显损伤。

1分：言语能力轻到中度损伤；若听觉受限，则可用唇读和言语交流。

2分：交流有严重困难，限于说单个词或短语，或用非发音交流形式表达简单的概念。若听觉受损，用符号语言有效，但不能用唇读或说。

3分：表达性交流近乎不能。

（18）阅读写作能力

0分：无明显损伤。

1分：由于文化背景或缺乏教育，阅读、书写有困难。

2分：阅读、书写有严重困难。

3分：功能上类似文盲。

（19）行为和康复目标的一致性

0分：无明显损伤。

1分：行为和康复目标不一致。

2分：口头上同意康复目标，但往往并不采取合适的行为。

3分：行为往往与康复的目标相抵触。

（20）对能力和受限制的感知的准确性

0分：无明显损伤。

1分：对于残疾而引起的职业能力的变化有不正确的理解（如排除了太多的就业可能性，或否认一些限制的意义）。

2分：不现实地理解其就业能力（如排除所有的就业可能，或否认重要的限制）。

3分：拒绝接受或显著歪曲地理解其受限。关于其残疾，经常提供其他虚假的、引人入歧途的或极为不恰当的信息。

（21）和他人相互作用的有效性

0分：无明显损伤。

1分：在社会交往中有些笨拙或口齿不清。

2分：缺乏在社会中有效地交往所必需的技巧。

3分：明显的攻击性、退缩性、防御性、怪异或不合适的行为常伤害人际交往。

（22）个人吸引力

0分：无明显损伤。

1分：个人外表或卫生状况在某些方面是令人不满的，但能为他人及家人所忍受。

2分：在个人外表或卫生状况方面有较严重的问题，难于为他人甚至为家人所接受。

3分：在个人外表或卫生状况方面有极严重的问题，很可能为他人所拒绝。

（23）由于治疗或医疗问题而缺勤

0分：无明显损伤。

1分：由于医学监督、治疗或疾病复发，每月有1～2天的请假。

2分：平均每周需要请假1天，以接受医学监督或治疗。

3分：由于需要而频繁地住院，难以工作。

（24）状态的稳定性

0分：无显著损伤。

1分：若有饮食、治疗或训练控制则能稳定。

2分：状态可能缓慢地进展，或其过程难以预料，且有可能导致功能的进一步丧失。

3分：状态在可以预见的将来有可能显著化。

（25）技能

0分：无明显损伤。

1分：没有可以利用的特殊技能，但具有一般的技能，使患者有可能转而从事其他工作。

2分：缺乏可以转换工作岗位的技能，由于残疾或其他一些因素，工作特需的技能大部分缺失。

3分：一般的技能也所剩无几。

（26）工作习惯

0分：无明显损伤。

1分：工作习惯有缺陷（如不守时，仪表不恰当，缺乏合适的写读方法等），但愿意和能够学习这些技能，而且十分容易学会。

2分：工作习惯有缺陷，在受雇之前可能需要进行工作调整及训练。

3分：工作习惯上有严重的缺陷，似乎没有可能通过工作调整及训练来改善。

（27）工作历史

0分：无明显异常。

1分：由于年轻或其他原因，没有或几乎没有大多数雇主可以接受的工作经验。

2分：工作史中，有诸如经常拖拉或经常由于失业而变换工作的经历。

3分：可有5年的失业期，工作资历贫乏。

（28）雇主的可接受性

0分：无明显影响。

1分：身体上或历史上的一些特征可能干扰某些雇主对雇员的接受。

2分：尽管对行为没有干扰（如已控制住的癫痫、曾有严重复发性的精神病史等），但仍不能为雇主和公众所接受。

3分：目前和新近的特征常使该患者为大多数雇主所不能接受（如新近犯罪史、不能控制的癫痫、显著的行为异常）。

（29）工作机会

0分：无明显影响。

1分：受雇机会（如由于交通、地理位置、环境状态等）受限制。

2分：受雇机会显著受限，几乎没有合适的工作条件。

3分：受雇机会极度受限，可能只能居留在乡下或生活在工作机会很少的农村。

（30）经济上的妨碍

0分：无显著影响。

1分：受雇的可能性受到经济上的妨碍（雇员可能要求异常高的薪金）。

2分：由于可能丧失受益，工作选择十分局限（可能会考虑非全天或低收入的工作以便继续从他处得益）。

3分：由于会导致目前的好处（如医疗保险或人员伺候等）丧失，无论何种情况都不能提供比患者现在更好的工作。

（31）社会支持系统

0分：无显著影响。

1分：无或几乎没有支持系统可以利用。

2分：当时的支持系统与康复目标相违背。

3分：支持系统的工作明显地对抗康复行为。

# 21. 简式 Fugl-Meyer 运动功能评分法

| 项目 | 0分 | 1分 | 2分 |
|---|---|---|---|
| **Ⅰ.上肢** | | | |
| **坐位** | | | |
| **1.有无反射活动** | | | |
| （1）肱二头肌 | 不能引起反射活动 | | 能引起反射活动 |
| （2）肱三头肌 | 同上 | | 同上 |
| **2.屈肌协同运动** | | | |
| （3）肩上提 | 完全不能进行 | 部分完成 | 无停顿地充分完成 |
| （4）肩后缩 | 同上 | 同上 | 同上 |
| （5）肩外展 ≥ 90° | 同上 | 同上 | 同上 |
| （6）肩外旋 | 同上 | 同上 | 同上 |
| （7）肘屈曲 | 同上 | 同上 | 同上 |
| （8）前臂旋后 | 同上 | 同上 | 同上 |
| **3.伸肌协同运动** | | | |
| （9）肩内收、内旋 | 完全不能进行 | 部分完成 | 无停顿地充分完成 |
| （10）肘伸展 | 同上 | 同上 | 同上 |
| （11）前臂旋前 | 同上 | 同上 | 同上 |
| **4.伴有协同运动的活动** | | | |
| （12）手触腰椎 | 没有明显活动 | 手仅可向后越过髂前上棘 | 顺利进行 |
| （13）肩关节屈曲 90°，肘关节伸直 | 开始时手臂立即外展或肘关节屈曲 | 在接近规定位置时肩关节外展或肘关节屈曲 | 顺利完成 |
| （14）肩位于零位肘屈 90°，前臂旋前、旋后 | 不能屈肘或前臂不能旋前 | 肩、肘位正确，基本上能旋前、旋后 | 顺利完成 |
| **5.脱离协同运动的活动** | | | |
| （15）肩关节外展 90°，肘伸直，前臂旋前 | 开始时肘屈曲、前臂偏离方向，不能旋前 | 可部分完成此活动或在活动时肘关节屈曲或前臂不能旋前 | 顺利完成 |
| （16）肩关节前屈举臂过头，肘伸直，前臂中立位 | 开始时肘关节屈曲或肩关节发生外展 | 肩关节屈曲时肘关节屈曲、肩关节外展 | 顺利完成 |
| （17）肩屈曲 30°～ 90°，肘伸直前臂旋前、旋后 | 前臂旋前旋后完全不能进行或肩肘位不正确 | 肩肘位置正确，基本上完成旋前旋后 | 顺利完成 |
| **6.反射亢进** | | | |
| （18）检查肱二头肌、肱三头肌和指屈肌三种反射 | 2 ～ 3 个反射明显亢进 | 1 个反射明显亢进或至少 2 个反射活跃 | 活跃反射＜ 1 个，且无反射亢进 |
| **7.腕稳定性** | | | |
| （19）肩位于零位肘屈 90°时腕背伸 | 不能背伸腕关节达 15° | 可完成腕背伸，但不能抗拒阻力 | 施加轻微阻力仍可保持腕背伸 |
| （20）肩位于零位肘屈 90°时腕屈伸 | 不能随意运动 | 不能在全关节范围内主动活动腕关节 | 能平滑地不停顿进行 |

续表

| 项目 | 0分 | 1分 | 2分 |
|---|---|---|---|
| 8. 肘伸直、肩前屈30°时 | | | |
| （21）腕背伸 | 不能背伸腕关节达15° | 可完成腕背伸，但不能抗拒阻力 | 施加轻微阻力仍可保持腕背伸 |
| （22）腕屈伸 | 不能随意运动 | 不能在全关节范围内主动活动腕关节 | 能平滑地不停顿进行 |
| （23）腕环形运动 | 不能进行 | 活动费力或不完全 | 正常完成 |
| 9. 手指 | | | |
| （24）集团屈曲 | 不能屈曲 | 能屈曲但不充分 | 能完全主动屈曲 |
| （25）集团伸展 | 不能伸展 | 能放松主动屈曲的手指 | 能完全主动伸展 |
| （26）钩状抓握 | 不能保持要求位置 | 握力微弱 | 能够抵抗相当大的阻力 |
| （27）侧捏 | 不能进行 | 能用拇指捏住一张纸，但不能抵抗拉力 | 可牢牢捏住纸 |
| （28）对捏（拇指、示指可夹住一支铅笔） | 完全不能 | 捏力微弱 | 能抵抗相当大的阻力 |
| （29）球形抓握 | 同上 | 同上 | 同上 |
| 10. 协调能力与速度手指指鼻试验（连续5次） | | | |
| （30）震颤 | 明显震颤 | 轻度震颤 | 无震颤 |
| （31）辨距障碍 | 明显的或不规则的辨距障碍 | 轻度的或规则的辨距障碍 | 无辨距障碍 |
| （32）速度 | 较健侧长6s | 较健侧长2～5s | 两侧差别＜2s |
| Ⅱ. 下肢 | | | |
| 仰卧位 | | | |
| 1. 有无反射活动 | | | |
| （1）跟腱反射 | 无反射活动 | | 有反射活动 |
| （2）膝腱反射 | 同上 | | 同上 |
| 2. 屈肌协同运动 | | | |
| （3）髋关节屈曲 | 不能进行 | 部分进行 | 充分进行 |
| （4）膝关节屈曲 | 同上 | 同上 | 同上 |
| （5）踝关节背伸 | 同上 | 同上 | 同上 |
| 3. 伸肌协同运动 | | | |
| （6）髋关节伸展 | 没有运动 | 微弱运动 | 几乎与对侧相同 |
| （7）髋关节内收 | 同上 | 同上 | 同上 |
| （8）膝关节伸展 | 同上 | 同上 | 同上 |
| （9）踝关节跖屈 | 同上 | 同上 | 同上 |
| 坐位 | | | |
| 4. 协同运动的活动 | | | |
| （10）膝关节屈曲 | 无主动活动 | 微弱运动膝关节能从微伸位屈曲但屈曲＜90° | 屈曲＞90° |
| （11）踝关节背伸 | 不能主动背伸 | 主动背伸不完全 | 正常背伸 |

续表

| 项目 | 0分 | 1分 | 2分 |
|---|---|---|---|
| **站位** | | | |
| 5. 脱离协同运动的活动 | | | |
| （12）膝关节屈曲 | 在髋关节伸展位不能屈膝 | 髋关节位于零位时，膝关节能屈曲，但＜90°，或进行时髋关节屈曲 | 能自如运动 |
| （13）踝关节背伸 | 不能主动活动 | 能部分背伸 | 能充分背伸 |
| 6. 反射亢进 | | | |
| （14）查跟腱、膝和膝屈肌三种反射 | 2～3个明显亢进 | 1个反射亢进或2个反射活跃 | 活跃的反射≤1 |
| **卧位** | | | |
| 7. 协调能力和速度（跟－膝－胫试验，快速连续5次） | | | |
| （15）震颤 | 明显震颤 | 轻度震颤 | 无震颤 |
| （16）辨距障碍 | 明显不规则的辨距障碍 | 轻度规则的辨距障碍 | 无辨距障碍 |
| （17）速度 | 比健侧长6s | 比健侧长2～5s | 两侧差距＜2s |

# 22. 上田敏运动功能评定法

　　上田敏评定法在 Brunnstrom 评定法基础上将偏瘫患者运动功能恢复细分为十二个阶段。Brunnstrom Ⅰ、Ⅱ、Ⅲ、Ⅳ、Ⅴ、Ⅵ级分别相当于上田敏十二级评定法的 0、(1、2)、(3、4、5、6)、(7、8)、(9、10、11)、12 级，因此上田敏十二级分级法和 Brunnstrom 评定法没有本质上的差别（表附 22-1、表附 22-2、表附 22-3）。

**表附 22-1　上田敏偏瘫上肢功能评价记录表**

| 姓名 | | 性别 | | 年龄 | | | 住院号 | | | |
|---|---|---|---|---|---|---|---|---|---|---|
| 科室 | | 床号 | | 临床诊断 | | | | | | 分期 |
| 序号 | 体位 | 项目 | 开始肢位及检查动作 | | 判定＿＿侧 | | | 检查日期 | | |

| 序号 | 体位 | 项目 | 开始肢位及检查动作 | 判定＿＿侧 | | | 分期 |
|---|---|---|---|---|---|---|---|
| 1 | 仰卧位 | 联合反应（胸大肌） | 开始肢位：患肢的指尖放于近耳处（屈肌共同运动型）。检查动作：使健肢从屈肘位伸展以对抗徒手阻力，此时，触知患侧胸大肌是否收缩 健侧 患侧 健侧 图附 22-1 | 不充分（无） | | | Ⅰ（0） |
| | | | | 充分（有） | | | |
| 2 | 仰卧位 | 随意收缩（胸大肌） | 开始肢位：同1。检查动作：口令"将患侧手伸到对侧腰部"，触知胸大肌收缩 图附 22-2 | 不充分（无） | | | Ⅱ（1、2） |
| | | | | 充分（有） | | | |
| 3 | 仰卧位 | 伸肌共同运动 | 开始肢位：同1。检查动作：用与2相同的动作，观察手指尖移动到的部位（伸肌共同运动）开始肢位 图附 22-3 | 不可能 | | | Ⅲ（3、4、5、6） |
| | | | | 可能 | 不充分 | 耳-乳头 | |
| | | | | | | 乳头-脐 | |
| | | | | | 充分 | 脐以下 | |
| | | | | | | 完全伸展 | |
| 4 | 坐位 | 屈肌共同运动 | 开始肢位：将手放于健侧腰部（使肘尽量伸展，前臂旋前，伸肌共同运动型）。检查动作：口令"将患侧手放到耳边"，观察指尖到达的部位 开始肢位 图附 22-4 | 不可能 | | | |
| | | | | 可能 | 不充分 | 0-脐 | |
| | | | | | | 脐-乳头 | |
| | | | | | 充分 | 乳头以上 | |
| | | | | | | 与耳同高 | |

续表

| 姓名 | | 性别 | | 年龄 | | 住院号 | | | | | 分期 |
|---|---|---|---|---|---|---|---|---|---|---|---|
| 科室 | | 床号 | | 临床诊断 | | | | | | | |
| 序号 | 体位 | 项目 | 开始肢位及检查动作 | | 判定____侧 | | | 检查日期 | | | |
| 5 | 坐位 | 部分分离运动 | 将手转于背后，观察手是否达到背部脊柱正中线附近 5cm 以内，注意躯干不要有大的移动 | 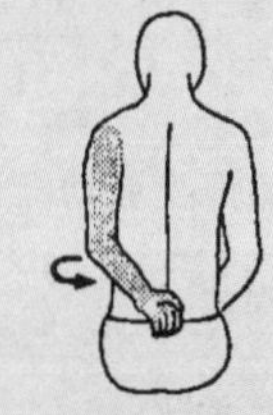 图附 22-5 | 不可能 | | | | | | |
| | | | | | 可能 | 不充分 | 达到体侧 | | | | |
| | | | | | | | 过体侧但不充分 | | | | |
| | | | | | | 充分 | 距脊柱 5cm 以内 | | | | |
| 6 | 坐位 | 部分分离运动 | 上肢向前方水平上举（注意屈肘不超过 20°，肩关节的水平内收，外展保持在 ±10°以内） | 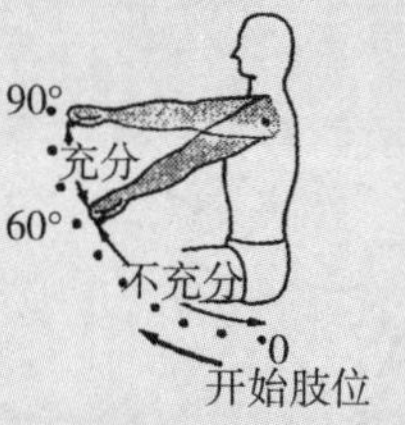  图附 22-6 | 不可能 | | | | | | Ⅳ（7、8） |
| | | | | | 可能 | 不充分 | 5°～ 25° | | | | |
| | | | | | | | 30°～ 55° | | | | |
| | | | | | | 充分 | 60°～ 90° | | | | |
| 7 | 坐位 | 部分分离运动 | 屈肘，前臂旋前（手掌向下）。将肘紧靠体侧不要离开（靠不上者不合格），肘屈曲保持在 90° ±10°的范围内 | 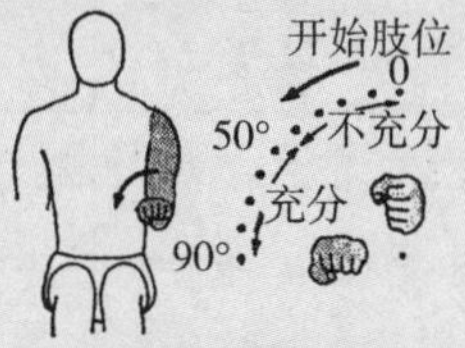  图附 22-7 | | 不充分 | 肘不靠体侧 | | | | |
| | | | | | | | 靠体侧但前臂旋前 | | | | |
| | | | | | | | 前臂可保持中立位 | | | | |
| | | | | | | | 可旋前 5°～ 45° | | | | |
| | | | | | | 充分 | 旋前 50°～ 85° | | | | |
| | | | | | | | 旋前 90° | | | | |
| 8 | 坐位 | 分离运动 | 伸肘位，将上肢向侧方水平外展。注意上肢水平屈曲不得超出 20°，屈肘不超出 20° | 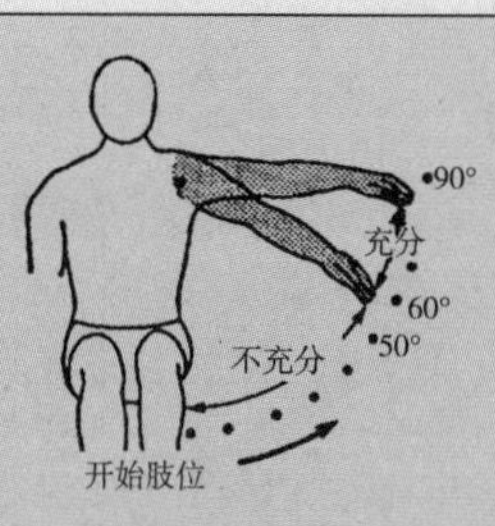  图附 22-8 | 不可能 | | | | | | |
| | | | | | | 不充分 | 5°～ 25° | | | | |
| | | | | | | | 30°～ 55° | | | | |
| | | | | | | 充分 | 60°～ 85° | | | | |
| | | | | | | | 90° | | | | |
| 9 | 坐位 | 分离运动 | 上肢上举，肘弯曲不超过 20°，尽量从前方上举，上肢向侧方外展不超过 30° | 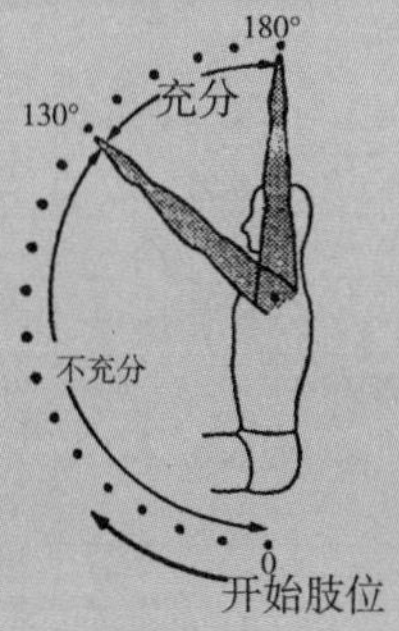  图附 22-9 | | 不充分 | 0 ～ 85° | | | | Ⅴ（9、10、11） |
| | | | | | | | 90°～ 125° | | | | |
| | | | | | | 充分 | 130°～ 155° | | | | |
| | | | | | | | 160°～ 175° | | | | |
| | | | | | | | 180° | | | | |

| 姓名 | | | 性别 | | 年龄 | | 住院号 | | | | 分期 |
|---|---|---|---|---|---|---|---|---|---|---|---|
| 科室 | | | 床号 | | 临床诊断 | | | | | | |
| 序号 | 体位 | 项目 | 开始肢位及检查动作 | | | | 判定___侧 | | | 检查日期 | |

| 序号 | 体位 | 项目 | 开始肢位及检查动作 | 判定___侧 | | 分期 |
|---|---|---|---|---|---|---|
| 10 | 坐位 | 分离运动 | 肘伸展位，肩屈曲，前臂旋后（手掌向上），肘弯曲不超过20°，肩关节屈曲超过60°  图附22-10 | 不充分 | 不能向前方上提 | V（9、10、11） |
| | | | | | 能上提但前臂旋前 | |
| | | | | | 能保持中立位 | |
| | | | | 充分 | 旋后5°～45° | |
| | | | | | 旋后50°～85° | |
| | | | | | 旋后90° | |
| 11 | 坐位 | 速度检查 | 指尖触肩做快速上举动作，测量反复10次所需时间。上举时，屈肘不超过20°，肩关节屈曲130°以上（先测量健侧）。判定：患侧所需时间为健侧的1.5倍以下为充分 图附22-11 | 需时间 | 健侧 | VI（12） |
| | | | | | 患侧 | |
| | | | | 不充分 | 健侧2倍以上 | |
| | | | | | 健侧1.5～2倍 | |
| | | | | 充分 | 健侧1.5倍以下 | |

结论：Brunnstrom _____ 级　　上田敏 _____ 级　　检查日期 _____　　检查者 _____

表附 22-2　上田敏偏瘫下肢功能评价记录表

| 序号 | 体位 | 项目 | 开始肢位及检查动作 | 判定___侧 | 分期 |
|---|---|---|---|---|---|
| 1 | 仰卧位 | 联合反应 | 将健侧下肢稍外展，对抗徒手阻力使下肢内收。观察患侧下肢有无内收动作或内收肌群收缩（Raimiste现象） 健侧 患侧 图附22-12 | 不充分（无） | I（0） |
| | | | | 充分（有） | |
| 2 | 仰卧位 | 随意收缩 | 令患侧下肢内收，触知内收肌群的收缩 健侧 患侧 图附22-13 | 不充分（无） | II（1、2） |
| | | | | 充分（有） | |

续表

| 序号 | 体位 | 项目 | 开始肢位及检查动作 | 判定＿＿侧 | | | 分期 |
|---|---|---|---|---|---|---|---|
| 3 | 仰卧位 | 伸肌共同运动 | 开始肢位：屈膝90°<br>检查动作：令"伸患侧腿"，观察有无随意动作及伸膝程度<br> 图附22-14 | 不可能 | | | Ⅲ（3、4、5、6） |
|  |  |  |  | 可能 | 不充分 | 90°～50° |  |
|  |  |  |  |  |  | 45°～25° |  |
|  |  |  |  |  | 充分 | 20°～5° |  |
|  |  |  |  |  |  | 0 |  |
| 4 | 仰卧位 | 屈肌共同运动 | 开始肢位：髋伸展（0～20°）<br>观察动作：令"屈患侧腿"，观察有无随意动作及其程度<br>图附22-15 | 不可能 | | |  |
|  |  |  |  | 可能 | 不充分 | 5°～40° |  |
|  |  |  |  |  |  | 45°～85° |  |
|  |  |  |  |  | 充分 | ≥90° |  |
| 5 | 仰卧位 | 部分分离运动 | 在膝关节伸展状态下髋屈曲，观察髋关节屈曲角度。膝关节屈曲不得超过20°<br>图附22-16 | 不可能 | | | Ⅳ（7、8） |
|  |  |  |  | 可能 | 不充分 | 5°～25° |  |
|  |  |  |  |  |  | 30°～45° |  |
|  |  |  |  |  | 充分 | ≥50° |  |
| 6 | 坐位 | 部分分离运动 | 开始肢位：坐位屈膝90°。<br>检查动作：使脚在地板上滑动，同时屈膝100°以上，使髋关节保持屈曲60°～90°，足跟不得离开地面<br>图附22-17 | 不可能<br>（不充分） | | | Ⅴ（9、10、11） |
|  |  |  |  | 可能<br>（充分） | | |  |
| 7 | 坐位 | 部分分离运动 | 足跟着地使踝关节背屈，背屈5°以上为充分<br>图附22-18 | 不可能<br>（不充分） | | |  |
|  |  |  |  | 可能<br>（充分） | | |  |

续表

| 序号 | 体位 | 项目 | 开始肢位及检查动作 | 判定___侧 | | 分期 |
|---|---|---|---|---|---|---|
| 8 | 仰卧位 | 分离运动 | 取髋、膝伸展位做踝关节背屈的动作<br>0　5°以上<br>**图附 22-19** | 不可能 | | |
| | | | | 不充分 | 可能，但在跖屈范围内 | |
| | | | | 充分 | 背屈 5°以上 | |
| 9 | 坐位 | 分离运动 | 观察踝关节有无背屈动作及其程度，髋关节屈曲 60°～90°，膝屈曲不超过 20°<br>开始肢位　0　5°以上　患侧　90° 60°　健侧<br>**图附 22-20** | 不可能 | | Ⅴ（9、10、11） |
| | | | | 不充分 | 可能，但在跖屈范围内 | |
| | | | | 充分 | 背屈 5°以上 | |
| 10 | 坐位 | 分离运动 | 取屈膝位，观察髋关节内旋角度，髋关节屈曲 60°～90°，使大腿保持水平，屈膝 90°±10°<br>健侧　患侧　20°　开始肢位<br>**图附 22-21** | 不可能 | | |
| | | | | 不充分 | 内旋 5°～15° | |
| | | | | 充分 | 内旋≥20° | |
| 11 | 坐位 | 速度检查 | 检查同 10 的动作，取屈膝位，髋关节从中间位内旋 10 次，记录所需时间（内旋应在 20°以上，其他条件与检查 10 相同），先测健侧<br>健侧　患侧　20°　开始肢位<br>**图附 22-22** | 需时间 | 健侧 | Ⅵ（12） |
| | | | | | 患侧 | |
| | | | | 不充分 | 健侧的 2 倍以上 | |
| | | | | | 健侧的 1.5～2 倍 | |
| | | | | 充分 | 健侧的 1.5 倍以下 | |

结论：上田敏 _____ 级。

**表附 22-3　评定标准**

| 检查序号 | 判定 | 综合判定 |
|---|---|---|
| 1 | 不充分（2、3、4）也不充分 | Ⅰ-0 |
| 1 | 充分 | Ⅱ-1 |
| 2 | 充分 | Ⅱ-2 |

续表

| 检查序号 | 判定 | 综合判定 |
|---|---|---|
| 3、4 | 一项不能，另一项不充分 | Ⅲ-3 |
| | 一项不能，另一项充分，或者两项均不充分 | Ⅲ-4 |
| | 一项充分，另一项不充分 | Ⅲ-5 |
| | 两项均充分 | Ⅲ-6 |
| 5、6、7 | 一项充分 | Ⅳ-7 |
| | 两项充分 | Ⅳ-8 |
| 8、9、10 | 一项充分 | Ⅴ-9 |
| | 两项充分 | Ⅴ-10 |
| | 三项充分 | Ⅴ-11 |
| 11 | 三项充分且速度检查也充分 | Ⅵ-12 |

# 主要参考书目

1. 恽晓平 . 康复疗法评定学 . 北京：华夏出版社，2005.

2. 王诗忠，张泓 . 康复评定学 . 北京：人民卫生出版社，2012.

3. 王玉龙 . 康复评定 . 北京：人民卫生出版社，2000.

4. 王玉龙 . 康复功能评定学 .2 版 . 北京：人民卫生出版社，2013.

5. 恽晓平 . 康复疗法评定学 .2 版 . 北京：华夏出版社，2014.

6. 诸毅晖 . 康复评定学 .2 版 . 上海：上海科学技术出版社，2008.

7.Gray cook. Movement：Functional Movement System：Screening，Assessment and Corrective Strategies. On Target Publication，2010.

8. 张英波 . 动作 – 功能动作训练体系 . 北京：北京体育大学出版社，2011.

9.Gray cook.Athletic Body in Balance.Human Kinetics.On Target Publication，2005.

10. 党静霞 . 肌电图诊断与临床应用 .2 版 . 北京：人民卫生出版社，2013.

11. 汤晓芙 . 神经系统临床电生理学（下）. 北京：人民军医出版社，2002.

12. 卢祖能，曾庆宪，李承晏，等 . 实用肌电图学 . 北京：人民卫生出版社，2000.

13. 李建华，王健 . 表面肌电图诊断技术临床应用 . 杭州：浙江大学出版社，2015.

14. 伯纳德・J. 巴斯，尼克尔・M. 盖奇主编 . 王兆新，库逸轩，李春霞译 . 认知、大脑和意识 . 上海：上海人民出版社，2015.

15. 罗伯特・J. 斯坦顿主编 . 杨小爱编译 . 魏屹东审校 . 认知科学中的当代争论 . 北京：科学出版社，2015.

16. 罗伯特・L. 索尔所，M. 金伯利・麦克林，奥托・H. 麦克林著 . 邵志芳，李林，徐媛，等译 . 认知心理学 . 上海：上海人民出版社，2008.

17. 窦祖林 . 作业治疗学 .2 版 . 北京：人民卫生出版社，2013.

18. 钱明，刘畅，崔光成 . 医学心理学 . 天津：南开大学出版社，2005.

19. 南登崑，黄晓琳，燕铁斌，等 . 康复医学 .5 版 . 北京：人民卫生出版社，2014.

20. 张明园，何艳玲 . 精神科评定量表手册 . 长沙：湖南科学技术出版社，2015.

21. 格罗斯，费托，罗森 . 肌骨骼检查法 .3 版 . 沈阳：辽宁科学技术出版社，2015.

22. 邵西仓，李晓裔 . 肌电图诱发电位基础与实践 . 北京：人民卫生出版社，2022.

23. 王肖龙 . 诊断学基础 .3 版 . 北京：人民卫生出版社，2021.

24. 钱菁华 . 运动康复评定学 . 北京：北京体育大学出版社，2021.

25. 李晓捷 . 儿童常见疾病康复指南 . 北京：人民卫生出版社，2020.

26. 朱大年 . 生理学 .9 版 . 北京：人民卫生出版社，2018.

27. 贾建平 . 神经病学 .8 版 . 北京：人民卫生出版社，2018.

28. 王玉龙 . 康复功能评定学 .3 版 . 北京：人民卫生出版社，2018.

29. 李晓捷 . 儿童康复学 . 北京：人民卫生出版社，2018.

30. 邵智，［美］郝建萍（Grace Hao）. 儿童自闭症康复治疗学 . 重庆：西南师范大学出版社，2018.

31.Helen J. Hislop，Dale Avers，Marybeth Brown 主编 . 郭怡良，李映琪，黄晓琳译 .Daniels 和 Worthingham 肌力测试：徒手检查与表现测试之技巧 .9 版 . 台北：合记图书，2014.

32. 励建安，许光旭 . 实用脊髓损伤康复学 . 北京：人民军医出版社，2013.

33. 王瑞元，苏全生 . 运动生理学 . 北京：人民体育出版社，2012.

# 教材目录

注：凡标☆号者为"核心示范教材"。

## （一）中医学类专业

| 序号 | 书名 | 主编 | | 主编所在单位 | |
|---|---|---|---|---|---|
| 1 | 中国医学史 | 郭宏伟 | 徐江雁 | 黑龙江中医药大学 | 河南中医药大学 |
| 2 | 医古文 | 王育林 | 李亚军 | 北京中医药大学 | 陕西中医药大学 |
| 3 | 大学语文 | 黄作阵 | | 北京中医药大学 | |
| 4 | 中医基础理论☆ | 郑洪新 | 杨柱 | 辽宁中医药大学 | 贵州中医药大学 |
| 5 | 中医诊断学☆ | 李灿东 | 方朝义 | 福建中医药大学 | 河北中医药大学 |
| 6 | 中药学☆ | 钟赣生 | 杨柏灿 | 北京中医药大学 | 上海中医药大学 |
| 7 | 方剂学☆ | 李冀 | 左铮云 | 黑龙江中医药大学 | 江西中医药大学 |
| 8 | 内经选读☆ | 翟双庆 | 黎敬波 | 北京中医药大学 | 广州中医药大学 |
| 9 | 伤寒论选读☆ | 王庆国 | 周春祥 | 北京中医药大学 | 南京中医药大学 |
| 10 | 金匮要略☆ | 范永升 | 姜德友 | 浙江中医药大学 | 黑龙江中医药大学 |
| 11 | 温病学☆ | 谷晓红 | 马健 | 北京中医药大学 | 南京中医药大学 |
| 12 | 中医内科学☆ | 吴勉华 | 石岩 | 南京中医药大学 | 辽宁中医药大学 |
| 13 | 中医外科学☆ | 陈红风 | | 上海中医药大学 | |
| 14 | 中医妇科学☆ | 冯晓玲 | 张婷婷 | 黑龙江中医药大学 | 上海中医药大学 |
| 15 | 中医儿科学☆ | 赵霞 | 李新民 | 南京中医药大学 | 天津中医药大学 |
| 16 | 中医骨伤科学☆ | 黄桂成 | 王拥军 | 南京中医药大学 | 上海中医药大学 |
| 17 | 中医眼科学 | 彭清华 | | 湖南中医药大学 | |
| 18 | 中医耳鼻咽喉科学 | 刘蓬 | | 广州中医药大学 | |
| 19 | 中医急诊学☆ | 刘清泉 | 方邦江 | 首都医科大学 | 上海中医药大学 |
| 20 | 中医各家学说☆ | 尚力 | 戴铭 | 上海中医药大学 | 广西中医药大学 |
| 21 | 针灸学☆ | 梁繁荣 | 王华 | 成都中医药大学 | 湖北中医药大学 |
| 22 | 推拿学☆ | 房敏 | 王金贵 | 上海中医药大学 | 天津中医药大学 |
| 23 | 中医养生学 | 马烈光 | 章德林 | 成都中医药大学 | 江西中医药大学 |
| 24 | 中医药膳学 | 谢梦洲 | 朱天民 | 湖南中医药大学 | 成都中医药大学 |
| 25 | 中医食疗学 | 施洪飞 | 方泓 | 南京中医药大学 | 上海中医药大学 |
| 26 | 中医气功学 | 章文春 | 魏玉龙 | 江西中医药大学 | 北京中医药大学 |
| 27 | 细胞生物学 | 赵宗江 | 高碧珍 | 北京中医药大学 | 福建中医药大学 |

| 序号 | 书 名 | 主 编 | | 主编所在单位 | |
|---|---|---|---|---|---|
| 28 | 人体解剖学 | 邵水金 | | 上海中医药大学 | |
| 29 | 组织学与胚胎学 | 周忠光 | 汪 涛 | 黑龙江中医药大学 | 天津中医药大学 |
| 30 | 生物化学 | 唐炳华 | | 北京中医药大学 | |
| 31 | 生理学 | 赵铁建 | 朱大诚 | 广西中医药大学 | 江西中医药大学 |
| 32 | 病理学 | 刘春英 | 高维娟 | 辽宁中医药大学 | 河北中医药大学 |
| 33 | 免疫学基础与病原生物学 | 袁嘉丽 | 刘永琦 | 云南中医药大学 | 甘肃中医药大学 |
| 34 | 预防医学 | 史周华 | | 山东中医药大学 | |
| 35 | 药理学 | 张硕峰 | 方晓艳 | 北京中医药大学 | 河南中医药大学 |
| 36 | 诊断学 | 詹华奎 | | 成都中医药大学 | |
| 37 | 医学影像学 | 侯 键 | 许茂盛 | 成都中医药大学 | 浙江中医药大学 |
| 38 | 内科学 | 潘 涛 | 戴爱国 | 南京中医药大学 | 湖南中医药大学 |
| 39 | 外科学 | 谢建兴 | | 广州中医药大学 | |
| 40 | 中西医文献检索 | 林丹红 | 孙 玲 | 福建中医药大学 | 湖北中医药大学 |
| 41 | 中医疫病学 | 张伯礼 | 吕文亮 | 天津中医药大学 | 湖北中医药大学 |
| 42 | 中医文化学 | 张其成 | 臧守虎 | 北京中医药大学 | 山东中医药大学 |
| 43 | 中医文献学 | 陈仁寿 | 宋咏梅 | 南京中医药大学 | 山东中医药大学 |
| 44 | 医学伦理学 | 崔瑞兰 | 赵 丽 | 山东中医药大学 | 北京中医药大学 |
| 45 | 医学生物学 | 詹秀琴 | 许 勇 | 南京中医药大学 | 成都中医药大学 |
| 46 | 中医全科医学概论 | 郭 栋 | 严小军 | 山东中医药大学 | 江西中医药大学 |
| 47 | 卫生统计学 | 魏高文 | 徐 刚 | 湖南中医药大学 | 江西中医药大学 |
| 48 | 中医老年病学 | 王 飞 | 张学智 | 成都中医药大学 | 北京大学医学部 |
| 49 | 医学遗传学 | 赵丕文 | 卫爱武 | 北京中医药大学 | 河南中医药大学 |
| 50 | 针刀医学 | 郭长青 | | 北京中医药大学 | |
| 51 | 腧穴解剖学 | 邵水金 | | 上海中医药大学 | |
| 52 | 神经解剖学 | 孙红梅 | 申国明 | 北京中医药大学 | 安徽中医药大学 |
| 53 | 医学免疫学 | 高永翔 | 刘永琦 | 成都中医药大学 | 甘肃中医药大学 |
| 54 | 神经定位诊断学 | 王东岩 | | 黑龙江中医药大学 | |
| 55 | 中医运气学 | 苏 颖 | | 长春中医药大学 | |
| 56 | 实验动物学 | 苗明三 | 王春田 | 河南中医药大学 | 辽宁中医药大学 |
| 57 | 中医医案学 | 姜德友 | 方祝元 | 黑龙江中医药大学 | 南京中医药大学 |
| 58 | 分子生物学 | 唐炳华 | 郑晓珂 | 北京中医药大学 | 河南中医药大学 |

## （二）针灸推拿学专业

| 序号 | 书 名 | 主 编 | | 主编所在单位 | |
|---|---|---|---|---|---|
| 59 | 局部解剖学 | 姜国华 | 李义凯 | 黑龙江中医药大学 | 南方医科大学 |
| 60 | 经络腧穴学☆ | 沈雪勇 | 刘存志 | 上海中医药大学 | 北京中医药大学 |
| 61 | 刺法灸法学☆ | 王富春 | 岳增辉 | 长春中医药大学 | 湖南中医药大学 |
| 62 | 针灸治疗学☆ | 高树中 | 冀来喜 | 山东中医药大学 | 山西中医药大学 |
| 63 | 各家针灸学说 | 高希言 | 王 威 | 河南中医药大学 | 辽宁中医药大学 |
| 64 | 针灸医籍选读 | 常小荣 | 张建斌 | 湖南中医药大学 | 南京中医药大学 |
| 65 | 实验针灸学 | 郭 义 | | 天津中医药大学 | |

| 序号 | 书 名 | 主 编 | | 主编所在单位 | |
|---|---|---|---|---|---|
| 66 | 推拿手法学☆ | 周运峰 | | 河南中医药大学 | |
| 67 | 推拿功法学☆ | 吕立江 | | 浙江中医药大学 | |
| 68 | 推拿治疗学☆ | 井夫杰 | 杨永刚 | 山东中医药大学 | 长春中医药大学 |
| 69 | 小儿推拿学 | 刘明军 | 邰先桃 | 长春中医药大学 | 云南中医药大学 |

## （三）中西医临床医学专业

| 序号 | 书 名 | 主 编 | | 主编所在单位 | |
|---|---|---|---|---|---|
| 70 | 中外医学史 | 王振国 | 徐建云 | 山东中医药大学 | 南京中医药大学 |
| 71 | 中西医结合内科学 | 陈志强 | 杨文明 | 河北中医药大学 | 安徽中医药大学 |
| 72 | 中西医结合外科学 | 何清湖 | | 湖南中医药大学 | |
| 73 | 中西医结合妇产科学 | 杜惠兰 | | 河北中医药大学 | |
| 74 | 中西医结合儿科学 | 王雪峰 | 郑 健 | 辽宁中医药大学 | 福建中医药大学 |
| 75 | 中西医结合骨伤科学 | 詹红生 | 刘 军 | 上海中医药大学 | 广州中医药大学 |
| 76 | 中西医结合眼科学 | 段俊国 | 毕宏生 | 成都中医药大学 | 山东中医药大学 |
| 77 | 中西医结合耳鼻咽喉科学 | 张勤修 | 陈文勇 | 成都中医药大学 | 广州中医药大学 |
| 78 | 中西医结合口腔科学 | 谭 劲 | | 湖南中医药大学 | |
| 79 | 中药学 | 周祯祥 | 吴庆光 | 湖北中医药大学 | 广州中医药大学 |
| 80 | 中医基础理论 | 战丽彬 | 章文春 | 辽宁中医药大学 | 江西中医药大学 |
| 81 | 针灸推拿学 | 梁繁荣 | 刘明军 | 成都中医药大学 | 长春中医药大学 |
| 82 | 方剂学 | 李 冀 | 季旭明 | 黑龙江中医药大学 | 浙江中医药大学 |
| 83 | 医学心理学 | 李光英 | 张 斌 | 长春中医药大学 | 湖南中医药大学 |
| 84 | 中西医结合皮肤性病学 | 李 斌 | 陈达灿 | 上海中医药大学 | 广州中医药大学 |
| 85 | 诊断学 | 詹华奎 | 刘 潜 | 成都中医药大学 | 江西中医药大学 |
| 86 | 系统解剖学 | 武煜明 | 李新华 | 云南中医药大学 | 湖南中医药大学 |
| 87 | 生物化学 | 施 红 | 贾连群 | 福建中医药大学 | 辽宁中医药大学 |
| 88 | 中西医结合急救医学 | 方邦江 | 刘清泉 | 上海中医药大学 | 首都医科大学 |
| 89 | 中西医结合肛肠病学 | 何永恒 | | 湖南中医药大学 | |
| 90 | 生理学 | 朱大诚 | 徐 颖 | 江西中医药大学 | 上海中医药大学 |
| 91 | 病理学 | 刘春英 | 姜希娟 | 辽宁中医药大学 | 天津中医药大学 |
| 92 | 中西医结合肿瘤学 | 程海波 | 贾立群 | 南京中医药大学 | 北京中医药大学 |
| 93 | 中西医结合传染病学 | 李素云 | 孙克伟 | 河南中医药大学 | 湖南中医药大学 |

## （四）中药学类专业

| 序号 | 书 名 | 主 编 | | 主编所在单位 | |
|---|---|---|---|---|---|
| 94 | 中医学基础 | 陈 晶 | 程海波 | 黑龙江中医药大学 | 南京中医药大学 |
| 95 | 高等数学 | 李秀昌 | 邵建华 | 长春中医药大学 | 上海中医药大学 |
| 96 | 中医药统计学 | 何 雁 | | 江西中医药大学 | |
| 97 | 物理学 | 章新友 | 侯俊玲 | 江西中医药大学 | 北京中医药大学 |
| 98 | 无机化学 | 杨怀霞 | 吴培云 | 河南中医药大学 | 安徽中医药大学 |
| 99 | 有机化学 | 林 辉 | | 广州中医药大学 | |
| 100 | 分析化学（上）（化学分析） | 张 凌 | | 江西中医药大学 | |

| 序号 | 书 名 | 主编 | | 主编所在单位 | |
|---|---|---|---|---|---|
| 101 | 分析化学（下）（仪器分析） | 王淑美 | | 广东药科大学 | |
| 102 | 物理化学 | 刘 雄 | 王颖莉 | 甘肃中医药大学 | 山西中医药大学 |
| 103 | 临床中药学☆ | 周祯祥 | 唐德才 | 湖北中医药大学 | 南京中医药大学 |
| 104 | 方剂学 | 贾 波 | 许二平 | 成都中医药大学 | 河南中医药大学 |
| 105 | 中药药剂学☆ | 杨 明 | | 江西中医药大学 | |
| 106 | 中药鉴定学☆ | 康廷国 | 闫永红 | 辽宁中医药大学 | 北京中医药大学 |
| 107 | 中药药理学☆ | 彭 成 | | 成都中医药大学 | |
| 108 | 中药拉丁语 | 李 峰 | 马 琳 | 山东中医药大学 | 天津中医药大学 |
| 109 | 药用植物学☆ | 刘春生 | 谷 巍 | 北京中医药大学 | 南京中医药大学 |
| 110 | 中药炮制学☆ | 钟凌云 | | 江西中医药大学 | |
| 111 | 中药分析学☆ | 梁生旺 | 张 彤 | 广东药科大学 | 上海中医药大学 |
| 112 | 中药化学☆ | 匡海学 | 冯卫生 | 黑龙江中医药大学 | 河南中医药大学 |
| 113 | 中药制药工程原理与设备 | 周长征 | | 山东中医药大学 | |
| 114 | 药事管理学☆ | 刘红宁 | | 江西中医药大学 | |
| 115 | 本草典籍选读 | 彭代银 | 陈仁寿 | 安徽中医药大学 | 南京中医药大学 |
| 116 | 中药制药分离工程 | 朱卫丰 | | 江西中医药大学 | |
| 117 | 中药制药设备与车间设计 | 李 正 | | 天津中医药大学 | |
| 118 | 药用植物栽培学 | 张永清 | | 山东中医药大学 | |
| 119 | 中药资源学 | 马云桐 | | 成都中医药大学 | |
| 120 | 中药产品与开发 | 孟宪生 | | 辽宁中医药大学 | |
| 121 | 中药加工与炮制学 | 王秋红 | | 广东药科大学 | |
| 122 | 人体形态学 | 武煜明 | 游言文 | 云南中医药大学 | 河南中医药大学 |
| 123 | 生理学基础 | 于远望 | | 陕西中医药大学 | |
| 124 | 病理学基础 | 王 谦 | | 北京中医药大学 | |
| 125 | 解剖生理学 | 李新华 | 于远望 | 湖南中医药大学 | 陕西中医药大学 |
| 126 | 微生物学与免疫学 | 袁嘉丽 | 刘永琦 | 云南中医药大学 | 甘肃中医药大学 |
| 127 | 线性代数 | 李秀昌 | | 长春中医药大学 | |
| 128 | 中药新药研发学 | 张永萍 | 王利胜 | 贵州中医药大学 | 广州中医药大学 |
| 129 | 中药安全与合理应用导论 | 张 冰 | | 北京中医药大学 | |
| 130 | 中药商品学 | 闫永红 | 蒋桂华 | 北京中医药大学 | 成都中医药大学 |

## （五）药学类专业

| 序号 | 书 名 | 主 编 | | 主编所在单位 | |
|---|---|---|---|---|---|
| 131 | 药用高分子材料学 | 刘 文 | | 贵州医科大学 | |
| 132 | 中成药学 | 张金莲 | 陈 军 | 江西中医药大学 | 南京中医药大学 |
| 133 | 制药工艺学 | 王 沛 | 赵 鹏 | 长春中医药大学 | 陕西中医药大学 |
| 134 | 生物药剂学与药物动力学 | 龚慕辛 | 贺福元 | 首都医科大学 | 湖南中医药大学 |
| 135 | 生药学 | 王喜军 | 陈随清 | 黑龙江中医药大学 | 河南中医药大学 |
| 136 | 药学文献检索 | 章新友 | 黄必胜 | 江西中医药大学 | 湖北中医药大学 |
| 137 | 天然药物化学 | 邱 峰 | 廖尚高 | 天津中医药大学 | 贵州医科大学 |
| 138 | 药物合成反应 | 李念光 | 方 方 | 南京中医药大学 | 安徽中医药大学 |

| 序号 | 书　名 | 主　编 | | 主编所在单位 | |
|---|---|---|---|---|---|
| 139 | 分子生药学 | 刘春生 | 袁　媛 | 北京中医药大学 | 中国中医科学院 |
| 140 | 药用辅料学 | 王世宇 | 关志宇 | 成都中医药大学 | 江西中医药大学 |
| 141 | 物理药剂学 | 吴　清 | | 北京中医药大学 | |
| 142 | 药剂学 | 李范珠 | 冯年平 | 浙江中医药大学 | 上海中医药大学 |
| 143 | 药物分析 | 俞　捷 | 姚卫峰 | 云南中医药大学 | 南京中医药大学 |

## （六）护理学专业

| 序号 | 书　名 | 主　编 | | 主编所在单位 | |
|---|---|---|---|---|---|
| 144 | 中医护理学基础 | 徐桂华 | 胡　慧 | 南京中医药大学 | 湖北中医药大学 |
| 145 | 护理学导论 | 穆　欣 | 马小琴 | 黑龙江中医药大学 | 浙江中医药大学 |
| 146 | 护理学基础 | 杨巧菊 | | 河南中医药大学 | |
| 147 | 护理专业英语 | 刘红霞 | 刘　娅 | 北京中医药大学 | 湖北中医药大学 |
| 148 | 护理美学 | 余雨枫 | | 成都中医药大学 | |
| 149 | 健康评估 | 阚丽君 | 张玉芳 | 黑龙江中医药大学 | 山东中医药大学 |
| 150 | 护理心理学 | 郝玉芳 | | 北京中医药大学 | |
| 151 | 护理伦理学 | 崔瑞兰 | | 山东中医药大学 | |
| 152 | 内科护理学 | 陈　燕 | 孙志岭 | 湖南中医药大学 | 南京中医药大学 |
| 153 | 外科护理学 | 陆静波 | 蔡恩丽 | 上海中医药大学 | 云南中医药大学 |
| 154 | 妇产科护理学 | 冯　进 | 王丽芹 | 湖南中医药大学 | 黑龙江中医药大学 |
| 155 | 儿科护理学 | 肖洪玲 | 陈偶英 | 安徽中医药大学 | 湖南中医药大学 |
| 156 | 五官科护理学 | 喻京生 | | 湖南中医药大学 | |
| 157 | 老年护理学 | 王　燕 | 高　静 | 天津中医药大学 | 成都中医药大学 |
| 158 | 急救护理学 | 吕　静 | 卢根娣 | 长春中医药大学 | 上海中医药大学 |
| 159 | 康复护理学 | 陈锦秀 | 汤继芹 | 福建中医药大学 | 山东中医药大学 |
| 160 | 社区护理学 | 沈翠珍 | 王诗源 | 浙江中医药大学 | 山东中医药大学 |
| 161 | 中医临床护理学 | 裘秀月 | 刘建军 | 浙江中医药大学 | 江西中医药大学 |
| 162 | 护理管理学 | 全小明 | 柏亚妹 | 广州中医药大学 | 南京中医药大学 |
| 163 | 医学营养学 | 聂　宏 | 李艳玲 | 黑龙江中医药大学 | 天津中医药大学 |
| 164 | 安宁疗护 | 邸淑珍 | 陆静波 | 河北中医药大学 | 上海中医药大学 |
| 165 | 护理健康教育 | 王　芳 | | 成都中医药大学 | |
| 166 | 护理教育学 | 聂　宏 | 杨巧菊 | 黑龙江中医药大学 | 河南中医药大学 |

## （七）公共课

| 序号 | 书　名 | 主　编 | | 主编所在单位 | |
|---|---|---|---|---|---|
| 167 | 中医学概论 | 储全根 | 胡志希 | 安徽中医药大学 | 湖南中医药大学 |
| 168 | 传统体育 | 吴志坤 | 邵玉萍 | 上海中医药大学 | 湖北中医药大学 |
| 169 | 科研思路与方法 | 刘　涛 | 商洪才 | 南京中医药大学 | 北京中医药大学 |
| 170 | 大学生职业发展规划 | 石作荣 | 李　玮 | 山东中医药大学 | 北京中医药大学 |
| 171 | 大学计算机基础教程 | 叶　青 | | 江西中医药大学 | |
| 172 | 大学生就业指导 | 曹世奎 | 张光霁 | 长春中医药大学 | 浙江中医药大学 |

| 序号 | 书名 | 主编 | | 主编所在单位 | |
|---|---|---|---|---|---|
| 173 | 医患沟通技能 | 王自润 | 殷越 | 大同大学 | 黑龙江中医药大学 |
| 174 | 基础医学概论 | 刘黎青 | 朱大诚 | 山东中医药大学 | 江西中医药大学 |
| 175 | 国学经典导读 | 胡真 | 王明强 | 湖北中医药大学 | 南京中医药大学 |
| 176 | 临床医学概论 | 潘涛 | 付滨 | 南京中医药大学 | 天津中医药大学 |
| 177 | Visual Basic 程序设计教程 | 闫朝升 | 曹慧 | 黑龙江中医药大学 | 山东中医药大学 |
| 178 | SPSS 统计分析教程 | 刘仁权 | | 北京中医药大学 | |
| 179 | 医学图形图像处理 | 章新友 | 孟昭鹏 | 江西中医药大学 | 天津中医药大学 |
| 180 | 医药数据库系统原理与应用 | 杜建强 | 胡孔法 | 江西中医药大学 | 南京中医药大学 |
| 181 | 医药数据管理与可视化分析 | 马星光 | | 北京中医药大学 | |
| 182 | 中医药统计学与软件应用 | 史周华 | 何雁 | 山东中医药大学 | 江西中医药大学 |

## （八）中医骨伤科学专业

| 序号 | 书名 | 主编 | | 主编所在单位 | |
|---|---|---|---|---|---|
| 183 | 中医骨伤科学基础 | 李楠 | 李刚 | 福建中医药大学 | 山东中医药大学 |
| 184 | 骨伤解剖学 | 侯德才 | 姜国华 | 辽宁中医药大学 | 黑龙江中医药大学 |
| 185 | 骨伤影像学 | 栾金红 | 郭会利 | 黑龙江中医药大学 | 河南中医药大学洛阳平乐正骨学院 |
| 186 | 中医正骨学 | 冷向阳 | 马勇 | 长春中医药大学 | 南京中医药大学 |
| 187 | 中医筋伤学 | 周红海 | 于栋 | 广西中医药大学 | 北京中医药大学 |
| 188 | 中医骨病学 | 徐展望 | 郑福增 | 山东中医药大学 | 河南中医药大学 |
| 189 | 创伤急救学 | 毕荣修 | 李无阴 | 山东中医药大学 | 河南中医药大学洛阳平乐正骨学院 |
| 190 | 骨伤手术学 | 童培建 | 曾意荣 | 浙江中医药大学 | 广州中医药大学 |

## （九）中医养生学专业

| 序号 | 书名 | 主编 | | 主编所在单位 | |
|---|---|---|---|---|---|
| 191 | 中医养生文献学 | 蒋力生 | 王平 | 江西中医药大学 | 湖北中医药大学 |
| 192 | 中医治未病学概论 | 陈涤平 | | 南京中医药大学 | |
| 193 | 中医饮食养生学 | 方泓 | | 上海中医药大学 | |
| 194 | 中医养生方法技术学 | 顾一煌 | 王金贵 | 南京中医药大学 | 天津中医药大学 |
| 195 | 中医养生学导论 | 马烈光 | 樊旭 | 成都中医药大学 | 辽宁中医药大学 |
| 196 | 中医运动养生学 | 章文春 | 邬建卫 | 江西中医药大学 | 成都中医药大学 |

## （十）管理学类专业

| 序号 | 书名 | 主编 | | 主编所在单位 | |
|---|---|---|---|---|---|
| 197 | 卫生法学 | 田侃 | 冯秀云 | 南京中医药大学 | 山东中医药大学 |
| 198 | 社会医学 | 王素珍 | 杨义 | 江西中医药大学 | 成都中医药大学 |
| 199 | 管理学基础 | 徐爱军 | | 南京中医药大学 | |
| 200 | 卫生经济学 | 陈永成 | 欧阳静 | 江西中医药大学 | 陕西中医药大学 |
| 201 | 医院管理学 | 王志伟 | 翟理祥 | 北京中医药大学 | 广东药科大学 |
| 202 | 医药人力资源管理 | 曹世奎 | | 长春中医药大学 | |
| 203 | 公共关系学 | 关晓光 | | 黑龙江中医药大学 | |

| 序号 | 书　名 | 主　编 | | 主编所在单位 | |
|---|---|---|---|---|---|
| 204 | 卫生管理学 | 乔学斌 | 王长青 | 南京中医药大学 | 南京医科大学 |
| 205 | 管理心理学 | 刘鲁蓉 | 曾　智 | 成都中医药大学 | 南京中医药大学 |
| 206 | 医药商品学 | 徐　晶 | | 辽宁中医药大学 | |

## （十一）康复医学类专业

| 序号 | 书　名 | 主　编 | | 主编所在单位 | |
|---|---|---|---|---|---|
| 207 | 中医康复学 | 王瑞辉 | 冯晓东 | 陕西中医药大学 | 河南中医药大学 |
| 208 | 康复评定学 | 张　泓 | 陶　静 | 湖南中医药大学 | 福建中医药大学 |
| 209 | 临床康复学 | 朱路文 | 公维军 | 黑龙江中医药大学 | 首都医科大学 |
| 210 | 康复医学导论 | 唐　强 | 严兴科 | 黑龙江中医药大学 | 甘肃中医药大学 |
| 211 | 言语治疗学 | 汤继芹 | | 山东中医药大学 | |
| 212 | 康复医学 | 张　宏 | 苏友新 | 上海中医药大学 | 福建中医药大学 |
| 213 | 运动医学 | 潘华山 | 王　艳 | 广东潮州卫生健康职业学院 | 黑龙江中医药大学 |
| 214 | 作业治疗学 | 胡　军 | 艾　坤 | 上海中医药大学 | 湖南中医药大学 |
| 215 | 物理治疗学 | 金荣疆 | 王　磊 | 成都中医药大学 | 南京中医药大学 |